Lühr • Zens • Müller-Engelmann

Therapie-Tools
Posttraumatische Belastungsstörung

Online-Material auf psychotherapie.tools

Mit dem untenstehenden Download-Code erhalten Sie die digitalen Arbeitsmaterialien aus diesem Buch. Hierfür ist eine Registrierung auf psychotherapie.tools notwendig:

1. psychotherapie.tools/online-material öffnen.
2. Freischalt-Code eingeben.
3. Auf »Freischalt-Code einlösen« klicken. Der Code ist einmal gültig.
4. Im Warenkorb auf »Credits einlösen« klicken und Vorgang nach Login abschließen.
5. Arbeitsmaterialien nutzen.

Die Arbeitsmaterialien stehen Ihnen in Ihrem Kundenkonto unter »Meine Material« dauerhaft zur Verfügung. Sie sind für Ihren persönlichen Gebrauch bestimmt. Als Institution mit mehreren Nutzer:innen wenden Sie sich bitte an vertrieb-psychotherapie.tools@beltz.de.

6YCH97UH7C

Kristina Lühr • Christine Zens •
Meike Müller-Engelmann

Therapie-Tools Posttraumatische Belastungsstörung

Mit Online-Material

2., neu ausgestattete Auflage

BELTZ

Kristina Lühr, Dipl.-Psych.
Opferhilfe Hamburg – Beratung bei Gewalt und Trauma
Paul-Nevermann-Platz 2–4
22765 Hamburg

Christine Zens, Dipl.-Psych.
Institut für Schematherapie Hamburg
Harvestehuder Weg 98
20149 Hamburg

Dr. Meike Müller-Engelmann, Dipl.-Psych.
Goethe-Universität Frankfurt a. M.
Abteilung Klinische Psychologie und Psychotherapie/Zentrum für Psychotherapie
Varrentrappstr. 40–42
60486 Frankfurt am Main

FSC
www.fsc.org
MIX
Papier aus verantwortungsvollen Quellen
FSC® C089473

Dieses Buch ist erhältlich als:
ISBN 978-3-621-29182-8 Print
ISBN 978-3-621-29183-5 E-Book (PDF)

2., neu ausgestattete Auflage 2024

Lektorat: Andrea Glomb
Umschlagbild: Lina Oberdorfer
Illustrator: Till Laßmann, Hamburg
Herstellung: Lelia Rehm
Satz: Markus Schmitz, Altenberge
Gesamtherstellung: Beltz Grafische Betriebe, Bad Langensalza
Printed in Germany

Weitere Informationen zu unseren Autor_innen und Titeln finden Sie unter: www.beltz.de

Inhalt

Verzeichnis der Arbeits- und Informationsblätter

1 Diagnostik

Exploration traumatischer Lebensereignisse über die Lebensspanne und Ressourcendiagnostik

2 Äußere Sicherheit

Äußere Sicherheit wiederherstellen

Beziehungsgewalt

Stalking

3 Psychoedukation

4 Stabilisierung

Basics: eine gute Grundlage schaffen

Strategien zum Aufbau innerer Stärke und zur Distanzierung von Intrusionen

Umgang mit Dissoziation

Umgang mit selbstschädigendem Verhalten

Umgang mit Schlafproblemen

5 Traumabearbeitung

Kognitive Techniken

Umgang mit traumabezogenen Gefühlen

Vorbereitung der Exposition

Durchführung der Exposition

Diskriminationstraining

Imagery Rescripting

Albtraumbehandlung

6 Integration und Rückfallprophylaxe

7 Psychohygiene

Übersicht Audiodateien

Geleitwort

Die Behandlung von Menschen mit Traumafolgestörungen hat in den letzten Jahrzehnten enorme Fortschritte gemacht. Gerade die Posttraumatische Belastungsstörung (PTBS) gehört inzwischen zu den psychischen Beschwerdebildern, die besonders sorgfältig untersucht wurden und für die hoch effektive Behandlungsmethoden vorliegen.

Dazu scheint zunächst nicht zu passen, dass es Menschen mit PTBS und anderen Traumafolgestörungen zugleich auch besonders schwer haben, Therapieplätze zu finden. In aller Regel müssen sie besonders lange Wartezeiten in Kauf nehmen, bei Therapeutinnen und Therapeuten im ambulanten Bereich genauso wie in spezialisierten (Fach-)Kliniken. Einer der Gründe dafür scheint darin zu liegen, dass Betroffene nicht selten eine Vielzahl von Bedarfen aufweisen, die jeweils spezifische Interventionen erforderlich machen. Bereits die Gestaltung der therapeutischen Beziehung benötigt bei traumatisierten Menschen besondere Aufmerksamkeit. Betroffene können sich noch in schädigenden Beziehungen befinden und nutzen nicht selten Bewältigungsstrategien wie selbstverletzendes Verhalten oder Substanzkonsum – die aus ihrer Perspektive mehr als nachvollziehbar sind, in der Therapie aber zu besonderen Herausforderungen führen. Nicht zuletzt werden Techniken zur Traumabearbeitung in vielen psychotherapeutischen Curricula nicht oder nicht ausreichend vermittelt. Die Behandlung traumatisierter Patientinnen und Patienten erfordert also ein ganzes Spektrum von Kompetenzen. Sie sind allesamt gut zu erwerben, wurden aber bislang kaum je in der Zusammenschau und auf eine Art und Weise adressiert, die praxisnahe Zugänge bietet und dazu einlädt, sich mit allen notwendigen Aspekten der Traumatherapie zu befassen.

Mit dem vorliegenden Tools-Buch ist es Kristina Lühr, Christine Zens und Meike Müller-Engelmann gelungen, solche praxisnahen Zugänge zu schaffen. Konkrete Behandlungsstrategien werden anschaulich entlang konkreter Beispiele entwickelt und durch hilfreiche Zusatzinformationen ergänzt. Dabei schöpfen die Autorinnen nicht nur aus ihrem reichhaltigen Schatz von Erfahrungswissen, sondern beziehen sich konsequent auf zentrale Quellen in den jeweiligen Bereichen. So ist eine didaktisch klug aufbereitete Ressourcensammlung entstanden, die in dieser Form ihresgleichen sucht. Durch die breite Perspektive auf konkrete therapeutische Bedarfe bei traumatisierten Personen wird sie für die unterschiedlichsten Settings hilfreich sein, von der ambulanten psychotherapeutischen Versorgung bis zu psychiatrischen Einrichtungen und dem Reha-Bereich. Das Buch schließt damit eine wichtige Lücke in der bisherigen Fachliteratur und wird, so ist zu hoffen, dazu beitragen, auch die nach wie vor bestehenden Lücken in der Versorgung traumatisierter Patientinnen und Patienten weiter zu schließen.

Hamburg, im Winter 2020 *Prof. Dr. med. Ingo Schäfer*

Vorwort

Im klinischen Alltag wird man häufig mit Menschen konfrontiert, die im Laufe ihres Lebens belastende oder traumatische Erfahrungen gemacht haben und in der Folge unter verschiedenen psychischen Störungen, wie der Posttraumatischen Belastungsstörung, leiden. Die Beschwerden gehen häufig mit einem hohen Leidensdruck einher und führen zu einer deutlichen Beeinträchtigung der allgemeinen Lebensqualität und des Funktionsniveaus der Betroffenen. Die Behandlung einer Posttraumatischen Belastungsstörung, insbesondere die traumafokussierte Arbeit mit traumatischen Erinnerungen, stellt für viele Psychotherapeuten eine Herausforderung dar. Häufig wird sogar eine so große Hürde erlebt, dass Therapeutinnen und Therapeuten davor zurückschrecken, den Betroffenen eine Behandlung anzubieten. Die Konsequenz ist, dass viele Betroffene trotz eines oft sehr hohen Leidensdrucks keine adäquate Unterstützung erhalten und die Störung weiter chronifiziert.

Mit unserem Buch möchten wir Behandelnde zur traumatherapeutischen Arbeit ermutigen und die Versorgung der Patientinnen und Patienten, die uns sehr am Herzen liegen, verbessern. Gerade im Bereich der Traumatherapie gibt es gut erlernbare, sehr wirksame Ansätze – und wir möchten dazu beitragen, dass diese vermehrt in die Praxis einfließen und den Betroffenen zu Gute kommen.

Dafür möchten wir eine Auswahl therapeutischer Techniken an die Hand geben und haben eine Sammlung an Tools zusammengestellt, die einerseits auf den aktuellen evidenzbasierten Leitlinien zur Behandlung der PTBS beruhen und andererseits auf unseren praktischen Erfahrungen in der langjährigen Arbeit mit Betroffenen basieren.

Danksagung

Unser besonderer Dank gilt unseren Kolleginnen und Kollegen, die uns durch fachlichen Austausch und hilfreiche wie wertschätzende Rückmeldungen bei der Umsetzung dieses Buches unterstützt haben. Wir möchten insbesondere Joachim Breu, Marie Cloos, Iris Hannig-Pasewald, Olga Siepelmeyer und Cornelia Tietze für ihren praxisbezogenen und kenntnisreichen Input danken. Auch den Kolleginnen und Kollegen der Opferhilfe Hamburg – Beratung bei Gewalt & Trauma und des Zentrums für Psychotherapie der Goethe-Universität möchten wir herzlich für ihre Unterstützung danken.

Unser besonderer Dank gilt Till Laßmann für die illustratorische Gestaltung und Marvin Leesch für die Unterstützung bei der Erstellung der Audioaufnahmen.

Wir danken außerdem dem Beltz-Verlag, insbesondere Andrea Glomb und Svenja Wahl, die uns in allen Belangen kompetent begleitet und unterstützt haben. Ferner möchten wir uns bei Ingo Schäfer herzlich für sein Geleitwort bedanken.

Ein besonders großes Dankeschön möchten wir unseren Partnern, Familien und Freund*innen für ihre Geduld, ihr Verständnis und ihre Unterstützung aussprechen.

Herzlich möchten wir auch unseren Patientinnen und Patienten danken, von denen wir viel lernen durften und dürfen und deren Mut und Stärke uns immer wieder beeindrucken.

Wir hoffen, dass Leserinnen und Leser viel Freude bei der Arbeit mit diesem Buch haben und die Inhalte als hilfreich und stärkend für sich und ihre Patientinnen und Patienten empfinden, und dass dieses Buch dazu beiträgt, die Versorgung traumatisierter Patientinnen und Patienten zu verbessern.

Hamburg und Frankfurt, im Frühjahr 2021

Kristina Lühr
Christine Zens
Meike Müller-Engelmann

Einleitung

Die Traumatherapie zeichnet sich durch eine hohe Vielseitigkeit und Integration verschiedener therapeutischer Techniken und Traditionen aus. In diesem Buch können wir nur einen Ausschnitt der verschiedenen Ansätze der Traumatherapie abbilden und haben den Schwerpunkt auf kognitiv-verhaltenstherapeutische Methoden gelegt. Der Inhalt des Buches folgt zum einen dem typischen Ablauf einer verhaltenstherapeutischen Behandlung, berücksichtigt aber auch Einflüsse anderer traumatherapeutischer Ansätze sowie unterschiedliche Anforderungen und Ziele im Rahmen einer entsprechenden Behandlung.

- **Kapitel 1 / Diagnostik** befasst sich mit der Erfassung der Symptomatik der Posttraumatischen Belastungsstörung sowie der Exploration der traumatischen Ereignisse als auch mit Fragen des therapeutischen Beziehungsaufbaus.
- **Kapitel 2 / Äußere Sicherheit** beinhaltet Informationen und Hilfestellungen zur äußeren Sicherheit und dem Kontakt zu gewaltausübenden Personen, dabei liegt der Schwerpunkt auf den Problembereichen Beziehungsgewalt und Stalking.
- **Kapitel 3 / Psychoedukation** bietet Informationen und Anleitungen zur Erarbeitung des Störungsmodells der PTBS zur Psychoedukation über diese Symptome und zur Ableitung des Therapierationals.
- **Kapitel 4 / Stabilisierung** bietet eine Zusammenstellung verschiedener Strategien und Techniken, die einen funktionalen Umgang mit Belastungssymptomen erleichtern, zur Stärkung der Bewältigungskompetenzen der Patientinnen und Patienten beitragen und eine Vorbereitung der traumafokussierten Therapiephase darstellen können.
- **Kapitel 5 / Traumabearbeitung** stellt verschiedene Methoden der traumafokussierten Arbeit mit traumatischen Erinnerungen und traumabezogenen Gedanken und Gefühlen vor. Der Fokus liegt auf kognitiv-verhaltenstherapeutischen Techniken sowie imaginativen Verfahren.
- **Kapitel 6 / Integration und Rückfallprophylaxe** befasst sich mit Aspekten der Neuorientierung, der Ressourcenstärkung sowie der Rückfallvorbeugung.
- **Kapitel 7 / Psychohygiene** bietet Informationen für Therapeutinnen und Therapeuten zur Psychohygiene und Prävention eigener Belastungsfolgen im Rahmen der Traumatherapie.

Wie können Sie die Arbeitsmaterialien verwenden?

Jedes Kapitel hat die gleiche Struktur und beginnt mit einer Einführung, in der die Grundlagen und Hintergründe der jeweiligen Tools des Kapitels erläutert werden. Die Arbeits- und Informationsblätter innerhalb der Kapitel wurden thematisch gruppiert, zu jedem Abschnitt gibt es eine kurze Einleitung.

Um sich im Buch schnell und effektiv zurechtzufinden, sind auf allen Arbeits- und Informationsblättern Icons abgebildet. Anhand dieser Icons können Sie direkt sehen, für wen das vorliegende Informations- oder Arbeitsblatt gedacht ist und wie es eingesetzt werden kann. Die folgenden Icons werden Ihnen auf den verschiedenen Arbeitsblättern begegnen:

T **Therapeut*in:** Dieses Icon kennzeichnet Informations- oder Arbeitsblätter, die für die Therapeutin bzw. den Therapeuten selbst gedacht sind.

P **Patient*in:** Informations- oder Arbeitsblätter mit diesem Icon werden dem Patienten bzw. der Patientin zur Bearbeitung ausgehändigt.

Ran an den Stift: Dieses Icon fordert dazu auf, einen Stift zur Hand zu nehmen und Antworten und Überlegungen direkt auf dem Arbeitsblatt oder auch separat zu notieren.

Input für den Kopf: Auf diese Weise markierte Abschnitte beinhalten Hintergrundinformationen für eine vertiefte Auseinandersetzung mit den Inhalten der Therapie.

Hier passiert etwas: An dieser Stelle werden Handlungsanweisungen für Therapeuten oder Patienten gegeben.

Wie sag ich's? Dieses Icon kennzeichnet Beispiele in wörtlicher Rede als Beispielformulierungen für Therapeutinnen.

Einfach zuhören ... Mit diesem Icon gekennzeichnete Abschnitte finden Sie als Audio-Dateien im Online-Arbeitsmaterial.

Hinweis: Wir verwenden in den Kapiteln das grammatikalische Geschlecht abwechselnd, sodass Patientinnen und Patienten mal auf Therapeuten und mal auf Therapeutinnen treffen. Alle, die ihre Geschlechtsidentität nicht diesen binären Kategorien zuordnen, sind ausdrücklich mitgedacht.

1 Diagnostik

1.1 Einführung

Die Posttraumatische Belastungsstörung sowie andere spezifisch mit traumatischen oder außergewöhnlich belastenden Lebensereignissen assoziierte psychische Störungen (z. B. akute Belastungsstörung) stellen insoweit eine Besonderheit in den psychiatrischen Klassifikationssystemen ICD-10/11 und DSM-5 (WHO, 2015; APA, 2015) dar, als zur Diagnosestellung die Feststellung eines ätiopathologischen Auslösers eine notwendige Bedingung darstellt (Knaevelsrud et al., 2012).

Definition

Fischer und Riedesser (2009, S. 94) beschreiben ein **Trauma** als ein vitales Diskrepanzerlebnis zwischen bedrohlichen Situationsfaktoren und individuellen Bewältigungsmöglichkeiten, das mit Gefühlen von Hilflosigkeit und schutzloser Preisgabe einhergeht und so eine dauerhafte Erschütterung von Selbst- und Weltverständnis bewirkt. Im ICD-10 wird ein Trauma als kurz- oder langanhaltendes Ereignis oder Geschehen von außergewöhnlicher Bedrohung oder mit katastrophalem Ausmaß beschrieben, das bei nahezu jedem tiefgreifende Verzweiflung auslösen würde (WHO, 2015). Im DSM-5 ist dies konkretisiert als die Konfrontation mit tatsächlichem oder drohendem Tod, ernsthafter Verletzung oder sexueller Gewalt (APA, 2015).

Die Lebenszeitprävalenz für eine PTBS hängt auch von der Häufigkeit traumatischer Ereignisse in einer Gesellschaft ab – in Deutschland liegt sie bei Männern bei 1,5 und bei Frauen bei 2,2 Prozent (Perkonigg et al., 2001). Menschlich verursachte sowie länger andauernde Traumata (beispielsweise das Erleben von sexualisierter Gewalt im Kindesalter) führen in der Regel zu stärkeren und länger andauernden psychischen Folgen (Maercker, 2019). Die PTBS stellt zudem nur eine der psychischen Störungen dar, die auf das Erleben eines traumatischen Ereignisses folgen können. Differentialdiagnostisch sollten bei Vorliegen von traumatischen und belastenden Lebensereignissen in der Biografie weitere Störungsbilder wie Depressionen, soziale Phobien oder Persönlichkeitsstörungen beachtet werden. Viele Menschen erleben jedoch auch traumatische Ereignisse, ohne nachfolgend eine psychische Störung zu entwickeln.

Bei der PTBS liegen sehr häufig komorbide Störungen vor. Zu beachten sind insbesondere

- depressive Störungen,
- Angststörungen,
- Persönlichkeitsstörungen,
- somatoforme Störungen,
- Missbrauch und Abhängigkeit von psychotropen Substanzen,
- Suizidalität sowie
- dissoziative Störungen.

Vor dem Hintergrund der Überarbeitung des diagnostischen internationalen Klassifikationssystems ICD-10 wurden verschiedene Neuerungen zur Einordnung der Symptomatik und des Schweregrads der Reaktionen auf schwere Belastungen vorgenommen, welche insbesondere die Einführung der Diagnose einer komplexen Posttraumatischen Belastungsstörung sowie die veränderte Einordnung der akuten Belastungsreaktion als normale Reaktion auf ein belastendes Ereignis als Zusatzcode betreffen. In der folgenden Tabelle finden Sie eine vergleichende Übersicht über die Diagnosen der belastungsbezogenen Störungen in den Klassifikationssystemen ICD-10, ICD-11 und DSM-5.

Tabelle 1.1 Übersicht Diagnosen in den aktuellen Klassifikationssystemen

ICD 10	ICD 11	DSM 5
Akute Belastungsreaktion	Akute Belastungsreaktion	Akute Belastungsstörung
Posttraumatische Belastungsstörung	Posttraumatische Belastungsstörung	Posttraumatische Belastungsstörung PTBS vom dissoziativen Subtyp
	Komplexe Posttraumatische Belastungsstörung	
Andauernde Persönlichkeitsveränderung nach Extrembelastung		
Anpassungsstörung	Anpassungsstörung	Anpassungsstörung
	Anhaltende Trauerstörung	

Bezüglich der Diagnostik der PTBS wurde eine Fokussierung auf drei Hauptgruppen von Symptomen (Wiedererleben, Vermeidung von Erinnerungen an das Trauma und anhaltende Wahrnehmung einer erhöhten gegenwärtigen Bedrohung) vorgenommen, während mit anderen Störungen überlappende oder unspezifische Symptome (z. B. Schlafstörungen) im ICD-11 nicht mehr zur Diagnosestellung herangezogen werden. Ferner werden die Traumafolgestörungen sowie die Anpassungsstörung einem eigenen Kapitel, den Störungen, die spezifisch mit Stress assoziiert sind, zugeordnet (Maercker, 2019; WHO, 2018).

Weiterführende Literatur

Für eine vertiefende Beschreibung der Diagnostik bei PTBS sind Maercker (2019), Sack et al. (2013) und Boos (2014) zu empfehlen.

1.2 Arbeitsmaterial

Innerhalb der folgenden Arbeitsmaterialien richten sich die diagnostischen Informationen nach den Vorgaben des ICD 10/11, sie werden durch hilfreiche Informationen aus dem DSM-5 und den Empfehlungen der S3-Leitlinie für PTBS (Schäfer et al., 2019) ergänzt.

INFO 1 Hinweise für den diagnostischen Prozess
Dieses Informationsblatt gibt einen Überblick über die Bestandteile des diagnostischen Prozesses sowie Hinweise zur Erleichterung des Beziehungsaufbaus und zur Differentialdiagnostik. Diese richten sich nach den Empfehlungen der S3-Leitlinie Posttraumatische Belastungsstörung (Schäfer et al., 2019) sowie den Ausführungen bei Maercker (2019).

INFO 2 Überblick häufig eingesetzter diagnostischer Instrumente
Auf diesem Informationsblatt findet sich eine Übersicht über häufig in der therapeutischen Praxis eingesetzte Fremd- und Selbstbeurteilungsinstrumente.

AB 1 PTSD Checklist for DSM-5 (PCL-5)
Die PCL-5 ist ein Selbstbeurteilungsinstrument, das die 20 Symptome der PTBS nach DSM-5 erfasst. Sie kann genutzt werden, um auf das Vorliegen einer PTBS zu screenen, eine vorläufige PTBS-Diagnose zu stellen oder um während einer Therapie eine Verlaufsmessung durchzuführen. Die PCL-5 bezieht sich auf das Vorliegen der Symptome im letzten Monat, im Falle einer Verlaufsmessung kann alterna-

tiv auch die letzte Woche als Bezugsrahmen gewählt werden. Ein Score für den Schweregrad der PTBS kann gebildet werden, wenn die Werte für die 20 Items aufsummiert werden. Für das Stellen einer vorläufigen Diagnose der PTBS wird jedes Symptom berücksichtigt, dessen Schweregrad mit mindestens 2 (»ziemlich«) bewertet wurde. Um die Verdachtsdiagnose nach DSM-5 stellen zu können, müssen mindestens ein B-Symptom (Items 1–5), ein C-Symptom (Items 6–7), zwei D-Symptome (Items 8–14) und zwei E-Symptome (Items 15–20) vorliegen. Die Diagnose sollte jedoch anschließend immer mithilfe eines diagnostischen Interviews abgesichert werden.

AB 2 Checkliste Symptome der Posttraumatischen Belastungsstörung nach ICD-11
Dieses Arbeitsblatt bietet eine detaillierte Auflistung der Symptome der PTBS nach ICD-11 (WHO, 2020; Keeley et al., 2016). Die Checkliste kann bei der zusammenführenden Beurteilung von klinischem Eindruck, der Exploration und den Ergebnissen der diagnostischen Instrumente genutzt werden. Zum anderen gibt sie Hinweise zu den verschiedenen Symptombereichen, die für Diagnosestellung und Ableitung des Therapierationals bedeutend sind.

AB 3 Checkliste zusätzliche Symptombereiche bei PTBS
Dieses Arbeitsblatt beinhaltet eine Übersicht relevanter Symptombereiche nach DSM-5 (APA, 2015), die neben den zu erfüllenden Symptomkriterien der PTBS nach ICD-10/11 das klinische Bild der PTBS bestimmen können. Es kann dazu genutzt werden, die Vollständigkeit der Erfassung und Einschätzung wichtiger Symptombereiche für Diagnostik und Therapieplanung zu überprüfen.

AB 4 Checkliste Symptome der komplexen PTBS nach ICD-11
Die komplexe Posttraumatische Belastungsstörung (K-PTBS) beschreibt eine zumeist nach länger andauernden traumatischen Ereignissen auftretende Symptomatik (WHO, 2020; Keeley et al., 2016; Maercker, 2019). Dieses Arbeitsblatt listet die Kriterien der PTBS, die ebenfalls Teil der K-PTBS sind, sowie die weiteren darüber hinaus gehenden Symptombereiche Affektregulationsstörungen, anhaltende negative Überzeugungen über sich selbst sowie Schwierigkeiten in Beziehungen auf. Die Checkliste kann bei der zusammenführenden Beurteilung von klinischem Eindruck, der Exploration und den Ergebnissen der diagnostischen Instrumente genutzt werden. Zusätzlich gibt sie Hinweise zu den verschiedenen Symptombereichen, die für Diagnosestellung und Ableitung des Therapierationals bedeutend sind.

INFO 3 Tipps zur Beziehungsgestaltung im diagnostischen Prozess bei Traumafolgestörungen
Im diagnostischen Prozess können spezifische Aspekte auf Patientenseite die Exploration des Beschwerdebilds und den Aufbau eines therapeutischen Arbeitsbündnisses erschweren, dazu gehören beispielsweise Schwierigkeiten, dem Therapeuten Vertrauen entgegenzubringen, oder die Befürchtung, nicht ernst genommen zu werden. Dieses Informationsblatt listet eine Auswahl typischer Schwierigkeiten und möglicher hilfreicher Maßnahmen von Therapeutenseite auf.

INFO 4 Indikationen für den Einsatz von Ressourcenaktivierung und Stabilisierung
Dieses Informationsblatt enthält eine Übersicht nach Menne und Frommberger (2018, S. 72) über mögliche assoziierte Problembereiche und dysfunktionale Bewältigungsstrategien bei Patientinnen mit PTBS und entsprechende Vorschläge für Interventionen und Therapieplanung angelehnt an die Dialektisch-Behaviorale Therapie (DBT).

INFO 5 Übersicht Entschädigungsleistungen für Betroffene von Straftaten
Dieses Informationsblatt bietet eine Übersicht über finanzielle Entschädigungsleistungen (z. B. das Opferentschädigungsrecht oder den Fonds Sexueller Missbrauch) und gibt Hinweise zur Recherche vertiefender Informationen (Schäfer et al., 2019).

Exploration traumatischer Lebensereignisse über die Lebensspanne und Ressourcendiagnostik

Die anamnestische Exploration belastender Lebensereignisse hat während der diagnostischen Phase das Ziel, einen ersten Überblick über die erlebten belastenden Ereignisse als Grundlage zur diagnostischen Abklärung und Therapieplanung zu erhalten. Hierbei können Techniken wie die Erstellung einer Traumalandkarte, eine Liste traumatischer Ereignisse, die Lebenslinie aus der NET oder Checklisten wie die Life-Event-Checkliste (Weathers et al., 2013a) eingesetzt werden. Eine vertiefende bzw. detaillierte Beschreibung der belastenden Ereignisse ist jedoch Teil der traumafokussierten Behandlungsphase.

Die Ressourcen einer Person, insbesondere soziale Unterstützung, stellen im Sinne von gesundheitsfördernden Faktoren bzw. Schutzfaktoren wichtige Einflussgrößen für die Entwicklung und Aufrechterhaltung von Traumafolgestörungen dar. Für den therapeutischen Prozess ist die Kenntnis der Ressourcen und funktionalen Bewältigungsstrategien der Patientin hilfreich, da diese den Prozess der Auseinandersetzung mit den belastenden Erinnerungen unterstützen können. Zudem bietet die Kenntnis der Ressourcen dem Therapeuten die Möglichkeit, diese gezielt im Rahmen des therapeutischen Vorgehens zu aktivieren und für den Prozess der Neuausrichtung und die posttraumatische Reifung der Betroffenen zu nutzen.

AB 5 Lebenslinie

Dieses Informationsblatt bietet eine Anleitung für die Erstellung der Lebenslinie, die Bestandteil der Narrativen Expositionstherapie (NET) nach Schauer et al. (2017) ist. Die Lebenslinie ermöglicht die Erlangung einer Übersicht über die biografische Entwicklung einer Patientin und die Abfolge traumatischer Stressoren chronologisch entlang einer Zeitachse (Schauer & Ruf-Leuschner, 2014). Sie sollte zum Abschluss der Diagnostik und nach erster Psychoedukation zur geplanten Behandlung erfolgen. Die Lebenslinie kann zur Planung und Strukturierung der Auseinandersetzung mit traumatischen Erinnerungen im Rahmen der traumafokussierten Therapie herangezogen werden.

AB 6 Meine Traumalandkarte

Die Traumalandkarte bietet die Möglichkeit, im Gespräch mit dem Patienten die Anamnese bezüglich der erlebten traumatischen Ereignisse vorzunehmen und entstammt der Eye Movement Desensitization and Reprocessing (EMDR) Therapie (Hoffmann, 2014). Im Graphen können die Ereignisse in Form von Überschriften oder Stichworten eingetragen sowie eine Einschätzung bezüglich des erlebten Belastungsgrades aus heutiger Sicht auf einer Skala von 0 (= gar nicht belastend) bis 100 (= sehr belastend) vorgenommen werden. Andauernde, wiederholte und sich ähnelnde traumatische Ereignisse (z. B. sexueller Missbrauch durch den Großvater) können durch Umkreisung gruppiert werden. In der Traumalandkarte können auf der Grundlinie der Zeitachse auch bedeutsame positive oder stärkende Lebenserfahrungen (z. B. symbolisiert durch +) eingetragen werden. Die Traumalandkarte kann im Behandlungsverlauf zur Strukturierung der Abfolge der Bearbeitung traumatischer Erinnerungen genutzt werden.

AB 7 Ressourcenlandkarte

Dieses Arbeitsblatt bietet Anregungen für die Erfassung möglicher individueller Ressourcen einer Patientin. Die genannten Kategorien umfassen soziale Unterstützung und soziales Umfeld, Fähigkeiten und Stärken, erreichte Ziele/Erfolge (z. B. zufriedenstellende berufliche Einbindung), funktionale Bewältigungsstrategien, angenehme Aktivitäten und hilfreiche Werte und Einstellungen sowie hilfreiche Reaktionen nach dem Trauma auf der sozialen Ebene (z. B. Anerkennung als Opfer, Anteilnahme). Dabei sollte beachtet werden, dass viele Betroffene im Aufbau und der Entfaltung ihrer Ressourcen durch z. B. belastende Lebenserfahrungen (z. B. anhaltende Gewalt, Stigmatisierung), ihre Symptomatik und deren Sekundärfolgen (wie z. B. Partnerschaftsprobleme) oder negative Einstellungen (z. B. geringer Selbstwert) behindert wurden, was ein sensibles Erkunden und Erfragen möglicher Ressourcen erforderlich macht.

Die Diagnostik der Posttraumatischen Belastungsstörung folgt größtenteils dem bekannten Vorgehen in der Behandlung psychischer Störungen. Ziel ist dabei die Erfassung der traumatischen Ereignisse und der assoziierten Symptome und Funktionsbeeinträchtigungen (S3-Leitline zur PTBS, Schäfer et al., 2019). Jedoch ergeben sich vor dem Hintergrund der Symptomatik der PTBS (z. B. Vermeidungsverhalten) und der möglichen intra- und interpersonellen Folgen der traumatischen Erfahrungen (z. B. Misstrauen) Besonderheiten, die im diagnostischen Prozess beachtet werden sollten.

Grundsätzlich sollte für eine störungsfreie und angenehme Gesprächsatmosphäre Sorge getragen werden, z. B. indem Störungen von außen (Telefon, Klopfen an der Tür) möglichst unterbunden werden. Ein behutsames Vorgehen im diagnostischen Prozess sowie das Einfließenlassen von psychoedukativen Informationen können die Bereitschaft des Patienten, sich zu öffnen, erhöhen und den Weg für eine erfolgreiche Behandlung bahnen. Ein strukturiertes Erfragen der Symptome und Transparenz bezüglich des Vorgehens geben beiden Seiten Sicherheit und ermöglichen der Patientin, eine ausreichende emotionale Distanz zum Berichteten aufrechtzuerhalten. Generell sollte im diagnostischen Prozess nach traumatischen Ereignissen in der Vorgeschichte gefragt werden, da diese oft nicht von sich aus berichtet werden.

Bestandteile des diagnostischen Prozesses bei PTBS

- Erfragen der aktuellen Lebenssituation des Patienten (z. B. Partnerschaft, Beruf, Wohnen, Gesundheitsstatus, Rechts- und Aufenthaltsstatus bei Geflüchteten etc.)
- Erfassen und erste Exploration traumatischer Ereignisse über die Lebensspanne sowie Exploration der Symptomatik unter Beachtung der Diagnosekriterien der PTBS
- Einsetzen eines Screening-Instruments
- Abklären der aktuellen Gefährdung des Patienten (z. B. Suizidalität, Kontakte zu gewaltausübenden Personen, akute Gesundheits- oder Suchtprobleme)
- erste Exploration dysfunktionaler Gedanken sowie der Bewältigungsstrategien wie Vermeidungsverhalten und selbstverletzendes Verhalten
- erste Exploration der Auslösereize (Trigger) für Intrusionen
- Erfassen von weiteren Symptomen bei Hinweisen auf komorbide Störungen und psychische Vorerkrankungen → differentialdiagnostische Abgrenzung von anderen Störungsbildern
- Erhebung der prä- und posttraumatischen Ressourcen (z. B. soziale Unterstützung) sowie individuellen Kompetenzen
- Erhebung des prätraumatischen Status des Patienten
- Erfragen der Funktionsbeeinträchtigungen und sekundär entstandenen Probleme im Lebensalltag, z. B. interaktionelle Schwierigkeiten
- Erfragen aktueller Medikation
- Einsatz von Selbst- und Fremdbeurteilungsinstrumenten wie Fragebögen und strukturierten diagnostischen Interviews
- fremdanamnestische Befunde und Informationsaustausch mit Vor- und Mitbehandlern sowie weiteren Institutionen, die den Patienten unterstützen (z. B. Beratungseinrichtungen, Wohngruppen)

Besonderheiten im diagnostischen Prozess

Die Symptome einer PTBS sowie individuelle kompensatorische Strategien (z. B. Vermeidungsverhalten) des Patienten müssen aktiv erfragt werden, da diese von Patientinnen oftmals nicht spontan berichtet werden. Dies gilt insbesondere für dissoziative Symptome.

Traumatische Erfahrungen über die Lebensspanne sollten ebenfalls aktiv erfragt werden, z. B. mithilfe einer Traumalandkarte. In der diagnostischen Phase ist eine ausführliche Beschreibung der traumatischen Erfahrungen nicht notwendig. Eine Benennung im Sinne von »Überschriften« oder kurze Beschreibungen mit Alter, Art der Betroffenheit und möglichen Verursachern ist ausreichend. Bei der Exploration traumatischer Ereignisse können

- (unbewusstes) Vermeidungsverhalten,
- Scham- und Schuldgefühle sowie
- dissoziative Symptome (z. B. Erinnerungslücken)

die Erhebung der Symptomatik und der Anamnese erschweren. Manche Patientinnen bleiben vage und unspezifisch in der Beschreibung ihrer Beschwerden oder benennen zunächst andere Symptome, z. B. die einer Depression. Patientinnen sehen eventuell keinen Zusammenhang zwischen ihren Beschwerden und einer traumatischen Erfahrung, etwa weil diese lang zurückliegt oder als nicht bedeutsam eingeschätzt wird (z. B. körperliche Züchtigung als »normaler« Bestandteil der elterlichen Erziehung). Hier sind ein strukturiertes Vorgehen und empathisches, konkretes Nachfragen bei der Diagnostik und Anamnese notwendig, um keine relevanten Symptombereiche oder biografischen Bezüge zu übersehen. Psychoedukative Informationen (z. B. Symptome als »normale Reaktion auf ein extremes Ereignis«) wirken entlastend.

Verstärkung von Symptomen

Während der Sitzungen kann es, z. B. durch Auslösereize, zum Auftreten bzw. zur Verstärkung von Symptomen wie Intrusionen, dissoziativen Symptomen oder körperlicher Anspannung kommen. Beispielsweise können Motorengeräusche wie das das Brummen eines LKWs vor der Praxis für Unfallopfer oder spezifische Berufsgruppen wie Soldaten Auslösereize für Erinnerungsbilder an einen Unfall oder eine Kampfhandlung darstellen. Deshalb empfiehlt es sich, für Veränderungen der psychischen Befindlichkeit der Patientin aufmerksam zu sein und bei einer Verstärkung der Belastung stabilisierende Techniken anzubieten und einzusetzen. Dazu gehören ein aktives, strukturiertes und verbindliches Auftreten des Therapeuten, Strategien zum Umgang mit Symptomen (z. B. Skills, Reorientierungstechniken) sowie Psychoedukation zum Störungsmodell der PTBS.

Differentialdiagnostisch zu beachten sind bei PTBS

- die akute Belastungsreaktion,
- die komplexe PTBS,
- dissoziative Störungen,
- depressive Störungen,
- Angststörungen,
- Zwangsstörungen,
- die emotional-instabile Persönlichkeitsstörung (Borderline-Typ),
- somatoforme Störungen (z. B. Schmerzstörungen),
- Anpassungsstörungen und
- Simulation (selten, z. B. bei möglichem Vorliegen finanzieller Vorteile).

Häufig liegen auch komorbide Störungen vor. Wichtige Unterscheidungsmerkmale sind das Vorliegen und der inhaltliche Zusammenhang der Symptomatik mit einem traumatischen Ereignis sowie Kernsymptome wie Wiedererleben. Bei der komplexen PTBS liegen häufig länger anhaltende, mehrmalige traumatische Ereignisse (z. B. sexueller Missbrauch) vor und das Symptombild ist durch ein negatives Selbstkonzept, Affektregulationsprobleme und Schwierigkeiten in der Aufrechterhaltung sozialer Beziehungen gekennzeichnet.

Bei der komplexen PTBS fällt häufig die Abgrenzung zur emotional-instabilen Persönlichkeitsstörung (Borderline-Typ) schwer, bei der BPS sind im Vergleich zur K-PTBS Symptome wie Furcht vor Verlassenwerden, instabiles Selbstkonzept und nicht-triggerbezogene impulsive Ausbrüche kennzeichnend. Ferner ist die BPS kausal nicht mit dem Vorliegen traumatischer Ereignisse verknüpft, auch wenn diese häufig Teil der Biografie sind. Jedoch kann diese Störung auch komorbid vorliegen und sollte dann entsprechend kodiert werden. Dissoziative Symptome können sowohl bei der PTBS als auch der K-PTBS Teil des Symptombildes sein (z. B. Erleben von Depersonalisation), jedoch können diese Symptome auch die differentialdiagnostische Einordung als eigenes Störungsbild erfordern.

Hilfreich ist der Einsatz von Fragebögen, Checklisten und diagnostischen Interviews zur Einschätzung der Symptomschwere und -häufigkeit, dem Beeinträchtigungsgrad sowie zur diagnostischen Absicherung. Die gewonnenen Informationen ergänzen den klinischen Eindruck und ermöglichen zudem eine Verlaufsbeurteilung während der Behandlung.

Verfahren	**Autoren**	**Ziel**	**Bezugsquelle**
Erfassung traumatischer Ereignisse			
Checkliste zu belastenden Lebensereignissen (LEC-5)	Weathers et al. (2013a)	Erfassung traumatischer Ereignisse	Open Access: ▶ www.ptsd.va.gov. (englisch) ▶ in Kombination mit PCL-5: Zentrum für Psychotraumatologie (ZEP) Hamburg: https://zep-hh.de/service/diagnostik/
Adverse Childhood Experiences (ACE-D)	Felitti et al. (1998), dt. Version Schäfer et al. (2009)	Erfassung verschiedener Formen von Traumatisierungen und weiterer belastender Erfahrungen in Kindheit und Jugend mittels Selbstbeurteilungsfragebogen	Open Access: ▶ https://zep-hh.de/service/diagnostik/
Trauma History Questionnaire (THQ)	Hooper et al. (2011); dt. Version Maercker (2002)	Erfassung verschiedener traumatischer Erfahrungen über die Lebensspanne mittels Selbstbeurteilungsfragebogen	Open Access: ▶ Georgetown University, Center for trauma and the community: https://ctc.georgetown.edu/toolkit/# (Version in Englisch und anderen Sprachen)
Childhood Trauma Questionnaire (CTQ)	Bernstein & Fink (1998); dt. Version Wingenfeld et al. (2010)	Erfassung von Misshandlungserfahrungen und Vernachlässigung in Kindheit und Jugend mittels Selbstbeurteilungsfragebogen	

Verfahren	Autoren	Ziel	Bezugsquelle
Strukturierte klinische Interviews			
Strukturiertes Klinisches Interview für DSM-5-Störungen – Klinische Version (SKID-5-CV)	Beesdo-Baum et al. (2019)	Diagnosestellung und -absicherung PTBS mittels strukturiertem klinischen Interview	▶ www.testzentrale.de
Clinical-Administered PTSD Scale for DSM-5 (CAPS-5)	Weathers et al. (2013b); dt. Version Cwik et al. (2020)	Diagnosestellung und -absicherung PTBS mittels störungsspezifischen strukturierten Interviews, wird beim ersten Einsatz häufig mit der LEC-5 kombiniert	Auf Anfrage: ▶ Institut für klinische Psychologie und Psychotherapie der Ruhr-Universität Bochum: https://www.kli.psy.ruhr-uni-bochum.de/klipsy/projekte/CAPS5.html ▶ US Department of Veteran Affairs > PTSD: National Center for PTSD: https://www.ptsd.va.gov/professional/assessment/adult-int/caps.asp (englisch)
Selbstbeurteilungsinstrumente PTBS			
Impact of Event Scale – Revised (IES-R)	Weiss & Marmer (1997); dt. Version Maercker & Schützwohl (1998)	Screening und Schweregradbeurteilung posttraumatischer Symptome mittels Selbstbeurteilungsfragebogen (orientiert sich nicht an ICD oder DSM)	Open Access: ▶ Psychologisches Institut der Universität Zürich https://www.psychologie.uzh.ch ▶ www.ptsd.va.gov. (englisch) Literatur: ▶ Boos, A. (2014)
PTSD Checklist for DSM-5 (PCL-5)	Weathers et al. (2013c); dt. Version Ehring et al. (2014)	Erfassung der Symptome der PTBS und ihrer Stärke nach DSM-5 mittels Selbstbeurteilungsfragebogen, gut geeignet zur Verlaufskontrolle. Die LEC-5, wird in der Regel beim ersten Einsatz der PCL-5 mit verwendet	Open Access: ▶ www.ptsd.va.gov. (englisch) ▶ Zentrum für Psychotraumatologie (ZEP) Hamburg: https://zep-hh.de/service/diagnostik/

Verfahren	Autoren	Ziel	Bezugsquelle
International Trauma Questionaire	Cloitre et al. (2018)	Erfassung der Symptome der PTBS und komplexen PTBS (ICD-11) mittels Selbstbeurteilungsfragebogen	Open Access: ▶ https://www.psychologie.uzh.ch/
Fragebögen zu zusätzlichen Symptomen			
Posttraumatic Cognitions Inventory (PTCI)	Foa et al. (1999)	Erfassung und Verlaufsbeobachtung traumabezogener Kognitionen	Literatur: ▶ Ehlers (1999)
Fragebogen zu Dissoziativen Symptomen (FDS)	Bernstein-Carlson & Putnam (1993); dt. Version Spitzer et al. (2005)	Screening dissoziativer Symptome mittels Selbstbeurteilungsfragebogen	▶ www.testzentrale.de
Weitere diagnostische Instrumente		z. B. zur Diagnostik der PTBS, von Anpassungsstörungen, von Resilienzfaktoren oder der Anhaltenden Trauerstörung	Open Access für Therapie- und Forschungszwecke: ▶ https://www.psychologie.uzh.ch/ ▶ https://zep-hh.de/service/diagnostik/ ▶ www.ptsd.va.gov. (englisch)

Instruktionen. Dieser Fragebogen fragt nach Problemen, die Sie möglicherweise nach einem sehr belastenden Erlebnis mit *eingetretenem oder drohendem Tod, ernsthafter Verletzung* oder *sexueller Gewalt* erfahren haben. Es kann etwas sein, das Ihnen persönlich zugestoßen ist, wovon Sie Zeuge waren oder wovon Sie erfahren haben, dass es einem nahen Angehörigen oder engen Freund zugestoßen ist. Einige Beispiele sind ein schwerer Unfall; Feuer; Naturkatastrophe wie Orkan, Tornado oder Erdbeben; ein gewalttätiger Angriff; ein sexueller Übergriff oder Missbrauch; Krieg; Mord oder Suizid.

Bitte beantworten Sie als erstes einige Fragen in Bezug auf Ihr *schlimmstes Erlebnis,* das bedeutet für diesen Fragebogen das Ereignis, das Sie zurzeit am meisten belastet. Das kann eines der oben genannten Beispiele sein oder eine andere sehr belastende Erfahrung. Auch kann es um ein einzelnes Ereignis gehen (z. B. ein Verkehrsunfall) oder um mehrere ähnliche Ereignisse (z. B. mehrere belastende Erlebnisse in einem Kriegsgebiet oder wiederholter sexueller Missbrauch).

Benennen Sie bitte kurz das schlimmste Ereignis (wenn es für Sie in Ordnung ist, das zu tun):

....

....

Wie lange ist es her (bitte schätzen, falls Sie sich nicht sicher sind)?

....

Beinhaltete es eingetretenen oder drohenden Tod, schwerwiegende Verletzungen oder sexuelle Gewalt?

☐ Ja
☐ Nein

Auf welche Weise haben Sie es erlebt?

☐ Es ist mir selbst passiert.
☐ Ich habe es beobachtet.
☐ Ich habe erfahren, dass es einem nahen Angehörigen oder engen Freund passiert ist.
☐ Ich wurde im Rahmen meines Berufes wiederholt mit Details des Ereignisses konfrontiert (z. B. Rettungssanitäter, Polizist, Soldat oder anderer Ersthelfer).
☐ Sonstiges, bitte beschreiben: ....

Falls das Ereignis den Tod eines nahen Angehörigen oder engen Freundes beinhaltete, war das die Folge eines Unfalls oder von Gewalt, oder war es die Folge natürlicher Umstände?

☐ Unfall oder Gewalt
☐ Natürliche Umstände
☐ Nicht zutreffend (Das Ereignis beinhaltete nicht den Tod eines nahen Angehörigen oder Freundes)

Denken Sie jetzt bitte an dieses schlimmste Ereignis, lesen Sie dann jedes der Probleme auf der nächsten Seite und markieren Sie dann eine der Zahlen in den rechten Spalten, um anzugeben, wie stark Sie *im letzten Monat* durch dieses Problem belastet waren.

Wie sehr waren Sie im letzten Monat belastet durch:	**überhaupt nicht**	**ein wenig**	**ziemlich**	**stark**	**sehr stark**
(1) wiederholte, beunruhigende und ungewollte Erinnerungen an das belastende Erlebnis?	0	1	2	3	4
(2) wiederholte, beunruhigende Träume von dem belastenden Erlebnis?	0	1	2	3	4
(3) sich plötzlich fühlen oder sich verhalten, als ob das belastende Erlebnis tatsächlich wieder stattfinden würde (*als ob Sie tatsächlich wieder dort wären und es wiedererleben würden*)?	0	1	2	3	4
(4) sich emotional sehr belastet fühlen, wenn Sie etwas an das Erlebnis erinnert hat?	0	1	2	3	4
(5) starke körperliche Reaktionen, wenn Sie etwas an das belastende Erlebnis erinnert hat (*z. B. Herzklopfen, Schwierigkeiten beim Atmen, schwitzen*)?	0	1	2	3	4
(6) Vermeidung von Erinnerungen, Gedanken oder Gefühlen in Bezug auf das belastende Erlebnis?	0	1	2	3	4
(7) Vermeidung äußerer Auslöser für Erinnerungen an das belastende Erlebnis (z. B. Personen, Plätze, Gespräche, Aktivitäten, Gegenstände oder Situationen)?	0	1	2	3	4
(8) Schwierigkeiten, sich an wichtige Teile des belastenden Erlebnisses zu erinnern?	0	1	2	3	4
(9) starke negative Überzeugungen über sich selbst, andere Menschen oder die Welt (z. B. Gedanken haben wie: Ich bin schlecht, mit mir stimmt ernsthaft etwas nicht, man kann niemandem vertrauen, die Welt ist absolut gefährlich)?	0	1	2	3	4
(10) sich selbst oder jemand anderem Vorwürfe machen in Bezug auf das belastende Erlebnis oder was danach passiert ist?	0	1	2	3	4
(11) starke negative Gefühle haben, wie zum Beispiel Angst, Schrecken, Ärger, Schuld oder Scham?	0	1	2	3	4
(12) Verlust von Interesse an Aktivitäten, die Ihnen früher Spaß gemacht haben?	0	1	2	3	4
(13) sich von anderen Menschen entfernt oder wie abgeschnitten fühlen?	0	1	2	3	4
(14) Schwierigkeiten, positive Gefühle zu erleben (z. B. keine Freude empfinden können oder keine liebevollen Gefühle haben können gegenüber Menschen, die Ihnen nahestehen)?	0	1	2	3	4
(15) reizbares Verhalten, Wutausbrüche oder aggressives Verhalten?	0	1	2	3	4
(16) zu viele Risiken eingehen oder Dinge tun, die Ihnen Schaden zufügen könnten?	0	1	2	3	4
(17) in erhöhter Alarmbereitschaft, wachsam oder auf der Hut sein?	0	1	2	3	4
(18) sich nervös oder schreckhaft fühlen?	0	1	2	3	4
(19) Konzentrationsschwierigkeiten haben?	0	1	2	3	4
(20) Schwierigkeiten, ein- oder durchzuschlafen?	0	1	2	3	4

Kriterium	Beschreibung	Kriterium erfüllt?	
		Ja	Nein
traumatische/s Ereignis/se	Die Person war einem extrem bedrohlichen oder entsetzlichen Ereignis oder Situation (kurz- oder langanhaltend, Ein- oder Mehrzahl) ausgesetzt. ▶ Solche Ereignisse beinhalten z. B. das direkte Erleben einer Natur- oder menschengemachten Katastrophe, Kriegshandlungen, schwere Unfälle, Folter, sexualisierte Gewalt, Terrorismus, Körperverletzung oder eine akute lebensbedrohliche Erkrankung (z. B. Herzinfarkt). ▶ Weitere Ereignisse umfassen Zeuge der drohenden oder tatsächlichen Verletzung oder des Todes anderer auf plötzliche, unerwartete oder gewaltsame Weise zu werden sowie ▶ über den plötzlichen, unerwarteten oder gewaltsamen Tod eines geliebten oder nahestehenden Menschen zu erfahren.	☐	☐
Wiedererleben	Wiedererleben des traumatischen Ereignisses, bei dem das Ereignis / die Ereignisse nicht nur erinnert, sondern im Hier und Jetzt als wiederkehrendes Ereignis erlebt wird/werden. ▶ Typischerweise in Form von lebhaften, aufdringlichen Bildern oder Erinnerungen; ▶ Flashbacks, die von leicht (es gibt ein vorübergehendes Gefühl, dass das Ereignis in der Gegenwart wieder auftritt) bis schwer (es gibt einen vollständigen Verlust der Wahrnehmung der gegenwärtigen Umgebung) variieren können; ▶ oder sich wiederholenden Träumen oder Albträumen, die thematisch mit dem/den traumatischen Ereignis/en zusammenhängen. ▶ Das Wiedererinnern kann sich auf eine oder auch mehrere Sinnesmodalitäten beziehen. ▶ Es wird begleitet von intensiven oder überwältigenden Gefühlen, insbesondere Angst oder Horror sowie starken physischen Empfindungen. Wiedererleben in der Gegenwart kann auch durch Gefühle des Überwältigtseins oder ein Eintauchen in die gleichen intensiven Gefühle, wie sie während des traumatischen Ereignisses erlebt wurden, begleitet werden. ▶ Das Wiedererleben kann durch traumaassoziierte Reize ausgelöst werden. ▶ Über das Ereignis / die Ereignisse nachzudenken oder darüber nachzudenken und sich an die Gefühle zu erinnern, die man in dieser Zeit erlebt hat, reicht nicht aus, um ein Wiedererleben zu konstituieren.	☐	☐

Kriterium	Beschreibung	Kriterium erfüllt?	
		Ja	Nein
Vermeidung	Vermeidung von Reizen, die ein Wiedererleben des traumatischen Ereignisses auslösen: ▶ aktive internale Vermeidung von Gedanken und Erinnerungen ▶ externale Vermeidung von Menschen, Gesprächen, Aktivitäten oder Situationen, die an das traumatische Ereignis erinnern ▶ In Extremfällen kann eine Person ihre Umgebung (z. B. Wechsel des Wohnorts oder der Arbeit) verändern, um entsprechende Reize zu vermeiden.	☐	☐
anhaltende Wahrnehmung einer erhöhten gegenwärtigen Bedrohung	Die anhaltende Wahrnehmung einer erhöhten gegenwärtigen Bedrohung äußert sich ▶ durch Hypervigilanz oder eine verstärkte Schreckreaktion auf Reize wie plötzliche Geräusche. ▶ Hypervigilante Personen schützen sich anhaltend gegen Gefahren und nehmen sich selbst und Personen, die ihnen nahestehen, in bestimmten Situationen oder generell als unmittelbar bedroht wahr. ▶ Betroffene können neue Verhaltensweisen annehmen, um ihre Sicherheit zu gewährleisten (z. B. nicht mit dem Rücken zur Tür sitzen, wiederholtes Überprüfen des Verkehrs im Rückspiegel).	☐	☐
Zeitkriterium	Die Symptome halten mindestens über mehrere Wochen an.	☐	☐
Funktionsbeeinträchtigung	Die Störung verursacht erhebliche Beeinträchtigungen in persönlichen, familiären, sozialen, erzieherischen, beruflichen oder anderen wichtigen Funktionsbereichen. Wenn die Funktionsfähigkeit erhalten bleibt, dann nur durch erheblichen zusätzlichen Aufwand.	☐	☐
Ausschluss:	▶ akute Belastungsreaktion (Reaktion lässt wenige Tage nach dem Ereignis oder nach der Entfernung aus der bedrohlichen Situation nach) ▶ komplexe Posttraumatische Belastungsstörung	☐	☐
Bemerkungen:			

Checkliste zusätzliche Symptombereiche bei PTBS

T

Neben dem Erleben eines traumatischen Ereignisses und der Kernsymptomatik aus Wiedererleben, Vermeidung und anhaltender Wahrnehmung einer erhöhten gegenwärtigen Bedrohung (nach ICD-11) können weitere Symptombereiche das klinische Bild der PTBS bestimmen. Im DSM-5 sind insbesondere die Veränderung von Gedanken und Stimmung sowie dissoziative Symptome (dissoziativer Subtyp der PTBS) konkretisiert.

Auswirkungen der Veränderungen des Erregungsniveaus nach Erleben eines traumatischen Ereignisses

- ☐ Schlafstörungen (z. B. unruhiger Schlaf, Ein- und Durchschlafstörungen)
- ☐ gereizte Stimmung und Wutausbrüche
  - verbal oder körperlich aggressives Verhalten
- ☐ riskantes oder selbstschädigendes Verhalten
  - Risikoverhaltensweisen (z. B. riskantes Autofahren)
  - selbstverletzendes Verhalten
  - missbräuchlicher Konsum psychotroper Substanzen (z. B. Alkohol)
  - suizidales Verhalten
- ☐ Konzentrationsstörungen

Negative Veränderungen von Gedanken und Stimmung im Zusammenhang mit dem oder den traumatischen Ereignissen

- ☐ Schwierigkeiten oder Unfähigkeit, sich an wichtige Aspekte der traumatischen Erfahrung zu erinnern (zumeist durch dissoziative Amnesie)
- ☐ anhaltende und übermäßig negative Gedanken bezüglich der eigenen Person, anderer Menschen, der Umwelt und der Zukunft (z. B. »Ich kann niemandem vertrauen.«)
- ☐ anhaltende dysfunktionale Überzeugungen bezüglich der Ursachen und Folgen des traumatischen Ereignisses, welche zur Zuschreibung von Schuld gegenüber sich selbst oder anderen führen
- ☐ anhaltende Zustände von negativer Stimmung (z. B. Furcht, Ärger, Scham, Ekel …)
- ☐ Entfremdungsgefühle oder Gefühle des Abgetrenntseins von anderen Menschen
- ☐ Verlust bzw. Minderung von Interesse oder geringere Teilnahme an wichtigen Aktivitäten
- ☐ Unfähigkeit, positive Gefühle zu empfinden (z. B. Freude, Zuneigung zu anderen)

Dissoziative Symptome

- ☐ **Depersonalisation**
  Gefühl der Unwirklichkeit oder des Entferntseins von bzw. der Fremdheit gegenüber dem eigenen Selbst oder Aspekten des Selbst (z. B. Gefühl, »nicht richtig hier zu sein«; das Selbst als fremd erleben, Gefühlstaubheit, sich wie ein Roboter fühlen, sich aus der Beobachterperspektive wahrnehmen)
- ☐ **Derealisation**
  Erfahrungen von Unwirklichkeit und Entferntsein in Bezug auf die Umwelt – Personen, Gegenstände, die ganze Umgebung – (z. B. die Umwelt als traumartig, verzerrt, leblos oder wie durch einen Nebel oder hinter einer Glaswand wahrnehmen)
- ☐ **Dissoziative Amnesien**
  Unfähigkeit, sich an wichtige persönliche Informationen erinnern zu können. Die Amnesie bezieht sich meist auf traumatische Ereignisse und ist in der Regel unvollständig und selektiv.
- ☐ **Weitere dissoziative Symptome**, wie z. B. dissoziativer Stupor, dissoziative Sensibilitäts- und Empfindungsstörungen, dissoziative Bewegungsstörungen oder Krampfanfälle

AB 4 Checkliste Symptome der komplexen PTBS nach ICD-11

T

Kriterium	Beschreibung	Kriterium erfüllt? Ja	Kriterium erfüllt? Nein
traumatische/s Ereignis/se	Exposition gegenüber einem Ereignis oder einer Reihe von Ereignissen extrem bedrohlicher oder schrecklicher Art, wobei es sich meist um längere oder sich wiederholende Ereignisse handelt, aus denen ein Entkommen schwierig oder unmöglich ist. (z. B. Folter, Sklaverei, Völkermordkampagnen, anhaltende häusliche Gewalt, wiederholter sexueller oder körperlicher Missbrauch in der Kindheit)	☐	☐
Erfüllung der Kriterien der PTBS	▶ Wiedererleben ▶ Vermeidung ▶ anhaltende Wahrnehmung einer erhöhten gegenwärtigen Bedrohung	☐	☐
anhaltende und schwerwiegende Probleme in der Affektregulation	Gekennzeichnet durch: ▶ erhöhte emotionale Reaktivität ▶ Schwierigkeiten sich von kleineren Belastungen zu erholen ▶ heftige Gefühlsäußerungen ▶ riskantes oder selbstschädigendes/selbstzerstörerisches Verhalten ▶ Neigung zu dissoziativen Zuständen in Belastungssituationen ▶ emotionales Betäubtsein, insbesondere die Unfähigkeit, Freude oder positive Emotionen zu erleben	☐	☐
anhaltende negative Überzeugungen über sich selbst	▶ anhaltende Überzeugungen von sich selbst als wertlos, minderwertig und unterlegen ▶ begleitet von intensiven und anhaltenden Überzeugungen und Gefühlen der Schuld, Scham oder des Versagens in Bezug auf das traumatische Ereignis	☐	☐
Schwierigkeiten in sozialen Beziehungen	▶ Schwierigkeiten, Beziehungen aufrechtzuerhalten ▶ Schwierigkeiten, sich anderen nah zu fühlen ▶ geringes Interesse oder Vermeidung naher Beziehungen	☐	☐
Funktionsbeeinträchtigung	Die Störung verursacht erhebliche Beeinträchtigungen in persönlichen, familiären, sozialen, erzieherischen, beruflichen oder anderen wichtigen Funktionsbereichen.	☐	☐
Ausschluss	Posttraumatische Belastungsstörung	☐	☐
Bemerkungen:			

Mögliche Themen	Lösungsansatz
Reduzierte zwischenmenschliche Vertrauensfähigkeit und erhöhtes Kontrollbedürfnis Nach traumatischen, insbesondere interpersonellen Erfahrungen, leiden Betroffene oftmals unter einem Gefühl der anhaltenden Bedrohung. Auch war die traumatische Situation zumeist durch Kontrollverlust geprägt, weshalb das Bedürfnis nach Kontrolle nun besonders stark sein kann. Im Rahmen der Untersuchung kann es ferner durch Schlüsselreize, wie bestimmte Gegenstände oder Geräusche, zur Aktivierung traumatischer Erinnerungen und erhöhter psychischer Belastung kommen.	Strukturiertes, transparentes Vorgehen, ein wertschätzendes und Sicherheit gebendes Beziehungsangebot und psychoedukative Informationen können Misstrauen entgegenwirken und das Kontrollempfinden der Patientinnen stärken. Auch ein Treffen bestimmter Vereinbarungen, z. B. eines Stopp-Signals oder Anpassen der Rahmenbedingungen, z. B. ausreichender körperlicher Abstand zum Therapeuten, eine Veränderung der Sitzposition zueinander oder im Raum, das Offenlassen der Türen oder die Begleitung durch eine Vertrauensperson, wenn die Patientinnen dies wünschen. Die Patientin sollte in Entscheidungen bezüglich des Vorgehens im Sinne des »informed consent« eingebunden werden. Der Rahmen der therapeutischen Beziehung und die Grundregeln für die Zusammenarbeit (z. B. Erreichbarkeit außerhalb der Sitzungen) sollten erläutert werden. Es ist normal, dass der Aufbau einer therapeutischen Arbeitsbeziehung länger brauchen kann. Nach Möglichkeit können Auslösereize vor allem zu Behandlungsbeginn aus dem Gesprächsraum entfernt werden.
Invalidierungsbefürchtung Eine Befürchtung von Patientinnen kann sein, dass der Therapeut ihren Schilderungen keinen Glauben schenkt oder diese bagatellisiert. Beispielsweise machen Betroffene von sexualisierter Gewalt im Kindesalter oftmals die Erfahrung, dass ihnen ihre Schilderungen von relevanten Personen aus dem sozialen Nahraum nicht geglaubt wurden. Die sekundäre Viktimisierung, d. h. negative Reaktionen z. B. von Bezugspersonen, Polizei, Ärzten haben einen ungünstigen Einfluss auf den Genesungsverlauf nach einer traumatischen Erfahrung.	Eine parteiliche, der Patientin zugewandte Haltung ist eine wichtige Voraussetzung für den Aufbau einer therapeutischen Arbeitsbeziehung. Ein wichtiger Baustein ist die Würdigung der Person und ihrer Erfahrungen. Gutachterliche Aufgaben sollten nicht durch den behandelnden Therapeuten wahrgenommen werden, da diese einer distanzierteren, objektiven Betrachtungsweise bedürfen. Auch kann das therapeutische Vertrauensverhältnis durch die Begutachtung und mögliche Folgen, z. B. Ablehnung eines Antrags auf Entschädigungsleistungen, belastet werden.
Sorge um Belastungsfähigkeit des Therapeuten Patientinnen vermuten, dass der Therapeut die Schilderungen des traumatischen Ereignisses nicht ertragen kann und wollen ihr Gegenüber nicht belasten.	Hier ist es bedeutsam, der Patientin zu signalisieren, dass die Bereitschaft besteht, ihr zuzuhören und dass der Therapeut über entsprechende Kompetenzen verfügt, um mit den Schilderungen der Patientin (z. B. Kenntnis therapeutischer Techniken, Berufserfahrung, Supervision) umzugehen. Der Therapeut trägt die Verantwortung für seine Psychohygiene und die Wahrung seiner Grenzen. Bei Bedarf nimmt er Supervision in Anspruch.

Mögliche Themen	Lösungsansatz
Scham- und Schuldgefühle Viele Menschen machen sich Vorwürfe, dass sie z. B. das traumatische Ereignis nicht abgewendet haben. Insbesondere Betroffene sexualisierter Gewalt erleben oftmals Schamgefühle. Beides kann dazu führen, dass Art und Umstände des traumatischen Ereignisses, Symptome oder Bewältigungsstrategien nicht benannt werden. Schuld- und Schamgefühle können durch Rückmeldungen aus dem sozialen Umfeld oder gesellschaftliche Haltungen verstärkt werden.	Psychoedukation und eine wertschätzende, offene Haltung erleichtern Patientinnen das Einlassen auf den therapeutischen Kontakt. Erklärungen, z. B. zur Häufigkeit eines bestimmten Traumas oder normalen Reaktionen unter akutem Stress, können entstigmatisierend wirken. Bedeutsam ist die Schaffung einer sicheren Atmosphäre, in welcher Patientinnen nicht befürchten müssen, verurteilt zu werden. Auch das Vorhandensein von Schuldgefühlen kann in diesem Rahmen normalisiert werden. Die Relativierung von Schuldgefühlen erfordert im Behandlungsverlauf zumeist eine umfassende Bearbeitung, sodass hierzu zunächst keine inhaltlichen Aussagen (z. B. »Sie haben nichts falsch gemacht«) getroffen werden sollten.
Sorgen über Symptome Viele Patientinnen sorgen sich bezüglich der erlebten Beschwerden, haben z. B. Angst, »verrückt« zu sein bzw. zu werden.	Die diagnostische Einordung der Symptome im Sinne einer PTBS bzw. anderen Störung und psychoedukative Informationen, dass die geschilderten Beschwerden eine »normale Reaktion« auf eine traumatische Erfahrung darstellen, führen oftmals zu einer Entlastung.
Verzögerter Bericht traumatischer Erfahrungen Manche Patientinnen schildern erst im Behandlungsverlauf traumatische Ereignisse, die sie zu Beginn der Therapie aufgrund der damit verbundenen emotionalen Belastung, Misstrauen oder möglicher Erinnerungslücken nicht berichtet haben.	Ein behutsames Vorgehen im diagnostischen Prozess sowie das Einfließenlassen von psychoedukativen Informationen können die Bereitschaft zum Berichten erhöhen. Es sollte kein Druck ausgeübt werden. Im Therapieverlauf kann bei neuen Informationen die diagnostische Einschätzung und Therapieplanung angepasst werden.
Hemmung, Hilfe anzunehmen bzw. aufzusuchen Diese Probleme können unterschiedliche Hintergründe haben, z. B. bestimmte Überzeugungen wie »keine Schwäche zeigen«, gesellschaftliche Rollenbilder, ein geringer Selbstwert oder fehlende Informationen über Psychotherapie.	Psychoedukation zur Symptomatik (z. B. »normale Reaktion auf belastende Erfahrung«) und Vorwegnehmen möglicher dysfunktionaler Annahmen (z. B. »Es ist gut, dass Sie hier sind. Es ist oft keine leichte Entscheidung, sich Hilfe zu suchen.«) wirken den Hemmnissen entgegen und erleichtern den Einstieg in die psychotherapeutische Arbeit.
Interaktionelle Auffälligkeiten Den Aufbau einer therapeutischen Beziehung erschwerendes Verhalten, z. B. aggressives Auftreten, Tragen von Waffen zum Eigenschutz	Diese Verhaltensweisen lassen sich im Rahmen des Störungsmodells häufig als Folgen oder Bewältigungsversuche traumatischer Erfahrungen verstehen und einordnen. Eine Aufklärung und Verständigung über Regeln für die therapeutische Zusammenarbeit sowie die mögliche Formulierung als Veränderungsziel für die Therapie (z. B. Verzicht auf Waffen) ist wichtig.

Diese Tabelle gibt, inhaltlich angelehnt an die DBT, eine Übersicht über verschiedene dysfunktionale Verhaltensweisen und Problemlagen, die bei Patientinnen mit PTBS auftreten und den Therapieprozess behindern können (Menne & Frommberger, 2018; Linehan, 2008). In der Tabelle finden sich Hinweise auf mögliche Interventionen zur Veränderung durch Ressorcenstärkung und Stabilisierung.

Übersicht zu möglichen Problemstellungen und Interventionen

Ebene	Verhaltensweisen/ Problemlagen	Beispiele	Mögliche Interventionen
1	lebensbedrohliches Verhalten	schwere Suizidalität, schwere Selbstverletzung, Hochrisikoverhalten; BMI <15; bedrohliche Lebensumstände, z. B. bei häuslicher Gewalt	z. B. Suizidprophylaxe (Notfallpläne, Verhaltensanalyse); Skills zur Anspannungsregulation vermitteln, Behandlungsnetzwerk knüpfen
2	therapiegefährdendes Verhalten	Verhalten, das die therapeutische Zusammenarbeit und Beziehung gefährdet, wie fehlende Mitarbeit oder häufiges Ausfallenlassen der Sitzungen	z. B. Klärung der Motivation zur Behandlung (Pro und Contra); Psychoedukation (> Therapierational)
3	häufiges krisenhervorrufendes Verhalten	starke Wutausbrüche mit sozialen Folgen, strafbares Verhalten wie Diebstahl, unbehandelte schwere depressive Störung	z. B. Verhaltensanalyse; Skills zur Anspannungs- und Emotionsregulation, Vermittlung zwischenmenschlicher Fertigkeiten, Verhaltensaktivierung
4	ausgeprägte den Therapiefortschritt behindernde Verhaltensweisen (die z. B. den Erfolg therapeutischer Techniken wie Exposition beeinträchtigen)	dysfunktionale Bewältigungsstrategien wie Substanzkonsum, Dissoziation, Defizite in der Stress- und Emotionsregulation, Benzodiazepin-Einnahme, Selbstverletzung, zu wenig essen und/oder trinken	z. B. Anti-Craving-Skills, antidissoziative Skills, Abwägung von Pro und Contra, Strategien zur Regulation von hoher Anspannung und intensiven Gefühlen
5	PTBS-Symptomatik	Symptome des Wiedererlebens, der Vermeidung, Hypervigilanz und der Wahrnehmung einer andauernden Bedrohung, dysfunktionale Überzeugungen und anhaltende negativ getönte Gefühle	z. B. traumafokussierte Behandlung mit kognitiver Umstrukturierung oder Exposition in sensu, Diskriminationstraining
6	Verhaltensweisen, die die Lebensqualität einschränken	psychosozialen Probleme, z. B. in Bezug auf die Arbeit oder die Familie, soziale Isolation, finanzielle Probleme	Problemlösung; Vermittlung zwischenmenschlicher Fertigkeiten; Unterstützung durch Beratungseinrichtungen

Hilfreich bei der Entscheidung zur Auswahl der Interventionen kann eine Hierarchisierung der Problembereiche sein. Immer, wenn sich während der Behandlung eine manifeste Problematik einer höheren Ebene zeigt, wird diese in den Fokus genommen und vorrangig behandelt. Nach Linehan steht zunächst die Behandlung lebensbedrohlicher Verhaltensweisen im Vordergrund. Anschließend werden therapiegefährdende Verhaltensweisen vor Verhaltensweisen, die die Lebensqualität einschränken, fokussiert. Ergänzt wird diese Einteilung in der DBT-PTBS durch den Einbezug von Verhaltensweisen und Symptomen, die sich spezifisch auf die Therapie bei PTBS beziehen und die den Therapiefortschritt gefahrden, z. B. dissoziative Symptome (Dyer et al., 2009). Erst wenn die Probleme innnerhalb dieser Bereiche gut und stabil bearbeitet sind, kann die eigentliche Traumabearbeitung stattfinden. Verhaltensweisen, die die Lebensqualität einschränken, werden im Gegesatz dazu erst nach der Traumabearbeitung fokussiert.

Hier finden Sie eine Übersicht über mögliche Entschädigungsleistungen nach einer Straftat. Für die Entschädigungsleistungen müssen jeweils Anträge bei den zuständigen Behörden, Vertretern von Fonds oder Vereinen oder bei Gericht gestellt werden. Vertiefende Informationen zu Rahmenbedingungen, Voraussetzungen für eine Entschädigung und Antragsverfahren finden Sie auf den genannten → Homepages bzw. Broschüren. Eine gute Übersicht und Informationen zu Opferrechten, finanziellen Hilfen und Beratung bietet die Homepage Hilfe-Info für Betroffene von Straftaten, www.hilfe-info.de, des Ministeriums der Justiz und für Verbraucherschutz.

Opferentschädigungsgesetz (OEG)

Menschen, die Opfer einer Gewalttat geworden sind, und deren Hinterbliebene, können Leistungen nach dem Opferentschädigungsgesetz (OEG) beantragen. Eine Gewalttat bezeichnet einen vorsätzlichen, rechtswidrigen tätlichen Angriff, darunter fallen z. B. sexueller Missbrauch, Vergewaltigung und Tötung. Bei den Leistungen handelt es sich z. B. um Heil- und Krankenbehandlung, Hilfsmittel (z. B. Prothesen, Zahnersatz, Rollstuhl), Entschädigungszahlungen oder Bestattungs- und Sterbegeld. Der Antrag kann zumeist bei den Landesversorgungsbehörden des Bundeslandes gestellt werden, in dem der eigene Wohnsitz liegt. Leistungen werden erst ab dem Zeitpunkt der Antragstellung erbracht. Die Betroffenen haben eine Mitwirkungspflicht bei der Aufklärung des Sachverhalts im Rahmen der Prüfung des Antrages, damit sind z. B. Angaben über eine erfolgte Strafanzeige gemeint. Es kann jedoch begründet werden, warum z. B. eine Strafanzeige nicht erfolgt ist oder warum die Täter und Täterinnen nicht benannt werden können. Viele Organisationen und Beratungseinrichtungen der Opferhilfe unterstützen Betroffene bei der Antragsstellung und Fragen zum Verfahren. Auch gibt es inzwischen an einigen Orten Traumaambulanzen nach dem Opferentschädigungsgesetz (OEG), die nach der Stellung eines entsprechenden Antrags unbürokratisch eine ambulante Versorgung mit bis zu 15 Sitzungen ermöglichen.

- Informationsbroschüre des Bundesministeriums für Arbeit und Soziales: Hilfe für Opfer von Gewalttaten unter www.bmas.de
- Informationsbroschüre des Bundesministeriums der Justiz und für Verbraucherschutz: Opferfibel – Rechte von Verletzen und Geschädigten im Strafverfahren unter www.bmjv.de

Fonds Sexueller Missbrauch im familiären Umfeld sowie institutionellen Bereich

Der Fonds Sexueller Missbrauch im familiären Umfeld richtet sich an Betroffene, die als Kinder oder Jugendliche sexuell in der Familie oder im familiennahen Umfeld missbraucht wurden, also zum Tatzeitpunkt minderjährig waren. Auch Menschen, die in Institutionen (z. B. Heimen) sexuellem Missbrauch ausgesetzt waren, können Anträge auf Hilfeleistungen stellen. Diese werden jedoch nicht aus dem Fonds Sexueller Missbrauch im familiären Bereich finanziert, sondern von den verantwortlichen Institutionen selbst bewilligt und bezahlt. Voraussetzung ist, dass sich die entsprechenden Institutionen am ergänzenden Hilfesystem beteiligen.

Die Leistungen aus dem Fonds umfassen Sachleistungen (z. B. Therapiekosten, Fahrtkosten zur Behandlung, Unterstützung von Weiterbildungs- und Qualifikationsmaßnahmen), insgesamt können Leistungen bis zu einer Höhe von 10.000 Euro beantragt werden. Menschen mit Behinderungen können darüber hinaus Mehraufwendungen bis zu einer Höhe von 5.000 Euro beantragen, z. B. für Assistenzbedarf. Diese Sachleistungen sind den gesetzlichen Leistungen nachrangig, d. h., dass diese erst genutzt werden können, wenn die Bedarfe der Betroffenen nicht von den bestehenden Hilfesystemen (z. B. Krankenkassen, Unfallkassen) abgedeckt werden. Dies kann z. B. der Fall sein, wenn die Indikation für eine Verlängerung einer ambulanten Psychotherapie besteht, jedoch das mögliche Stundenkontingent über die gesetzlichen Krankenkassen aufgebraucht ist. Bei Fragen rund um die Antragstellung können das Hilfetelefon Sexueller Missbrauch sowie Beratungseinrichtungen unterstützen.

- Fonds Sexueller Missbrauch: www.fonds-missbrauch.de
- Hilfeportal Sexueller Missbrauch: www.hilfeportal-missbrauch.de

Hilfen für Verkehrsunfallopfer

Die Verkehrsopferhilfe unterstützt Opfer von Verkehrsunfällen in der Funktion eines Garantiefonds bei Unfällen in Deutschland, die durch nicht ermittelte oder nicht versicherte Kraftfahrzeuge verursacht werden. Auch wenn das Kraftfahrzeug vorsätzlich und widerrechtlich als »Tatwaffe« (z. B. bei Gewalttaten durch Überfahren) eingesetzt wird oder der Autohaftpflichtversicherer insolvent wird, unterstützt die Verkehrsopferhilfe die Betroffenen.

- Verein Verkehrsopferhilfe e. V. (VOH): www.verkehrsopferhilfe.de

Härtefallleistungen bei extremistisch motivierten Übergriffen

Menschen, die in Deutschland Opfer eines extremistischen Übergriffs (z. B. Körperverletzung mit rechtsextremem Hintergrund) wurden, können eine Härtefallleistung beantragen. Diese beinhaltet eine einmalige finanzielle Leistung. Es handelt sich um eine freiwillige Leistung des Staates und seiner Bürger und Bürgerinneren im Sinne eines Aktes der Solidarität mit den Betroffenen und Zeichen der Ächtung solcher Übergriffe. Auch Hinterbliebene und Nothelfer, welche bei der Hilfsleistung verletzt wurden, können diese Unterstützung beantragen.

- Bundesamt für Justiz: www.bundesjustizamt.de

Härtefallleistungen bei terroristischen Anschlägen

Menschen, die in Deutschland Opfer eines terroristischen Anschlags geworden sind, oder deren Hinterbliebene, können eine Härtefallleistung beantragen. Diese beinhaltet eine einmalige finanzielle Leistung. Deutsche Staatsbürger und Personen mit einer Aufenthaltserlaubnis/-berechtigung für Deutschland, die im Ausland Opfer eines terroristischen Anschlags geworden sind, oder deren Hinterbliebene, können ebenfalls diese Unterstützung beantragen. Es handelt sich um eine freiwillige Leistung des Staates und seiner Bürger und Bürgerinneren im Sinne eines Aktes der Solidarität mit den Betroffenen.

- Bundesamt für Justiz: www.bundesjustizamt.de

Schadenersatz und Schmerzensgeld über das gerichtliche Verfahren

Menschen, die Opfer eine Straftat geworden sind, und deren Hinterbliebene bei Tötungsdelikten, können gerichtlich den Anspruch auf Schmerzensgeld und Schadenersatz geltend machen. Der Anspruch kann zum einen im Strafverfahren direkt geltend gemacht werden, im sogenannten Adhäsions- oder Anhangsverfahren. Dazu muss die betroffene Person, ihre Hinterbliebenen oder ihre anwaltliche Vertretung einen Antrag bei Gericht stellen und ihre Forderung begründen. Zum anderen können Betroffene selbst als Kläger vor einem Zivilgericht den Anspruch geltend machen. Wenn Menschen über geringe finanzielle Mittel verfügen, können sie finanzielle Hilfen für die anwaltliche Beratung und Vertretung beantragen. Eine weitere Möglichkeit bietet der Wiedergutmachungsausgleich, dieser kann bei Gericht oder im Rahmen des Täter-Opfer-Ausgleichs bei einer Schlichtungsstelle angewandt werden. Wenn sich verletzte Person und angeklagte Person einverstanden erklären und einigen, kann das Gericht einen Vergleich vorgeschlagen, der die Ansprüche festlegt.

- Informationsbroschüre des Bundesministeriums für Justiz und für Verbraucherschutz: Opferfibel – Rechte von Verletzen und Geschädigten im Strafverfahren unter www.bmjv.de

Es gibt zudem unterschiedliche Kostenträger für die Behandlung und Rehabilitation von Betroffenen von Straftaten und traumatischen Erfahrungen, dazu gehören gesetzliche und private Krankenversicherungen, gesetzliche Unfallversicherung, Rentenversicherungen oder Berufsgenossenschaften. Die Zuständigkeit richtet sich nach verschiedenen Faktoren wie z. B. dem Kontext (z. B. Unfall auf dem Arbeitsweg) oder der Art des eigenen Versicherungsschutzes (z. B. private Versicherung/Beihilfe).

Ziel der Lebenslinienarbeit ist die Erhebung eines ordnenden Überblicks über die Lebensgeschichte mit traumatischen und belastenden Erfahrungen sowie Ressourcen entlang einer chronologischen Zeitachse (Schauer & Ruf-Leuschner, 2014).

Benötigtes Material, Bereitstellung in offenem Gefäß oder auf dem Boden/Tisch	**... steht/stehen für**
Seil/Schnur (z. B. aus Filz). Hier müssen mögliche Trigger beachtet werden!	bisherige Lebensgeschichte und Zukunft
verschiedenartige und farbige Blumen (z. B. aus Papier oder Plastik)	positive, stärkende Lebensereignisse und Erfahrungen, positiv besetzte und stärkende Personen und Beziehungen
Steine mit verschiedenen Eigenschaften (klein, groß, rund, spitz, dunkel …)	traumatische Ereignisse, anderweitig belastende Erfahrungen
Kerzen (z. B. Teelichter)	für Erlebnisse von Verlust, Tod und Trauer (zum Legen anzünden und während der Fertigstellung der Lebenslinie brennen lassen). Kombinationen sind möglich, z. B. mit Stein (Verlust durch traumatisches Ereignis)
Stöckchen aus Holz	eigene z. B. aggressive, delinquente oder gewalttätige Taten

Anleitung

(1) Für die Erarbeitung sollte eine Sitzungsdauer von ca. 90 bis 120 Minuten angesetzt werden und diese möglichst innerhalb der Doppelsitzung abgeschlossen werden. Das Ziel der Lebenslinie und das Vorgehen werden vorher erläutert.

(2) Erklärung der Materialien durch Therapeuten und Ausrollen des Seils durch die Patientin am Boden im Raum, wobei die Länge passend zum Lebensalter gewählt wird. Das Seilende bleibt symbolisch für die zukünftige Lebenszeit aufgerollt. Therapeut und Patientin stehen nebeneinander am Beginn der Lebenslinie und blicken entlang des Seils in Richtung Zukunft. Die Lebensabschnitte werden chronologisch Schritt für Schritt von der Geburt bis zum aktuellen Zeitpunkt durchgegangen. Dabei werden verschiedene Lebensbereiche, z. B. Schule, Freundschaften, Familie, Partnerschaften, vom Therapeuten erfragt.

(3) Die wichtigsten persönlichen Ereignisse (allgemeine und spezifische Ereignisse) werden überschriftartig benannt und mit entsprechenden Symbolen gelegt. Dieser Prozess wird durch den Therapeuten aktiv mit konkreten, kontextbezogenen Nachfragen strukturiert (z. B. Zu welcher Zeit? An welchem Ort? Welche Überschrift geben Sie diesem Ereignis?). Der Therapeut fasst jeweils kurz zusammen, was er verstanden hat, wofür ein Symbol steht.
Neben das gelegte Symbol werden kleine Notizzettel mit den wichtigsten Informationen zum Ereignis geklebt, um diese später richtig zuordnen zu können (z. B. Blume – Abitur bestanden, 19 Jahre alt; Stein – Mutter schlägt mich mit einer Suppenkelle, 10 Jahre alt, Stock – Diebstähle im Kaufhaus, 15 Jahre alt).

(4) Nach dem Legen der Lebenslinie sollte eine Dokumentation (z. B. in Form eines Fotos oder durch Abschrift/Abmalen) erstellt werden.

Falls nicht die Möglichkeit besteht, die Lebenslinie im Raum oder auf einem Tisch zu legen, kann sie auch mit Papier und Stift angefertigt werden.

Wichtig

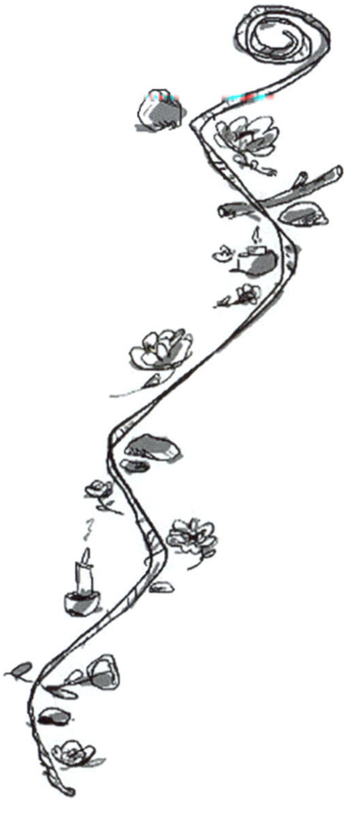

- Es handelt sich bei der Lebenslinie nicht um eine Technik zur traumfokussierten Exposition. Ziel ist es nicht, sich in einzelne Lebensereignisse hineinzuversetzen, diese detailliert zu berichten oder emotional nachzuspüren.
- Die Betrachtung der Chronologie der Lebensgeschichte erfolgt eher aus einer Beobachterposition.
- Der Therapeut bietet eine aktive, empathische Begleitung bei der Erarbeitung der Lebenslinie an. Er unterstützt insbesondere komplex traumatisierte Patientinnen dabei, den Gegenwartsbezug zu erhalten.
- Ausgesucht werden die Symbole anhand des Gefühls *heute* über die Geschehnisse von *damals*. Gelegt werden dürfen alle Ereignisse mit hoher emotionaler Bedeutung.
- Insbesondere bei komplex traumatisierten Patientinnen ist mit Erinnerungslücken oder Schwierigkeiten des willentlichen Abrufs von Erinnerungen zu rechnen. Hier bleibt die Lebenslinie zunächst unvollständig.
- Mit der Lebenslinie und der Leistung ihrer Erarbeitung sollte respektvoll umgegangen werden, z. B. nimmt die Patientin bei notwendigen Ergänzungen selbst das Umlegen der Symbole vor und nach Abschluss werden die Materialien achtsam aufgeräumt.
- Wenn Patientinnen an einem belastenden Ereignis haften, kann der Hinweis gegeben werden, dass für die Auseinandersetzung mit diesem in der weiteren Therapie noch ausreichend Raum sein wird.
- Der Beginn der Lebenslinie sind Geburt, wofür ein Symbol für das »Auf die Welt gekommen sein« gelegt werden soll, sowie die Kleinkindzeit. Da hier keine eigenen expliziten Erinnerungen bestehen, richtet sich das Symbol nach dem, was der Patient über die Phase erzählt bekommen bzw. später erfahren hat.
- Manche Ereignisse bedürfen zweier Symbole auf der Lebenslinie, z. B. weil man die Bedeutung eines Ereignisses erst später nach dem Erhalt neuer Informationen einordnen konnte (z. B. mit 3 Jahren Krankenhausaufenthalt, mit 15 Jahren erfahren, dass Erkrankung lebensbedrohlich war).

Tipps für Rituale

- Am Ende der Therapie kann die Lebenslinie im Rahmen eines Abschlussrituals erneut gelegt werden. Zum einen können Blumen für Hoffnungen und Wünsche bezogen auf die Zukunft an das aufgerollte Seilende gelegt werden. Zum anderen können »Lücken« geschlossen werden, z. B. durch zurückgewonnene Erinnerungen während der traumafokussierten Arbeit.
- Eine gelegte Kerze kann während des Sprechens über das Verlusterlebnis in einer späteren Sitzung nochmal angezündet werden und anschließend der Patientin als Andenken mitgegeben werden.

Meine Traumalandkarte

T P

Diese Traumalandkarte gibt Ihnen und Ihrem Therapeuten die Möglichkeit, eine Übersicht der belastenden Ereignisse über die Lebensspanne zu bekommen. Dazu reicht die Kennzeichnung mit einem X an der für Sie passenden Stelle im Graphen sowie eine kurze Notiz zur Art des Ereignisses (z. B. »Raubüberfall«). Die horizontale Achse gibt die Lebenszeit wieder, die vertikale Achse die erlebte Belastung aufgrund des Ereignisses aus Ihrer heutigen Sicht.

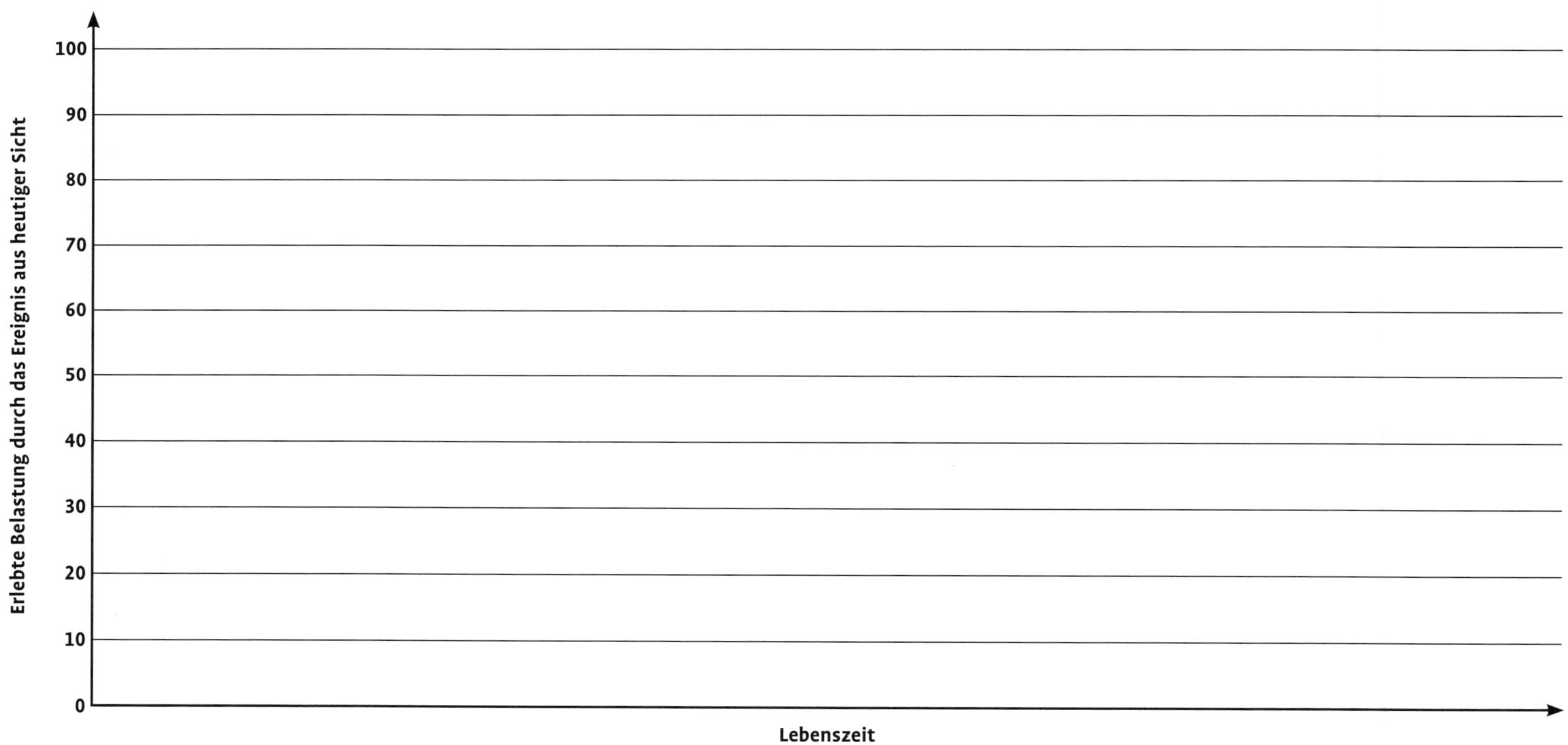

Anmerkungen:

....

....

AB 7 Ressourcenlandkarte

T P

Erfolge / erreichte Ziele (z. B. Schulabschluss, Job, eigene Wohnung, ein Musikinstrument erlernen):	angenehme/positive Aktivitäten (z. B. Hobbys, Sport, soziale Aktivitäten):
positive soziale Kontakte / soziale Unterstützung (z. B. praktische Unterstützung durch andere):	Stärken und Fähigkeiten (z. B. malen, gut mit Zahlen umgehen können, Fantasie, geduldig sein, Flexibilität, Mut):
hilfreiche Reaktionen anderer auf die Traumatisierung und ihre Folgen (z. B. Wertschätzung bei der Offenlegung, erhaltende Unterstützung)	Werte und Einstellungen (z. B. Religion, Sinnhaftigkeit, Humor, Offenheit):
funktionale Bewältigungsstrategien (z. B. angemessen Grenzen setzen, Selbstfürsorge, sich (professionelle) Hilfe holen):	Weitere Aspekte:

2 Äußere Sicherheit

2.1 Einführung

Häufig befinden sich Patientinnen zu Beginn einer traumatherapeutischen Behandlung weiterhin in einer Situation anhaltender Bedrohung, deren Ausprägung und Kontext sich stark unterscheiden können. Viele Patientinnen, die in Kindheit und/oder Jugend z. B. sexualisierte Gewalt oder Misshandlung in der Herkunftsfamilie erfahren haben, haben weiterhin Kontakt zu den Tätern und Täterinnen im Familienkreis. Auch haben von Gewalt in der Kindheit betroffene Personen ein erhöhtes Risiko, als Erwachsene z. B. in Partnerschaften erneut Gewalt zu erfahren. Menschen, die aus Kriegsgebieten geflüchtet sind, können sich aufgrund eines ungeklärten Aufenthaltsstatus weiterhin in einer für sie bedrohlichen Lage befinden (vgl. Knaevelsrud et al., 2012).

Wenn sich während der diagnostischen Phase oder im Therapieverlauf herausstellt, dass sich die Patientin in einer potenziell schädigenden Beziehung oder Lage befindet, muss diesem Umstand in der Behandlung Rechnung getragen werden. Es sollte abgeschätzt werden, ob die körperliche und/oder psychische Integrität aktuell gefährdet ist und die Patientin damit einem erneuten Traumatisierungsrisiko ausgesetzt ist. Wenn eine Gefährdung besteht, sollte dies thematisiert und Schritte zur Verbesserung des Selbstschutzes bzw. zur Veränderung der Bedrohungslage erarbeitet werden.

Was bedeutet eine fehlende äußere Sicherheit für weitere Behandlungsschritte?
Während der Kontakt zu gewaltausübenden Personen oder das Vorliegen einer anhaltenden Bedrohungslage noch vor einigen Jahren eine absolute Kontraindikation für eine traumatherapeutische Behandlung darstellte, wird heute eine differenzierte Betrachtung der aktuellen Lebenssituation der Patientinnen vorgenommen, das aktuelle Traumatisierungsrisiko abgeschätzt und eine Entscheidung bezüglich des Behandlungsplans abgeleitet. Eine absolute Kontraindikation stellt ein Täterkontakt mit Traumatisierungsrisiko dar – eine traumafokussierte Behandlung sollte bei fehlender objektiver Sicherheit demnach nicht durchgeführt werden. So würde man mit einer Patientin, die aktuell körperliche und psychische Gewalt durch ihren Ehepartner erfährt, keine Expositionsbehandlung bezüglich früherer traumatischer Erfahrungen in der Ehe durchführen. Hier stehen die Herstellung von äußerer Sicherheit und Prävention weiterer Viktimisierung im Vordergrund.

Weiterführende Literatur

Eine Vertiefung zum therapeutischen Umgang mit dem Bestehen aktuell schädigender Beziehungen bei Patientinnen, die Missbrauch und Misshandlung in der Kindheit erlebt haben, bieten die ausführlichen Therapieprogramme nach Boos (2014), Bohus et al. (2013) sowie Cloitre et al. (2014). Praxisbezogene Einführungen zur therapeutischen Behandlung von Geflüchteten in unsicheren Lebenssituationen bieten Liedl et al. (2017) und Gräßer et al. (2017).

2.2 Arbeitsmaterial

Äußere Sicherheit wiederherstellen

Mithilfe der folgenden Materialien erfolgt eine allgemeine Einführung zum Thema der äußeren Sicherheit in Bezug auf soziale Kontakte, insbesondere bei (weiter) bestehenden Täterkontakten sowie Hinweise zu möglichen Hilfestellungen für Patientinnen. Zur Ressourcenstärkung und Erweiterung der hilfreichen Bewältigungsstrategien der Patientinnen können auch Inhalte aus Kapitel 4 zur Stabilisierung herangezogen werden.

INFO 6 Täterkontakte und damit zusammenhängende Probleme der äußeren Sicherheit
Dieses Informationsblatt bietet einen Überblick über die Problematik der äußeren Sicherheit von Patientinnen in Bezug auf soziale Kontakte und nennt mögliche Gründe für Ambivalenzen der Betroffenen im Hinblick auf schädigende Beziehungen und denkbare Schritte zur Erhöhung der Sicherheit.

AB 8 Mein Sicherheitsempfinden
Ziele dieses Arbeitsblatts sind die persönliche Definition von Sicherheit sowie die Einschätzung der Patientinnen bezüglich ihrer subjektiv wahrgenommenen aktuellen Sicherheit in verschiedenen Situationen und im sozialen Umfeld. Zu beachten ist, dass das Erleben traumatischer Erfahrungen das eigene Sicherheitsempfinden häufig verändert und zu Verzerrungen führen kann. Patientinnen schätzen beispielsweise eine objektiv ungefährliche Situation als bedrohlich ein oder übersehen objektive Gefahrenhinweise. Ein Ziel der Behandlung ist es, die realistische Wahrnehmung der eigenen Sicherheit zu unterstützen.

AB 9 Sicherheit erhöhen in bestimmten Situationen
Dieses Arbeitsblatt bietet Raum, gemeinsam in der therapeutischen Sitzung praktische Strategien und Schritte zu überlegen, um die eigene Sicherheit in bestimmten Situationen und im Hinblick auf bestimmte Kontakte zu erhöhen. Diese können im Rahmen eines Notfallplans festgehalten werden.

INFO 7 Professionelle und ehrenamtliche Unterstützungsangebote für Betroffene von Gewalt/Straftaten
Das Informationsblatt enthält eine Übersicht über Institutionen, die Beratung für Opfer von Gewalt/Straftaten, Zeugen, Angehörige und Fachpersonen anbieten. Darüber hinaus werden Recherchemöglichkeiten für weiterführende Informationen und die Suche regionaler Unterstützungsangebote aufgezeigt.

Beziehungsgewalt

Die folgenden Arbeits- und Informationsblätter bieten exemplarisch Informationen sowie therapeutische Unterstützungsmöglichkeiten für Betroffene von Beziehungsgewalt im Erwachsenenalter. Diese beziehen sich auf die ersten Schritte im Umgang mit einer akuten Gewaltbetroffenheit, z. B. konkrete Schutzmaßnahmen. Das Thema Beziehungsgewalt ist hier wichtig, da die Prävalenz dieser Gewaltform hoch ist. Weiterhin können Psychoedukation und Übungen aus diesem Buch genutzt werden, um z. B. Ressourcen zu stärken und Symptome zu lindern.

Weiterführende Literatur

Für eine Vertiefung zum Thema Beziehungsgewalt bieten sich das *Handbuch Häusliche Gewalt* (Büttner, 2020) sowie das *Handbuch Kinder und häusliche Gewalt* (Kavemann & Kreyssig, 2013) an. Für Patienten als auch zur Nutzung im therapeutischen Setting empfiehlt sich das Buch *Das Trauma häuslicher Gewalt überwinden – Ein Selbsthilfebuch für Frauen* von Kubany et al. (2015).

INFO 8 Beziehungsgewalt / häusliche Gewalt
Häusliche Gewalt stellt ein bedeutsames gesellschaftliches Problem dar. Eine wirkungsvolle Unterstützung der von häuslicher Gewalt betroffenen Patientinnen bedarf zum einen des Erkennens der Problematik als auch der Psychoedukation und hilfreichen Zusammenarbeit mit anderen Hilfeanbietern. Dieses Informationsblatt bietet grundlegende Informationen zum Thema häusliche Gewalt und ersten Unterstützungsmaßnahmen.

INFO 9 Beziehungsgewalt – Umgang im therapeutischen Kontext
Dieses Informationsblatt thematisiert die Beachtung bestimmter Hinweise auf Gewaltbetroffenheit in Anamnese und Diagnostik sowie die Unterstützung der Betroffenen im Rahmen der therapeu-

tischen Beziehung. Auch die Möglichkeit, sich als Therapeutin mit entsprechenden Hilfsangeboten für Betroffene häuslicher Gewalt zu vernetzen, wird erläutert. Institutionen wie GESINE Intervention (www.gesine-intervention.de) und S. I. G. N. A. L. e. V. (www.signal-intervention.de) setzen sich für eine bessere Gesundheitsversorgung gewaltbetroffener Frauen ein und bieten umfangreiches Informationsmaterial für Ärztinnen und andere Heilberufe. Weitere Informationen finden sich auch auf Informationsblatt 7 »Professionelle und ehrenamtliche Unterstützungsangebote für Betroffene von Gewalt/Straftaten«.

INFO 10 Trennungshindernisse bei Beziehungsgewalt
Dieses Informationsblatt stellt mögliche Gründe vor, die es Betroffenen von Beziehungsgewalt erschweren, sich aus einer schädigenden Beziehung zu lösen. Um Patientinnen effektiv bei einer Veränderung ihrer Situation zu begleiten und zu unterstützen, ist eine Beachtung der komplexen Entscheidungssituation notwendig.

INFO 11 Was ist Beziehungsgewalt?
Dieses Informationsblatt bietet grundlegende Informationen für Betroffene von Beziehungsgewalt, dazu gehört eine Beschreibung des Phänomens, der Folgen, möglicher Trennungshindernisse sowie der Schutz- und Beratungsmöglichkeiten. Eine Kombination mit Informationsblatt 7 »Professionelle und ehrenamtliche Unterstützungsangebote bei Gewalterfahrungen und Straftaten« ist sinnvoll.

AB 10 Wie äußert sich Beziehungsgewalt?
Dieses Arbeitsblatt bietet eine Liste möglicher im Rahmen häuslicher Gewalt eingesetzter Formen von Gewalt, die die Ausübung von Macht und Kontrolle über eine andere Person als Fokus haben. Es kann genutzt werden, um mit Patientinnen über ihre belastenden Beziehungserfahrungen zu sprechen und die Vielgestaltigkeit von Gewalt zu verdeutlichen. Der Inhalt ist angelehnt an das »Rad der Gewalt« (im engl. Sprachraum »The Power and Control Wheel«), welches im Rahmen eines gemeindebezogenen Interventionsprogramms gegen häusliche Gewalt (»Duluth Model«, Pence et al., 1982, 1993) entwickelt wurde.

AB 11 Was macht eine gleichberechtigte Paarbeziehung aus?
Dieses Arbeitsblatt gibt einen Überblick über die Kennzeichen gleichberechtigter, respektvoller und gewaltloser Paarbeziehungen. Es basiert auf dem Rad der Gleichberechtigung, welches im Rahmen eines gemeindebezogenen Interventionsprogramms namens »Domestic Abuse Intervention Program« mithilfe von Befragungen von gewaltbetroffenen Frauen entwickelt wurde (Pence et al., 1982, 1993). Es kann genutzt werden, um mit Patientinnen über ihre Beziehungserfahrungen zu sprechen und ihnen ihre Rechte und die Merkmale gleichberechtigter Beziehungen zu verdeutlichen.

AB 12 Mein Sicherheitsplan bei Beziehungsgewalt
Dieses Arbeitsblatt bietet die Option, mit der Patientin Verhaltens- und Hilfsmöglichkeiten für Gefährdungssituationen (z. B. in Partnerschaften) gemeinsam zu besprechen, vorzubereiten und zu recherchieren. Dazu gehören die Sammlung von Frühwarnzeichen, Verhaltensmöglichkeiten im Notfall, Kontakten zur Unterstützung sowie die Planung der Einbeziehung des sozialen Netzes und Vorbereitungsmöglichkeiten (z. B. Zusammensuchen wichtiger persönlicher Unterlagen). Das Hinzuziehen einer professionellen Beratungseinrichtung bei Beziehungsgewalt ist hilfreich.

AB 13 Pro und Contra von Trennung und Zusammenbleiben
Das Arbeitsblatt dient der gemeinsamen Sammlung und Erörterung der Vor- und Nachteile von Trennung und Zusammenbleiben. Ziel ist, sich einen Überblick über die aktuelle Situation zu verschaffen und eine mögliche Entscheidungsfindung vorzubereiten.

AB 14 Red flags – Warnhinweise zu potenziell schädigenden Beziehungspartnern
Dieses Arbeitsblatt beinhaltet die Aufzählung von 20 Frühwarnanzeichen, die darauf hindeuten, dass ein (potenzieller) Beziehungspartner missbräuchlich werden könnte (Kubany et al., 2015). Diese Liste

wurde bisher nur für weibliche Personen formuliert und richtet sich somit an Patientinnen. Sie kann diese unterstützen, frühzeitig Anzeichen für eine nicht-respektvolle Beziehungsgestaltung zu erkennen und einer (erneuten) Viktimisierung vorzubeugen. Diese Informationen können insbesondere Betroffene von Beziehungsgewalt darin bestärken, ihrer persönlichen Einschätzung mehr zu vertrauen und selbstbewusster für ihre Vorstellung einer gleichberechtigten Beziehung (s. a. AB 11 »Was macht eine gleichberechtigte Paarbeziehung aus?«) einzustehen. Im therapeutischen Setting kann überlegt und geübt werden, wie die Patientin besser für ihre Anliegen einstehen kann.

Stalking

Die folgenden Materialien beinhalten exemplarisch Informationen sowie therapeutische Unterstützungsmöglichkeiten für Betroffene von Stalking. Diese beziehen sich auf die ersten Schritte im Umgang mit der Nachstellung, z. B. konkrete Schutzmaßnahmen. Das Thema Stalking ist bedeutsam, da es eine hohe Prävalenz dieser Form der Gewalt gibt. Im Weiteren können Psychoedukation und Übungen dieser Materialien genutzt werden, um z. B. Ressourcen zu stärken und Symptome zu lindern.

Weiterführende Literatur

Für eine Vertiefung zum Thema Stalking für Therapeuten bietet sich *Stalking – Das Praxishandbuch: Opferhilfe, Täterintervention, Strafverfolgung* (Ortiz-Müller, 2017) an, für die therapeutische Arbeit empfiehlt sich außerdem das Buch *Beratung und Therapie von Stalkingopfern. Ein Leitfaden für die Praxis* (Gallas et al., 2010).

INFO 12 Stalking

Dieses Informationsblatt enthält grundlegende Informationen über Stalking für Therapeutinnen und betroffene Patientinnen. Es wird eine Übersicht über das Phänomen Stalking, Dynamik, Motive, das Gesetz zur Nachstellung sowie die möglichen Folgen des Stalkings gegeben (Dobberstein et al., 2017). Eine Kombination mit Informationsblatt 7 »Professionelle und ehrenamtliche Unterstützungsangebote bei Gewalterfahrungen und Straftaten« ist sinnvoll.

INFO 13 Was kann ich als Betroffene/r von Stalking tun?

Dieses Informationsblatt gibt einen Überblick über die wichtigsten Selbsthilfe-Strategien für Betroffene von Stalking sowie rechtliche Schutzmöglichkeiten (Dobberstein et al., 2017).

AB 15 Stalking-Tagebuch: Dokumentation der Stalking-Handlungen

Dieses Arbeitsblatt dient der Dokumentation der Stalking-Handlungen. Dies ist hilfreich für die Vorbereitung rechtlicher Schritte. Das Tagebuch sollte täglich geführt werden, zusätzliche Nachweise wie z. B. Ausdrucke von E-Mails oder Fotos können beigefügt werden.

INFO 14 Instruktion zur Übung »Selbsthilfe bei Stalking«

Diese Übung soll es Patientinnen ermöglichen, den eigenen Umgang mit dem Stalking zu reflektieren und den Blick auf Möglichkeiten zur Selbsthilfe und Ressourcenstärkung zu lenken. Für die Vorbereitung der Übung bieten sich Informationsblatt 12 »Stalking« sowie 13 »Was kann ich als Betroffene/r von Stalking tun?« an.

AB 16 Selbsthilfe bei Stalking

Dieses Arbeitsblatt kann genutzt werden, um den eigenen Umgang mit dem Stalking zu reflektieren und den Blick auf Möglichkeiten zur Selbsthilfe und Ressourcenstärkung zu lenken. Schwerpunkte sind günstiges Verhalten in Bezug auf das Stalking, der Umgang mit Gedankenkreisen um das Stalking sowie eine Stärkung der Selbstfürsorge.

AB 17 Beispiel: Selbsthilfe bei Stalking

Hier wird ein inhaltliches Beispiel für das Arbeitsblatt 16 »Selbsthilfe bei Stalking« gegeben.

Therapeutinnen machen sich oft Gedanken um die Sicherheit und das Wohlergehen ihrer Patientinnen, wenn diese weiterhin Kontakt zu den Verursachern der traumatischen Erfahrungen haben. Manche Patientinnen leben noch mit den Tätern zusammen, z. B. im gemeinsamen familiären Haushalt oder begegnen diesen im Alltag, z. B. auf Familienfeiern oder am Arbeitsplatz. Manche erleben weiterhin psychische, physische und sexualisierte Übergriffe seitens der gewaltausübenden Personen, was eine Verletzung der körperlichen und psychischen Integrität bedeutet und im schlimmsten Falle eine Gefährdung des Lebens der Patientin darstellen kann. Der Kontakt mit Tätern kann zudem die psychischen und körperlichen Symptome der Patientinnen aufrechterhalten oder verstärken.

Beispiel

Frau M. hat im Alter von 11 bis 15 Jahren sexuellen Missbrauch durch ihren sechs Jahre älteren Bruder erlebt. Sie habe erst mit Mitte 20, nach dem Umzug in eine andere Stadt und dem Beginn ihrer Erzieherausbildung, verstanden, dass es nicht »normal« sei, was ihr Bruder mit ihr gemacht habe. In ihrer Familie sei ihr Bruder hoch angesehen und ihre Geschwisterbeziehung als besonders eng betrachtet worden. Sie habe sich bisher nicht getraut, ihren Eltern von dem Missbrauch zu erzählen, da sie diese nicht belasten wolle. Sie versuche den Kontakt zu ihrem Bruder möglichst gering zu halten, bei Familientreffen sei dies jedoch schwierig. Er versuche dann, sie in ein Gespräch zu verwickeln und umarme sie, was für sie sehr belastend sei.

Auswahl möglicher Gründe für das Weiterbestehen des Kontaktes

- Geheimhaltung und Verantwortungszuweisungen seitens der gewaltausübenden Person, die weiterhin wirksam sind (z. B. Verantwortung für das Wohl der Familie)
- Bagatellisierung und vermeintliche Normalisierung des Kontaktes durch die gewaltausübenden Personen (z. B. Leugnung der Übergriffe, die Vergangenheit ruhen lassen)
- Ausübung von Kontrolle durch die gewaltausübende Person (z. B. Kontrolle von Telefonaten)
- Angst vor den Tätern und deren Reaktion bei einer Kontaktveränderung (z. B. Gewaltandrohung)
- Ambivalenz der Betroffenen, da die gewaltausübenden Personen oftmals wichtige Bezugspersonen (z. B. Eltern) sind/waren
- Hoffnung auf Besserung des Verhältnisses (z. B. mögliche Einsicht und Reue der Täter)
- emotionale Hindernisse wie z. B. Angst vor dem Alleinsein und sozialem Ausschluss
- geringer Selbstwert
- geringes Bewusstsein für eigene Grenzen und Kompetenzen zum Einstehen für diese Grenzen in sozialen Kontakten
- fehlende Erfahrung mit gleichberechtigten, sicheren und positiven Beziehungen: selbsterfüllender Charakter von Erwartungen an Beziehungen und Wiederholung von Beziehungsmustern
- Scham- und Schuldgefühle (z. B. Annahme, keinen Respekt verdient zu haben, weil man sich nicht gewehrt hat)
- Werte und Normen und moralische Grundsätze (z. B.: »Man spricht nicht negativ über die Familie«)
- fehlende soziale Unterstützung / fehlendes positives soziales Netz
- sozialer und gesellschaftlicher Druck und Vorstellungen (»In der Familie hält man zusammen«, »Gewalt ist ein Unterschichtenproblem«)
- bestehende finanzielle, soziale oder andere Abhängigkeit (z. B. Pflege) von der Person

Wichtig

Versuchen Sie als Therapeutin, sich ein genaues Bild des aktuellen Kontaktgeschehens zu machen und die Dynamik der Beziehung zu verstehen, um die Sicherheit Ihrer Patientinnen einschätzen zu können.

Ein Hinterfragen des Kontakts sowie die gemeinsame Ableitung des weiteren Vorgehens (z. B. Anstreben eines Kontaktabbruchs) ist Teil eines traumatherapeutischen Aufarbeitungsprozesses und geht oft nur in kleinen Schritten voran. In vielen Fällen müssen zunächst Hindernisse (z. B. Schuldgefühle, finanzielle Abhängigkeit) geklärt und ausgeräumt sowie Ressourcen (z. B. alternative soziale Kontakte) aufgebaut und gestärkt werden. Ziel zu Beginn der Behandlung ist es, die Sicherheit der Patientinnen zu erhöhen bzw. zu ermöglichen.

Wichtig

Wenn von der gewaltausübenden Person weiterhin eine akute Gefährdung ausgeht, sollte der Klärung dieser Problematik im therapeutischen Kontext Priorität eingeräumt werden, vergleichbar mit dem Vorgehen bei akuter Suizidalität, und ein direktiveres Vorgehen gewählt werden.

Bei Täterkontakten ohne akute Gefährdung kann die Entscheidung zur Kontaktgestaltung zu einem späteren Zeitpunkt des therapeutischen Prozesses getroffen werden. Zu beachten ist, dass das Ausüben von Druck auf Patientinnen oder unflexible Verfolgen einer Handlungsalternative (z. B. sofortiger Kontaktabbruch, Anzeige) durch Therapeutinnen Patientinnen oftmals überfordert und der komplexen Lage (z. B. bestehende Ambivalenz) nicht gerecht wird.

Auswahl möglicher Schritte zur Erhöhung der Sicherheit, insbesondere bei Gefahr neuer Viktimisierung

- Erfragen und Ernstnehmen der persönlichen Sicherheitssituation der Patientinnen während der Diagnostikphase und wiederholt im Verlauf der Behandlung
- Erfragen und Analyse möglicher Risikosituationen (z. B. Ehemann kommt betrunken nach Hause)
- Psychoedukation zu persönlichen Rechten
- Abwägen von Gründen / Pro- und Contra-Listen für verschiedene Handlungsoptionen, z. B. Auszug in eigene Wohnung vs. Verbleiben im Elternhaus
- Besprechen von möglichen Selbsthilfestrategien zum Schutz (z. B. Handeln im Notfall / Notfallplan)
- Erarbeitung realistischer Handlungsperspektiven, um Unabhängigkeit zu stärken (z. B. Eröffnung eines eigenen Kontos, neuer privater E-Mail-Account)
- Meiden bzw. Entschärfen von Gefahrensituationen und die Gefahr verstärkenden Faktoren (z. B. bei Familienfeiern räumlichen Abstand halten und keinen Alkohol trinken)
- Unterstützungspersonen ins Vertrauen ziehen, um sich z. B. bei einer Familienfeier begleiten zu lassen
- Rollenspiele / soziales Kompetenztraining / Selbstbehauptungstraining, z. B. zur Stärkung der Abgrenzungsfähigkeit, um Unterstützung fragen
- Einsatz von Strategien, wie z. B. Erdung, zur Regulation von Gefühlen und Anspannung, um in einer schwierigen Situation handlungsfähig zu bleiben und nicht in Panik zu geraten oder zu dissoziieren

- Einbezug von professionellen Unterstützungsangeboten, z. B. Frauenberatungsstellen, Opferhilfeeinrichtungen, psychosozialen Diensten, Frauenhäuser
- Einbezug von Polizei, rechtliche Beratung und Information zu und Nutzung rechtlicher Schutzmöglichkeiten (z. B. Schutzanordnung nach dem Gewaltschutzgesetz)

Beispiel

Erste Schritte zur Verbesserung der persönlichen Sicherheit bei Frau M.

Bei der Erfragung der aktuellen Beziehungsgestaltung zum Bruder ergab sich, dass ein- bis zweimal monatlich telefonische Kontakte stattfinden sowie persönliche Treffen anlässlich von Feier- oder Geburtstagen. Anderweitige persönliche Kontakte ergäben sich aufgrund der Entfernung der Wohnorte nicht. Frau M. entschied sich, dass sie aktuell den Kontakt zum Bruder in geringem Maße aufrechterhalten wolle, da ihre Familie sonst irritiert reagieren könnte und sie sich diesen noch nicht anvertrauen wolle. Für die Risikosituation »Familientreffen« entschied sich die Patientin, ihren Partner als Unterstützungs- und Begleitperson ins Vertrauen zu ziehen und nur wenig Alkohol zu trinken. Ferner nutzte sie die Imagination eines Schutzschilds, positive Selbstgespräche mit einer inneren Helferfigur sowie eine Atemübung, um ihre Anspannung zu reduzieren und sich zu stärken. Sie hielt auf den Treffen bewusst räumlichen Abstand zu ihrem Bruder und übte im Rollenspiel zu äußern, dass sie nicht länger mit ihm sprechen wolle. Auch gab sie sich die Erlaubnis, nicht an allen Familientreffen teilnehmen zu müssen. Bezüglich der schwierigen Situation »Anrufe« entschied sie sich, diese nur kurz zu beantworten und selbst nicht an- oder zurückzurufen. Auch erzählte sie dem Bruder nichts von ihrer aktuellen Lebenssituation.

Bei der Erfragung der aktuellen Situation äußerer Sicherheit sollte beachtet werden, dass das persönliche Sicherheitsempfinden der Patientinnen durch das Erleben einer traumatischen Erfahrung, insbesondere bei interpersoneller Gewalt, beeinträchtigt werden und die subjektive Einschätzung von Gefahr verzerrt sein kann. Nach Janoff-Bulman (1992) werden durch eine Traumatisierung Grundannahmen über die eigene Unverwundbarkeit, die Vertrauenswürdigkeit anderer Menschen, die Verstehbarkeit der Welt und den eigenen Wert erschüttert. Die Wahrnehmung einer anhaltenden Bedrohung und Hyperarousal sind Teil der PTBS-Symptomatik.

Manche Patientinnen erleben objektiv ungefährliche Situationen als stark ängstigend. Andere wiederum haben große Schwierigkeiten, objektive Gefahrensignale wahrzunehmen und richtig einzuordnen, was die Gefahr erneuter Viktimisierung erhöht. In beiden Fällen können auch mangelnde Kompetenzen zum Selbstschutz eine Rolle spielen.

Fazit

Vor diesem Hintergrund bekommen das genaue Erfragen und Einordnen der persönlichen Sicherheit in der therapeutischen Zusammenarbeit eine wichtige Bedeutung, um den Patientinnen eine hilfreiche Unterstützung gewähren zu können. Die Behandlung der PTBS-Symptomatik, z. B. durch kognitive Techniken und Exposition in sensu, und die Stärkung der sozialen Kompetenzen können langfristig das Sicherheitsempfinden der Patientin stärken bzw. Verzerrungen hinterfragen.

Definition

Sicherheit bezeichnet ein relatives Geschütztsein vor Schädigungen und Verletzungen und (erneuten) Traumatisierungen. Physische Sicherheit ist gegeben, wenn die körperliche Unversehrtheit nicht bedroht ist. Zum persönlichen Sicherheitsempfinden gehört auch das Gefühl, sich vor Schaden und Übergriffen schützen zu können.

Um Ihre persönliche Sicherheit zu erhalten, ist es bedeutsam, Gefahrensignale erkennen und einordnen zu können. Die persönlich empfundene Sicherheit kann gefährdet sein, wenn Kontakt zu Menschen besteht, die früher oder jetzt Druck oder Kontrolle auf Sie ausüben oder jegliche Form von Gewalt (z. B. Beleidigungen, Schlagen, sexuelle Belästigung) gegenüber Ihnen oder für Sie wichtigen Personen einsetzen. Auch ein Ort wie das Zuhause kann als nicht sicher empfunden werden, wenn es z. B. keine Möglichkeit zum Abschließen von Türen oder Streit in der Nachbarschaft gibt.

Die folgenden Fragen bieten Denkanstöße zur Betrachtung der persönlichen Sicherheit in verschiedenen Lebensbereichen.

Was bedeutet für Sie persönlich Sicherheit?

....

....

Was gibt Ihnen ein Gefühl von Sicherheit?

....

....

Sie können eine Skala von 0 bis 100 % nutzen, um Ihr Sicherheitsempfinden einzuschätzen.

0 % = gar nicht sicher → **100 % = sicher**

Woran merken Sie, dass Sie sicher sind? Gibt es Abstufungen?

....

....

Gibt es einen Ort/Orte, an dem/denen Sie sich sicher fühlen (z. B. Raum zu Hause, Ort in der Natur, Therapieraum)?

....

....

Wie sicher fühlen Sie sich zu Hause?

....

Wie sicher fühlen Sie sich an Ihrem Arbeitsplatz?

....

Wie sicher fühlen Sie sich außerhalb Ihres Zuhauses?

....

Wie empfinden Sie Ihre Sicherheit in Ihren nahen Beziehungen (z. B. Familie, Partnerschaft, Freundschaften)?

....

....

Wie empfinden Sie Ihre Sicherheit in anderen Kontakten (z. B. Bekannte, Arbeitskollegen, Nachbarn)?

....

....

Gibt es Menschen, mit denen Sie die Kontakte als sicher erleben bzw. Beziehungen, die Ihnen auf positive Weise Sicherheit bieten?

....

Gibt es Menschen, mit denen Sie Kontakte als unsicher oder gefährlich erleben?

....

Was haben Sie bisher als hilfreich empfunden, um sich zu schützen und sich sicher zu fühlen?

....

....

Was könnte für Sie hilfreich sein, um Ihre Sicherheit zu erhöhen?

....

....

Sie können gemeinsam mit Ihrer Therapeutin Möglichkeiten besprechen, wie Sie Ihre Sicherheit in spezifischen Situationen erhöhen können. So können Sie verschiedene Strategien einsetzen, z. B. können Sie sich bei einer Familienfeier von einer vertrauten Person begleiten lassen. Sie können sich Sätze überlegen und ausprobieren, um sich bewusst abzugrenzen, z. B. am Telefon sagen, dass Sie nicht mit der Anruferin reden möchten. Auch Fertigkeiten, die Ihnen helfen, Anspannung und intensive Gefühle zu reduzieren, können hilfreich sein. Manche dieser Strategien brauchen Vorbereitung und Übung, etwa das Erlernen und Einsetzen von Selbstverteidigungstechniken.

Gibt es bestimmte Situationen, die Sie genauer mit Ihrer Therapeutin bezüglich Ihrer Sicherheit betrachten wollen?

(1) ....

....

(2) ....

....

(3) ....

....

Überlegen Sie nun, welche Verhaltensweisen und Strategien in der Situation für Sie hilfreich wären und Ihre Sicherheit erhöhen könnten. Beschreiben Sie diese möglichst konkret.

Notfallplan für Situation: ....

Mögliche Wege, um meine Sicherheit zu erhöhen:

....

....

....

....

....

....

....

....

....

Notfallplan für Situation: ....

Mögliche Wege, um meine Sicherheit zu erhöhen:

....

....

....

....

....

....

....

....

....

Notfallplan für Situation: ....

Mögliche Wege, um meine Sicherheit zu erhöhen:

....

....

....

....

....

....

....

....

....

Bundesweit gibt es verschiedene Hilfsangebote, die Betroffene von Gewalt/Straftaten z. B. durch Informationen, Krisenintervention, psychosoziale Beratung und psychosoziale Prozessbegleitung oder geschützte Unterkunft unterstützen. Die Beratungsangebote richten sich oftmals auch an Zeugen, Angehörige/Freunde der Betroffenen sowie Fachpersonen. Die Unterstützungsangebote sind vertraulich und zumeist kostenlos nutzbar. Unter den genannten Internetadressen finden Sie weiterführende Informationen sowie Suchfunktionen für regionale Angebote.

Einrichtung/Angebot	**Kontakt**	**Weitere Informationen**
Bundeshilfetelefon für Frauen	Tel.: 08000 116 016 www.hilfetelefon.de	▶ telefonische und Online-Beratung ▶ mehrsprachiges Angebot / Gebärdensprache / leichte Sprache ▶ rund um die Uhr erreichbar
Hilfetelefon Gewalt an Männern	Tel.: 0800 1239900 www.maennerhilfetelefon.de	▶ telefonische und Online-Beratung
Hilfeportal sexueller Missbrauch	Tel.: 0800–22 55 530 www.hilfeportal-missbrauch.de	▶ Beratung bei sexualisierter Gewalt in Kindheit und Jugend ▶ Berta-Telefon: Beratung und telefonische Anlaufstelle für Betroffene organisierter sexualisierter und ritueller Gewalt Tel.: 0800 30 50 750
Online-Datenbank für Betroffene von Straftaten	www.odabs.org	▶ Hinweise auf regionale Hilfs- und Beratungsangebote bei allen Straftaten / Formen von Gewalt
Hilfe-Info für Betroffene von Straftaten (Bundesministerium der Justiz und für Verbraucherschutz)	www.hilfe-info.de	▶ Informationen zu opferrechtlichen Belangen nach einer Straftat, Entschädigungsleistungen sowie zum Ablauf des Strafverfahrens, darüber hinaus Hinweise auf regionale Hilfs- und Beratungsmöglichkeiten
Initiative Stärker als Gewalt (Bundesministerium für Familie, Senioren, Frauen und Jugend)	www.staerker-als-gewalt.de	▶ Informationen zu verschiedenen Formen von Gewalt ▶ Hinweise auf Beratungsangebote
Arbeitskreis der Opferhilfen in Deutschland e. V.	www.opferhilfen.de	▶ Beratung bei allen Straftaten / verschiedenen Formen von Gewalt ▶ Hinweise auf regionale Beratungsangebote

Einrichtung/Angebot	Kontakt	Weitere Informationen
Weißer Ring e. V.	Tel: 116006 www.weisser-ring.de	▶ Beratung bei allen Straftaten ▶ ehrenamtliche Organisation
Frauenberatungsstellen und Frauennotrufe	Bundesverband der Frauenberatungsstellen und Frauennotrufe in Deutschland www.frauen-gegen-gewalt.de	▶ Beratung für Frauen und Mädchen ▶ Beratung bei allen Formen von Gewalt ▶ Beratung in Lebenskrisen ▶ Frauennotrufe sind Fachberatungsstellen bei sexualisierter Gewalt ▶ Hinweise auf regionale Beratungsangebote
Frauenhäuser	Frauenhauskoordinierung e. V. www.frauenhauskoordinierung.de	▶ Beratung für Frauen ▶ Fachberatungsstellen ▶ Schutzeinrichtungen ▶ Hinweise auf regionale Beratungsangebote
Männerberatungsnetz.de – Beratung für Jungen, Männer und Väter	Bundesforum Männer: Interessensverband für Jungen, Männer & Väter e. V. www.maennerberatungsnetz.de	▶ Hinweise auf regionale Beratungsangebote für Männer, Väter und Jungen zu verschiedenen Themen sowie Beratungseinrichtungen bei Gewalt
Verband der Beratungsstellen für Betroffene rechter, rassistischer und antisemitischer Gewalt e. V. (VBRG)	www.verband-brg.de	▶ Beratung für Betroffene rechter, rassistischer und antisemitischer Gewalt ▶ Hinweise zu regionalen Beratungsangeboten
Verband Mobile Beratung	www.bundesverband-mobile-beratung.de	▶ mobile Beratung gegen Rechtsextremismus ▶ Hinweise zu regionalen Beratungsangeboten
Polizeiliche Kriminalprävention	www.polizei-beratung.de	▶ Informationsangebot der Polizei

Definition

Beziehungsgewalt (Synonym: häusliche Gewalt) umfasst alle Arten von Gewalt, die zwischen erwachsenen Personen in nahen sozialen Beziehungen (z. B. Ehe, Familie) auftreten, unabhängig davon, ob der Täter beziehungsweise die Täterin denselben Wohnsitz wie das Opfer hat oder hatte.

Dazu zählt insbesondere Gewalt in bestehenden Partnerschaften und nach Trennung, aber auch zwischen erwachsenen Kindern und ihren Eltern. Diese Gewalt umfasst alle Handlungen physischer, psychischer, sexualisierter und wirtschaftlicher Gewalt sowie Einschüchterung und kontrollierendes Verhalten.

Es handelt sich um eine komplexe Problematik, die in allen Gesellschafts- und Bildungsschichten vorkommt und Personen jeder ethnischen, religiösen oder Altersgruppe sowie sexuellen Orientierung und Identität betreffen kann. Zumeist bleibt es nicht bei einer einmaligen, isolierten Gewalthandlung, sondern die Intensität und Häufigkeit der Übergriffe nimmt mit der Zeit zu.

Frauen wie Männer können Opfer von Beziehungsgewalt werden, wobei Frauen stärker von schwerer körperlicher sowie sexualisierter Gewalt betroffen sind. Laut einer repräsentativen Studie zur Lebenssituation von Frauen in Deutschland ist ca. jede vierte Frau in ihrem Leben mindestens einmal von sexueller und/oder körperlicher Gewalt innerhalb einer Partnerschaft betroffen. Zu etwa zwei Dritteln erfuhren diese Frauen mehrmalige Viktimisierungen und hatten mittlere bis schwere Gewaltsituationen durch (Ex-)Partner erlebt (Schröttle & Müller, 2004). Menschen mit psychischen Erkrankungen sowie Behinderungen haben ein erhöhtes Risiko, Opfer von häuslicher Gewalt zu werden, wobei Frauen auch hier häufiger betroffen sind als Männer (Schröttle & Hernefeld, 2013; Trevillion et al., 2012).

Beziehungsgewalt hat schwerwiegende Folgen, zum einen für die körperliche wie psychische Gesundheit der Betroffenen, zum anderen für deren soziale Situation (z. B. Verlust des Arbeitsplatzes, Isolation, Wohnortwechsel). Ferner stellt Beziehungsgewalt für Kinder aufgrund der Zeugenschaft und begleitender Faktoren wie Vernachlässigung eine hohe psychosoziale Belastung und ein Traumatisierungsrisiko dar.

Beispiel

Frau M. (23 J.) lebt seit zwei Jahren in einer Beziehung mit ihrem gleichaltrigen Partner. Der Beginn der Beziehung sei schön gewesen, er habe sie auf Händen getragen. Er sei jedoch eifersüchtig und habe begonnen, ihre sozialen Aktivitäten durch Vorwürfe und kontrollierendes Anrufen zu behindern. Sie zog sich aus Rücksicht auf ihn vermehrt von Bekannten und Familie zurück. Er äußerte ihr gegenüber, auch in der Öffentlichkeit, regelmäßig spitze und verletzende Kommentare. Bei einem Streit schlug er sie erstmals, was sie sehr ängstigte. Anschließend zeigte er sich zerknirscht und versprach, dass er sie nie wieder schlagen würde. Sie hoffte, dass sie gemeinsam ihre Beziehung retten könnten und fragte sich, ob sie ihn vielleicht provoziert habe. In der Folge kam es immer häufiger zu Übergriffen mit Beschimpfungen, Schlägen und Schubsen. Sie versuchte, seiner Missbilligung und den Übergriffen durch angepasstes und auf seine Wünsche ausgerichtetes Verhalten vorzubeugen und war immer »auf der Hut«. Aus Loyalität ihm gegenüber und aus Scham schwieg sie über ihre belastende Situation.

Die Dynamik destruktiver naher Beziehungen

Für die Erklärung der Entwicklung und Aufrechterhaltung von häuslicher Gewalt in Beziehungen werden verschiedene Modellvorstellungen herangezogen, welche jedoch oft nur Teilbereiche des komplexen Phänomens abdecken. Nachfolgend werden einige hilfreiche Ansätze kurz vorgestellt.

Beziehungsgewalt kann nach Johnson (1995, 2008) in vier verschiedene Grundmuster unterschieden werden:

- systematisches Kontroll- und Gewaltverhalten (»intimate terrorism«)
- situativ übergriffiges Konfliktverhalten (»situational couple violence«, dt. Benennung nach Gloor & Meier, 2013)
- gewaltsamer Widerstand (»violent resistence«)
- gegenseitige gewaltsame Kontrolle (»mutual violent control«)

Systematisches Kontroll- und Gewaltverhalten hat die systematische Ausübung von Macht und Kontrolle über das Gegenüber zum Ziel und kann alle Formen von Gewalt sowie verschiedene Kontrolltaktiken beinhalten. Die Gewalt nimmt zumeist über die Dauer der Beziehung an Häufigkeit und Schwere zu und wird in heterosexuellen Beziehungen hauptsächlich von Männern gegenüber Frauen ausgeübt. Auch Stark (2007) beschreibt ein Muster vielseitiger, auch subtil kontrollierender, einschüchternder und repressiver Verhaltensweisen (»coercice control«), welche die Unterdrückung des Gegenübers und die Ausübung von Dominanz in der Beziehung zum Ziel haben. Die Position der Betroffenen wird geschwächt und ihr Handlungspielraum stark eingeschränkt, die Atmosphäre ist von Verunsicherung und dem Eindruck, in der Beziehung gefangen zu sein, geprägt (Gloor & Meier, 2013).

- **Situativ übergriffiges Konfliktverhalten** beschreibt situativ auftretendes, spontanes Verhalten in Streit- und Konfliktsituationen, welches sowohl einseitig als auch gegenseitig ausgeübt werden kann und vor allem verbale und physische Gewalt beinhaltet. Ziel ist nicht die Ausübung genereller Kontrolle über die Beziehung, die Gewalt ist zumeist bezüglich der Verletzungen weniger schwerwiegend und wird von Männern wie Frauen ungefähr gleich häufig angewandt (Peichl, 2011; Johnson, 1995).
- **Gewaltsamer Widerstand** beschreibt ein weniger häufiges Muster, bei welchem sich Opfer von systematischem Kontroll- und Gewaltverhalten durch körperliche Gewalt wehren und zu schützen versuchen, z. B. um eine Flucht zu ermöglichen.
- **Gegenseitige gewaltsame Kontrolle** beschreibt ein rares Muster, bei welchem beide Partner Gewalt und Kontrollstrategien einsetzen, um die Kontrolle und Macht in der Beziehung und über den Partner zu bekommen.

Der Zyklus der Gewalt

Walker (1979) entwickelte im Rahmen ihrer Forschungen zu weiblichen Opfern häuslicher Gewalt ein Modell zur Erklärung von Verhaltensmustern in gewalttätigen Beziehungen, den »Zyklus der Gewalt«. Diese Gewaltspirale kann sich auf eine aktuelle Situation, aber auch auf die Entwicklung eines Geschehens über Jahre beziehen und beschreibt einen Kreislauf sich abwechselnder, individuell unterschiedlich langer Phasen. Eine detaillierte Beschreibung der Phasen findet sich in der untenstehenden Tabelle. Die Spirale kann sich zunehmend schneller drehen, sodass die Gewalt häufiger und intensiver ausgeübt wird. Im systematischen Kontroll- und Gewaltverhalten nach Johnson lässt sich diese Gewaltdynamik häufig wiederfinden.

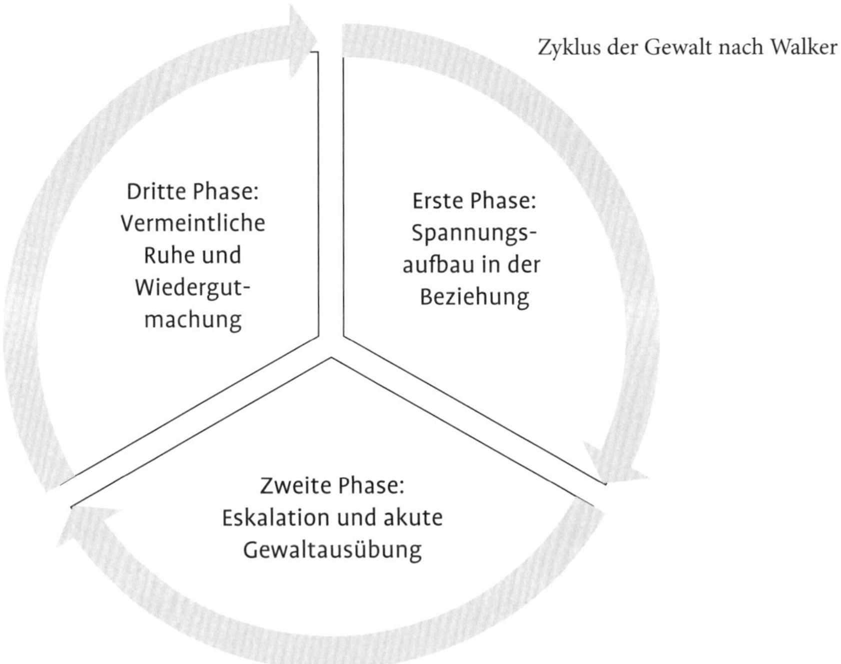

Dynamik in Gewaltbeziehungen: Der Zyklus der Gewalt

	Gewaltausübende Person	**Von Gewalt betroffene Person**
Erste Phase	▶ gereizt, ärgerlich ▶ umgrenzte Übergriffe wie Beleidigungen ▶ Rechtfertigung durch externe Faktoren, wie z. B. hohe Arbeitsbelastung ▶ Unrechtmäßigkeit des Handelns ist bewusst ▶ Verstärkung kontrollierenden und aggressiven Verhaltens, um Gegenüber in der Beziehung zu halten	▶ Aufmerksamkeit auf die gewaltausübende Person ▶ eigene Bedürfnisse zurückstellen, angemessene negative Gefühle unterdrücken ▶ Versuch der beruhigenden Beeinflussung ▶ sozialer Rückzug ▶ Versuch der Prävention einer weiteren Eskalation
Zweite Phase	▶ gewalttätiger Übergriff, zumeist unkontrollierte, schwere Gewaltausübung	▶ Fehlen von Vorhersehbarkeit und Kontrollierbarkeit ▶ Ausgeliefertsein, Angst, Erstarren und Verletzungen ▶ eventuell Abwehr- und Fluchtversuche
Dritte Phase	▶ Zuwendung, Versprechen einer Veränderung, Reue ▶ Appelle an Hilfsbereitschaft des Opfers und Zusammenhalt ▶ Schuldzuweisungen und Rechtfertigungen	▶ Schuldgefühle ▶ Hoffnung auf Besserung, mehr Kontrollerleben ▶ Mitgefühl

Das Wissen um die Dynamik destruktiver naher Beziehungen erlaubt es Therapeutinnen und ihren Patientinnen, eine dynamische Risikoeinschätzung vorzunehmen und präventive Maßnahmen zu ergreifen, um Sicherheit so weit wie möglich herzustellen. Eine Vernetzung mit und Anbindung der Patientinnen an spezialisierte Beratungsangebote ist sinnvoll.

In der diagnostischen Phase bzw. auch bei Hinweisen während des Therapieverlaufs sollte nach der aktuellen Betroffenheit von Gewalt gefragt werden. Die WHO hat 2013 im Rahmen der Leitlinien zum Umgang mit Gewalt in Paarbeziehungen für die Gesundheitsversorgung eine Liste mit Hinweisen auf häusliche Gewalt erstellt (WHO, 2013).

Übersicht

Mögliche Anzeichen für häusliche Gewalt:

- körperliche Verletzungen, insbesondere bei wiederholtem Auftreten und mit vagen oder nicht plausiblen Erklärungen
- wiederholtes Aufsuchen der Gesundheitsversorgung, z. B. Hausarzt, ohne dass eine eindeutige Diagnose vorliegt
- Begleitung oder kontrollierendes Verhalten durch aufdringlichen Partner/Ehemann
- negative Auswirkungen auf die Fortpflanzung, einschließlich wiederholter unerwünschter Schwangerschaften und/oder Schwangerschaftsabbrüche
- psychische Erkrankungen Depression, PTBS, Schlafstörungen sowie Suizidgefährdung oder selbstverletzendes Verhalten
- wechselnde (psycho-)somatische Beschwerden und/oder chronifizierte körperliche Beschwerden wie ungeklärte chronische Schmerzen

Der Konsum von Alkohol und anderen Rauschmitteln durch die Patientin selbst oder den Partner stellt auf der einen Seite einen Risikofaktor für Gewalt dar, kann aber auf der anderen Seite auch eine Folge sein.

Den Schilderungen der Betroffenen sollte mit einer empathischen, offenen und validierenden Haltung begegnet werden. Ein wichtiger Schritt ist die Gabe von Informationen z. B. zu Opferhilfeeinrichtungen, Rechten der Betroffenen oder der Verbreitung häuslicher Gewalt. Ergänzt werden kann dies durch die Gabe von Literatur, Flyern oder Kontaktadressen. Im Notfall bieten Einrichtungen wie Frauenhäuser sowie die Polizei den Betroffenen Schutz. Patientinnen, die aktuell häuslicher Gewalt ausgesetzt sind, müssen dafür Sorge tragen, dass Informationsmaterial oder auch Hinweise auf Recherchen im Internet nicht der gewaltausübenden Person bekannt werden, da sie dies gefährden könnte. Nicht empfehlenswert ist das Ausüben von Druck zur Veränderung bzw. Trennung. Auch von dem Versuch vermittelnder Paar-/Einzelgespräche mit der gewaltausübenden Person ist abzuraten, da dies die Patientinnen überfordern und deren Gefährdung erhöhen kann. Bei glaubhafter Veränderungsmotivation der gewaltausübenden Person kann eine Verweisung zur Einzelberatung der gewaltausübenden Person (Täterberatung) oder bei gemeinsamen Beratungswunsch zur Paarberatung bei einer mit dieser Problematik vertrauten Praxis oder Einrichtung angeraten sein.

Wichtig

Die Veränderung bzw. das Lösen aus einer von Gewalt belasteten Beziehung ist zumeist ein prozesshaftes Geschehen, welches von Ambivalenz und Hindernissen (z. B. finanzielle Abhängigkeit) beeinflusst ist. Vertiefende Informationen hierzu finden sich auf Informationsblatt 10 »Trennungshindernisse bei Beziehungsgewalt«. Insbesondere die Trennungsphase ist zudem mit einer erhöhten Gefährdung für die gewaltbetroffene Person verbunden.

Sicherheitsplan. Wenn Patientinnen in der Beziehung verbleiben möchten oder eine Trennung zum aktuellen Zeitpunkt nicht umsetzbar ist, können Überlegungen zur Verbesserung des Schutzes getroffen und in einem Sicherheitsplan festgehalten werden. Für einen Sicherheitsplan werden mögliche Frühwarnzeichen für einen Gewaltausbruch und akut wirksame und präventive Strategien zur Erhöhung der Sicherheit der Patientinnen erörtert. Diese Strategien müssen für die Patientinnen realistisch und umsetzbar sein. Beispielsweise verfügen manche nicht über eigenes Geld, weshalb es für sie schwierig ist, Geld für den Notfall (z. B. Taxi) zurückzulegen. Es ist empfehlenswert, über Recherchen im Internet und Beratung bei Hilfseinrichtungen aufkommende Fragen (z. B. zu rechtlichen Schutzmöglichkeiten) zu klären. Auch sollte der Sicherheitsplan an einem geheimen Ort abgelegt oder auswendig gelernt werden.

Gründe für und gegen eine Trennung zusammentragen. Im Sinne der Problemklärung und Entscheidungsfindung kann über Befürchtungen der Patientin und mögliche Gründe für und gegen eine Trennung gemeinsam gesprochen werden. Dies impliziert jedoch nicht, dass sich aus der Erörterung direkt eine Entscheidung ableiten lässt. Vielmehr handelt es sich um eine Unterstützung zur Bewusstmachung der eigenen Beweggründe und Absichtsbildung für eine Veränderung der Situation. Für die Umsetzung einer Absicht (z. B. einer Trennung) bedarf es weiterer Schritte der Vorbereitung, etwa den Einbezug von Unterstützungspersonen und das Einholen von rechtlichen Informationen. Manchmal müssen auch Notfallhandlungen (z. B. Wege zum Verlassen der Wohnung) konkret geplant bzw. in Form eines Rollenspiels in der Sitzung eingeübt werden (z. B. sich der Nachbarin anvertrauen). Auch die Entwicklung einer realistischen Zukunftsperspektive ist bedeutsam.

Unterstützungsnetzwerk aktivieren. Psychotherapeuten können Betroffenen den Zugang zum Hilfesystem erleichtern, indem sie ihnen konkrete Anlaufstellen und Schutzeinrichtungen nennen und eine Kontaktaufnahme anregen bzw. unterstützen. Dies setzt entsprechende Kenntnisse über das (regionale) Unterstützungsnetzwerk (z. B. Beratungsstellen und Frauenhäuser) voraus. Diese Einrichtungen unterstützen Patientinnen z. B. durch rechtliche Informationen, die Erstellung eines Sicherheitsplans und psychosoziale Beratung. Ferner kann es für Psychotherapeuten sinnvoll sein, sich mit den regionalen Hilfsangeboten zu vernetzen, insbesondere wenn eine längere Begleitung durch diese (z. B. Frauenhaus) stattfindet. Dabei ist sensibel auf die Wahrung der Schweigepflicht zu achten, um den Schutz der Patientinnen zu gewährleisten.

Auf Therapeutenseite besteht der verständliche Wunsch, auf eine möglichst schnelle Beendigung der schädigenden Beziehung durch die Patientin hinzuwirken, um diese vor weiteren traumatischen Erfahrungen zu schützen. Auf Patientenseite stellt sich die Situation jedoch zumeist vielschichtiger und von Ambivalenz geprägt dar. Es bedarf realistischer, konkreter Handlungsoptionen und Ressourcen für die betroffene Person (z. B. finanzielle Mittel) zur Umsetzung einer Trennungsabsicht. Die Trennungsphase ist durch eine erhöhte Gefährdung für die Opfer gekennzeichnet, für Frauen beispielsweise erhöht sich das Risiko für eine Tötung durch den Partner. Auch kann es nach Trennung zu Stalking durch die gewaltausübende Person kommen, die Vorgeschichte häuslicher Gewalt stellt dabei einen Risikofaktor für körperliche Gewalttätigkeit im Rahmen des Stalkings dar (Gallas et al., 2010).

In der nachfolgenden Tabelle sind mögliche Hindernisse für Trennungsversuche aufgelistet, welche die komplexe Situation der Betroffenen und deren mögliche Ambivalenz erklären.

Mögliche Barrieren für Trennungsversuche

Ebene	**Mögliche Barrieren für Trennungsversuche**
fortgesetzte Gewalt	▶ fortgesetzte Manipulation, Kontrolle und Gewalt durch den Partner oder die Partnerin ▶ Angst vor weiterer Eskalation der Gewalt oder (erweitertem) Suizid der gewaltausübenden Person ▶ Druck und/oder Vorwürfe durch Partner/in ▶ Trennung und Zeit nach Trennung besondere Risikosituation
Kinder	▶ Versorgung gemeinsamer Kinder ▶ Wunsch, den Kindern eine Familie zu erhalten bzw. diese nicht zu belasten
Umfeld	▶ gesellschaftliche Erwartungen und Rollenvorstellungen (z. B. »Männer sind nicht schwach«, »Eine Frau gehört zu ihrem Mann«) ▶ Druck und/oder Vorwürfe durch soziales Umfeld ▶ wenig Vertrauen in das Hilfesystem, z. B. aufgrund vorheriger ungünstiger Erfahrungen mit Behörden, Polizei
Beziehung	▶ Zuneigung/Liebe zur gewaltausübenden Person ▶ Hoffnung auf positive Veränderung der Beziehung ▶ Wunsch nach Beendigung der Gewalt, aber kein Trennungswunsch ▶ fehlendes Wissen und Erfahrung zu gleichberechtigten Beziehungen
externe Ressourcen	▶ finanzielle Abhängigkeit und geringe finanzielle Mittel ▶ fehlende soziale Unterstützung bzw. mangelnde Einbindung in funktionale soziale Beziehungen (z. B. Freundschaften) ▶ fehlendes Wissen über Hilfsangebote ▶ fehlendes Wissen über eigene Rechte und rechtliche Schutzmöglichkeiten
Gesundheit	▶ gesundheitliche Einschränkungen (z. B. chronische Schmerzen) ▶ psychische Symptome (z. B. PTBS), welche die Handlungsfähigkeit beeinträchtigen

Ebene	Mögliche Barrieren für Trennungsversuche
emotionale Faktoren / Selbstwert	▶ Scham und Schuldgefühle ▶ erlernte Hilflosigkeit und geringe Selbstwirksamkeitserwartung ▶ Angst/Sorge vor Stigmatisierung und Unverständnis
Zukunft	▶ Angst vor Verlust sozialer, religiöser sowie kultureller Einbindung (z. B. Verstoßen aus religiöser Gemeinschaft) ▶ Angst vor neuer Lebenssituation und Rolle als Alleinstehende/ Alleinerziehende ▶ Angst vor Einsamkeit ▶ Befürchtung, Kontakt zu den Kindern oder das Sorgerecht für diese zu verlieren ▶ Befürchtung, Aufenthaltserlaubnis zu verlieren

Auf Therapeutenseite kann es zu Frustrationserleben und Unverständnis kommen, wenn eine Beendigung der schädigenden Beziehung nicht gelingt bzw. die Patientin nach einer Trennung wieder zur gewaltausübenden Person zurückkehrt. Hilfreich kann die Vorstellung sein, dass es sich bei der Veränderung bzw. Lösung aus von Gewalt geprägten Beziehungen oft um einen langfristigen Prozess mit vielen kleinen Schritten handelt. Nach Kavemann und Helfferich (2004) löst jeder neue gewalttätige Vorfall Ärger und Ekel aus und kann Ressourcen zur Veränderung mobilisieren. Es können erste kleine Schritte, z. B. die Entscheidung, sich erstmals einer anderen Person anzuvertrauen, möglich werden. Es ist sinnvoll zu betrachten, an welchem Punkt sich die Patientinnen befinden und geduldig den Prozess zu einer endgültigen, stabilen Beziehungsbeendigung bzw. Veränderung der Beziehung zu begleiten.

Definition

Unter **Beziehungsgewalt**, auch **häusliche Gewalt** genannt, versteht man Gewalt zwischen Erwachsenen in nahen sozialen Beziehungen, z. B. in Partnerschaften und Ehe. Sie kommt in allen Kulturen, Ländern sowie Bildungs- und Einkommensschichten vor. Beziehungsgewalt umfasst verschiedene Formen von Gewalt, dazu gehören körperliche Gewalt wie Schlagen, Treten und Schubsen sowie psychische Gewalt wie Beleidigen und Einschüchtern. Auch sexuelle Gewalt und wirtschaftliche Gewalt (z. B. Wegnehmen von Geld) gehören dazu. Oft werden die Betroffenen systematisch kontrolliert und es wird ihnen durch Verbote erschwert, Freunde zu treffen oder einer Arbeit nachzugehen. Frauen wie Männer können Opfer häuslicher Gewalt werden, wobei Frauen häufiger betroffen sind und öfter schwere körperliche Gewalt erleben.

Welche Folgen hat Beziehungsgewalt?

Viele Betroffene häuslicher Gewalt stehen dauerhaft unter Anspannung und haben Angst vor einem erneuten Übergriff. Manche grübeln über die Gründe für die Gewalt, fühlen sich schuldig und schämen sich. Häufig verstärken Täter und Täterinnen diese Selbstzweifel durch Rechtfertigungen, bei denen sie ihr eigenes Handeln als Reaktion auf vermeintliches (Fehl-)Verhalten des Opfers uminterpretieren. Neben akuten Verletzungen wie blauen Flecken oder Brüchen führt das Erleben von Beziehungsgewalt auch zu langfristigen negativen Gesundheitsfolgen. Es kommt oft zu körperlichen Beschwerden wie Schmerzen und Erschöpfung sowie zu psychischen Folgen wie Niedergeschlagenheit, Schlafstörungen oder psychischen Erkrankungen (z. B. Depression und Posttraumatische Belastungsstörung). Auch leidet das Selbstwertgefühl: Betroffene trauen sich weniger zu und ziehen sich zurück.

Warum kann das Lösen aus der Beziehung schwierig sein?

Oft bleiben Betroffene von Beziehungsgewalt trotz großen Leidensdrucks in der Beziehung, weil sie sich schuldig fühlen oder Hoffnung auf ein Ende der Gewalt und eine Verbesserung der Beziehung haben. Auch die Versorgung gemeinsamer Kinder oder finanzielle Abhängigkeit können eine Trennung schwierig erscheinen lassen. Die Angst vor einer Verschlimmerung der Gewalt bei einer Trennung oder die Befürchtung, allein nicht zurechtzukommen, können gegen eine Trennung sprechen. Leider zeigt die Erfahrung, dass die Gewalt in Beziehungen häufig mit der Zeit zunimmt.

Wo finde ich Hilfe?

Der erste Schritt, sich Unterstützung zu holen, fällt oft schwer. Es gibt verschiedene regionale wie bundesweite Beratungsangebote, die Sie dabei unterstützen, sich über Ihre Situation klar zu werden und, wenn gewünscht, Wege aus der von Gewalt belasteten Beziehung zu finden. Diese Angebote bieten einen geschützten und vertraulichen Rahmen, in welchem Sie Verständnis erfahren und sich über rechtliche und andere Schutzmöglichkeiten informieren können.

Wichtig

Bei akuter Bedrohung:

- **Hilfe durch die Polizei unter 110**: Bei akuter Gefährdung sollte immer die Polizei verständigt werden. Die Polizei kann gegenüber der gewaltausübenden Person z. B. eine Wegweisung aussprechen, sodass diese die Wohnung für mehrere Tage nicht betreten und keinen Kontakt zum Opfer aufnehmen darf. Die Zeit, in welcher die Wegweisung gültig ist, kann von Ihnen genutzt werden, um einen Antrag auf eine Schutzanordnung nach dem Gewaltschutzgesetz (s. u.) zu stellen. Auch kann die Polizei die gewaltausübende Person vorübergehend in Gewahrsam nehmen, wenn sich die Gefährdung nicht anders abwenden lässt. Eine deutliche Benennung der aktuellen Gefährdung gegenüber der Polizei ist dafür wichtig.
- **Schutz suchen im Frauenhaus**: Frauenhäuser bieten Schutz für betroffene Frauen und ihre Kinder, wenn ein sicherer Aufenthaltsort notwendig ist. In manchen Regionen gibt es auch Schutzhäuser für Männer.

Zusätzlich kann es sinnvoll sein, sich einer anderen vertrauenswürdigen Person wie einer Nachbarin oder einem Freund anzuvertrauen, auch wenn es Ihnen aufgrund von Schamgefühlen oder der Furcht vor Unverständnis schwerfällt. Ihre sozialen Kontakte bieten eine wichtige Unterstützung und Anlaufstelle in der Krise. Weihen Sie diese in Ihre Überlegungen ein und vereinbaren Sie ein Codewort/Signal für den Notfall, so dass diese z. B. die Polizei verständigen können. Das Erstellen eines individuellen Sicherheitsplans, um auf Krisensituationen besser vorbereitet zu sein, ist empfehlenswert. Dazu gehören z. B. das Speichern/Notieren wichtiger Telefonnummern, Überlegungen zu Fluchtwegen aus der Wohnung und das Zurücklegen von Geld und Ersatzschlüsseln für den Notfall. Auch die Anschaffung eines zweiten, geheimen Handys kann nützlich sein. Das Packen einer Notfalltasche mit Kleidung und die Zusammenstellung wichtiger Unterlagen in Original oder Kopie, wie z. B. Personalausweis und Mietvertrag, und deren Hinterlegung bei einer vertrauten Person, kann vorbeugend hilfreich sein. So stehen Ihnen wichtige Dinge des persönlichen Bedarfs, z. B. nach Verlassen der Wohnung im Notfall, zur Verfügung. Weihen Sie, wenn Sie Kinder haben, diese altersgerecht und zum notwendigen Teil in Ihre Planung ein und erklären Sie ihnen, wie sie im Notfall Hilfe holen können.

Rechtliche Schutzmöglichkeiten

Bei Beziehungsgewalt handelt es sich um strafbares Verhalten, dazu können Straftaten wie Körperverletzung, Freiheitsberaubung, Beleidigung oder Nötigung gehören. Eine Anzeige kann auf jeder Polizeidienststelle aufgenommen werden. Es ist möglich, sich anwaltlich beraten zu lassen, um zu einer Entscheidung bezüglich eines rechtlichen Vorgehens zu kommen und sich bei Polizei und Gericht begleiten und vertreten zu lassen. Die Kosten für die anwaltliche Beratung müssen zumeist selbst getragen werden, bei geringem Einkommen ist die Beantragung von Verfahrenskostenhilfe möglich.

Wichtig

Von häuslicher Gewalt Betroffene können beim Familiengericht bei akuter Gefährdung eine Schutzanordnung (§ 1 Gewaltschutzgesetz) gegen die gewaltausübende Person beantragen. Dieser richterliche Beschluss untersagt der gewaltausübenden Person etwa, Kontakt aufzunehmen (z. B. persönlich, telefonisch) und sich der Wohnung und/oder der Arbeitsstelle zu nähern. Auch kann einem als Betroffene die gemeinsam genutzte Wohnung für eine bestimmte Zeit zur alleinigen Nutzung zugewiesen werden. Ein Verstoß gegen diese Bestimmungen stellt eine Straftat dar (§ 4 Gewaltschutzgesetz) und kann strafrechtlich sanktioniert werden.

AB 10 Wie äußert sich Beziehungsgewalt? T P

Beziehungsgewalt ist vielgestaltig und kann körperliche, sexualisierte, wirtschaftliche und psychische Gewalt sowie die Ausübung von Macht und Kontrolle umfassen. Die folgende Auflistung gibt einen Überblick über Kennzeichen, wie sich Beziehungsgewalt äußern kann (Pence et al., 1982).

Kreuzen Sie an, welche Kennzeichen Sie in Ihrer Beziehung wahrnehmen. Sie können die Liste auch ergänzen.

- ☐ Mein Gegenüber wird schnell aufgebracht und reagiert impulsiv (z. B. laut anbrüllen).
- ☐ Mein Gegenüber beleidigt und beschimpft mich und macht mich klein, auch in Gesellschaft anderer.
- ☐ Mein Gegenüber vermittelt mir häufig den Eindruck, dass ich nichts wert sei und nichts richtig machen könne.
- ☐ Mein Gegenüber lügt mich an und verschweigt mir wichtige Informationen.
- ☐ Mein Gegenüber vermittelt mir den Eindruck, dass meine Gedanken, Bedürfnisse oder Gefühle falsch, unwichtig oder verrückt seien.
- ☐ Mein Gegenüber stellt Regeln für mein Verhalten auf und kontrolliert mich, z. B. welche Kleidung ich anziehen soll.
- ☐ Mein Gegenüber kontrolliert, mit wem ich mich verabrede und Kontakte (z. B. Freundschaften) pflege, z. B. durch Lesen meiner Chat-Nachrichten und häufige Anrufe.
- ☐ Mein Gegenüber behindert und verbietet mir meine sozialen Kontakte, z. B. aus Eifersucht.
- ☐ Mein Gegenüber schlägt, schubst, tritt, würgt mich oder wirft mit Gegenständen nach mir.
- ☐ Mein Gegenüber berührt mich gegen meinen Willen oder zwingt mich zu Sex und sexuellen Praktiken, die ich nicht möchte.
- ☐ Mein Gegenüber schüchtert mich ein (z. B. sich vor mir »aufbauen«, Gegenstände absichtlich kaputt machen).
- ☐ Mein Gegenüber droht damit, mich oder andere zu verletzen, mich zu verlassen oder sich etwas anzutun, wenn ich mich nicht nach seinen Vorstellungen verhalte.
- ☐ Mein Gegenüber droht damit, mir den Kontakt zu den (gemeinsamen) Kindern zu entziehen.
- ☐ Mein Gegenüber verleumdet mich bei anderen Personen (z. B. im Freundeskreis), indem Gerüchte oder Lügen über mich verbreitet werden (z. B. Affäre, Erkrankung).
- ☐ Mein Gegenüber erschwert es mir, meiner Arbeit nachzugehen oder verhindert, dass ich eine Arbeitsstelle suche und annehme.
- ☐ Mein Gegenüber erschwert oder verbietet es, dass ich mich weiterbilde (z. B. Schulbesuch, Studium) oder Freizeitaktivitäten nachgehe (z. B. Sportkurs).
- ☐ Mein Gegenüber erschwert oder verhindert, dass ich Einblick in unsere finanzielle Situation habe und z. B. über Ausgaben mitentscheide.
- ☐ Mein Gegenüber trifft alle wichtigen Entscheidungen für unsere Lebensgestaltung allein.
- ☐ Mein Gegenüber beeinflusst die (gemeinsamen) Kinder in negativer Weise, sodass mein Verhältnis zu den Kindern leidet.
- ☐ Mein Gegenüber vermittelt mir den Eindruck, dass ich an den Schwierigkeiten und der Gewalt in der Beziehung schuld sei.
- ☐ Mein Gegenüber leugnet oder bagatellisiert, dass es Schwierigkeiten und Gewalt in der Beziehung gibt (»Es war ja nur ein Ausrutscher.«).
- ☐ Mein Gegenüber … ....
- ☐ Mein Gegenüber … ....

AB 11 Was macht eine gleichberechtigte Paarbeziehung aus?

T P

Partnerschaften können Unterstützung, Zuneigung, Anerkennung und Sicherheit bieten, wenn die Partnerinnen und Partner respektvoll und fair miteinander umgehen.

Die folgende Auflistung gibt einen Überblick über die Kennzeichen gleichberechtigter Paarbeziehungen (nach Pence et al., 1982).

Kreuzen Sie an, welche Kennzeichen Sie in Ihrer Beziehung wahrnehmen oder als besonders wichtig empfinden. Sie können die Liste auch um weitere Punkte ergänzen.

- ☐ Mein Gegenüber und ich suchen bei Meinungsverschiedenheiten und Konflikten nach für beide Seiten akzeptablen und zufriedenstellenden Lösungen.
- ☐ Mein Gegenüber und ich sind kompromissbereit.
- ☐ Beide Seiten haben die Möglichkeit, ihre Meinung frei zu äußern.
- ☐ Mein Gegenüber und ich hören einander zu.
- ☐ Mein Gegenüber und ich verbringen gerne Zeit miteinander.
- ☐ Mein Gegenüber akzeptiert, wenn ich etwas nicht möchte oder tun will.
- ☐ Mein Gegenüber und ich können Fehler eingestehen und uns entschuldigen.
- ☐ Mein Gegenüber und ich gehen freundlich und wertschätzend miteinander um.
- ☐ Mein Gegenüber und ich sind offen und ehrlich zueinander.
- ☐ Mein Gegenüber und ich können schwierige Themen ansprechen und auch Kritik am Verhalten des anderen üben.
- ☐ Mein Gegenüber und ich entscheiden Angelegenheiten, die unser Zusammenleben betreffen, gemeinsam.
- ☐ Mein Gegenüber und ich treffen finanzielle Entscheidungen, die unsere Beziehung betreffen, gemeinsam.
- ☐ Mein Gegenüber und ich verständigen uns über eine faire Verteilung der Aufgaben (z. B. Kindererziehung, Haushalt).
- ☐ Mein Gegenüber und ich übernehmen Verantwortung für die Gestaltung unseres gemeinsamen Lebens und bringen uns aktiv ein.
- ☐ Mein Gegenüber akzeptiert mich im Großen und Ganzen so, wie ich bin.
- ☐ In der Beziehung fühlen sich beide Seiten sicher und geborgen.
- ☐ Mein Gegenüber und ich unterstützen uns gegenseitig.
- ☐ Mein Gegenüber und ich interessieren uns füreinander.
- ☐ Mein Gegenüber und ich respektieren, dass beide Seiten ein Recht auf eigene Gefühle und Meinungen haben.
- ☐ Mein Gegenüber und ich nehmen Rücksicht auf die jeweiligen Bedürfnisse und Wünsche.
- ☐ Mein Gegenüber und ich respektieren oder unterstützen, dass beide Seiten eigene Aktivitäten, Hobbys und soziale Kontakte (Freundschaften, Familie, …) pflegen.
- ☐ Mein Gegenüber und ich vertrauen einander.

- ☐ ....

- ☐ ....

Dieser Sicherheitsplan soll Sie dabei unterstützen, Ihre Sicherheit zu erhöhen und Vorbereitungen für den Notfall zu treffen.

Was passiert vor einem gewalttätigen Übergriff? Welche Anzeichen für Gefahr oder Risikosituationen kennen Sie aus Ihrer Beziehung?

....

....

Wie kann ich mich (und meine Kinder) im Notfall schützen (z. B. Fluchtwege, sichere Orte in der Wohnung, Nachbarn)?

....

....

Wie komme ich am sichersten und schnellsten im Notfall aus der Wohnung?

....

....

Tipp

Wichtige Dinge und Nachweise (im Original oder als Kopie), die beim dauerhaften Verlassen der Wohnung mitgenommen bzw. vorher an einem sicheren Ort hinterlegt werden sollten:

- Pässe/Ausweise
- Geburtsurkunde (auch der Kinder) / Heiratsurkunde
- Führerschein
- eigene Krankenversicherungskarte und die der Kinder, Atteste
- Unterlagen Aufenthaltsberechtigung
- Mietvertrag
- Arbeitsvertrag
- Schul-/Arbeitszeugnisse
- Sozialversicherungsausweis
- Bescheide des Jobcenters / des Sozialamts / der Rentenversicherung
- evtl. Sorgeerklärungen, -vollmachten und Jugendamtsurkunden
- Kontounterlagen/Bankkarte/Sparbücher
- Versicherungsverträge
- Geld, Schmuck
- Schlüssel (Wohnung, Auto etc.)
- Adressbuch
- persönliche Dinge für Sie und Ihre Kinder (Hygieneartikel, Kleidung, Spielzeug, Schulsachen, Tagebuch, Medikamente)

Wo bekomme ich Unterstützung?

Polizei: 110

Frauenhaus: ....

Hilfetelefon Gewalt gegen Frauen: 08000 116 016

Beratungsstelle: ....

Weitere Personen/Einrichtungen:

....

....

....

Was kann ich zur Vorbereitung für den Notfall tun?

....

....

....

Wen möchte ich über meine Situation informieren (Nachbarn, Freunde, Familie, Arbeitgeber, Jugendamt …)?

....

....

....

Was kann ich noch für mich und meine Sicherheit tun (z. B. anonym und kostenlos Beratung in Anspruch nehmen, eigenes Konto eröffnen)?

....

....

....

Pro und Contra von Trennung und Zusammenbleiben

T P

Bitte besprechen Sie die Vor- und Nachteile von Trennung und Zusammenbleiben gemeinsam mit Ihrer Therapeutin und schreiben Sie alle Dinge auf, die Ihnen einfallen. Ziel ist es, sich einen Überblick über Ihre aktuelle Situation zu verschaffen, ohne dass Sie schon eine Entscheidung treffen müssen.

	Vorteile einer Trennung	**Nachteile einer Trennung**
kurzfristig		
langfristig		

	Vorteile des Zusammenbleibens	**Nachteile des Zusammenbleibens**
kurzfristig		
langfristig		

Wie sieht meine Situation in der Gesamtschau aus? Was möchte ich ändern?

....

....

....

Welche Unterstützung und Informationen brauche ich?

....

....

....

Dieses Arbeitsblatt beinhaltet die Aufzählung von 20 Frühwarnzeichen, die darauf hindeuten, dass ein (potenzieller) Beziehungspartner missbräuchlich und übergriffig werden könnte (nach Kubany et al., 2015). Es kann sein, dass Sie in dieser Liste Hinweise entdecken, die Ihr aktueller oder früherer Partner zeigte, bevor es in Ihrer Partnerschaft zu schwerwiegenden Problemen und Gewalt kam.

Manche dieser Frühwarnzeichen (z. B. Eifersucht) werden beim Kennenlernen oder zu Beginn einer Beziehung noch als Zeichen der Zuneigung interpretiert. Jedoch zeigt sich schnell die Kehrseite, so ist Eifersucht zumeist mit kontrollierendem, einengendem Verhalten und Misstrauen verbunden. Die genannten Warnzeichen wirken sich häufig in Form einer Kommunikationsproblematik aus, welches sich besonders bei Konflikten zeigt.

Red flags. Sie können diese Liste von Frühwarnzeichen nutzen, um Ihre Menschenkenntnis zu verbessern und schon beim Kennenlernen eines möglichen Partners achtsam zu sein. Bedenken Sie dabei auch, was Ihnen für eine gelingende Beziehung wichtig ist und stehen Sie für sich und Ihre Haltung ein.

- ☐ Besitzergreifend: Der potenzielle Partner kontrolliert (z. B. durch häufige Anrufe) wo, wie und mit wem Sie Ihre Zeit verbringen. Er möchte möglichst alles gemeinsam mit Ihnen machen und lässt wenig Raum für andere Kontakte.
- ☐ Eifersucht: Eifersucht ist oft mit kontrollierendem und besitzergreifendem Verhalten verbunden und ein starker Risikofaktor.
- ☐ Ihre Familie und Freunde nicht mögen: Er äußert sich kritisch und negativ über Ihre Freunde und Familie und lehnt den Kontakt zu diesen ab.
- ☐ Es eilig haben, eine Liebesbeziehung zu beginnen: Er drängt darauf, schnell eine Partnerschaft einzugehen. Die Zeit vom Kennenlernen bis zu einer Beziehung, oftmals auch Zusammenziehen und Heirat, verläuft wie im Zeitraffer.
- ☐ Lügen: Sie bemerken, dass er Sie schon bei Kleinigkeiten anlügt.
- ☐ Heimlichtuerei: Er lässt Sie im Unklaren, wie er seine Zeit allein verbringt und welchen Aktivitäten er nachgeht. Er spricht über bestimmte Themen (z. B. frühere Partnerschaften) nicht mit Ihnen. Er stellt Ihnen wenige/keine Menschen (Familie, Kollegen etc.) aus seinem sozialen Umfeld vor oder berichtet Ihnen von diesen.
- ☐ Ihnen seine Meinung und Überzeugungen aufzwingen: Er ist rechthaberisch und versucht Sie von seinen Meinungen hartnäckig zu überzeugen. Seine Ansichten zur Gestaltung einer Partnerschaft sind häufig traditionell und sehen eine dominante Rolle des Mannes vor.
- ☐ Ihre Meinungen und Überzeugungen belächeln und herabsetzen: Oftmals geschieht die Herabsetzung zunächst eher unauffällig, indem er Ihnen Naivität, mangelnde Kompetenz oder Erfahrung unterstellt.
- ☐ Jähzorn: Er ist impulsiv und reizbar. Auch eine ruhige, gut gelaunte Stimmung kann schnell in Ärger umschlagen.
- ☐ Anderen gegenüber körperlich gewalttätig sein: In der Vergangenheit oder heute verletzt er andere Menschen körperlich oder ist körperlich aggressiv. Dies ist ein sehr wichtiges Warnzeichen.
- ☐ Andere Personen beleidigen: Er zeigt sich anderen Personen (z. B. Familienmitgliedern oder Kellnern im Lokal) gegenüber beleidigend und herabwürdigend, auch wenn er zu Ihnen nett ist.
- ☐ Anderen Personen die Schuld für eigene Probleme und Fehler geben: Die Gründe und Verantwortung für Fehler oder Probleme werden anderen Personen zugeschoben.
- ☐ »Spielerischer« Gebrauch von Kraft beim Sex: Er verhält sich beim Sex Ihnen gegenüber unangemessen grob oder dominant.

- ☐ Regelmäßiger hoher Konsum von Alkohol oder Drogen (früher und/oder heute): Alkohol- und Drogenkonsum ist ein Risikofaktor für die Ausübung von Beziehungsgewalt.
- ☐ Ruf eines Frauenhelden: Er hat einen Ruf als »Weiberheld« oder hat in früheren Beziehungen seine Partnerinnen betrogen.
- ☐ Unzuverlässigkeit: Er hält sich nicht an Absprachen, übernimmt wenig Verantwortung und ist unzuverlässig.
- ☐ Verhält sich, wenn er mit Ihnen allein ist, anders als im Beisein anderer: Wenn andere Menschen, insbesondere Frauen, anwesend sind, zeigt er sich distanziert und anmaßend. Dies kann der Verschleierung der Beziehung dienen, um auf andere ungebunden zu wirken.
- ☐ Eingriffe in Ihre Privatsphäre: Er respektiert Ihre Privatsphäre nicht, liest z. B. Ihre E-Mails, öffnet Ihre Post oder durchsucht Ihren Kleiderschrank.
- ☐ Grausamkeit gegenüber Kindern oder Tieren: Er zeigt sich gegenüber Schwächeren provozierend oder aggressiv, z. B. tritt er eine Katze oder ärgert bewusst Kinder. Er hat ungerechtfertigt hohe Erwartungen an Kinder (z. B. still zu sein), die nicht ihrem Entwicklungsstand und Alter entsprechen.
- ☐ Charme oder Charisma: Viele Menschen sind charmant, witzig und unterhaltsam. Sie machen Komplimente, sind zugewandt und aufmerksam, dies ist an sich kein Warnzeichen. Jedoch scheint eine Gruppe der Männer, die zu missbrauchendem Verhalten neigen, auch über diese Eigenschaft zu verfügen. Oftmals ist dies gekoppelt mit der Bereitschaft zu lügen und andere im eigenen Sinne zu beeinflussen. Anzeichen können gerade beim Kennenlernen übertriebene, zahlreiche Komplimente sein, die wenig mit Ihnen als individuelle Person zu tun haben.

Definition

Stalking, auch **Nachstellung** genannt, bezeichnet wiederholtes und beharrliches Nachstellen, Belästigen, Verfolgen oder Terrorisieren einer Person gegen deren Willen. Dabei kann das Stalking vielfältige Formen annehmen und Verhaltensweisen wie ständige unerwünschte Kontaktaufnahmen per Telefon, Brief oder Internet, Bedrohungen und Beleidigungen, die Zusendung von Geschenken, Verfolgen in der Öffentlichkeit, Rufschädigung, Datendiebstahl, Sachbeschädigung, Ausfragen und Belästigen des sozialen Umfelds sowie körperliche Gewalt umfassen. Die Herstellung einer – wie auch immer gearteten – Beziehung ist das Ziel der stalkenden Person. Zumeist werden mehrere Stalking-Verhaltensweisen dem Opfer gegenüber gezeigt. Seit 2007 stellt Nachstellung einen Straftatbestand dar (§ 238 StGB).

Stalking kann jeden Menschen betreffen. Zumeist wird Stalking-Verhalten von einer Einzelperson gegenüber einer anderen Person gezeigt, in etwa drei Viertel der Fälle sind sich diese bekannt. Die häufigste Konstellation ist Stalking durch Ex-Partner nach Beendigung einer Beziehung (ca. 50 % der Fälle), jedoch kommt es auch zu Stalking aus einem Klienten-, Bekanntschafts- oder Nachbarschaftsverhältnis heraus. Beispielsweise haben Menschen in bestimmten Berufen, welche mit einer exponierten Stellung einhergehen (z. B. Schauspieler) oder in engerem sozialen Kontakt mit Menschen arbeiten (z. B. Ärzte, Lehrer), ein höheres Risiko. Stalking durch eine unbekannte Person betrifft nur einen kleinen Teil der Betroffenen.

Beispiel

Frau G. hatte vor drei Monaten eine kurze Beziehung mit einem Kollegen, der in einer anderen Abteilung des Unternehmens arbeitet. Sie hat ihm zu Beginn des Verhältnisses mitgeteilt, dass sie keine ernsthaften Absichten hege, womit er sich einverstanden zeigte. Nachdem sie das Verhältnis beendete, kommt der Kollege mehrmals täglich in ihren Arbeitsbereich und versucht sie in ein Gespräch zu verwickeln. Auch schickt er ihr unentwegt E-Mails und Chat-Nachrichten, die im Ton zwischen Schmeicheleien und Beleidigungen schwanken. Eine Abgrenzung ihrerseits, dass sie keinen Kontakt mehr wünsche und dass er sie in Ruhe lassen solle, hat zu keiner Veränderung seines Verhaltens geführt. Seit drei Wochen folgt er ihr auf dem Arbeitsweg und wartet dann mehrere Stunden vor ihrem Haus. Nachts bekommt sie zahlreiche anonyme Anrufe, ihr Telefon kann sie jedoch wegen ihres Bereitschaftsdienstes nicht ausschalten. Sie ist verärgert und sehr besorgt über das Verhalten des Kollegen und kommt kaum noch zur Ruhe.

Stalking-Motive. Die Motive von stalkenden Personen sind sehr vielgestaltig, es kann sich um den Wunsch nach Macht und Kontrolle über eine andere Person oder Rache und Kränkung nach einer Trennung handeln. Auch der Wunsch nach einer (Wieder-)Aufnahme einer Beziehung und eine wahnhafte Verkennung der Realität können Hintergrund des Stalkings sein. Stalkende Personen können an einer psychischen Erkrankung (z. B. einer Psychose oder Alkoholabhängigkeit) leiden. Stalkende Personen haben den Wunsch nach – irgendwie geartetem – Kontakt, weshalb jegliche Reaktion der Betroffenen, wie z. B. das Eingehen auf ein Gespräch, diese in ihrem Verhalten bestärkt und zu einer Aufrechterhaltung des Stalkings beiträgt. Auch negative Reaktionen (z. B. anbrüllen) haben diesen Effekt. Das Stalking-Verhalten kann besonders bestärkt werden, wenn eine Reaktion nur selten erfolgt, z. B. wenn das Opfer nach einer Vielzahl beleidigender SMS eine Antwort schreibt. Die stalkende Person lernt so, dass sich intensives, hartnäckiges Nachstellen lohnt.

Reaktionen der Stalking-Opfer. Betroffene reagieren sehr unterschiedlich auf nachstellendes Verhalten. Jedoch erleben sich viele als hilflos und diesem schwerwiegenden Eingriff in ihre Privatsphäre ausgeliefert. Sie fühlen sich beobachtet und in ihren Gestaltungsmöglichkeiten stark eingeschränkt. Ihr persönliches Sicherheitsempfinden und das Vertrauen in andere Menschen werden empfindlich gestört. Oft werden die eigenen sozialen und Alltagsaktivitäten eingeschränkt, um einer möglichen Gefährdung aus dem Weg zu gehen, dies kann bis zur sozialen Isolation führen. Die Betroffenen sind oft dauerhaft angespannt und wachsam. Die Gedanken kreisen um das Stalking und seine Bedrohlichkeit, mögliche Motive der stalkenden Person und die eigenen Reaktionen, z. B. Rachegedanken. Auch gereizte Stimmung und Verärgerung treten auf. Stalking führt u. U. zu

- Erschöpfung,
- Schlafstörungen,
- Niedergeschlagenheit,
- Depressionen sowie
- (psycho-)somatischen Beschwerden wie Kopfschmerzen aufgrund der lang andauernden, chronischen Stresssituation.

Auch kann sich bei einer schweren und das eigene Leben bedrohenden Nachstellung eine Posttraumatische Belastungsstörung entwickeln. Stalking kann gravierende Folgen für die Lebensgestaltung der Opfer haben, manche Betroffene wechseln ihren Arbeitsplatz oder Wohnort, um dem nachstellenden Verhalten zu entgehen. Ferner entstehen möglicherweise wirtschaftliche Kosten durch Ausgaben für Sicherheitstechnik (z. B. Sicherheitsschloss an der Haustür, Alarmanlage), Reparaturkosten nach Sachbeschädigungen, Kosten für rechtliche Beratung, unerwünschte Warenbestellungen durch die stalkende Person oder Einkommensminderung durch Krankschreibung.

Auswirkungen auf mitbetroffene Kinder. Im Fall von Stalking durch einen ehemaligen Partner können die gemeinsamen Kinder mitbetroffen sein, indem die stalkende Person diese in ihr Stalking-Verhalten einbezieht oder die Kinder Zeugen oder selbst Opfer der Stalking-Handlungen werden. Beispielsweise holt die stalkende Person über ein Aushorchen der Kinder Informationen über das gestalkte Elternteil ein, verleumdet dieses gegenüber den Kindern oder folgt den Kindern täglich auf dem Schulweg. Dieses Verhalten kann als psychische Gewalt den Kindern gegenüber eingeordnet werden. Kinder geraten in Loyalitätskonflikte zwischen den Eltern und erhalten nicht die in der herausfordernden Trennungssituation notwendige Unterstützung und Sicherheit. Auch die Folgen für die gestalkten Elternteile, wie gesundheitliche Beschwerden oder Wohnortwechsel, wirken sich auf die Befindlichkeit und Lebensgestaltung der Kinder aus. Oftmals sind die Kinder auch Zeugen von Gewalt geworden oder selbst von Misshandlung betroffen, wenn es in der elterlichen Beziehung zu häuslicher Gewalt kam.

Das Aufsuchen einer Beratungseinrichtung zur Information und Unterstützung im Umgang mit dem Stalking und dessen psychosozialen Folgen ist sehr zu empfehlen. Die Erfahrungen im Umgang mit Stalking zeigen, dass klare Maßnahmen zur Grenzsetzung die Chance erhöhen, das Stalking zu beenden.

Wichtig

Grenzsetzung

Oberste Regel ist die deutliche Grenzsetzung gegenüber der stalkenden Person. Der stalkenden Person sollte einmal, am besten schriftlich oder unter Zeugen, mitgeteilt werden, dass kein Kontakt, auch nicht über Dritte, (mehr) gewollt ist. Es soll sich auf kein »letztes klärendes Gespräch« eingelassen werden. Dies ist vor allem deshalb wichtig, damit der stalkenden Person nicht suggeriert wird, dass seine Hartnäckigkeit bei den Betroffenen zum Erfolg, sprich Kontakt, führt.

In der Folge ist es wichtig, jede weitere Kontaktaufnahme zur stalkenden Person zu vermeiden. Dieses beinhaltet z. B.,

- nicht auf Nachrichten in den sozialen Netzwerken, Briefe, Chat-Nachrichten über Messenger Dienste (z. B. WhatsApp), SMS oder E-Mails zu reagieren,
- bei Anrufen aufzulegen oder einen Anrufbeantworter ohne persönliche Ansage anzuschalten,
- keine Warensendungen anzunehmen, die man nicht selbst bestellt hat.

Stalkende Personen haben das Ziel, in Kontakt mit den Betroffenen zu gelangen und deren Aufmerksamkeit zu bekommen. Erhalten sie eine persönliche Reaktion, etwa die ärgerliche Beantwortung einer SMS, wirkt dies wie eine Belohnung und bestärkt sie in ihrem Stalking-Verhalten. Diese Verstärkung ist besonders nachhaltig, wenn nur selten Reaktionen der Betroffenen erfolgen. Die stalkende Person lernt, dass besonders hartnäckiges Stalking zum Erfolg führt. Ein konsequentes Ignorieren ist deshalb eine wichtige Voraussetzung für die Beendigung des Stalkings.

Umgang mit persönlichen Daten

Ein sorgsamer Umgang mit den persönlichen Daten ist wichtig. Die Nachstellung erfolgt häufig über soziale Netzwerke und kann etwa das Ausspähen von Passwörtern, Weiterverbreitung privater Bilder, Identitätsmissbrauch und Fake-Accounts beinhalten, hier spricht man auch von Cyberstalking.

Es ist ratsam,

- die Privatsphäre-Einstellungen (z. B. in sozialen Medien) zu überprüfen und nur das im Internet zu veröffentlichen, was man auch auf eine für jeden lesbare Postkarte schreiben würde. Die Verbreitung von privatem Film- und Fotomaterial sollte nur sehr sorgsam erfolgen;
- PC, Handy und WLAN mit Firewall und Virensoftware zu schützen und auf sichere Passwörter für Ihre Konten (z. B. Mailaccount) zu achten bzw. diese regelmäßig zu erneuern;
- sich bei Beratungsstellen, der Polizei oder Ihrer Telefongesellschaft / Ihrem Internet-Provider über technische Überprüfungs- und Schutzmöglichkeiten zu informieren;
- darauf zu achten, keine persönlichen Daten (z. B. Briefe) über den Hausmüll zu entsorgen oder diese unkenntlich zu machen.

In manchen Fällen kann die Beantragung einer Auskunftssperre beim Einwohnermeldeamt hilfreich sein, damit z. B. Privatpersonen keinen Zugriff auf Ihre Anschrift erhalten.

Um zu gewährleisten, dass die stalkende Person nicht an Informationen über Sie gelangen kann, sollte Ihr persönliches Umfeld (z. B. Angehörige, Freunde, Arbeitskollegen und Nachbarn) informiert werden. Dieser Schritt kann unangenehm sein, dient jedoch Ihrem Schutz und kann Missverständnisse vermeiden.

Dokumentation der Stalking-Handlungen

Die Dokumentation der Stalking-Handlungen ist wichtig zur Beweissicherung, auch wenn sie oft nicht leichtfällt. Das Protokollieren aller belästigenden Handlungen in einem sogenannten »Stalking-Tagebuch« ist hilfreich: Darin sollten vor allem das Datum, die Uhrzeit, der Ort, mögliche Zeugen, ggf. Beweismittel und Art sowie Umfang der Beeinträchtigungen kurz benannt werden (Wann, wo, was ist passiert? Wie lange/oft? Zeugen/Nachweise, eigene Reaktion/Folgen). Ebenso sollten Sie Nachweise für die langfristigen Folgen der Handlungen (z. B. Atteste) sammeln. Wichtig und ratsam ist es, Nachrichten (z. B. SMS, Chat-Nachrichten, E-Mails, Mailbox-Nachrichten, Briefe) mit Datum zu speichern und aufzubewahren. Inzwischen gibt es auch Apps für das Smartphone (z. B. »No Stalk« der Hilfsorganisation Weißer Ring, www.nostalk.de), welche die Beweissicherung erleichtern. Um die Belastung durch die Dokumentation zu verringern, können Sie einen bestimmten Tageszeitpunkt festlegen, an welchem Sie die Notizen machen und Nachweise sichern. Anschließend legen Sie das Tagebuch oder den Ordner an einem festen Ort beiseite oder schließen die App.

Mögliche rechtliche Schritte

Es ist möglich, sich anwaltlich beraten zu lassen, um zu einer Entscheidung bezüglich eines rechtlichen Vorgehens gegen die stalkende Person zu kommen und sich auf dem Weg vor Gericht begleiten und vertreten zu lassen. Die Kosten für die anwaltliche Vertretung müssen zumeist selbst getragen werden, bei geringem Einkommen ist die Beantragung von Verfahrenskostenhilfe möglich. Die Abmahnung mit Unterlassungserklärung, welche die stalkende Person schriftlich dazu auffordert, das Verhalten einzustellen und bei Nichteinhaltung bestimmte Folgen benennt, kann mit anwaltlicher Unterstützung einen ersten zivilrechtlichen Schritt zur Abwehr des Stalking-Verhaltens bieten.

Bei akuter Gefährdung (z. B. Eindringen in die Wohnung, Verfolgen mit dem Auto) sollte immer die Polizei verständigt werden. Die Polizei kann gegenüber der stalkenden Person einen Platzverweis aussprechen, wenn anzunehmen ist, dass sie weitere Straftaten begehen wird.

Wichtig

Von Nachstellung Betroffene können beim Familiengericht bei akuter Gefährdung eine Schutzanordnung (§ 1 Gewaltschutzgesetz) gegen die stalkende Person beantragen. Dieser richterliche Beschluss untersagt der stalkenden Person etwa, Kontakt zum Opfer aufzunehmen (z. B. persönlich oder telefonisch) und sich der Wohnung und/oder der Arbeitsstelle zu nähern. Ein Verstoß gegen die Bestimmungen stellt eine Straftat dar (§ 4 Gewaltschutzgesetz) und kann strafrechtlich sanktioniert werden.

Seit 2007 stellt Nachstellung einen Straftatbestand dar (§ 238 StGB), was eine Anzeige bei der Polizei und strafrechtliche Verfolgung des Stalking-Verhaltens ermöglicht. Dabei umfasst § 238 StGB eine Reihe von Tathandlungen des Nachstellens über einen längeren Zeitraum gegenüber einer Person, die dazu geeignet sind, deren Lebensgestaltung schwerwiegend zu beeinträchtigen. Auch Handlungen wie Sachbeschädigung, Beleidigung oder Nötigung stellen Straftaten dar und können angezeigt werden. Die Anzeige bei der Polizei stellt für einige stalkende Personen eine deutliche Begrenzung dar, die zur Einstellung des belästigenden Verhaltens führen kann.

AB 15 Stalking-Tagebuch: Dokumentation der Stalking-Handlungen

P

Datum/ Uhrzeit	Ort	Was ist passiert? Wie lange/oft?	Zeugen, andere Nachweise	Eigene Reaktion/Folgen (z. B. gesundheitlich, finanziell)

Hintergrund

Die Auseinandersetzung mit dem Stalking, die Suche nach (professioneller) Unterstützung sowie eine bestimmte Aufmerksamkeit und Vorsicht sind notwendig und angemessen, um die eigene Gefährdung zu reduzieren und zu einer Beendigung des Stalkings beizutragen. Betroffene benötigen jedoch auch »nachstellungsfreie Räume«, in denen sie, wenn auch nur kurzzeitig, Abstand nehmen und Ressourcen gestärkt werden können. Auf kognitiver Ebene bedeutet dies, insbesondere andauernde, um die stalkende Person und ihr Verhalten kreisende Gedanken zu begrenzen und daraufhin zu untersuchen, ob diese hilfreich sind.

Anleitung

(1) Vor der Bearbeitung des Arbeitsblatts 16 »Selbsthilfe bei Stalking« sollte ein Grundwissen zur Problematik des Stalkings durch Aushändigung passender Informationen oder Ermutigung zu eigener Recherche aufgebaut werden. Zur Verdeutlichung der aufrechterhaltenden Faktoren des Stalkings können Sie auch eine Erklärung zum Lernen durch Verstärkung heranziehen. Aufbauend auf diesen Informationen können Sie zuerst das Handeln der Patientinnen in Bezug auf das Stalking sammeln (z. B. am Flipchart) und anschließend gemeinsam hinterfragen, ob es sich günstig auf das Stalking auswirkt. Das Ergebnis können Sie dann in das Arbeitsblatt eintragen.

(2) Im zweiten Schritt sammeln Sie, welche Gedanken die Patientinnen oft beschäftigen und überlegen gemeinsam, welche kurz- und langfristigen Folgen diese Gedanken und das Gedankenkreisen selbst für die Person haben. Gedanken, die negative Gefühle intensivieren oder sich im Kreis drehen, führen oft zu einer Verstärkung von z. B. Hilflosigkeit und Stresserleben.

(3) Hilfreiche, kraftgebende Gedanken werden zusammen mit positiven Aktivitäten, sozialer Unterstützung und anderen Ressourcen (z. B. Sport) im dritten Schritt gesammelt.

Mögliche Stolpersteine

Manche Betroffene erleben es als ungerecht, dass sie einen großen Aufwand betreiben müssen, um dem Stalking etwas entgegenzusetzen, während die stalkende Person zunächst von negativen Folgen unbehelligt bleibt. Insbesondere Aufgaben wie die Dokumentation des Stalkings und die Mitteilung über die Betroffenheit im sozialen Umfeld stellen Herausforderungen für die Betroffenen dar. Dieser erlebten Ungerechtigkeit und den entsprechenden negativen Gefühlen sollte verständnisvoll und validierend begegnet werden.

Stalking stellt für die Betroffenen zumeist eine starke psychische Belastung dar und schränkt sie in ihrer alltäglichen Lebensgestaltung ein. Es wird auch als anstrengend erlebt, dass der hilfreiche Umgang mit dem Stalking es erfordert, die Stalking-Handlungen zu dokumentieren und andere Vorsichtsmaßnahmen zu ergreifen. Gefühle wie Angst und Ärger oder das Erleben von Ungerechtigkeit und Überforderung sind in dieser Situation völlig normal.

Die folgenden Fragen und Denkanstöße sollen Ihnen dabei helfen, zu überlegen, welche Verhaltensweisen für Sie hilfreich und stärkend im Umgang mit dem Stalking sind. Nutzen Sie dazu auch die Informationen, die Sie bisher über Stalking bekommen haben. Schreiben Sie alles auf, was Ihnen einfällt.

Check-up – günstiger Umgang mit dem Stalking

Wie kann ich hilfreich mit dem stalkenden Verhalten umgehen?

....

....

....

....

Welches Verhalten wäre ungünstig, da es das Stalking bestärken könnte?

....

....

....

....

Kopfkino – Gedankenkreisen um das Stalking

Viele Betroffene denken viel über das Stalking nach, z. B. über die Gründe der stalkenden Person oder die möglichen Folgen des Stalkings. Dies ist zwar verständlich, manchmal nimmt dieses Nachdenken aber sehr viel Raum ein und lässt einen auch in »stalking-freien« Situationen nicht los oder verstärkt Gefühle wie Hilflosigkeit.

Welche Gedanken habe ich oft über das Stalking und meine aktuelle Situation?

....

....

....

....

Wie sehr beschäftigt mich das Stalking gedanklich? Welche Gedanken nehmen zu viel Raum ein und drehen sich im Kreis? Welche Gedanken füttern negative Gefühle?

....

....

....

....

....

....

....

Keep strong – Was hilft mir in dieser belastenden Zeit?
Welche hilfreichen, stärkenden Gedanken gibt es?

....

....

....

....

....

....

Welche Aktivitäten stärken mich? Was gibt mir Zuversicht? Welche Kontakte tun mir gut?

....

....

....

....

....

Check-up – günstiger Umgang mit dem Stalking

Wie kann ich hilfreich mit dem stalkenden Verhalten umgehen?

Mit meinem Chef und den engsten Kollegen sprechen und ihnen von der Belästigung erzählen, seine Anrufe und E-Mails ignorieren, Arbeitsaufträge von ihm an eine Kollegin weitergeben, mir Notizen zu seinem Verhalten machen, mich bei einer Beratungsstelle von »Profis« beraten lassen, ruhig bleiben, bei Bedrohung die Polizei rufen

Welches Verhalten wäre ungünstig, da es das Stalking bestärken könnte?

Ihm in der Kantine böse Blicke zuwerfen, auf SMS reagieren, aus Mitleid mit ihm sprechen, immer wieder zur Kontrolle aus dem Fenster schauen, vor meinen Kollegen so tun, als wäre alles in Ordnung, dem Stalker meine Angst zeigen und nicht mehr das Haus verlassen, mich provozieren lassen

Kopfkino – Gedankenkreisen um das Stalking

Viele Betroffene denken viel über das Stalking nach, z. B. über die Gründe der stalkenden Person oder die erlebten Belastungen. Manchmal nimmt dieses Nachdenken sehr viel Raum ein und lässt einen auch in »stalking-freien« Situationen nicht los oder verstärkt Gefühle wie Hilflosigkeit.

Welche Gedanken habe oft ich in Bezug auf das Stalking?

Warum macht er das? Habe ich was falsch gemacht? Liegt es an mir? Und wenn das nie wieder aufhört?
Ich finde es ungerecht, dass der mein Leben so einschränkt und dass ich misstrauischer geworden bin. Ich habe manchmal Angst, dass ich mich als Person verändere.
Ich fühle mich so hilflos und ausgeliefert.

Wie sehr beschäftigt mich das Stalking gedanklich? Welche Gedanken nehmen zu viel Raum ein und drehen sich im Kreis? Welche Gedanken füttern meine negativen Gefühle?

Die Gedanken um die Gründe für das Stalking beschäftigen mich sehr. Ich komme aber zu keinem Ergebnis, es gibt keinen verständlichen Grund. Und durch das Grübeln habe ich ihn und das Stalking dauernd im Kopf, was mich unter Stress setzt. Manchmal grübele ich, was er noch alles machen könnte und male mir Schreckliches aus, was mich entmutigt und verunsichert.

Keep strong – Was hilft mir in dieser belastenden Zeit?

Welche hilfreichen, stärkenden Gedanken gibt es?

Ich habe viele gute Erfahrungen in meinem Leben mit anderen Menschen gemacht und habe Freunde und eine nette Familie. Die meisten Menschen haben gute Absichten. Ich habe Unterstützung durch andere und möchte, dass das Stalking nicht mein Leben bestimmt.
Es ist okay, Angst zu haben, jeder würde sich in dieser schwierigen Situation so fühlen. Ich will mich nicht unterkriegen lassen. Ich bin aufmerksam, aber nicht panisch.
Ich weiß, dass ich eine gute Chance habe, das Stalking durch mein Verhalten zu beeinflussen. Ich bekomme Rückhalt von Freunden und Familie. Viele Menschen werden Opfer von Stalking, es ist nicht meine Schuld.

Welche Aktivitäten stärken mich? Was gibt mir Zuversicht? Welche Kontakte tun mir gut?

Zeit mit meiner Familie, Lieblingsserie schauen, mit einer Freundin Kaffee trinken und quatschen, Yoga machen, übers Wochenende verreisen, meinen Alltag aufrechterhalten und zur Arbeit gehen, mit Freunden über meine Probleme sprechen und in den Arm genommen werden, mich bewusst ablenken durch Hobbys …

3 Psychoedukation

3.1 Einführung

Viele Betroffene haben nach einem traumatischen Erlebnis große Schwierigkeiten, die damit verbundenen psychischen Symptome einzuordnen. Häufig werten sie diese Symptome als ein Zeichen dafür, dass mit ihnen etwas nicht stimmt oder sie verrückt werden. Eine gute Psychoedukation stellt in diesem Kontext einen ersten wichtigen Schritt zur Wiederherstellung der psychischen Stabilität dar und bildet die Grundlage für die Ableitung des Behandlungsrationals im weiteren Verlauf der Therapie. Hierbei ist es von zentraler Wichtigkeit, die Symptome als eine normale und bekannte Reaktion auf ein außergewöhnliches Erlebnis einzuordnen. Darüber hinaus sollte den Patientinnen eine Erklärung dafür angeboten werden, wie es zu diesen Symptomen kommt. Ein bekanntes Modell, auf das sich viele der folgenden Materialien beziehen, ist das kognitive Modell von Ehlers und Clark (1999). Dieses Modell (s. Abb. 3.1) geht davon aus, dass das traumatische Erlebnis nur unzureichend elaboriert und in das autobiografische Gedächtnis integriert wurde. Konkret bedeutet dies, dass das traumatische Ereignis nicht als Teil der Vergangenheit erlebt wird. Hiermit in Zusammenhang steht, dass Reize, die an das das Trauma erinnern (Auslöser), intrusives Wiedererleben und Flashbacks auslösen können. Dies führt in Kombination mit ungünstigen Bewertungen in Bezug auf das Trauma und seiner Konsequenzen (z. B. »Ich bin nirgends sicher«; »Man sieht mir an, dass ich ein leichtes Opfer bin«) dazu, dass das Trauma als eine gegenwärtige Bedrohung wahrgenommen wird. Aufrechterhalten wird die Störung darüber hinaus durch dysfunktionale Verhaltensweisen (z. B. Gefühle mit Alkohol betäuben) und kognitive Verarbeitungsstile (z. B. darüber grübeln, wie man das Trauma hätte verhindern können).

Abbildung 3.1 Auszug aus dem Modell der PTBS nach Ehlers und Clark (1999, aus Ehlers, 1999)

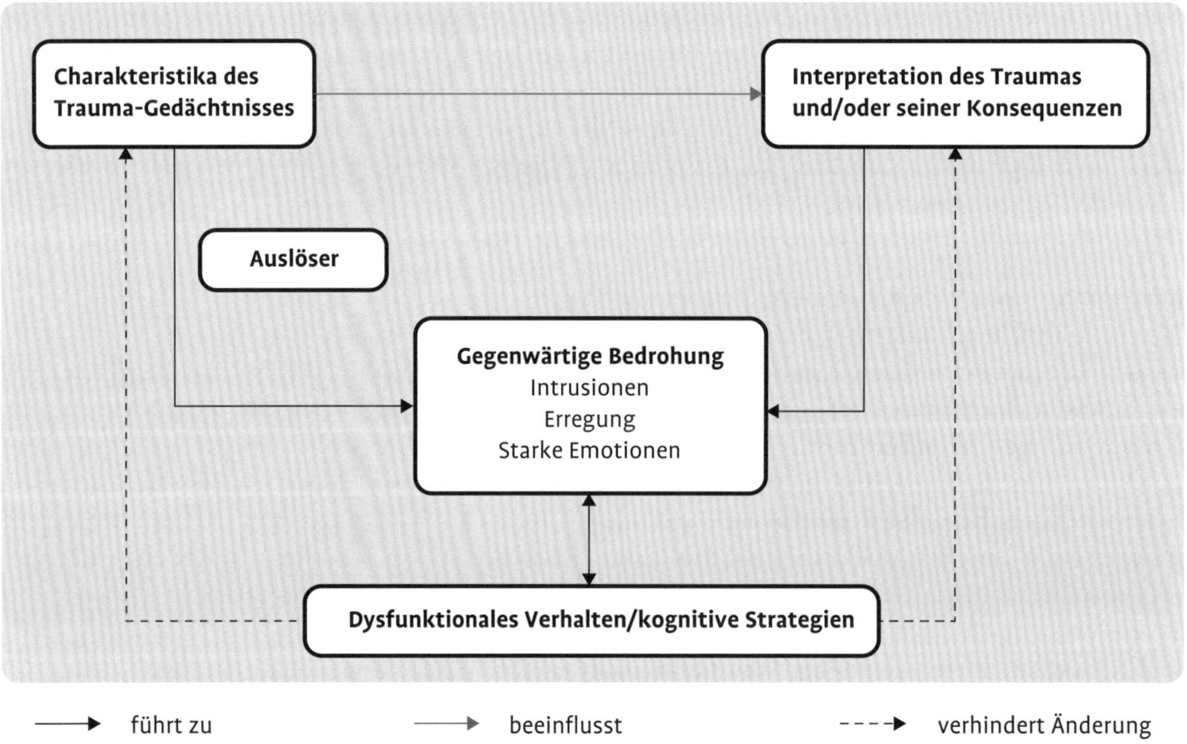

3.2 Arbeitsmaterial

Im Folgenden finden Sie eine Anleitung zur Erarbeitung des Störungsmodells sowie Informationsblätter für Patientinnen zu den Symptomen der PTBS. Es folgen Hinweise zur Ableitung des Therapierationals sowie Materialien zur Identifikation von Triggern, Intrusionen sowie traumabezogenem Vermeidungsverhalten. Abschließend finden Sie Informationen zu Dissoziationen und Hinweise dazu, wie Sie diese erkennen können.

AB 18 Was hat sich seit dem Trauma verändert?
Dieses Arbeitsblatt hat die Erfassung von Beschwerden und Symptomen, unter denen die Patientin im Zusammenhang mit dem traumatischen Erlebnis leidet, zum Ziel. Darüber hinaus werden bisherige Bewältigungsstrategien erfragt. Es kann der Patientin als Hausaufgabe zur Vorbereitung der Erarbeitung des Störungsmodells mitgegeben werden.

INFO 15 Hinweise zur Erarbeitung des Störungsmodells und zur Psychoedukation
Das Informationsblatt beschreibt das Vorgehen bei der Entwicklung des Störungsmodells, das gemeinsam mit der Patientin am Flipchart erarbeitet werden kann. Darüber hinaus werden drei verschiedene Möglichkeiten der Psychoedukation beschrieben, die bei Bedarf miteinander kombiniert werden können. Hierzu gehört erstens die Erläuterung von Besonderheiten des Traumagedächtnisses, die sich am kognitiven Modell der PTBS nach Ehlers und Clark (1999) orientiert. Darüber hinaus wird zweitens die Bildung von Reiz-Reaktions-Verbindungen erläutert. Der dritte Erklärungsansatz der PTBS bezieht sich auf die Erschütterung von Grundannahmen und orientiert sich am Störungsmodell der Cognitive Processing Therapy (Resick et al., 2016).

AB 19 Mein Störungsmodell der PTBS
Das Arbeitsblatt ermöglicht der Patientin, unter Berücksichtigung ihrer spezifischen Symptome ein individuelles Störungsmodell zu erstellen. Es kann der Patientin nach der Sitzung, in der das Störungsmodell erarbeitet wurde, als Hausaufgabe mitgegeben werden.

INFO 16 Symptome der Posttraumatischen Belastungsstörung
Auf diesem Informationsblatt wird der Patientin orientiert an den diagnostischen Systemen ICD-10 (Dilling & Freyberger, 2012) und DSM-5 (American Psychiatric Association, 2014) erklärt, wie ein traumatisches Ereignis definiert ist und welche Symptome zu einer Posttraumatischen Belastungsstörung gehören. Darüber hinaus wird das Vermeidungsverhalten als aufrechterhaltende Bedingung der PTBS identifiziert und seine Rolle mithilfe der Metapher des Wasserballs (Priebe & Dyer, 2014) erläutert. Es bietet sich an, der Patientin dieses Informationsblatt nach der Erarbeitung des Störungsmodells auszuhändigen.

INFO 17 Vorgehen beim Ableiten des Behandlungsrationals
Die Beschreibung des Vorgehens bei der Ableitung des Behandlungsrationals baut auf dem Informationsblatt zur Psychoedukation (INFO 15 »Hinweise zur Erarbeitung des Störungsmodells und zur Psychoedukation«) auf. Das Behandlungsrational kann entweder direkt im Anschluss an die Psychoedukation abgeleitet werden oder in der anschließenden Therapiesitzung folgen. Um zu verdeutlichen, warum die Auseinandersetzung mit den Erinnerungen erforderlich ist, kann auf die Metapher eines Schranks zurückgegriffen werden, in den die Erinnerungen einsortiert werden müssen (Priebe & Dyer, 2014). Wichtig ist es, die Ängste der Patientin im Hinblick auf die Auseinandersetzung mit den Erinnerungen zu normalisieren, Unterstützung anzubieten und das Vertrauen in das in der Therapie geplante Vorgehen zu stärken.

INFO 18 Worum geht es in der Traumatherapie?
Dieses Informationsblatt identifiziert das Vermeidungsverhalten als aufrechterhaltenden Faktor der PTBS. Anschließend erläutert es, warum eine Auseinandersetzung mit dem Trauma in der Therapie notwendig ist. Hierbei nimmt es Bezug auf die Metapher der »Wunde«, die das Trauma und den damit

verbundenen Genesungsprozess mit einer körperlichen Verletzung und deren Abheilung vergleicht. Abschließend werden Rahmenbedingungen der Therapie (z. B. *Unterstützung durch den Therapeuten* und *Kontrolle über den Prozess*) erläutert. Das Ziel ist hierbei, der Patientin zu erleichtern, sich auf die Behandlung einzulassen.

INFO 19 Den Triggern auf die Spur kommen: Auslösereize im Alltag erkennen
Das Informationsblatt bietet Psychoedukation zur Entstehung und Aufrechterhaltung innerer und äußerer Auslösereize für Intrusionen. Es richtet sich an Patientinnen und bietet die Option zum Notieren eigener, schon bekannter Trigger.

AB 20 Trigger-Tagebuch: den Auslösern für Wiedererleben auf der Spur
Dieses Arbeitsblatt ist ein Selbstbeobachtungsprotokoll zur Identifizierung und Beobachtung möglicher Auslösereize für Intrusionen. Die Identifikation dieser Auslöser stellt einen wichtigen Schritt dar, um das Kontrollerleben im Alltag zu stärken.

AB 21 Intrusionsliste
Auf dieser Liste kann die Patientin im Alltag belastende Erinnerungen sowie zugehörige Gedanken und Gefühle protokollieren. Das Führen der Liste ist ein erster Schritt zur Reduktion des Vermeidungsverhaltens und zur Auseinandersetzung mit den belastenden Erinnerungen. Dem Therapeuten gibt sie Aufschluss über in der Therapie zu bearbeitenden Themen wie Schuld- und Schamgefühle. Darüber hinaus lassen sich anhand der Häufigkeit des Vorkommens bestimmter Intrusionen Rückschlüsse auf das Index-Ereignis der Patientin (also das Ereignis, von dem aktuell die stärkste Belastung ausgeht) ziehen.

AB 22 Vermeidungsverhalten identifizieren
Dieses Arbeitsblatt beinhaltet eine Liste, die der Patientin dabei helfen kann, ihr Vermeidungsverhalten zu identifizieren. Diese kann entweder die Patientin selbstständig bearbeiten oder der Therapeut erfragt die Strategien im Rahmen eines Interviews. Die Kenntnis des individuellen Vermeidungsverhaltens der Patientin ist wichtig, um diese darin zu unterstützen, Vermeidung bereits von Beginn der Behandlung an Schritt für Schritt zu reduzieren.

INFO 20 Dissoziationen: Hintergrundinformationen und Hinweise zur Psychoedukation
Dieses Informationsblatt erläutert zunächst, was Dissoziationen sind und wie man sie am Verhalten der Patientin und dem, was die Patientin über ihre Schwierigkeiten berichtet, erkennt. Anschließend werden Vorschläge zur Psychoedukation bei dissoziativen Symptomen gemacht. Diese gehen auf die Funktion der Dissoziation als Schutz- und Überlebensmechanismus ein und erläutern das Schwellenmodell dissoziativer Symptome (Priebe et al., 2014).

AB 18 Was hat sich seit dem Trauma verändert? P

Um besser zu verstehen, unter welchen Belastungen Sie nach dem traumatischen Ereignis bzw. den traumatischen Ereignissen leiden und wie es dazu kommt, beantworten Sie bitte als Vorbereitung für die nächste Therapiesitzung die folgenden Fragen. Sollte der Platz nicht ausreichen, können Sie ein zusätzliches Blatt benutzen.

(1) Welche Beschwerden und Symptome haben Sie in Zusammenhang mit dem traumatischen Ereignis bei sich beobachtet?

....

....

(2) Unter welchen belastenden Erinnerungen (z. B. wiederkehrende Bilder, sensorische Erinnerungen [bestimmte Geräusche oder Gerüche], Flashbacks und Albträume) leiden Sie? Bitte benennen Sie den Inhalt dieser Erinnerungen kurz.

....

....

(3) Welche Gefühle belasten Sie in Zusammenhang mit dem Trauma? Hiermit sind Gefühle wie Schuld, Scham, Hilflosigkeit, Wut, Ekel, Angst und Traurigkeit gemeint.

....

....

(4) Unter welchen belastenden Gedanken leiden Sie seit dem Trauma? Hiermit sind Gedanken über sich selbst, andere Menschen und die Welt gemeint, die nach dem Trauma entstanden sind oder sich durch dieses verändert haben (z. B. »Ich hätte voraussehen müssen, dass es passiert«, »Ich kann niemandem mehr vertrauen«, »Die Welt ist gefährlich«).

....

....

(5) Welche Symptome erhöhter körperlicher Anspannung und Übererregung beobachten Sie seit dem traumatischen Ereignis bei sich? Hierunter fallen Konzentrationsschwierigkeiten, Schlafstörungen, starkes Erschrecken und leichte Reizbarkeit.

....

....

(6) Was haben Sie bisher getan, um mit diesen Schwierigkeiten zurechtzukommen?

....

....

Zur Vorbereitung der Erarbeitung des Störungsmodells wird die Patientin gebeten, zu Hause aufzuschreiben, unter welchen Symptomen sie seit dem Trauma leidet (z. B. mit AB 18 »Was hat sich seit dem Trauma verändert?«). Bereits bei der Erarbeitung des Störungsmodells sollte der Vermeidung durch das konkrete Sprechen über die Symptome entgegengewirkt werden.

Das Störungsmodell kann in der Sitzung am Flipchart entsprechend des Arbeitsblatts 19 »Mein Störungsmodell der PTBS« erarbeitet werden. Hierbei bietet sich das im Folgenden erläuterte Vorgehen an.

Symptome sammeln

Sammeln Sie die Symptome der Patientin am Flipchart und ordnen Sie diese beim Aufschreiben den Bereichen »Erinnerungen«, »Gedanken«, »Gefühle« und »Körperreaktionen« zu. Sie können diese Sammlung beginnen, indem Sie die Patientin fragen, wodurch sie sich aktuell in Zusammenhang mit dem Trauma am stärksten belastet fühlt. Wenn dann eine konkrete Erinnerung benannt wird, können Sie davon ausgehend zugehörige Gedanken, Gefühle und körperliche Reaktionen explorieren. Anschließend können Sie weitere Erinnerungen und dazugehörige Symptome erfragen. Zur Reduktion der Vermeidung ist es empfehlenswert, die Patientin zu bitten, den Inhalt der Erinnerungen kurz zu beschreiben bzw. hierfür eine Überschrift zu finden (z. B. »Gesicht des Täters« oder »Geruch von damals«).

Auslöser/Trigger explorieren

Explorieren Sie im nächsten Schritt Situationen, in denen diese Symptome ausgelöst werden. Halten Sie diese ebenfalls am Flipchart fest.

Symptome normalisieren und Zusammenhänge aufzeigen

Normalisieren Sie die von der Patientin genannten Symptome und erklären Sie unter Bezugnahme auf die von der Patientin beschriebenen Symptome die Symptombereiche der PTBS, z. B.: »Das, was Sie berichten, sind Symptome der PTBS. Zu den Symptomen der PTBS gehören das Wiederleben des Ereignisses, das auf unterschiedliche Art und Weise geschehen kann. Beispiele sind belastende Erinnerungen, Flashbacks (in einem Flashback hat man den Eindruck, das Ereignis würde gerade noch einmal stattfinden) und Albträume. Ein weiterer häufiger Symptombereich ist die negative Veränderung von Gedanken und Gefühlen, so wie Sie sie beschrieben haben. Darüber hinaus gehören zu den Symptomen der PTBS eine starke Anspannung und Übererregung, das sogenannte Hyperarousal, das mit einem erhöhten Aktivierungsniveau Ihres Nervensystems zusammenhängt. Unter solchen Schwierigkeiten leiden viele Personen, die so schlimme Dinge erlebt haben wie Sie. Es handelt sich dabei um eine normale Reaktion auf ein außergewöhnliches Erlebnis.«

Stellen Sie anschließend Bezüge zu auslösenden Situationen her, z. B.: »In bestimmten Situationen, die Sie an das Trauma erinnern, z. B. wenn es im Fernsehen um sexuelle Gewalt geht (eine auslösende Situation der Patientin benennen), wird das Traumaerleben (bestehend aus belastenden Erinnerungen, Gedanken, Gefühlen und Symptomen körperlicher Anspannung) aktiviert. Die einzelnen Symptome können sich dabei gegenseitig bedingen und verstärken. Wie ist das bei Ihnen?«

Psychoedukation

Bieten Sie eine Erklärung dafür an, wie die Symptome der PTBS entstehen. Hierbei haben Sie verschiedene Möglichkeiten, die auch miteinander kombiniert werden können:

- **Besonderheiten des Traumagedächtnisses** (erklärt, wie es zu dem Gefühl des Überwältigtwerdens von traumatischen Erinnerungen in der Gegenwart kommt):

  »Normalerweise sind Erinnerungen in das autobiografische Gedächtnis integriert und geordnet abgespeichert. Wenn Sie z. B. später jemandem von unserer Therapiesitzung heute erzählen, haben Sie das als zusammenhängende Erinnerung gespeichert, die viele Teilaspekte beinhaltet. So können Sie sich erinnern, wie der Therapieraum aussah, zu welcher Tageszeit wir uns getroffen haben, ob die Sonne in den Raum geschienen hat, worüber wir gesprochen haben und was Sie anschließend getan haben. Bei einem traumatischen Ereignis ist das anders. Aufgrund der außergewöhnlichen Bedrohung und der damit verbundenen erlebten starken Belastung wird es ungenügend verarbeitet und nicht ausreichend in das autobiografische Gedächtnis integriert. Die Erinnerungen sind dann z. B. ohne raumzeitlichen Kontext abgespeichert. Sie können sich die Erinnerungen an ein traumatisches Ereignis vorstellen wie ein Puzzle, dessen Teile unsortiert in der Schachtel liegen. Eine Folge hiervon ist, dass die Erinnerungen oft bruchstückhaft und ungeordnet sind. So haben viele Betroffene Schwierigkeiten, das traumatische Ereignis willentlich vollständig und in zeitlicher Reihenfolge zu erinnern. Gleichzeitig können Erinnerungen aber leicht wieder aktiviert werden, sobald etwas Sie an das Trauma erinnert. Es fällt dann schwer, die Inhalte der Erinnerung als Teil der Vergangenheit einzuordnen. Hierdurch erklärt sich das von Betroffenen häufig als unkontrollierbar erlebte Auftreten von belastenden Erinnerungen und Flashbacks, die den Eindruck vermitteln, als würde das Ereignis gerade wieder passieren.«

- **Bildung von Reiz-Reaktion-Verbindungen** (erklärt, wie es zur Aktivierung belastender Erinnerungen durch Trigger kommt)

  »Wenn man eine traumatische Situation erlebt, werden Verbindungen zwischen Merkmalen der traumatischen Situation und der damit verbundenen starken Reaktion (z. B. Angst, Ekel, Schmerzen, körperliche Anspannung) gebildet. Die Folge hiervon ist, dass heutige situative Merkmale, die denen während des Traumas ähneln, z. B. bestimme Gerüche, Geräusche oder Orte, erneut solche starken Reaktionen auslösen können. Diesen Prozess nennt man *Generalisierung*. Ein konkretes Beispiel hierfür ist der Geruch des Aftershaves des Täters oder die Sirene eines Rettungswagens [hier eigene Beispiele der Patientin verwenden]. Eigentlich handelt es sich dabei um einen evolutionsbiologisch sinnvollen Mechanismus, der uns vor gegenwärtigen Gefahren schützen und uns dabei unterstützen soll, beim nächsten Mal schneller reagieren zu können. Aus diesem Grund sind die gebildeten Verbindungen auch besonders stark. Denken Sie z. B. an Naturvölker, die im Urwald leben. Dort kann es überlebenswichtig sein, dass die Merkmale der Situation, in der man einer giftigen Schlange begegnet ist, z. B. Rascheln im Gebüsch und sumpfiges Gelände, mit Gefahr assoziiert sind. Das ausgelöste Angstgefühl hilft den Betroffenen dabei, gefährliche Situationen zu meiden und sich bei Hinweisen auf eine Gefahr so schnell wie möglich in Sicherheit zu bringen. Nach einem traumatischen Ereignis sind diese gebildeten Verbindungen jedoch meistens nicht hilfreich, da von den meisten Auslöse- oder Triggersituationen keine Gefahr ausgeht. Wenn etwa ein Kollege das Aftershave des Täters benutzt, stellt er deshalb keine Gefahr für Sie dar [hier eigenes Beispiel der Patientin verwenden]. Das Alarmsystem springt zu schnell an und wird selbst zu einer Belastung, die Sie im Alltag stark einschränken kann.«

- **Erschütterung von Grundannahmen** (erklärt, wie es zu belastenden Annahmen über sich selbst, andere Menschen und die Welt kommt und bietet sich besonders zur Vorbereitung der Kognitiven Therapie an)

»Wir Menschen entwickeln im Laufe unseres Lebens grundlegende Überzeugungen und Glaubenssätze über uns selbst, andere und die Welt. Diese Glaubenssätze machen die Welt verstehbar und geben uns Sicherheit. Hierzu gehört z. B. der Glaube an eine gerechte Welt, also die Überzeugung, dass es uns gut gehen wird und uns Gutes passieren wird, wenn wir ein gutes Leben führen und uns an moralische Normen halten. Diesen Glauben an eine gerechte Welt spiegelt auch das Sprichwort ›Jeder bekommt, was er verdient‹ wider. Ein traumatisches Erlebnis erschüttert diese Überzeugungen grundlegend und kann in vielen Fällen zunächst nicht in unser bestehendes Wertesystem integriert werden. Konkret heißt das, dass es vielen Betroffenen schwerfällt zu verstehen, warum gerade ihnen so etwas Schreckliches passiert ist, obwohl sie nichts falsch gemacht haben. Ein möglicher Umgang mit diesem Widerspruch ist es, sich selbst die Schuld an dem Ereignis zu geben oder sich vorzuwerfen, es nicht verhindert zu haben. [An dieser Stelle, sofern zutreffend, auf die konkreten Schuldgedanken der Patientin verweisen.] Darüber hinaus verändern viele Betroffene ihre früheren, grundlegenden Überzeugungen sehr stark, um sich zu erklären, wie es zu dem Ereignis kommen konnte. Hierzu gehören Gedanken wie ›Die Welt ist unkontrollierbar und gefährlich‹, ›Ich bin nirgendwo sicher‹ und ›Es kann jederzeit wieder passieren‹ [eigene Beispiele der Patientin nennen]. Diese traumabezogenen Annahmen führen häufig zu belastenden Gefühlen wie Schuld, Scham und Angst.«

Bisherige Bewältigungsversuche explorieren und validieren

Explorieren Sie alles, was die Patientin bisher versucht hat, um mit der traumabezogenen Belastung umzugehen. Hierunter fällt das Vermeidungsverhalten, das Versuche beinhaltet, nicht an das traumatische Ereignis zu denken, Erinnerungen und Gefühle wegzuschieben oder zu bekämpfen (etwa durch den Konsum von Alkohol und Beruhigungsmitteln). Darüber hinaus versuchen viele Betroffene Situationen, Personen oder Orte zu meiden, die an das Trauma erinnern. Erklären Sie der Patientin, dass es sich dabei um einen weiteren Symptombereich der PTBS handelt. Validieren Sie das Vermeidungsverhalten der Patientin als einen Versuch, mit der starken traumabezogenen Belastung umzugehen, z. B.: »Ich kann gut verstehen, dass Sie die Erinnerungen wegschieben und sich durch Computerspiele ablenken, wenn die Erinnerungen zu stark werden. Das hilft Ihnen kurzfristig, mit der starken Belastung durch das Trauma umgehen zu können und Ihren Alltag weiterhin einigermaßen bewältigen zu können.«

Vermeidung als aufrechterhaltende Bedingung identifizieren

Erarbeiten Sie mit der Patientin, dass ihr Vermeidungsverhalten zwar kurzfristig hilfreich ist, aber langfristig zur Aufrechterhaltung der Symptomatik führt. Dies können Sie durch folgende Fragen einleiten: »Helfen Ihnen diese Strategien langfristig? Haben diese Verhaltensweisen dazu geführt, dass die Symptome langfristig weniger geworden sind?« Nutzen Sie ein gedankliches Experiment zur Verdeutlichung und bitten Sie die Patientin, eine Minute lang nicht an einen rosaroten Eisbären zu denken. Dieses Gedankenexperiment macht deutlich, dass der Versuch, nicht an etwas zu denken, dazu führt, dass die entsprechenden Gedanken häufiger auftreten. Weiterhin können Sie auf experimentelle Studien aus dem Bereich der PTBS-Forschung Bezug nehmen, die zeigen, dass sich die Wahrscheinlichkeit des Auftretens traumabezogener Gedanken und Gefühle durch den Versuch, diese zu unterdrücken, erhöht (z. B. Davies & Clark, 1998; Shipherd & Beck, 2005). Das Vermeidungsverhalten, das die Patientin für sich als Lösung gefunden hat, um mit der Symptomatik umzugehen, führt somit dazu, dass die PTBS weiterhin bestehen bleibt. Wenn Sie zuvor die Analogie des Puzzles verwendet haben, können Sie an dieser Stelle erneut darauf zurückgreifen: »Das Vermeidungsverhalten führt dazu, dass das Puzzle nicht sortiert wird, die Erinnerung kann dadurch nicht verarbeitet und in das autobiografische Gedächtnis integriert werden.«

Mein Störungsmodell der PTBS

Auslöser

Traumaerleben

Erinnerungen

Gedanken

Gefühle

Körperreaktionen

Bewältigungsversuche/Vermeidungsverhalten

Unter einer Posttraumatischen Belastungsstörung – PTBS – versteht man eine langanhaltende Belastungsreaktion, die entstehen kann, nachdem man ein Trauma erlebt hat.

Was versteht man unter einem Trauma?
Ein Trauma ist ein Erlebnis, das mit einer außergewöhnlichen Bedrohung verbunden ist. Hierbei kann es sich um eine Konfrontation mit dem Tod, einer Bedrohung des Lebens, einer schweren Verletzung oder sexueller Gewalt handeln.

Betroffene können das Ereignis entweder selbst erlebt haben oder Zeuge eines solchen Ereignisses geworden sein. Eine weitere Möglichkeit ist, dass Betroffene plötzlich und unerwartet davon erfahren haben, dass ein solches Ereignis einem Angehörigen passiert ist.

Beispiel

Beispiele für Traumata sind Unfälle, Naturkatastrophen, Kriegserlebnisse, körperliche Angriffe, Überfälle, schwere Unfälle, akute lebensbedrohliche Erkrankungen, Vergewaltigungen oder andere sexuelle Übergriffe.

Welche Symptome gehören zu einer Posttraumatischen Belastungsstörung (PTBS)?

- **Wiedererleben des Traumas**
  Häufig haben Menschen, die unter einer PTBS leiden, ungewollte Erinnerungen an die traumatischen Erlebnisse. Diese Erinnerungen lassen sich in den meisten Fällen nur schwer kontrollieren. Sie können in Form von Gedanken, Bildern, Albträumen, Geräuschen, Gerüchen oder auch Körperempfindungen auftreten. Die Erinnerungen wirken meist sehr lebendig und können mit körperlichen Reaktionen (wie Schwitzen, Zittern, Herzklopfen) verbunden sein. Häufig werden traumabezogene Erinnerungen durch Hinweisreize (sog. Trigger) ausgelöst, die mit dem Trauma in Zusammenhang stehen, z. B. bestimmte Geräusche oder Gerüche.
- **Negative Veränderung von Gedanken und Gefühlen**
  Viele Menschen entwickeln als Reaktion auf ein Trauma starke, negative Überzeugungen in Bezug auf sich selbst, andere Menschen oder die Welt. Beispiele für solche Überzeugungen sind Gedanken wie: »Ich bin schlecht«, »Ich kann niemandem vertrauen«, »Die Welt ist gefährlich« und »Mein Leben ist ruiniert«. Solche Überzeugungen führen zu einer negativen Einstellung gegenüber sich selbst, anderen Menschen und der Zukunft.

  Darüber hinaus wirkt sich die PTBS auf das emotionale Erleben aus. So leiden viele Betroffene unter anhaltenden negativen Gefühlen wie Angst, Wut oder Scham und viele geben sich die Schuld für das traumatische Ereignis und dessen Folgen. Ein weiteres Symptom ist die Schwierigkeit, positive Gefühle wie Freude, Glück oder Zufriedenheit zu empfinden.

  Hiermit in Zusammenhang steht, dass sich eine PTBS häufig auf das soziale Leben auswirkt. So fühlen viele Menschen mit einer PTBS sich einsam, sogar dann, wenn sie mit anderen Menschen zusammen sind. Es kann auch vorkommen, dass sie das Interesse an früher als schön oder angenehm erlebten Aktivitäten verlieren.

- **Körperliche Anspannung/Übererregung**
  Eine PTBS ist außerdem durch körperliche Anspannung und Übererregung gekennzeichnet, die mit einem erhöhten Aktivierungsniveau des autonomen Nervensystems in Zusammenhang steht. Das bedeutet, dass der Körper andauernd in einer Art »Lauerstellung« ist, als ob jederzeit wieder ein Trauma geschehen könnte. Viele Betroffene haben das Gefühl, ständig auf der Hut sein zu müssen, und sind sehr schreckhaft. Mit der körperlichen Anspannung und Übererregung in Verbindung stehen Symptome wie Schlafstörungen oder Konzentrationsschwierigkeiten. Aber auch Reizbarkeit und wiederkehrende Wutausbrüche können eine Folge sein.

Wie entsteht eine Posttraumatische Belastungsstörung (PTBS)?
Es ist völlig normal, dass man nach einem traumatischen Erlebnis sehr belastet ist und Probleme wie sich aufdrängende Erinnerungen, Albträume, Schlafprobleme, körperliche Anspannung oder Gefühle wie Angst, Wut oder Scham hat.

Wichtig

Die Symptome sind eine normale Reaktion auf ein unnormales Ereignis!

Viele Menschen erleben in ihrem Leben traumatische Ereignisse. Unmittelbar danach haben die meisten von ihnen Symptome wie sich aufdrängende Erinnerungen und Albträume, körperliche Anzeichen von Übererregung wie Schlafprobleme und negative Gefühle wie Angst. Bei einigen Menschen lassen diese Symptome mit der Zeit wieder nach, bei vielen bleiben die Beschwerden aber auch bestehen.

Diese Symptome sind oft sehr belastend und schwer auszuhalten. Als Reaktion entwickeln viele Betroffene ein ausgeprägtes Vermeidungsverhalten, das ebenfalls zu den Symptomen der PTBS gehört.

Vermeidung als weiteres Symptom der PTBS
Viele Menschen mit einer PTBS versuchen alles, was mit dem Trauma in Verbindung steht, zu vermeiden. Hierzu zählt etwa der Versuch, belastende Erinnerungen, Gefühle oder Gedanken an das Trauma wegzuschieben oder sich abzulenken. Darüber hinaus werden häufig auch Orte, Aktivitäten oder Menschen, die einen an das Trauma erinnern, gemieden.

Die Vermeidung trägt kurzfristig dazu bei, negative Gefühle, Gedanken und Erinnerungen zu reduzieren. Sie verhindert jedoch, dass das Trauma verarbeitet und in das autobiografische Gedächtnis integriert werden kann. Studien zeigen, dass der Versuch, Gedanken und Gefühle zu unterdrücken, langfristig zu deren Zunahme führt und die Belastung durch das Trauma weiter bestehen bleibt.

Beispiel

Sie können sich das vorstellen wie einen aufgeblasenen Wasserball, den Sie versuchen, mit aller Kraft unter Wasser zu drücken und dann dort zu halten. Sobald Sie ganz kurz abgelenkt sind oder den Ball mit etwas weniger Kraft nach unten drücken, schießt er wieder nach oben und zwar umso stärker, je tiefer Sie ihn zuvor in das Wasser gedrückt haben. Genauso ist es mit den belastenden Erinnerungen. Es kostet sehr viel Kraft, die Erinnerungen wegzuschieben und sobald Sie einen Moment lang nicht aufpassen, weil Sie sich auf etwas anderes konzentrieren oder erschöpft sind, holen die Erinnerungen Sie mit voller Wucht wieder ein.

Die Ableitung des Behandlungsrationals schließt sich an die Erarbeitung des Störungsmodells und die Psychoedukation zu den Symptomen der PTBS an.

Psychoedukation zur Bedeutung der Vermeidung als aufrechterhaltende Bedingung

Wägen Sie zunächst, anknüpfend an das Störungsmodell, noch einmal die Konsequenzen der bisherigen Bewältigungsversuche der Patientin ab. Erarbeiten Sie dabei im Sokratischen Dialog, dass diese zwar kurzfristig hilfreich sind, langfristig aber nicht dazu geführt haben, dass die Symptome abgenommen haben. Nehmen Sie dann noch einmal Bezug auf die zuvor gegebene Erklärung zur Entstehung der Symptome der PTBS und zeigen Sie vor diesem Hintergrund die Problematik des Vermeidungsverhaltens auf. Hierbei können Sie sich an folgenden Formulierungen orientieren.

- **Besonderheiten des Traumagedächtnisses**
  »Erinnern Sie sich noch, was wir bezüglich des Traumagedächtnisses besprochen haben? Die Vermeidung führt dazu, dass die Erinnerungen bruchstückhaft bleiben und keine ausreichende Integration in das autobiografische Gedächtnis stattfinden kann. Sie können sich das vorstellen wie ein Puzzle, dessen Teile unsortiert bleiben.«
- **Bildung von Reiz-Reaktions-Verbindungen**
  »Darüber hinaus verhindert das Vermeidungsverhalten, dass Sie die Erfahrung machen können, dass bestimmte, auslösende Reize (sog. Trigger), die Sie an das Trauma erinnern, heute ungefährlich sind. Dies verhindert beispielsweise, dass Sie feststellen können, dass von Ihrem Kollegen, der dem Täter ähnelt [hier auf Beispiele der Patientin verweisen] keine Gefahr ausgeht.«
- **Erschütterung von Grundannahmen**
  »Denken Sie noch einmal daran, was wir in Bezug auf belastende Gedanken in Zusammenhang mit dem Trauma besprochen haben. Das Vermeidungsverhalten führt dazu, dass Sie sich nicht mit diesen Gedanken auseinandersetzen und nicht ausreichend überprüfen können, ob diese zutreffend sind oder nicht.«

Erarbeiten, warum die Auseinandersetzung mit den Erinnerungen wichtig ist

Fragen Sie die Patientin zunächst, was aus dem zuvor Besprochenen für die Behandlung folgt. Allen zuvor beschriebenen Erklärungsmodellen ist gemeinsam, dass sie darauf hinweisen, dass es in der Therapie wichtig ist, sich mit dem Erlebten auseinanderzusetzen. So kann eine Integration in das autobiografische Gedächtnis nur erreicht werden, wenn über das Ereignis gesprochen wird. Die Puzzleteile müssen geordnet und das Puzzle muss zusammengesetzt werden. Weiterhin ist es wichtig, sich objektiv ungefährlichen Triggern auszusetzen, um die Erfahrung machen zu können, dass von Reizen, die an das traumatische Ereignis erinnern, gegenwärtig keine Gefahr mehr ausgeht. Darüber hinaus müssen belastende Gedanken, die häufig mit dem Versuch zusammenhängen, zu verstehen, wie es zu dem traumatischen Ereignis kommen konnte, auf ihren Wahrheitsgehalt hin überprüft werden. Hierzu gehören die Überprüfung von Schuldgedanken sowie negativen Annahmen in Bezug auf die Gegenwart und die Zukunft (z. B. »Die Welt ist gefährlich« oder »Ich kann niemandem mehr vertrauen«).

Bei der Ableitung des Behandlungsrationals können Metaphern hilfreich sein. Hierzu bietet sich die Metapher der Wunde an, die Sie auf Informationsblatt 18 »Worum geht es in der Traumatherapie?« finden. Darüber hinaus können Sie die »Schrank-Metapher« verwenden, die an die Psychoedukation zum Traumagedächtnis anknüpft.

Schrank-Metapher

»Sie können sich das Gedächtnis wie einen Kleiderschrank mit unterschiedlichen Fächern vorstellen. Alltägliche Erinnerungen, wie die an einen schönen Nachmittag mit einer Freundin, werden geordnet, in das passende Fach einsortiert und können bei Bedarf leicht wiedergefunden und herausgeholt bzw. abgerufen werden. Während des Traumas passiert alles sehr schnell, man steht unter starkem Stress und es ist keine Zeit, die Erlebnisse zu verarbeiten. Die neue Erfahrung hat noch keinen festen Platz im Schrank, so als hätte man ein Kleidungsstück einfach zerknittert hineingeworfen. Die Folge hiervon ist, dass das Kleidungsstück wieder herausfällt, sobald man die Schranktür öffnet. Wenn Sie die Auseinandersetzung mit den Erinnerungen vermeiden, können Sie sich das so vorstellen, als würden Sie das Kleidungsstück so schnell wie möglich wieder in den Schrank werfen und die Tür zuknallen. Dies führt dazu, dass das Problem ungelöst bleibt, d. h., das Kleidungsstück bleibt zerknittert und unsortiert und fällt heraus, sobald Sie den Schrank öffnen, genau wie die belastenden Erinnerungen immer wieder zurückkommen, sobald Sie etwas daran erinnert. Was folgt daraus für Sie?«

Gemeinsam kann dann erarbeitet werden, dass es in der Therapie darum geht, den Kleiderschrank zu öffnen, die einzelnen Kleidungsstücke herauszunehmen, anzuschauen und schließlich einzusortieren. Übertragen auf das Traumaerleben bedeutet das wiederum, dass eine Auseinandersetzung mit den belastenden Erinnerungen notwendig ist.

Ängste normalisieren, Unterstützung anbieten und Vertrauen in die Therapie aufbauen

Vielen Patientinnen, die erfahren, dass es in der Therapie darum gehen wird, sich mit den belastenden Erinnerungen auseinanderzusetzen, macht das zunächst starke Angst. Aus therapeutischer Sicht ist es wichtig, diese Ängste zu normalisieren und zu validieren. Gleichzeitig sollten Sie Unterstützung anbieten und die Patientin ermutigen: »Sie müssen diesen Weg nicht allein gehen, ich unterstütze Sie dabei. Wir werden zunächst Strategien erarbeiten, die Ihre psychische Stabilität verbessern, damit Sie die Auseinandersetzung mit den Erinnerungen bewältigen können. Ich traue Ihnen zu, dass Sie das schaffen und wenn Sie sich auf den Weg einlassen, können wir erreichen, dass es Ihnen danach deutlich besser geht.«

Tipp

An dieser Stelle kann es hilfreich sein, anzubieten, für Notfallkontakte zur Verfügung zu stehen, sofern Sie sich das selbst vorstellen können. Die Rahmenbedingungen dieser Notfallkontakte sollten dann vorab besprochen werden, z. B. Rückruf so bald wie möglich oder innerhalb eines vereinbarten Zeitfensters, kurzes Coaching, aber keine Therapie am Telefon.

INFO 18 Worum geht es in der Traumatherapie? P

Ein wesentlicher Faktor, der dazu beiträgt, dass die Symptome der Posttraumatischen Belastungsstörung langfristig bestehen bleiben, ist die Vermeidung von traumabezogenen Erinnerungen, Gedanken und Gefühlen. Dieses Vermeidungsverhalten ist zwar kurzfristig entlastend, verhindert aber langfristig, dass die belastende Erfahrung verarbeitet werden kann.

Eine solche Verarbeitung ist notwendig, da das traumatische Erlebnis aufgrund der starken, damit verbundenen Belastung nicht ausreichend in das autobiografische Gedächtnis integriert werden konnte. Als Folge davon sind die Erinnerungen oft bruchstückhaft und ungeordnet und können leicht wieder aktiviert werden, sobald Sie etwas an das Trauma erinnert.

In der Traumatherapie geht es darum, sich auf unterschiedliche Art und Weise mit dem traumatischen Erlebnis auseinanderzusetzen und hierdurch eine Verarbeitung des Erlebten zu ermöglichen.

Wunden-Metapher

Sie können sich ein Trauma wie eine seelische Verletzung vorstellen, deren Heilungsprozess der einer körperlichen Verletzung ähnelt. Nachdem beispielsweise eine Schnittwunde zunächst stark geblutet hat, beginnt sie, sich zu schließen. Wenn Keime oder Schmutz in die Wunde eingedrungen sind, kann sie jedoch nicht heilen und es bildet sich Eiter. Die Wunde hat sich entzündet. Sie muss dann noch einmal geöffnet und gereinigt werden. Das kann schmerzhaft sein, ist aber notwendig, damit die Wunde schließlich heilen kann. Dieser Prozess braucht Zeit und die Wunde kann auch während des Heilungsprozesses noch wehtun und ist druckempfindlich. Aber irgendwann ist die Verletzung verheilt. Manchmal bleibt dann eine Narbe zurück. Wenn man diese ansieht, erinnert man sich an das, was geschehen ist. Aber es tut nicht mehr so weh wie vorher. Ähnliches gilt für ein seelisches Trauma. Damit die Belastung abnehmen kann, ist es notwendig, dass Sie sich in der Therapie mit Ihren Erinnerungen auseinandersetzen.

Entsprechend zeigen auch wissenschaftliche Studien, dass Therapien, in denen eine aktive Auseinandersetzung mit dem Trauma stattfindet, deutlich wirkungsvoller und hilfreicher sind als Behandlungen, in denen das nicht der Fall ist.

Auch wenn es also gute Gründe für eine solche Auseinandersetzung mit den Erinnerungen gibt, macht dieser Weg vielen Betroffenen zunächst Angst und es ist normal, wenn Ihnen das auch so geht. Darum ist es wichtig, dass Sie folgende Rahmenbedingungen der Therapie kennen:

- Sie werden in der Therapie genügend Zeit haben, abzuwägen, ob und inwieweit Sie diesen Weg gehen möchten.
- Sie müssen diesen Weg nicht allein gehen, Ihr Therapeut wird Sie begleiten und unterstützen.
- Damit Sie die Behandlung gut bewältigen können, wird es in der ersten Phase der Therapie darum gehen, Ihnen Strategien zu vermitteln, die Sie für die Auseinandersetzung mit dem traumatischen Erlebnis stärken.
- Sie werden zu jedem Zeitpunkt die Kontrolle haben und können »Stopp« sagen, wenn Ihnen etwas zu viel wird und Sie eine Pause benötigen.

INFO 19 Den Triggern auf die Spur kommen: Auslösereize im Alltag erkennen

P

Zu den Symptomen einer Posttraumatischen Belastungsstörung gehören sich aufdrängende, belastende Erinnerungen an das Trauma. Oftmals geht diesem Wiedererleben ein auslösender Reiz, auch Trigger genannt, voraus, der die Erinnerung an das Trauma anstößt. Diese auslösenden Reize können leicht erkennbar sein, wenn sie offensichtlich inhaltlich mit dem Trauma verknüpft sind (z.B. der Geruch von Alkohol, wenn der Täter danach gerochen hat). Es kann sich jedoch auch anfühlen, als würde das Wiedererleben aus dem Nichts plötzlich über einen hereinbrechen. Wenn man sein eigenes Erleben genau beobachtet, wird es mit der Zeit einfacher, bestimmte Auslöser zu identifizieren.

Wichtig

Es gibt innere und äußere Auslösereize. Innere Auslösereize sind z.B. Gedanken, Gefühle oder Körperempfindungen, die mit der traumatischen Erfahrung assoziiert sind. Äußere Trigger sind Reize wie Gerüche, Geschmack und Geräusche. Auch Gegenstände, Personen und Orte können externe Auslösereize sein.

Wie kommt es zu den starken Reaktionen auf Auslösereize?

Reize können Erinnerungen, schöne wie belastende, anstoßen. Sie helfen uns dabei, gegenwärtige Situationen einzuschätzen. Beispielsweise ist der Duft von Plätzchen für viele Menschen mit Weihnachten verbunden. Das Geräusch des Meeres erinnert an den letzten Urlaub. Der Geruch von einem abgebrannten Streichholz kann die Erinnerung an einen Wohnungsbrand und Gefühle von Panik hervorrufen. Der Jahrestag eines Unfalls kann Beklemmung und Traurigkeit auslösen. Im Gedächtnis sind die Erinnerungen in Netzwerken angelegt, die z.B. Informationen zu Situationen, Menschen, Handlungen, Empfindungen, Gedanken und Gefühlen enthalten. Manche Erinnerungen sind uns leicht zugänglich, andere sind nicht bewusst erinnerbar. Auslösereize sind Teile des Erinnerungsnetzwerks an das traumatische Ereignis, sie wurden mit der Erfahrung des Traumas verknüpft. Diese Verknüpfungen sind besonders stark, da sie ursprünglich den Sinn haben, uns vor zukünftigen Gefahren zu schützen.

Warum ist es wichtig, Auslösereize zu kennen?

Viele Menschen versuchen den Kontakt mit Triggern zu vermeiden, obwohl von diesen in der Gegenwart meist keine Gefahr mehr ausgeht. Sie schauen kein Fernsehen mehr, ziehen sich in ihre Wohnung zurück oder versuchen alles zu vermeiden, was sie an das Trauma erinnern könnte. Langfristig führt dies zu einem Verlust wichtiger Ressourcen wie soziale Kontakte und angenehme Aktivitäten.

Ein erster Schritt auf dem Weg zur Besserung Ihrer Symptome ist es, diese Trigger zu erkennen und hierdurch bereits wieder ein Stück mehr Kontrolle zu erlangen.

Bitte notieren sie hier alle Auslösereize, die Sie schon kennen.

....

....

....

....

Trigger-Tagebuch: den Auslösern für Wiedererleben auf der Spur

P

Ort/Datum	**Uhrzeit**	**Intrusionen (z. B. sich aufdrängende Erinnerungen, intensive negative Gefühle)**	**Heutige Situation: In welcher Situation sind die Intrusionen aufgetreten? Was ist passiert?**	**Heutige Situation: Was habe ich vorher wahrgenommen?**	**Heutige Situation: möglicher Auslösereiz?**

AB 21 Intrusionsliste

P

Auf dieser Liste können Sie protokollieren, unter welchen belastenden Erinnerungen (Bilder, Intrusionen, sensorische Erinnerungen, Flashbacks und Albträume) Sie im Alltag leiden. Die Kenntnis dieser Erinnerungen hilft Ihnen und Ihrer Therapeutin bei der Planung Ihrer Therapie.

Datum/Uhrzeit	Inhalt der belastenden Erinnerung	Welche Gefühle sind mit dieser Erinnerung verbunden?	Welche Gedanken sind mit dieser Erinnerung verbunden?	Wie stark ist Ihre Belastung durch diese Erinnerung? (0–100)

AB 22 Vermeidungsverhalten identifizieren

P T

Die starke Belastung durch das Trauma und die damit verbundenen Symptome der PTBS können dazu führen, dass Betroffene eine Vielzahl von Strategien entwickeln, um nicht an das Trauma erinnert zu werden bzw. die damit verbundene Belastung zu reduzieren.

Viele dieser Strategien erscheinen kurzfristig zunächst hilfreich (z. B. sich ablenken und die Erinnerungen wegschieben). Langfristig wird hierdurch jedoch die PTBS aufrechterhalten, da eine Auseinandersetzung mit dem traumatischen Erlebnis vermieden wird. Außerdem schaden viele dieser Strategien den Betroffenen. Hierzu gehören die körperlichen Auswirkungen des Konsums von Alkohol und Drogen oder selbstverletzendem Verhalten. Darüber hinaus führt die Vermeidung von Situationen oder Orten, die an das Trauma erinnern, häufig zu starken Einschränkungen im Alltag, Rückzugsverhalten und dem Verlust positiver Aktivitäten.

Ein erster wichtiger Schritt zur Veränderung ist es, sich des Vermeidungsverhaltens bewusst zu werden. Das ist besonders deshalb wichtig, weil dieses Verhalten häufig stark automatisiert abläuft – vor allem dann, wenn das Trauma schon länger zurückliegt. Im Folgenden finden Sie eine Liste mit möglichen Arten des Vermeidungsverhaltens. Bitte überlegen Sie, welche auf Sie zutreffen und kreuzen Sie entsprechend an.

	Trifft auf mich zu
Gefühle, Gedanken und Erinnerungen wegschieben oder unterdrücken	
sich ablenken z. B. durch Computerspiele, übermäßiges Arbeiten, Fernsehen, Grübeln oder Suizidgedanken	
Gefühle und Erinnerungen betäuben (z. B. durch Alkohol, Drogen, Beruhigungsmittel, übermäßiges Essen, selbstverletzendes Verhalten, Dissoziation)	
das Erlebte verharmlosen oder verleugnen (z. B. indem Sie sich selbst sagen, dass das, was Sie erlebt haben, gar nicht so schlimm war oder andere Schlimmeres erlebt haben)	
Orte vermeiden, die Sie an das Trauma erinnern (z. B. den Ort, an dem der Unfall passiert ist)	
Situationen/Aktivitäten vermeiden, die an das Trauma erinnern (z. B. Sexualität, den Anblick des eigenen Körpers, bestimmte Nahrungsmittel, bestimmte Gerüche)	
Personen vermeiden, die Sie an das Trauma erinnern (z. B. weil sie dem Täter ähnlich sehen)	

Bitte beschreiben Sie nun für alle Bereiche, die Sie angekreuzt haben, Ihr Vermeidungsverhalten genauer. Was genau machen Sie, um die Erinnerung an das traumatische Ereignis zu vermeiden?

....

....

....

....

Was sind Dissoziationen?

Dissoziationen spielen besonders bei komplex traumatisierten Patientinnen eine große Rolle und stellen eine Schutzreaktion auf belastende Erlebnisse dar. Die Symptome sind eine Unterbrechung der Funktionen des Bewusstseins, der Wahrnehmung der Umwelt, des Gedächtnisses oder der Identität. Konkret bedeutet das, dass die integrierenden Funktionen, die Erfahrungen in einen persönlichen Gesamtzusammenhang bringen, beeinträchtigt sind. Hierdurch werden die Auswirkungen starker Reize reduziert und sowohl starke Gefühle als auch das Schmerzerleben verringert.

Zur peritraumatischen Dissoziation kommt es insbesondere bei traumatischen Ereignissen, bei denen Gegenwehr oder Flucht nicht möglich sind oder erscheinen. Dabei sind insbesondere Gewalterlebnisse, die eine Gefährdung oder Verletzung der psychischen und körperlichen Integrität bedeuten (z. B. sexualisierte Gewalt oder Folter), zu nennen.

Wichtig

Dissoziation ist eine Form des Erstarrens, welche einen Schutz vor intensiven negativen Gefühlen und Schmerzen ermöglichen kann.

Dissoziationen können auch längerfristig nach einem traumatischen Erlebnis wiederholt vorkommen. Dabei handelt es sich in der Regel um eine gelernte Reaktion, die in belastenden Situationen erneut ausgelöst wird und sich oftmals verselbstständigt. Diese Symptome können dann schon bei nur wenig belastenden Situationen oder alltäglichem Stresserleben ausgelöst werden. Wiederkehrende Dissoziationen haben häufig negative Konsequenzen für die Betroffenen. Sie verhindern einerseits die Verarbeitung des erlebten Traumas und beeinträchtigen andererseits die Wahrnehmungs- und Lernfähigkeit in der Gegenwart, so dass Betroffene beispielsweise einem erhöhten Risiko ausgesetzt sind, erneut Opfer einer Gewalttat zu werden.

Woran können Sie dissoziative Symptome erkennen?

Beobachtungen in der Sitzung:

- Die Patientin bewegt sich kaum und zeigt wenig Augenbewegungen.
- Die Patientin wirkt verlangsamt, schläfrig und benommen. Sie reagiert, z. B. wenn Sie sie ansprechen, nur sehr langsam.
- Die Patientin kann dem Gespräch nicht folgen. Sie erinnert z. B. Fragen nicht oder weiß nicht mehr, worüber gerade gesprochen wurde.
- Sie beobachten starke Brüche/Veränderungen im Verhalten der Patientin, z. B. spricht sie plötzlich von sich in der dritten Person.

Hinweise aus den Schilderungen der Patientin:

- Die Patientin berichtet, nicht richtig da zu sein, sich nicht zu spüren oder sich taub zu fühlen.
- Die Patientin berichtet von Entfremdungsgefühlen, so, als würde sie neben sich stehen, sich von außen beobachten oder als würde ihr Körper nicht richtig zu ihr gehören.
- Die Patientin berichtet, sich zu fühlen, als wäre sie in Watte gepackt.
- Die Patientin berichtet, dass die Umgebung unwirklich erscheint, z. B. die Stimme der Therapeutin leise und weit weg ist oder sie alles wie durch einen Schleier wahrnimmt.
- Die Patientin berichtet von Erinnerungslücken im Alltag, sie stellt z. B. fest, dass sie Dinge getan hat, an die sie sich nicht mehr erinnern kann.

Psychoedukation

Dissoziation als Schutz- und Überlebensmechanismus. Da Betroffene Dissoziationen in der Regel als sehr belastend und bedrohlich erleben, ist ein erster wichtiger Schritt, diese als Schutz- und Überlebensmechanismus in bedrohlichen Situationen einzuordnen:

»Eine Möglichkeit, auf sehr bedrohliche Situationen zu reagieren, ist neben dem Kampf und der Flucht das Erstarren, also sich ›totzustellen‹. Betroffene reagieren vor allem dann mit Erstarren, wenn eine Flucht nicht mehr möglich ist und sie dem Gegner unterlegen sind. Das Dissoziieren fällt unter diese Reaktionsweisen und stellt insofern einen Schutzmechanismus dar. So war es in der damaligen Situation [hier Trauma der Patientin benennen, z. B. während der Vergewaltigung] für Sie hilfreich, durch die Dissoziation die starken Gefühle und Schmerzen nicht spüren zu müssen. Gleichzeitig kann das Erstarren verhindern, dass die Gewaltausübung durch den Täter weiter eskaliert, was eine noch größere Gefährdung des Opfers nach sich ziehen könnte. Die Dissoziation hat Ihnen somit ein Stück weit ermöglicht, diese extrem belastende Situation zu überstehen. Dieser Mechanismus hat sich anschließend allerdings verselbstständigt und tritt nun auch in anderen Situationen auf, in denen es nicht mehr hilfreich, sondern problematisch ist, den Kontakt zur Gegenwart zu verlieren. Es handelt sich bei Dissoziationen somit häufig um eine automatisierte Reaktion auf starke Belastung.«

Das Schwellenmodell dissoziativer Symptome. Basierend auf dem Diathese-Stress-Modell, das die Entstehung dissoziativer Symptome durch ein Zusammenspiel von genetischer Disposition, Lernerfahrungen und aktuellen Belastungen erklärt, kann der Patientin ein »Schwellenmodell« dissoziativer Symptome vermittelt werden. Dieses geht davon aus, dass Dissoziationen eine Reaktion auf Belastungen darstellen und die Schwelle, auf diese Belastungen mit dissoziativen Symptomen zu reagieren, unterschiedlich hoch ist.

»Sie können sich das vorstellen wie Wellen, die gegen eine Mauer schlagen. Wenn die Mauer hoch ist, kommen nur die großen Wellen darüber. Bei einer niedrigen Mauer können bereits kleine Wellen hinüberschwappen. Was denken Sie, wodurch kann die Höhe dieser Mauer beeinflusst werden?«

Wichtig

An dieser Stelle ist es wichtig herauszuarbeiten, dass die Höhe dieser Mauer sowohl durch genetische Faktoren als auch durch Lernerfahrungen und gegenwärtige Stressoren sowie die aktuelle emotionale Verwundbarkeit (z. B. wie viel man geschlafen oder getrunken hat) beeinflusst wird. Anschließend bietet sich ein Ausblick auf das geplante therapeutische Vorgehen an:

»In der Therapie wird es darum gehen, diese Mauer zu erhöhen, indem wir besprechen, wie sich Ihr gegenwärtiges Stresserleben verringern lässt und wie Sie Ihren Umgang mit belastenden Situationen verbessern können.«

4 Stabilisierung

4.1 Einführung

Nicht-traumafokussierte Interventionen zum funktionalen Umgang mit PTBS-Symptomen
Nicht-traumafokussierte Interventionen können sowohl einen vorbereitenden Schritt für eine traumafokussierte Therapie (z. B. mittels Exposition in sensu) darstellen als auch diese integrativ begleiten.

In der traumatherapeutischen Behandlung werden häufig nicht-traumafokussierte bzw. stabilisierende Interventionen im Sinne des Erlernens eines funktionalen Umgangs mit den Belastungssymptomen eingesetzt. Dazu gehören

- die Förderung der Alltagsfunktionalität,
- die Verbesserung der Regulation von intensiven Gefühlen,
- die Stärkung des Kontrollerlebens und der Fähigkeiten zur Selbstberuhigung.

Auch der Abbau dysfunktionaler Bewältigungsstrategien (z. B. Substanzmissbrauch), die (Re-)Aktivierung von Ressourcen sowie die Verbesserung der Selbstfürsorge stellen wichtige Aspekte dar.

Dysfunktionale Bewältigungsstrategien. Eine PTBS geht einher mit Symptomen wie Hyperarousal und Schlafstörungen, welche Patientinnen erschöpfen. Die Erinnerung an das Trauma ängstigt und überfordert, die damit verbundenen Gefühle werden oft als nicht aushaltbar erlebt. Nachvollziehbarerweise versuchen die Patientinnen, sich zu schützen und den Erinnerungen und Reizen aus dem Weg zu gehen, weshalb sie oft auf kurzfristig hilfreiche Bewältigungsstrategien, z. B. Vermeidung, zurückgreifen.

Auch führt das Erleben eines Traumas zu einer Verzerrung der Sicht auf sich selbst und seine Umwelt. Menschen, die unter einer komplexen PTBS leiden, hatten zumeist durch anhaltende Traumatisierung in der Kindheit und ein fehlendes unterstützendes Umfeld nicht die Möglichkeit, hilfreiche Kompetenzen zu entwickeln. Insbesondere bei Vorliegen komorbider psychischer Erkrankungen (z. B. einer emotional-instabilen Persönlichkeitsstörung oder Alkoholmissbrauch) bestehen Defizite bezüglich persönlicher Ressourcen. Hier setzen die verschiedenen Strategien zum Umgang mit Belastungssymptomen an, um eine erste Entlastung sowie die Verbesserung der Kompetenzen und Stärkung der Ressourcen zu schaffen.

Beispiel

Vor drei Monaten wurde nachts in die Wohnung von Frau D. eingebrochen, als sie zu Besuch bei einer Nachbarin war. Die Einbrecher flohen über den Balkon aus der Wohnung, als sie ihren Flur betrat. Frau D. hat nun große Schwierigkeiten, abends zur Ruhe zu kommen. Im Bett liegt sie mehrere Stunden wach und dreht sich hin und her. Sie steht mehrfach auf und geht durch die Wohnung, um zu kontrollieren, ob Fenster und Haustür verschlossen sind. Sie fühlt sich dauerhaft angespannt und verlässt ihre Wohnung nur noch selten. Ihren Balkon betritt sie nicht mehr, da dies bei ihr starke Ängste auslöst.
Stabilisierende Interventionen: Zur Entlastung der Patientin können Techniken zur Unterstützung der Gegenwartsorientierung wie Reorientierungsstrategien und Achtsamkeitsübungen sowie kognitive Umstrukturierung und Diskriminationstraining zur Auseinandersetzung mit dem Einbruch und seinen Folgen angewandt werden.

Weitere Problem- und Symptombereiche sind in der diagnostischen Phase abzuklären und entsprechend bei der Behandlungsplanung zu berücksichtigen. Ziel ist, den Patientinnen Werkzeuge an die

Hand zu geben, die einen angemessenen Umgang mit z. B. emotionaler Belastung im Therapieverlauf ermöglichen und langfristig deren Bewältigungskompetenzen stärken.

Sind stabilisierende Interventionen notwendig?

Die Bedeutsamkeit einer Stabilisierungsphase im Therapieverlauf wird durchaus kritisch hinterfragt und bewertet (Neuner, 2008). Bei einer starken Betonung der Notwendigkeit durch den Therapeuten kann beispielsweise auf der Patientenseite der Eindruck entstehen, einer traumafokussierten Therapie nicht gewachsen zu sein bzw. dass diese gefährlich sein könnte. Ferner können auch auf therapeutischer Seite Vermeidungstendenzen bestehen (z. B. Befürchtung, die Patientin zu überfordern), sodass eine Überleitung in die Phase der Traumaexposiotion nicht gelingt. Eine rein auf Stabilisierung ausgerichtete Therapie stellt keine effektive Behandlung der PTBS-Symptomatik dar, jedoch sind in der klinischen Praxis Techniken zur Stabilisierung wichtige Bestandteile der Behandlungsplanung und -durchführung, insbesondere bei komplexer PTBS oder dem Vorliegen komorbider Störungen.

Die Stabilisierung kann im Gesamtbehandlungsplan je nach Schwere der PTBS-Symptomatik sowie der individuellen Ausstattung mit Ressourcen und funktionalen Bewältigungskompetenzen unterschiedlich viel Raum einnehmen. Vor einer Veränderung oder Ergänzung der bisherigen Bewältigungsstrategien einer Patientin stehen zudem die Anerkennung und Validierung der eigenen Versuche zum Umgang mit den Beschwerden, z. B. im Rahmen eines individuellen Erklärungsmodells ihrer Erkrankung. Psychoedukative Inhalte bieten Patientinnen eine erste Entlastung, stärken das Kontrollerleben und die Motivation zum Einsetzen und Üben langfristig hilfreicher Strategien.

PTBS-Behandlungsprogramme mit expliziter Stabilisierungsphase

Einige Behandlungsprogramme für Patientinnen mit komplexer PTBS oder komorbider Persönlichkeitsstörung beinhalten im Rahmen einer phasenbasierten Behandlung explizit ein Skills-Training zur Verbesserung der Fertigkeiten zur Emotionsregulation und zur Gestaltung sozialer Beziehungen. Dazu gehören STAIR (Cloitre et al., 2014) oder die Dialektisch-Behaviorale Therapie für PTBS mit schweren Störungen der Emotionsregulation (Bohus et al., 2013; Steil et al., 2018; Menne & Frommberger, 2018). Bei diesen phasenbasierten Ansätzen schließt sich an die Stabilisierung eine traumafokussierte Behandlung (z. B. mit narrativer Exposition) an.

Einsatz der stabilisierenden Maßnahmen

Stabilisierung stellt keinen Selbstzweck dar, sie steht im engen Bezug zur Vorbereitung und Begleitung therapeutischer Interventionen zur vertiefenden Auseinandersetzung mit den traumatischen Erinnerungen. Auch kann sie eine unterstützende Behandlungsmaßnahme für Patientinnen bieten, die keinen Zugang zu einer traumafokussierten Therapie haben oder bei denen dies aufgrund bestimmter Umstände – fehlende äußere Sicherheit durch z. B. aktuell schädigende Beziehungen oder Bedrohtsein von Abschiebung – nicht indiziert ist.

Leitend für die Auswahl und die Dauer des Einsatzes von nicht-traumafokussierten Interventionen sollten die diagnostische Einschätzung des vorliegenden Symptombildes sowie die Abklärung der vorhandenen Kompetenzen und der Ressourcen der Patientinnen sein. Beispielsweise kann eine Patientin mit PTBS und Defiziten bezüglich ihrer Fähigkeiten zur Regulation negativer Gefühle von der Vermittlung von Strategien zur Emotions- und Anspannungsregulation gut profitieren.

Die jeweilige Funktionalität des dysfunktionalen Bewältigungsverhaltens für Patientinnen sollte beachtet werden, um diesen eine effektive Alternative bieten zu können. Beispielsweise kann Selbstverletzung durch Schneiden einen Versuch zur Entlastung von hoher Anspannung und intensiven Gefühlen darstellen. Bei einer anderen Patientin könnte Selbstverletzung dagegen ein Versuch zur Beendigung dissoziativer Symptome wie Betäubtsein und Gefühllosigkeit sein. Es würden sich in beiden Fällen Elemente aus den Bereichen Selbstbeobachtung, Skills zur Anspannungsregulation, Aufklärung über Auslösereize sowie Distanzierungstechniken gegenüber belastenden Bildern anbieten.

Hierarchisierung der Problembereiche. Hilfreich bei der Entscheidung zur Auswahl der Strategien kann eine Hierarchisierung der Problembereiche sein, wie sie die DBT in Form der dynamischen Hierarchie der Behandlungsfokusse vornimmt. Immer wenn sich während der Behandlung eine manifeste Problematik einer höheren Ebene (z. B. den Therapiefortschritt gefährdendes Verhalten wie Selbstverletzung) zeigt, wird diese in den Fokus genommen (Linehan, 1996; Menne & Frommberger, 2018) und vorrangig behandelt.

4.2 Arbeitsmaterial

Basics: eine gute Grundlage schaffen

Die Strategien der folgenden Materialien dienen dem Ziel, eine Grundlage an Selbstfürsorge zu schaffen und erste Schritte zur Bewältigung von akuten Krisensituationen (z. B. Suizidalität) zu gehen.

Die Arbeitsblätter zu diesem Bereich können zu Beginn der Behandlung eingesetzt werden, um schon bestehende hilfreiche Strategien für mögliche Krisensituationen zu sammeln und die Informationen über das eigene Hilfenetz zu bündeln. Im Verlauf können diese um neu gelernte und als hilfreich erlebte Strategien ergänzt und somit auf »Stand« gebracht werden.

Selbstfürsorge und Wohlbefinden. Die Arbeitsblätter zur Selbstfürsorge und Stärkung des körperlichen Wohlbefindens sind während des gesamten Behandlungsverlaufs anwendbar. Patientinnen können darin unterstützt werden, sich ihr Leben zurückzuerobern und sich wieder aktiv gestaltend zu erleben. Hierbei ist eine Verschränkung mit der Psychoedukation zur PTBS sinnvoll, da aufrechterhaltende Faktoren wie dysfunktionale Gedanken und Vermeidungsverhalten die Umsetzung ressourcenstärkender Strategien erschweren können.

Umgang mit Grübeln. Die Interventionen zum Gedankenkreisen bieten erste Ideen zum Umgang mit Grübeln, wobei hier der Fokus auf einer bewussten Distanzierung von den Gedanken liegt.

Achtsamkeit. Weiterhin wird das Konzept der Achtsamkeit vorgestellt und Übungen zur Achtsamkeit eingeführt, die Patientinnen in der Fähigkeit stärken, im aktuellen Moment zu sein und das eigene Befinden und die Umwelt bewusst und mit Abstand wahrzunehmen. Achtsamkeitsübungen sind vielseitig einsetzbar und können ein begleitendes Element in der Behandlung darstellen.

Weiterführende Literatur

Zum Weiterlesen für Interessierte empfehlen wir das Buch von Huppertz (2015), welches eine Fülle an Achtsamkeitsübungen enthält. Dunkley und Stanton (2015) legen neben der Vorstellung von Übungen den Schwerpunkt auf die kompetente Vermittlung von Achtsamkeitstechniken. Die DBT nach Linehan (1996) und die Akzeptanz- und Commitmenttherapie (ACT) nehmen u. a. auch konkreten Bezug zur Anwendung von Achtsamkeit bei der Behandlung von Patientinnen mit Traumafolgestörungen (Bohus et al., 2013; Follette & Pistorello, 2012).

AB 23 Mein Notfallplan für Krisensituationen

Dieser Notfallplan bietet die Möglichkeit zur Zusammenstellung hilfreicher Bewältigungsstrategien sowie persönlicher als auch professioneller Kontakte für unterschiedliche Krisensituationen und wird gemeinsam mit der Patientin erarbeitet. Der Notfallplan sollte regelmäßig aktualisiert werden.

AB 24 Notfallkoffer
Der Notfallkoffer ist ein Tool zur Zusammenfassung kurz- und langfristiger Strategien im Umgang mit Krisensituationen. Dieser kann begleitend über die Therapie genutzt werden, um hilfreiche Elemente zu sammeln, und bietet damit auch einen Baustein zur Rückfallprophylaxe.

INFO 21 Die Schutzschicht stärken – Basics zur Selbstfürsorge
Dieses Informationsblatt enthält allgemeine Hinweise zur Stärkung der eigenen Belastungsfähigkeit. Dazu gehören Hinweise zur Alltagsstrukturierung, Ernährung und Bewegung.

AB 25 Check-up zur Atmung und tiefe Bauchatmung
Das Arbeitsblatt bietet eine Psychoedukation zum flachen, schnellen Atmen unter Stress sowie eine Anleitung für Patientinnen zur Selbstbeobachtung des Atems sowie Übung zur tiefen Bauchatmung (nach Davis et al., 2019). Beim Einsatz dieses Arbeitsblatts beachten Sie bitte, dass einige Patientinnen eine Fokussierung der Bauchgegend als unangenehm empfinden bzw. dass Intrusionen getriggert werden können. Diese Problematik stellt sich insbesondere bei Patientinnen nach sexualisierter Gewalt oder Misshandlung dar.

AB 26 Kleine Schritte zu körperlichem Wohlbefinden
Körperübungen können einen Beitrag zur Verbesserung der Selbstwahrnehmung, Stärkung des Wohlbefindens sowie zum Abbau von Anspannung ermöglichen. Hier findet sich eine Auswahl von körperlichen Übungen zur Bewegung nach Henderson (2019) und Croos-Müller (2017).

AB 27 Erste Hilfe bei Gedankenkreisen
Das Arbeitsblatt bietet zunächst eine kurze psychoedukative Einführung für Patientinnen zur Problematik des Grübelns. Ferner enthält es Strategien zum hilfreichen Umgang mit Grübelgedanken, wie die Gedanken vorbeiziehen lassen oder bewusste Ablenkung. Diese Strategien sind als kurzfristig wirksame Unterstützung gedacht und ersetzen keine inhaltliche Auseinandersetzung mit den belastenden Gedanken.

AB 28 Übungsprotokoll
Dieses Arbeitsblatt bietet ein allgemeines Protokoll zur Begleitung der Durchführung neu erlernter Techniken in der Sitzung oder als Hausaufgabe. Patientinnen können ihr Befinden vor und nach der Übung sowie mögliche Fragen und Schwierigkeiten notieren.

INFO 22 Einführung Achtsamkeit
Hier werden Informationen zum Konzept der Achtsamkeit sowie zur therapeutischen Anleitung und möglichen Schwierigkeiten bei der Anwendung angeboten.

INFO 23 Achtsamkeit – den Anker in der Gegenwart stärken
Das Blatt bietet Informationen zur Vorstellung des Konzepts der Achtsamkeit, ihren positiven Effekten und Hinweise zur Übung einer achtsamen Haltung für Patientinnen.

AB 29 Achtsamkeitsübungen – sich dem Atem achtsam zuwenden
Auf diesem Arbeitsblatt steht eine Anleitung zu den Achtsamkeitsübungen »Den Atem zählen« und »Mit den Füßen atmen«.

AB 30 Achtsamkeitsübung: 5-4-3-2-1-Technik
Dieses Arbeitsblatt stellt die 5-4-3-2-1-Übung vor, welche sich gut zur Distanzierung von belastenden Erinnerungen und Gefühlen und zur Hier-und-Jetzt-Orientierung eignet. Sie entstammt der hypnotherapeutischen Schule und wurde von Yvonne Dolan (2009) für den Einsatz bei Menschen mit Traumafolgestörungen adaptiert.

AB 31 Übungen: Achtsamkeit im Alltag
Das Arbeitsblatt enthält Übungen zum achtsamen Gehen und Hören, die leicht im Alltag umsetzbar sind und die Aufmerksamkeit auf das gegenwärtige Erleben richten.

AB 32 Achtsamkeitsübungen – gegenwärtig sein in der Natur
Diese Achtsamkeitsübungen werden in der Natur umgesetzt, der Fokus liegt auf der Übung der Gegenwartsorientierung. Die Übung *Zeitenvergleich* ist aus Huppertz und Schatanek (2015, S. 118) entlehnt.

AB 33 Achtsamkeitsübungen: Reflexion
Das Arbeitsblatt dient der Reflexion der Durchführung der Achtsamkeitsübungen. Durch die regelmäßige Nutzung dieses Arbeitsblatts können Fortschritte und Schwierigkeiten der Patientinnen bei der Durchführung der Übungen beobachtet und nachbesprochen werden.

Strategien zum Aufbau innerer Stärke und zur Distanzierung von Intrusionen

Intrusionen gehören meist zu den besonders belastenden Symptomen der Posttraumatischen Belastungsstörung. Patientinnen erleben es als entlastend und die eigene Selbstwirksamkeit stärkend, wenn sie mehr Kontrolle über diese Symptome erlangen. Dieser Abschnitt enthält Werkzeuge, die Patientinnen darin unterstützen sollen, Distanz zu den belastenden Erinnerungen zu schaffen und sich schneller wieder in der Gegenwart zu orientieren. Imaginative Techniken, z. B. die Tresorübung und der sichere Ort, gehören dabei zu den bekanntesten Strategien im Rahmen der Stabilisierung und haben eine lange Tradition in der Traumatherapie (Reddemann, 2001). Sie werden z. B. zur Distanzierung von Intrusionen und aufkommender Belastung eingesetzt. Weiterhin eignen sich diese imaginativen Strategien zum Aufbau innerer Stärke und zur Ressourcenaktivierung, was auch beim Erleben von Unsicherheit und Ängsten hilfreich sein kann.

Nach einer Einführung zur Anwendung imaginativer Techniken werden auf den Arbeits- und Informationsblättern dieses Bereichs verschiedene Varianten imaginativer Übungen vorgestellt. Auf Arbeitsblatt 38 »Reorientierung – zurück ins Hier und Jetzt« erfolgt eine Vorstellung verschiedener Reorientierungsstrategien, die sich an Inhalte der DBT nach Linehan als auch des Trainingsprogramms *Sicherheit finden* nach Najavits (2019) anlehnen.

Während Patientinnen zu Beginn der Therapie im Rahmen der Stabilisierung zunächst dabei unterstützt werden, Distanz zu intrusivem Erleben aufzubauen, steht mit fortschreitender Behandlung die aktive Auseinandersetzung mit den Inhalten der Intrusionen durch traumafokussierte Techniken (z. B. Imaginatives Umschreiben oder Exposition in sensu) im Mittelpunkt.

INFO 24 Einführung in die Arbeit mit stabilisierenden Imaginationstechniken
Es wird eine kurze Einführung zum Hintergrund und den möglichen Einsatzbereichen von Imaginationstechniken im Rahmen der nicht-traumafokussierten Behandlung gegeben. Daran schließen sich Hinweise zur praktischen Anwendung der Interventionen sowie möglichen Schwierigkeiten bei der Durchführung an.

INFO 25 Der innere sichere Ort: Anleitung
Auf diesem Informationsblatt findet sich die Anleitung für eine Imaginationsübung zur Vorstellung eines inneren sicheren Ortes, welcher in einem gewissen Maße Schutz sowie Raum für Entspannung und Stärkung bietet. Zu dieser Übung ist im Online-Arbeitsmaterial eine Audiodatei verfügbar.

AB 34 Mein innerer guter Ort
Dieses Arbeitsblatt dient der kreativen Ausgestaltung eines inneren guten Ortes, z. B. durch Zeichnungen, Bilder und Beschreibungen.

AB 35 Tresorübung
Das Arbeitsblatt bietet eine Anleitung zur Imagination eines sicheren Behältnisses zur Ablage sowie zum Verpacken der belastenden Erinnerungen nach Rost und Overkamp (2018). Die Technik ist insbesondere für visuelle wie akustische Intrusionen geeignet. Sie ermöglicht eine Distanzierung von belastendem Material und kann das Selbstwirksamkeitsempfinden stärken. Zu dieser Übung ist in den Online-Materialien eine Audiodatei verfügbar.

AB 36 Mein Schutzbaum
Diese Anleitung zur Vorstellungsübung zu einem Schutz bietendem Baum nach einer Idee von Kowarowsky und von Puttkamer (2018) ermöglicht Patientinnen die Erfahrung von Sicherheit und Erdung. Zu dieser Übung ist im Online-Arbeitsmaterial eine Audiodatei verfügbar.

AB 37 Meine Schutzhülle
Dieses Arbeitsblatt bietet eine Anleitung für eine Imaginationsübung zur Vorstellung einer Schutzhülle als Möglichkeit zur Distanzierung und Stärkung der inneren Sicherheit. Hierbei handelt es sich um eine Übung, wie sie z. B. in Form eines Schutzmantels (Hantke & Görges, 2012) oder eines Schutzkreises (Gräßer et al., 2017) häufig in der Behandlungspraxis angewandt wird. Zu dieser Übung ist im Online-Arbeitsmaterial eine Audiodatei verfügbar.

AB 38 Reorientierung – zurück ins Hier und Jetzt
Dieses Arbeitsblatt bietet eine Zusammenstellung verschiedener kurzfristig wirksamer Strategien zur Gegenwartsorientierung, die wenig Vorbereitung bedürfen und in verschiedenen Situationen einsetzbar sind. Die Strategien sind teilweise angelehnt an Inhalte der DBT nach Linehan als auch des Trainingsprogramms *Sicherheit finden* nach Najavits (2019).

Strategien zur Regulation hoher Anspannung

Hohe körperliche und psychische Anspannung im Sinne des Hyperarousals gehört zu den klassischen Symptomen einer PTBS. In den Materialien dieses Bereichs werden verschiedene Techniken zum Umgang mit Anspannungszuständen vorgestellt.

Da viele Patientinnen Schwierigkeiten bei der Wahrnehmung und Differenzierung ihrer Anspannung haben, stehen am Anfang Materialien zur Förderung der Selbstbeobachtung und Einordnung von Anspannungssymptomen im Mittelpunkt. Die Selbsteinschätzung bezüglich der Höhe der Anspannung bietet ferner eine Orientierung, wann der Einsatz welcher Stabilisierungsstrategien hilfreich ist.

Anspannungshöhe	Mögliche Strategien
Hohe Anspannung > 70	▶ Skills zur Stresstoleranz
Mittlere Anspannung 30–60	▶ Achtsamkeitsübungen ▶ Regulationsstrategien für Emotionen ▶ Ressourcenstärkung, z. B. positive Aktivitäten ▶ Atemübung ▶ Imaginationsübungen ▶ soziale Kompetenzen, z. B. andere um Unterstützung bitten ▶ Selbstfürsorge, z. B. regelmäßiger Schlaf, Ernährung ▶ Entspannungsübungen
Niedrige Anspannung < 30	▶ Achtsamkeitsübungen ▶ Selbstfürsorge, z. B. regelmäßiger Schlaf, Ernährung ▶ Entspannungsübungen

Im Rahmen der Dialektisch-Behavioralen Therapie (DBT) nach Linehan (1996; Bohus & Wolf-Arehult, 2018) werden Skills zur Stresstoleranz eingesetzt, um hohe Anspannungszustände zu regulieren.

Definition

Ein **Skill** bezeichnet eine Fertigkeit, die kurzfristig wirksam ist und langfristig keinen Schaden verursacht.

Bei der Vermittlung von Fertigkeiten zur Anspannungsregulation ist es oft eine Herausforderung, dass die bisherigen dysfunktionalen Bewältigungsstrategien der Patientinnen kurzfristig sehr wirksam sind. Dabei wird jedoch ausgeblendet, dass diese kurz- und insbesondere langfristig negative Konsequenzen haben, etwa Narben, Schamgefühle oder Belastung von sozialen Kontakten. Hier kann die Abwägung von kurz- und langfristigen Konsequenzen des dysfunktionalen Verhaltens und seiner Alternativen bei der Entscheidungsfindung zur Umsetzung einer Veränderung hilfreich sein.

Beispiel

Frau L. berichtet vom vergangenen Wochenende, dass sie einen Krimi geschaut habe und durch die Szenen im Film an ihre Vergewaltigung als Jugendliche erinnert worden sei. Sie habe sich hilflos und ängstlich gefühlt. Ihre Anspannung sei immer weiter gestiegen, ihre Gedanken seien nur so durch ihren Kopf gerast und sie habe den inneren Druck nicht mehr aushalten können.
Bisherige Bewältigungsstrategie: Sie habe ein Küchenmesser genommen und sich am Arm geschnitten. Der Anblick des Blutes und der Schmerz hätten zu einer Beruhigung geführt.
Funktionale Alternative: Sie habe sich dann in der Küche am Waschbecken eiskaltes Wasser über die Arme laufen lassen, was ihr geholfen habe, sich im Hier und Jetzt wieder zu orientieren. Sie habe mehrmals tief durchgeatmet und dann ihren Mann angerufen, der ihr gut zugeredet habe.

Es gibt auch Patientinnen, die eher unter zu geringer Spannung leiden, sie fühlen sich wie betäubt oder energielos. Hier können Strategien wie Achtsamkeitsübungen, der Aufbau positiver Aktivitäten oder körperliche Bewegung hilfreich sein.

INFO 26 Skalierung von Belastung und Anspannung
Das Informationsblatt bietet eine Einführung zum Hintergrund des Modells der Anspannungskurve und eine Anleitung zur Vorstellung und Durchführung in der therapeutischen Sitzung.

AB 39 Meine Anspannungs- und Belastungskurve
Hier wird eine psychoedukative Einführung für Patientinnen zum Modell der Anspannungskurve angeboten. Auf der zweiten Seite des Arbeitsblatts ist ein Graph zum Eintragen der persönlichen Anspannungskurve dargestellt. Der Graph für die persönliche Anspannungs- und Belastungskurve kann für verschiedene Rahmenbedingungen (z. B. Streit in der Partnerschaft oder Konfrontation mit traumabezogenem Trigger) unterschiedlich aussehen.

AB 40 Merkmale meiner Anspannung und Belastung
Das Arbeitsblatt bietet eine Tabelle zur Sammlung der Merkmale verschiedener Grade von Anspannung und Belastung.

AB 41 Mein Anspannungsthermometer
Das Thermometer stellt eine Variante zur Darstellung der Anspannungskurve dar, bei welcher die Merkmale für die Grade von Anspannung und Belastung auf einer Thermometerskala eingetragen werden.

INFO 27 Strategien zur Regulation von Anspannung
Das Informationsblatt zeigt eine Zusammenstellung verschiedener Fertigkeiten zur Anspannungsregulation, welche sich an den Skills zur Stresstoleranz der Dialektisch-Behavioralen Therapie (DBT) nach Linehan (Bohus & Wolf-Arehult, 2018; Sendera & Sendera, 2016) orientiert.

AB 42 Meine Anspannung schrittweise reduzieren
Anspannung lässt sich zumeist leichter durch den schrittweisen Einsatz mehrerer Strategien reduzieren. Dieses Arbeitsblatt bietet die Möglichkeit, verschiedene Abfolgen von Fertigkeiten passend nach der jeweiligen Situation zu überlegen.

Umgang mit Dissoziation

Die Materialien dieses Bereichs widmen sich dem Umgang mit dissoziativen Symptomen wie Depersonalisation und Derealisation, die häufig zum Erscheinungsbild der PTBS gehören. Auf Informationsblatt 28 »Hinweise zum Umgang mit Dissoziationen« erfolgt eine Einführung zum Umgang mit Dissoziation mit Benennung verschiedener Behandlungsstrategien. Es werden zum einen Werkzeuge zur Selbstbeobachtung und Reflexion, zum anderen Strategien zur Verringerung der Dissoziationsneigung und antidissoziative Skills vorgestellt. Arbeitsblatt 47 gibt »Hinweise zum Umgang mit Dissoziation in der Therapiesitzung«.

Weiterführende Literatur

Zum Weiterlesen empfehlen wir das Buch von Priebe et al. (2014). Weitere Hinweise zum Umgang mit Dissoziationen finden sich in der DBT-PTSD (Bohus et al., 2013; Bohus et al., 2019; Steil et al., 2015a). Das therapeutische Vorgehen bei der Behandlung von dissoziativen Krampfanfällen wird bei Priebe et al. (2011) beschrieben. Darüber hinaus bietet das Interaktive Skillstraing (Bohus & Wolf-Arehult, 2013) viele Anregungen für Fertigkeiten, die auch in der Behandlung von Dissoziationen zur Anwendung kommen können.

INFO 28 Hinweise zum Umgang mit Dissoziationen
Dieses Informationsblatt gibt orientiert an Priebe et al. (2014) einen Überblick über wirkungsvolle therapeutische Strategien zum Umgang mit Dissoziationen, die dann in den folgenden Arbeits- und Informationsblättern vertieft werden.

INFO 29 Erarbeitung der Vor- und Nachteile von Dissoziationen
Dieses Informationsblatt beschreibt, wie der Therapeut mit der Patientin die Vor- und Nachteile von Dissoziationen erarbeiten kann. Hierbei wird auf das Beispiel einer Patientin, die sexuell missbraucht wurde, Bezug genommen.

INFO 30 Emotionale Verwundbarkeit verringern
Dieses Informationsblatt für Patientinnen vermittelt Strategien zur Reduktion von Stressoren, um die Anfälligkeit für Dissoziationen zu verringern. Viele hiervon haben mit einer guten Selbstfürsorge zu tun.

AB 43 Wochenprotokoll emotionale Verwundbarkeit
Die Auswertung dieses Protokolls gibt dem Therapeuten Hinweise darauf, ob unausgewogene oder unregelmäßige Ernährung, eine zu geringe Trinkmenge, zu wenig Schlaf, der Konsum von Drogen und Alkohol oder unzureichende Bewegung die Patientin anfällig für Dissoziationen machen. Die Patientin soll das Protokoll mindestens eine Woche lang führen.

AB 44 Den Dissoziationen auf der Spur I
Das Führen dieses Dissoziationsprotokolls unterstützt die Patientin dabei, den Beginn von dissoziativen Symptomen besser wahrzunehmen und Situationen zu identifizieren, in denen diese typischerweise auftreten.

AB 45 Den Dissoziationen auf der Spur II
Auf diesem Arbeitsblatt kann die Patientin typische Auslösesituationen für Dissoziationen aufschreiben. Darüber hinaus kann sie ihre individuellen Frühwarnzeichen festhalten. Beides soll ihr dabei helfen, beginnende dissoziative Symptome frühzeitig wahrzunehmen, um entsprechend gegensteuern zu können.

AB 46 Antidissoziative Skills
Dieses Arbeitsblatt gibt orientiert an der DBT (Bohus & Wolf-Arehult, 2013) einen Überblick über antidissoziative Fertigkeiten, mit deren Hilfe die Patientin dissoziative Symptome unterbrechen kann (nach Priebe et al., 2014). Dargestellt werden die Strategien der Reorientierung, der körperlichen Aktivierung und der Einsatz starker Sinnesreize. Die Patienten werden dazu angeleitet, eine individuelle Skillskette zu bilden.

AB 47 Hinweise zum Umgang mit Dissoziationen in der Therapiesitzung
Dieses Arbeitsblatt erläutert das therapeutische Vorgehen für den Fall, dass Dissoziationen in der Therapiesitzung auftreten. Hierbei wird sowohl auf den Umgang mit beginnenden Dissoziationen eingegangen als auch auf die Situation, in der die Patientin nicht mehr ansprechbar ist.

Umgang mit selbstschädigendem Verhalten

Risikoverhaltensweisen, z. B. Substanzkonsum, Selbstverletzung oder wechselnde ungeschützte Sexualkontakte, können einen Teil des Symptombilds der PTBS bzw. der Probleme der Patientinnen darstellen. Sie tragen oftmals im Sinne der Vermeidung zur Aufrechterhaltung der PTBS-Symptome bei, wirken sich ungünstig auf den Selbstwert und das Wohlergehen der Patientinnen aus oder erhöhen das Risiko einer erneuten Traumatisierung. Es ist wichtig, diese Verhaltensweisen mit den Patientinnen anzusprechen und deren Auftretensbedingungen und Funktionalität zu erörtern und alternative Copingstrategien aufzuzeigen. Die therapeutische Haltung sollte von Mitgefühl und Wertschätzung getragen sein, die Verhaltensweisen können als Lösungsversuche der Patientin, z. B. zum Umgang mit schwierigen Gefühlen, benannt werden. Auf der anderen Seite ist es bedeutsam, die Patientinnen zur Übernahme von Eigenverantwortung zu motivieren und konsequent an einer Reduktion dieser problematischen Verhaltensweisen zu arbeiten.

Die Arbeitsblätter zur Verhaltensanalyse sowie zum Abwägen der Vor- und Nachteile des Verhaltens können für verschiedene Verhaltensweisen genutzt werden und eignen sich zur Reflexion. Die Auseinandersetzung mit problematischen Verhaltensweisen ist für Patientinnen oftmals schambesetzt und von innerer Ambivalenz gekennzeichnet. Die Bearbeitung der Arbeitsblätter und Übungen sollte daher direkt in der therapeutischen Sitzung erfolgen. Vorbereitend können Vor- und Nachteile des Verhaltens am Flipchart gemeinsam gesammelt werden. Aufbauend auf einer Entscheidung zur Veränderung des schädigenden Verhaltens können alternative hilfreiche Bewältigungsstrategien überlegt und deren Umsetzung vorbereitet werden. Eine weitere Herangehensweise stellt der Einsatz von Stuhldialogen zur Auseinandersetzung mit den Vor- und Nachteilen eines problematischen Verhaltens dar. Hierzu findet sich in den Materialien dieses Bereichs eine Anleitung zur Durchführung von Stuhldialogen sowie zur Nachbereitung dieser Übung. Auch das bewusste Abschiednehmen von einem problematischen Verhalten, welches für die Patientin eine wichtige »Überlebensstrategie« darstellte, im Sinne eines Abschiedsrituals, kann zum Prozess der Veränderung gehören.

Im Folgenden wird eine Auswahl an Arbeits- und Informationsblättern mit dem Fokus auf Substanzmissbrauch im Sinne eines beginnenden schädlichen Gebrauchs einer Substanz vorgestellt. Die gleichzeitige parallele bzw. integrative Behandlung der PTBS und der Suchtproblematik ist bei den entsprechenden Fällen empfehlenswert (van Dam et al., 2013).

Weiterführende Literatur

Für eine Vertiefung zur Behandlung von PTBS und begleitender Abhängigkeitserkrankung empfehlen sich das Selbsthilfebuch *Trauma, Sucht und die Suche nach Sicherheit* von Najavits (2018) sowie das integrative kognitiv-behaviorale Behandlungsmanual *Posttraumatische Belastungsstörung und Substanzmissbrauch – Das Therapieprogramm Sicherheit finden* von Najavits (2019). Das Buch *Therapie-Tools Alkohol- und Tabakabhängigkeit* (Lindenmeyer & Mühlig, 2019) sowie die Homepage www.lieberschlaualsblau.de beinhalten viele Informationen und Arbeitsblätter zur Behandlung der benannten Abhängigkeitserkrankungen.

Bei schädigenden Verhaltensweisen wie selbstverletzendem Verhalten bieten sich über die Arbeitsmaterialien hinaus u. a. die Strategien der Dialektischen-Behavioralen Therapie an (DBT, Bohus & Wolf-Arehult, 2018; Sendera & Sendera, 2016).

AB 48 Verhaltensanalyse – ein Verhalten unter die Lupe nehmen
Dieses Arbeitsblatt bietet eine kurze Verhaltensanalyse zur Betrachtung eines dysfunktionalen Verhaltens, z. B. Selbstverletzung. Es werden die Vorbedingungen, das Verhalten in einer bestimmten Situation sowie die Konsequenzen des Verhaltens erfragt.

AB 49 Vor- und Nachteile eines Verhaltens abwägen
Dieses Arbeitsblatt dient der Untersuchung eines problematischen Verhaltens und seiner kurz- und langfristigen positiven wie negativen Konsequenzen. Ziel ist die Motivierung zur Entscheidungsfindung zur Veränderung des problematischen Verhaltens.

AB 50 Verhaltensalternativen betrachten
Inhalte dieses Arbeitsblatts sind die Entwicklung von Verhaltensalternativen, die das problematische Verhalten ersetzen könnten, und die Abwägung der kurz- und langfristigen positiven wie negativen Konsequenzen des alternativen Verhaltens. Ziel ist die Bestärkung der Veränderungsmotivation und die Erleichterung der Umsetzung des alternativen Verhaltens.

AB 51 Vor- und Nachteile eines Verhaltens abwägen – Beispiel Selbstverletzung
Auf diesem Informationsblatt wird ein Beispiel zur Untersuchung des problematischen Verhaltens Selbstverletzung und seiner kurz- und langfristigen positiven wie negativen Konsequenzen erläutert.

AB 52 Verhaltensalternativen betrachten – Beispiel Selbstverletzung
Dieses Informationsblatt bietet ein Beispiel zur Entwicklung von Verhaltensalternativen, die das problematische Verhalten Selbstverletzung ersetzen könnten, und wägt kurz- und langfristige positive wie negative Konsequenzen des alternativen Verhaltens ab. Ziel ist die Bestärkung der Veränderungsmotivation und die Erleichterung der Umsetzung des alternativen Verhaltens.

INFO 31 Bearbeitung problematischer Verhaltensmuster mithilfe von Stuhldialogen
Dieses Informationsblatt (angelehnt an Hedlund, 2011; Zens & Jacob, 2014) enthält eine Anleitung und ein Beispiel zur Durchführung von Stuhldialogen zur Bearbeitung von Ambivalenzen und Widerständen bzgl. der Aufgabe bzw. Reduktion von problematischen Verhaltensmustern bei PTBS-Patientinnen.

AB 53 Meine Erfahrungen mit dem Stuhldialog
Mithilfe dieses Arbeitsblatts können Patientinnen, entweder mit der Unterstützung des Therapeuten oder alleine für sich, ihre Erfahrungen mit dem Stuhldialog auswerten. Abschließend wird angeregt, das Ergebnis mithilfe eines Symbols zu festigen.

AB 54 Distanzierung in herausfordernden Situationen
Mithilfe dieses Arbeitsblatts (in Anlehnung an Young et al., 2005) werden Patientinnen darin unterstützt, einen problematischen Verhaltensimpuls zu unterbrechen und zu hinterfragen. Dazu kann eine Memo-Karte erstellt werden.

AB 55 Abschied nehmen von meinem problematischen Verhalten
Hier finden Patientinnen eine Anregung zum Verfassen eines Abschiedsbriefs an das problematische Verhalten.

INFO 32 Schädlicher Gebrauch von Substanzen und PTBS
Das Informationsblatt bietet eine kurze Einführung zur Entwicklung und Aufrechterhaltung eines problematischen Konsummusters von Substanzen mit Suchtpotenzial (Alkohol, Cannabis und bestimmte Medikamente) sowie zu den Implikationen für die therapeutische Behandlung.

INFO 33 Alkohol, Cannabis, Medikamente – Was ist problematischer Konsum?
Dieses Informationsblatt enthält psychoedukative Informationen für Patientinnen über die Entwicklung eines problematischen Konsummusters und Konsum als dysfunktionale Bewältigungsstrategie bei PTBS-Symptomen sowie Hinweise zur Selbsteinschätzung des Konsums und Informationen zu Beratungsangeboten bei Suchtproblemen.

AB 56 Tagebuch – Problematischem Konsum von Alkohol und illegalen Substanzen auf die Spur kommen
Das Arbeitsblatt besteht aus einem Selbstbeobachtungsprotokoll zum Gebrauch von Alkohol und illegalen Substanzen.

AB 57 Tagebuch – Problematischem Konsum von Medikamenten auf die Spur kommen
Hier wird ein Selbstbeobachtungsprotokoll zum Gebrauch von Medikamenten mit Suchtpotenzial angeboten. Dazu gehören schlaffördernde Medikamente, Schmerzmittel und Beruhigungsmedikamente.

AB 58 Meine Auslöser für problematischen Konsum
Dieses Arbeitsblatt ist eine Anleitung zum Sammeln innerer und äußerer Auslöser für den Konsum von Substanzen sowie der möglichen Erwartungen an den Konsum.

AB 59 Einen alternativen Weg einschlagen – hilfreiche Strategien
Dieses Arbeitsblatt dient der Sammlung von Bewältigungsfertigkeiten für den Umgang mit Auslösern für den Konsum von Suchtmitteln. Die von der Patientin benannten individuellen Fertigkeiten können sowohl durch Interventionen aus der Traumatherapie (z. B. Imaginationsübungen, Skills zur Regulation von Anspannung, Achtsamkeit) als auch der Suchttherapie ergänzt werden.

AB 60 Surfing – Umgang mit akutem Wunsch nach Konsum
Dieses Arbeitsblatt erklärt die Metapher »Welle« für das Aufkommen und Abklingen des akuten Verlangens nach dem Konsum einer Substanz (»Craving«) und leitet zu einer achtsamen, beobachtenden Haltung zum Umgang mit diesem akuten Konsumverlangen (»Surfing«) an.

AB 61 Analyse eines Rückfalls in problematisches Verhalten
Dieses Arbeitsblatt ist ein Tool zur Betrachtung eines Rückfalls in schädliche Verhaltensweisen, z. B. den Konsum von Suchtmitteln oder Selbstverletzung, und zur Ableitung vorbeugender, hilfreicher Strategien.

INFO 34 Notfall-Kit für einen Rückfall in ein problematisches Verhalten
Dieses Informationsblatt ist eine »Erste Hilfe« beim Rückfall in ein problematisches Verhaltensmuster.

Umgang mit Schlafproblemen

Schlafstörungen sind vielgestaltig und gehören zu den häufigsten gesundheitlichen Beschwerden. Insomnien, darunter werden Ein- und Durchschlafstörungen sowie nicht erholsamer Schlaf gefasst, sind Begleitsymptome verschiedener psychischer Erkrankungen (z. B. Depressionen). Intrusionen in Form von Albträumen und Ein- und Durchschlafstörungen gehören zudem zu den Symptomen der PTBS. Störungen des Schlafs wirken sich langfristig negativ auf das Befinden aus, haben eine hohe Chronifizierungsneigung und erhöhen das Risiko für die Entwicklung weiterer psychischer Erkrankungen (Spiegelhalder et al., 2011).

Die Behandlung der PTBS kann durch bestimmte entsprechend adaptierte Interventionen zur Behandlung von Ein- und Durchschlafstörungen ergänzt werden. Dazu gehören körperbezogene Entspannungsmethoden wie die Progressive Muskelentspannung, zudem Schlafhygiene-Regeln und kognitive Entspannungstechniken, z. B. die Entwicklung eines persönlichen Ruhebildes. Bei der Anwendung dieser Interventionen ist das Gesamtbild der PTBS zu berücksichtigen, da Einschlafstörungen beispielsweise oft mit der Angst vor Albträumen, dem allgemein erhöhten Anspannungsniveau und Grübeln in Zusammenhang stehen. Eine Kombination mit anderen Übungen zu hilfreichen Bewältigungsstrategien und traumafokussierten Interventionen zur Integration der belastenden Erinnerungen ist anzuraten.

INFO 35 Erholsamen Schlaf fördern – Schlafhygiene
Dieses Informationsblatt enthält Informationen zur Schlafhygiene und ist angelehnt an den Patientenratgeber »Ein- und Durchschlafstörungen« der Deutschen Gesellschaft für Schlafforschung und Schlafmedizin (2018).

AB 62 Mein Schlaf-Tagebuch
Dieses Arbeitsblatt enthält ein Selbstbeobachtungsprotokoll zum Schlafverhalten und zu Störfaktoren (Albträume, Grübeln, andere Auffälligkeiten).

AB 63 Zu einem besseren Schlaf finden bei nächtlicher Anspannung und Albträumen
Hier finden Patientinnen akut hilfreiche Strategien zur Beruhigung und Reorientierung bei nächtlichem Aufwachen, z. B. nach einem Albtraum. Ferner gibt es eine Anleitung zur Vorstellung eines Ruhebilds, die Zusammenstellung eines »Hilfesets« mit Fertigkeiten zur Anspannungsregulation sowie die Etablierung eines positiv besetzten und Sicherheit gebenden Symbols (z. B. persönlicher Gegenstand). Diese bedürfen etwas mehr Vorbereitung.

AB 64 Mein Schlafritual
Dieses Arbeitsblatt unterstützt Patientinnen bei der Entwicklung eines persönlichen Einschlafrituals.

Dieser Notfallplan soll Sie dabei unterstützen, Krisen (z. B. Suizidgedanken, hohe Anspannung) sicher zu überstehen. Es lassen sich dabei passende Pläne für unterschiedliche Probleme (z. B. Drang nach Selbstverletzung) gestalten. Es ist wichtig, sich den Notfallplan gut einzuprägen, ihn bei sich zu tragen oder an leicht zugänglicher Stelle zu verwahren, da es unter hoher Anspannung schwierig sein kann, sich daran zu erinnern. Erarbeiten Sie den Plan gerne gemeinsam mit Ihrem Therapeuten.

Persönliche Warnzeichen für eine Krise oder eine Risikosituation:

....

....

....

....

....

Erste Stufe: Selbsthilfe

Was kann ich selbst tun? Was schützt mich in einer Krise? (z. B. Ablenkungsstrategien, Selbstfürsorge, Entspannungstechniken, starke Sinnesreize wie Minzöl, schreiben …).

....

....

....

....

....

Notieren Sie hier, wenn sich eine bestimmte Abfolge von Selbsthilfemaßnahmen als hilfreich erwiesen hat.

(1) ....

(2) ....

(3) ....

(4) ....

Zweite Stufe: Soziales Netz aktivieren

Zu wem kann ich Kontakt (z. B. Telefon, E-Mail …) aufnehmen? Wer tut mir in dieser Situation gut?

Name: .... Kontakt: ....

Name: .... Kontakt: ....

Name: .... Kontakt: ....

Dritte Stufe: Professionelle Hilfe (Arzt, Therapeut, Beratungsstelle, Telefonseelsorge ...)

Name: .... Kontakt: ....

Name: .... Kontakt: ....

Name: .... Kontakt: ....

Vierte Stufe: Psychiatrische Notaufnahme des zuständigen Krankenhauses

Name: ....

Adresse: .... Telefonnummer: ....

Wie komme ich im Notfall am besten dorthin?

....

....

....

Für Notfallsituationen tragen wir Vorsorge: Wir haben im Auto den Verbandskoffer dabei oder wissen, wo auf der Arbeit der Feuerlöscher steht. Für psychische Krisensituationen können Sie sich auch vorbereiten und die Hilfsmittel zusammenstellen, die Sie beim Bewältigen einer Krise unterstützen. Überlegen Sie, für welche Art von Krisensituation Sie sich einen Notfallkoffer zusammenstellen möchten. Nutzen Sie dazu Strategien, die Ihnen kurz- oder langfristig helfen und keine schadhaften Nebenwirkungen haben (z. B. Sport). Zu den Hilfsmitteln, die schnell helfen, gehören z. B. Atemübungen. Überprüfen Sie bitte immer mal wieder, ob Ihr Notfallkoffer noch auf dem aktuellen Stand ist.

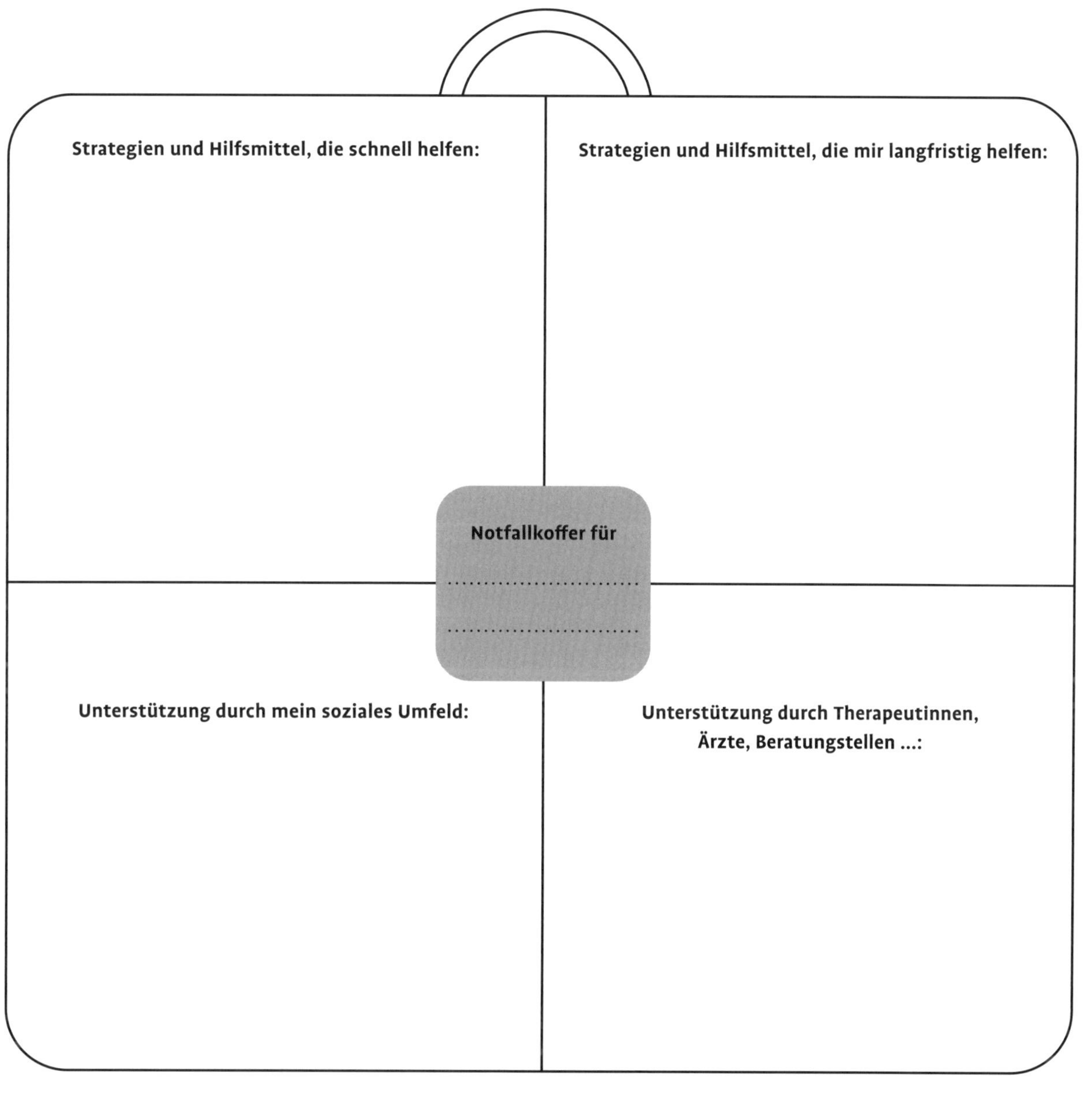

INFO 21 Die Schutzschicht stärken – Basics zur Selbstfürsorge

P T

Die Traumatisierung und ihre Folgen erschweren es häufig, sich ausreichend um die eigenen Bedürfnisse zu kümmern. Gründe können z. B. Selbstwertprobleme, eine hohe Stressbelastung im Alltag oder auch mangelndes Wissen um die mögliche positive Wirkung der Selbstfürsorge sein. Jedoch können schon kleine Veränderungen (z. B. regelmäßiges Trinken oder Spazierengehen) ein wichtiger Schritt auf dem Weg zur Verbesserung Ihres Befindens sein.

- **Den Durst löschen.** Regelmäßiges Trinken (mind. 1,5 l pro Tag, z. B. Wasser, Saftschorlen, Tee) ist wichtig für unser Wohlbefinden und unsere Leistungsfähigkeit und kann helfen, die Schwelle für dissoziative Symptome zu senken.
- **Auf den Geschmack kommen.** Ausgewogen und regelmäßig essen ist ein wichtiger Baustein, um sich zu stärken und aktiv sein zu können. Eine gesunde Ernährung ist sicherlich vorteilhaft, aber sie sollte nicht zu Verboten führen: Auch Süßigkeiten sind in Maßen in Ordnung.
- **In Bewegung kommen.** Schon moderate sportliche Betätigung, z. B. spazieren gehen, Gymnastik, Walking oder Yoga, kann dabei helfen, Anspannung abzubauen und (schmerzhafte) Verspannungen zu lockern.
- **Den Akku aufladen.** Aktivitäten, die Spaß machen oder entspannen, sorgen für neue Energie und lenken uns von unseren Sorgen ab. Positive soziale Kontakte stärken uns und heben unsere Stimmung.
- **Sich auf einen Rhythmus einpendeln.** Eine Tagesstruktur gibt Halt und beugt depressiven Verstimmungen und Grübeln vor.
- **Erholsamer Schlaf.** Ein bedeutsamer Faktor für unsere Gesundheit ist ausreichend Schlaf, dafür können Schlafrituale und regelmäßige Schlafzeiten hilfreich sein.
- **Vermeidung von Drogen und Alkohol.** Der Konsum von Drogen und Alkohol macht uns verwundbarer für Belastungen und bringt oft andere Probleme, z. B. Konflikte am Arbeitsplatz und die Entwicklung einer körperlichen und psychischen Abhängigkeit, mit sich.
- **Sich um die körperliche Gesundheit kümmern.** Erkrankungen, die unbehandelt sind und uns z. B. Schmerzen bereiten, kosten viel Kraft. Versuchen Sie sich Hilfe zu suchen und entsprechende Arzttermine zu vereinbaren.

Tipp

Manchmal geraten Vorhaben, z. B. mehr und häufiger zu trinken, im Alltag in Vergessenheit. Hier können kleine Erinnerungshilfen, etwa ein Handyalarm oder ein Aufkleber am Kühlschrank oder Laptop, hilfreich sein.

Diese Grundpfeiler zur Selbstfürsorge können eine Herausforderung bedeuten, insbesondere wenn Sie lang gewohnte Muster durchbrechen möchten oder die Veränderungen negative Gefühle und Sorgen auslösen. Nutzen Sie das Gespräch mit Ihrem Therapeuten, um mögliche Hindernisse anzusprechen und Lösungen zu finden.

Schnelles, flaches Atmen, bei welchem sich hauptsächlich der Brustkorb dehnt, sowie das Anhalten des Atems, sind oft mit Stress verbunden und können Symptome wie Kopfschmerzen, Angst oder körperliche Anspannung verstärken. Viele Menschen bemerken ihre flache Brustatmung im Alltag gar nicht. Die Bauchatmung dagegen ist ruhiger und tiefer und kann Stresssymptome und Anspannung reduzieren. Neugeborene Babys und schlafende Menschen atmen ganz automatisch in den Bauch. Atemübungen können Ihnen somit helfen, Ihre Atmung bewusst und konzentriert wahrzunehmen und ruhiger in den Bauchraum zu atmen.

Sie können die Übungen im Sitzen in einer bequemen, aufrechten Haltung oder im Liegen ausführen. Atmen Sie möglichst durch die Nase ein, dies hat den Vorteil, dass die Luft erwärmt und gereinigt wird – außer es ist in der Übung anders vorgegeben. Sie können die Augen bei den Übungen schließen, dies erleichtert oft die Konzentration auf die Übung. Wenn Ihnen das unangenehm sein sollte, lassen Sie die Augen einfach offen. Nehmen Sie sich zu Beginn ca. fünf Minuten Zeit, die Dauer können Sie später verlängern. Sie können die Übung jederzeit unterbrechen, wenn Sie sich unwohl fühlen. Sie haben die Kontrolle über die Übungsschritte.

Übung

Check-up – Wie atme ich zurzeit?

Legen Sie dazu eine Hand auf den Brustkorb unterhalb der Schlüsselbeine und die andere Hand auf den Bauch zwischen Rippenbogen und Nabel. Beobachten Sie das Atmen, ohne es zu verändern. Schauen Sie, was Sie wahrnehmen, wenn Sie ein- und wieder ausatmen. Wie bewegen sich der Brustkorb und der Bauch unter Ihren Händen?

Was habe ich bei meiner aktuellen Atmung beobachtet?

....

....

....

....

....

....

....

....

....

....

Tiefe Bauchatmung

Ziel dieser Übung ist es, ruhiger und tiefer zu atmen. Beim Einatmen hebt sich zunächst der Bauch, dann leicht der untere Brustkorb und der obere Brustkorb – wie bei einem weichen Bogen oder einer Welle. Die Bauchatmung fühlt sich zu Beginn oft ungewohnt an, dies nimmt aber mit dem regelmäßigen Üben ab.

Übung

Legen Sie eine Hand auf den Brustkorb unterhalb der Schlüsselbeine und die andere Hand auf den Bauch zwischen Rippenbogen und Nabel. Richten Sie Ihre Aufmerksamkeit auf Ihre Atmung. Atmen Sie bitte tief durch die Nase ein. Beobachten Sie, wie die Luft in Ihre Lungen einströmt und sich erst die Bauchdecke und dann der Brustkorb unter Ihren Händen heben. Atmen Sie nun bewusst durch den Mund aus, dabei sinkt Ihre Bauchdecke wieder ab. Sie können beim Ausatmen den Mund spitzen, als würden Sie eine Kerze auspusten. Finden Sie Ihren eigenen Atemrhythmus, so wie es Ihnen guttut. Wenn Sie merken, dass Ihre Gedanken abschweifen, kommen Sie zu Ihrem Atem zurück.

In Ihrem Alltag können Sie den Check-up nutzen, um zu schauen, wie Sie aktuell atmen. Wenn Sie flach und schnell atmen oder den Atem anhalten, können Sie bewusst die Bauchatmung einsetzen, um Anspannung zu reduzieren. Die Wahrnehmung der eigenen Atmung ist ein erster Schritt zur Veränderung.

Wie ist es mir mit der Übung der tiefen Bauchatmung ergangen?

....

....

....

....

....

....

....

....

....

....

....

....

Kleine Schritte zu körperlichem Wohlbefinden

P

Unser körperliches Befinden steht in enger Verbindung zu unserer Gefühlslage und psychischen Anspannung. Wenn wir traurig sind, spüren wir z. B. einen Kloß im Hals. Bei Angst ziehen wir den Kopf und die Schultern ein. Oftmals gewöhnen wir uns an die höhere körperliche Anspannung und bemerken lediglich die Folgen, z. B. Kopfschmerzen. Der Körper stellt einen wichtigen Zugangsweg dar, um Anspannung zu verringern und sein Wohlbefinden zu steigern. Hier finden Sie kleine Übungen für jeden Tag, die sich diese innere Vernetzung zunutze machen. Ein Nebeneffekt kann sein, dass man bei der Durchführung lächelt, weil die Übungen Freude bringen.

- **Gähnen**
  Atmen Sie tief ein und öffnen Sie dann den Mund weit, atmen Sie aus und machen Sie Gähngeräusche. Gähnen Sie ruhig mehrmals hintereinander. Gähnen kann abends das Einschlafen unterstützen. Tagsüber hilft es, den Kiefer und den oberen Nacken zu lockern, die bei Stress oftmals angespannt sind.

- **Seufzen**
  Atmen Sie tief ein und atmen Sie die Luft mit einem Stoß des Zwerchfells auf einmal wieder aus. Wenn Sie möchten, können Sie das Ausatmen mit einem Geräusch wie »Ah« oder »Uff« begleiten. Durch das Seufzen wird das bewusste Atmen aktiviert.

- **Schnauben wie ein Pferd**
  Lassen Sie die Lippen und den Kiefer etwas locker. Die Lippen liegen leicht aufeinander. Pusten Sie Ihren Atem durch die Lippen hindurch. Beim Schnauben vibrieren die Lippen leicht. Schnauben entspannt die Kiefer- und Mundmuskulatur. Bei Pferden ist das Abschnauben ein Ausdruck von Loslassen und Wohlbefinden.

- **Sich schütteln**
  Stellen Sie sich aufrecht hin, beugen und strecken Sie leicht die Knie. Kommen Sie in einen Rhythmus, der Ihnen angenehm ist. Lassen Sie dann alle Körperteile locker hängen und schütteln Sie nun Ihre Arme, Beine, Kopf, Mund. Sie können die Intensität des Schüttelns variieren. Sich schütteln lockert Verspannungen, löst Erstarrung und gibt neue Energie.

- **Arme schwingen**
  Stellen Sie sich locker hin und beugen und strecken Sie leicht die Knie. Beginnen Sie dann, Ihre Arme abwechselnd nach vorne und hinten zu schwingen. Finden Sie Ihren Rhythmus. Arme schwingen lockert den Schulterbereich und fördert die Durchblutung.

- **Sich räkeln und strecken**
  Strecken Sie zuerst den einen Arm, dann den anderen. Strecken Sie anschließend die Beine abwechselnd aus. Machen Sie diagonale Dehnübungen, indem Sie sachte den rechten Arm und das linke Bein ausstrecken und dann wechseln. Strecken Sie sich in die Höhe, als würden Sie etwas über sich erreichen wollen. Stellen Sie sich auf die Zehenspitzen, wenn Sie mögen. Strecken Sie sich sanft bis in die Finger- und Zehenspitzen. Das Räkeln und Strecken lockert die Muskulatur und macht wach. Oftmals nimmt man nach dem Strecken eine aufrechtere und damit kraftvollere Haltung ein.

Es ist nicht möglich, das Denken einfach einzustellen. Wir nehmen andauernd Dinge wahr, ordnen sie ein, wägen Alternativen ab, nutzen unsere Fantasie oder planen etwas. Grübeln jedoch belastet, da die Gedanken kein Ende finden, negativ getönt sind und sich im Kreis drehen. Menschen mit traumatischen Erfahrungen beschäftigen sehr unterschiedliche Themen, z. B. die Folgen des Traumas und Sorgen um die Zukunft. Das Gedankenkreisen führt meist nicht zu hilfreichen Erkenntnissen, sondern stört nachts den Schlaf und erhöht die innere Anspannung. Langfristig trägt es zur Aufrechterhaltung der Symptome bei. Oft wenden Betroffene viel Kraft beim Versuch auf, die Gedanken wegzudrücken, oder sie kritisieren sich, weil sie ihre Gedanken vermeintlich nicht »in den Griff« kriegen.

Wichtig

Oftmals läuft das Grübeln automatisiert ab. Das Erkennen des Grübelns ist ein wichtiger Schritt zur Veränderung, aus der Beobachterperspektive hat man schon etwas mehr Distanz zum inneren Gedankenkarussell.

Woran erkenne ich negative Grübelgedanken?

- führen nicht zu Lösungen oder neuen Erkenntnissen
- sind negativ getönt
- wiederholen sich
- sind einseitig
- hinterfragen das eigene Handeln in der Vergangenheit
- beinhalten Selbstzweifel und Kritik
- bestehen aus Sorgen um die Zukunft
- kommen häufig vor und halten lange an
- kosten viel Kraft und Zeit
- erscheinen kaum kontrollierbar
- drehen sich im Kreis

Die folgenden Strategien können Sie dabei unterstützen, mit dem Grübeln kurzfristig auf hilfreiche Weise umzugehen. Sie legen den Fokus nicht auf eine inhaltliche Auseinandersetzung mit den Gedanken.

Den Gedanken einen Rahmen geben

Sie können bewusst einen Rahmen für Ihre Grübelgedanken setzen, indem Sie diesen einen Ort und eine begrenzte Zeit geben. Beispielweise können Sie sich vornehmen, sich jeden Tag nachmittags um 16 Uhr eine halbe Stunde auf Ihrem Sessel sitzend Zeit für die Grübelgedanken zu nehmen. Das Grübeln wird dann auf diese halbe Stunde bewusst beschränkt.

Die Gedanken vorbeiziehen lassen

Bei dieser Übung nehmen Sie bewusst eine Beobachterposition ein, aus welcher Sie Ihre Gedanken achtsam betrachten.

Setzen Sie sich auf die Vorderkante Ihres Stuhls, ohne sich anzulehnen. Stellen Sie die Füße parallel auf den Boden und finden Sie eine angenehme aufgerichtete Haltung für Ihre Wirbelsäule. Legen Sie die Hände auf die Oberschenkel, Handflächen nach oben. Sie können die Augen während der Übung sanft schließen oder auf einem Punkt vor sich ruhen lassen. Stellen Sie sich vor, dass Ihre Gedanken wie Wolken am Himmel sind. Sie beobachten, wie diese Wolken sich am Himmel bewegen und vorüberziehen. Die Gedanken kommen und gehen, halten Sie diese nicht fest. Dann beenden Sie die Übung langsam, indem Sie Ihre Aufmerksamkeit schrittweise wieder erweitern und Ihre Umgebung um Sie herum wieder bewusst wahrnehmen.

Alternative. Sie können sich auch vorstellen, dass die Gedanken Züge sind. Sie stehen trocken und sicher an einem Bahnhof und schauen den Zügen zu, wie diese vorbeifahren.

Den Scheinwerfer der Aufmerksamkeit umlenken

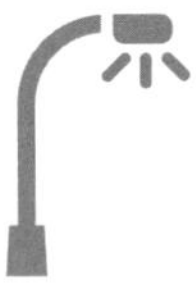

Ihre Aufmerksamkeit ist einem Scheinwerfer ähnlich. Aktuell ist der Scheinwerfer auf die Grübelgedanken gerichtet. Jedoch lässt sich dieser Scheinwerfer bewegen und Sie können Ihre Aufmerksamkeit aktiv auf etwas anderes im Hier und Jetzt lenken. Wenn Sie merken, dass Sie beginnen zu grübeln, benennen Sie dies (»Ich fange an zu grübeln …«) und lenken Sie dann Ihre Aufmerksamkeit bewusst um (» … und wende mich jetzt … zu.«). Sie können Ihren Kopf anders beschäftigen, indem Sie z. B. rückwärts von 100 zählen, ein Kreuzworträtsel lösen oder jeweils zehn Vornamen suchen, die mit den Buchstaben A, B, C usw. beginnen. Es ist auch möglich, sich bewusst abzulenken, indem Sie ins Tun kommen. Sie können z. B. etwas malen, eine Runde laufen gehen oder mit einer Freundin telefonieren. Richten Sie dabei Ihre ganze Aufmerksamkeit auf die andere Tätigkeit.

Die Gedanken aufschreiben

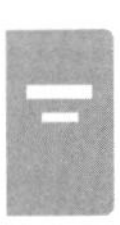

Legen Sie sich ein Notizbuch bereit und notieren Sie Ihre Gedanken. So können Sie die Gedanken, die Ihnen wichtig erscheinen, niederschreiben und diese z. B. mit Ihrem Therapeuten oder Ihrer Therapeutin besprechen oder während eines festgelegten Zeitrahmens bedenken. Legen Sie nach dem Aufschreiben das Notizbuch bewusst beiseite oder in eine Schublade. Packen Sie es weg, die Gedanken sind sicher aufbewahrt.

Übungsprotokoll

P

Während der Therapie werden Sie verschiedene Übungen und Techniken kennenlernen, die Sie bei der Bewältigung und Besserung Ihrer Symptome und Probleme unterstützen sollen. Die folgende Tabelle können Sie nutzen, um einen Überblick über gemachte Übungen und deren Effekte zu bekommen.

Ihre psychische Belastung vor und nach einer Übung können Sie mithilfe einer Skala von 0 (gar keine Belastung) bis 100 (extrem hohe Belastung) einschätzen.

Welche Übung oder Strategie habe ich ausprobiert?	**Datum + Uhrzeit**	**Wie war mein Befinden *vor* der Übung? Wie hoch war meine Belastung?**	**Wie war mein Befinden *nach* der Übung? Wie hoch war meine Belastung?**	**Gab es Schwierigkeiten oder Hindernisse? Welche Fragen habe ich noch zur Übung?**

Nach Kabat-Zinn (2015) beinhaltet Achtsamkeit, auf eine bestimmte Weise aufmerksam zu sein: bewusst, im gegenwärtigen Augenblick und ohne zu urteilen. Diese Art der Aufmerksamkeit fördert das Gewahrsein sowie die Fähigkeit, die Realität des gegenwärtigen Augenblicks wahrzunehmen und zu akzeptieren. In der Dialektisch-Behavioralen Therapie (DBT) wird innere Achtsamkeit als grundlegende, den Einsatz der anderen Skills unterstützende Fertigkeit vermittelt.

Definition

Skills sind Fertigkeiten, die kurzfristig wirksam sind und langfristig keinen Schaden verursachen.

Von PTBS Betroffenen fällt es häufig besonders schwer, im Hier und Jetzt zu sein. Sie grübeln über die Erfahrungen der Vergangenheit, versuchen traumaassoziierte Stimuli zu vermeiden oder leiden unter Taubheitsgefühlen und Ruhelosigkeit. Die Einführung des Konzeptes der Achtsamkeit kann ihnen eine hilfreiche, erlernbare Fertigkeit vermitteln, sich ihrer selbst und der Umwelt gewahrer zu werden. Dies ermöglicht die Unterbrechung automatisierter, oftmals dysfunktionaler Reaktionen (z. B. den Anstieg von Anspannung und das sofortige gedankliche Unterdrücken belastender Erinnerungen) und öffnet den Raum für effektives Handeln. Damit stellt Achtsamkeit zum einen eine Strategie zur Verbesserung der Aufmerksamkeit für das Hier und Jetzt dar, zum anderen eine Möglichkeit, Zustände von Erregung zu regulieren. Eine achtsame Haltung kann PTBS-Betroffene darin unterstützen, sich in der Gegenwart zu verankern.

Beispiel

Frau S. hat einen schweren Autounfall erlebt und es fällt ihr schwer, sich von den damit zusammenhängenden belastenden Erinnerungen zu distanzieren. Sie übt regelmäßig eine achtsame Haltung mit Atemübungen. Zum einen hilft ihr dies, ihre Atmung und deren Veränderung unter Anspannung bewusster wahrzunehmen. Zum anderen gelingt es ihr häufiger, Grübelgedanken zu unterbrechen und mit ihrer Aufmerksamkeit in der aktuellen Situation zu bleiben.

Hinweise zur Anleitung von Achtsamkeitsübungen

Für die Erklärung von Achtsamkeit können Metaphern und Analogien genutzt werden. Beispielsweise kann das Bild eines Scheinwerfers zur Erklärung von Achtsamkeit herangezogen werden. Der Scheinwerfer der Aufmerksamkeit ist immer angeschaltet. Er lässt sich zwar nicht ausschalten, jedoch kann man lernen, den Lichtstrahl bewusst zu fokussieren, was uns ein genaueres Sehen ermöglicht. Ein Scheinwerfer kann zu Beginn schwer zu steuern sein, dies gelingt jedoch mit der Zeit und Übung leichter (Dunkley & Stanton, 2015). Alltagserfahrungen von »Un-Achtsamkeit«, z. B. »im Autopilotmodus sein«, »mit den Gedanken woanders sein« und deren Folgen (z. B. Haltestelle verpassen, etwas Wichtiges vergessen) können im Sinne eines Vergleichs herangezogen werden. Wichtig ist ferner die Information, dass Achtsamkeit die Wahrnehmung des gegenwärtigen Moments bedeutet, ohne ein konkretes Ziel oder Erwartungen bezüglich des Ergebnisses, z. B. eine schnelle Besserung des Befindens nach der Übung, zu verfolgen.

Die Achtsamkeitsübungen können gemeinsam in der Sitzung durchgeführt werden. Sie bieten sich auch als regelmäßiges Element, z. B. zu Beginn der Sitzungen, an. Achtsamkeit ist eine Fähigkeit, die erst über Übung ihre Wirksamkeit entfaltet. Von daher ist es sinnvoll, den Patientinnen entsprechende Aufgaben mitzugeben und eine Überführung in den Alltag zu fördern. Hilfreich ist das Üben mit einem äußeren Signal, z. B. einem Wecker, zu koppeln. Des Weiteren ist es möglich, Alltagstätigkeiten, wie das Spülen des Geschirrs oder einen Spaziergang, als Gelegenheit zur »informellen« Übung einer achtsamen Haltung zu nutzen, indem man z. B. ganz bei der Tätigkeit ist und seine Erfahrungen begleitend beschreibt.

Die Übungen sollten für die Patientinnen einfach und gut durchführbar sein, weshalb es sinnvoll ist, Übungen bezüglich

- der Zeitdauer (zu Beginn ca. 1–3 min),
- der Komplexität und
- der Zielrichtung anzupassen.

Auch Abwechslung bezüglich der Übungen kann die Motivation steigern und helfen, persönliche Favoriten unter den Übungen zu finden.

Es ist normal und in Ordnung, insbesondere zu Beginn, dass Menschen während der Übungen abschweifen. Es ist ein Zeichen von Achtsamkeit, dieses Abschweifen zu erkennen. Zur Unterbrechung des Abschweifens kann eine Benennung auf der Metaebene (z. B. »Ich habe gerade nachgedacht«) erfolgen, was Distanz herstellt. Anschließend kann zur Übung zurückgekehrt werden, was mit einem »und … ich kehre zur Übung zurück« eingeleitet wird. Auch die Anleitung, eine Beobachterperspektive einzunehmen (»beobachten und loslassen«), oder der Einsatz von Metaphern (»wie Wolken vorbeiziehen lassen«) haben sich als hilfreich erwiesen.

Bei Achtsamkeitsübungen handelt es sich nicht um Übungen zur Entspannung oder Tranceinduktion, weshalb die Anleitungen mit normaler Stimme und Sprechweise (z. B. kein besonders langsames Sprechen) vorgetragen werden sollten. Diese Art der Anleitung hilft den Patientinnen, den Kontakt zur Gegenwart aufrechtzuerhalten. Mögliche Annahmen der Patientinnen wie: »Achtsamkeit ist gleich Entspannung« oder »Achtsamkeit bedeutet, immer fokussiert zu sein«, sollten aufgriffen und korrigiert werden.

Wichtig

Körperbezogene Achtsamkeitsübungen, z. B. Fokussierung auf die Körpermitte bei der Bauchatmung, können für Menschen mit PTBS schwierig sein, da Körperwahrnehmungen Auslöser für Intrusionen und negative Gedanken sein können und oft vermieden werden. Dies gilt insbesondere für Patientinnen, die sexualisierte Gewalt erlebt haben. Hier sind Übungen mit einer Fokussierung auf den Atem oder die Außenwahrnehmung vorzuziehen.

Achtsamkeit bedeutet, mit der eigenen Aufmerksamkeit ganz bewusst im gegenwärtigen Augenblick zu sein und dem aktuellen Geschehen offen und annehmend zu begegnen. Achtsam sein beinhaltet, die inneren Vorgänge (z. B. Empfindungen, Gedanken) und die äußere Situation wahrzunehmen, ohne diese zu bewerten, z. B. »Das ist Blödsinn«, oder an diesen zu klammern. Während der Achtsamkeitsübungen wird nicht versucht, ein bestimmtes Ziel zu erreichen, es geht allein um das Erleben im Hier und Jetzt.

Warum ist das Erlernen von Achtsamkeit für Menschen mit einer Posttraumatischen Belastungsstörung hilfreich?

- Betroffene grübeln oft über die Vergangenheit (z. B. »Warum ist das mir passiert?«) und leiden unter sich aufdrängenden belastenden Erinnerungen und Empfindungen. Achtsamkeit kann Ihnen helfen, sich zu fokussieren, sich im Hier und Jetzt zu verankern und weniger in der Vergangenheit verhaftet zu sein.
- Auch erleben Menschen mit einer PTBS oftmals sehr starke negative Gefühle, wie Angst oder Ärger. Achtsamkeitsübungen können dabei helfen, mit starken Gefühlen umzugehen, indem sie lernen, diese aus der Beobachterperspektive zu betrachten, sie anzunehmen und wieder loszulassen. Achtsamkeit ermöglicht ein Innehalten, was Raum für das Ausprobieren von alternativen Bewältigungsstrategien bietet.
- Oft versuchen Betroffene alles, was mit dem Trauma in Verbindung steht (z. B. körperliche Empfindungen) zu vermeiden oder zu unterdrücken. Dieses Verhalten trägt jedoch langfristig zur Aufrechterhaltung der Beschwerden bei. Die bewusste Hinwendung zum Hier und Jetzt kann sie dabei unterstützen, ihr Vermeidungsverhalten zu unterbrechen, sich den schwierigen Empfindungen zu stellen und neue Erfahrungen zu machen, z. B. dass die Anspannung sich verändert.

Wie kann man Achtsamkeit erlernen?

Achtsamkeit ist eine Fähigkeit, die Sie durch Übung stärken können. Führen Sie die Übungen regelmäßig durch, diese müssen nicht lang sein. Sie können auch alltägliche Tätigkeiten, z. B. Abwaschen oder Zähneputzen, zur Übung einer achtsamen Haltung nutzen.

Eine achtsame Haltung einnehmen bedeutet, gezielt die volle Aufmerksamkeit auf das Erleben im aktuellen Moment, z. B. auf eine Tätigkeit oder Körperempfindungen, zu richten. Die aktuelle Situation wird so wahrgenommen, wie sie ist. Bewerten Sie nicht. Lassen Sie unangenehme Gedanken und Empfindungen vorüberziehen, ohne sie zu beurteilen oder festzuhalten. Nehmen Sie gegenüber den Beobachtungen und Erfahrungen eine wohlwollende Haltung ein, d. h. begegnen Sie diesen offen, neugierig und mit Wärme.

Die Gedanken können dabei natürlich manchmal abschweifen oder man wird durch innere oder äußere Geschehnisse (z. B. Geräusche) abgelenkt. Das ist kein Problem. Wahrzunehmen, dass man abgelenkt wird, ist Teil der Achtsamkeitspraxis. Nehmen Sie die Gedanken, Geräusche etc. zur Kenntnis (z. B. »Das war ein Gedanke an meinen Job«), lassen Sie diese los (»Ich lasse den Gedanken ziehen«) und kehren Sie zur Übung zurück.

Achtsamkeit kann Ihnen helfen …

- … leichter den Unterschied zwischen dem Hier und Jetzt und dem Einfluss der Vergangenheit zu erkennen.
- … Ihre Gefühle besser wahrzunehmen und regulieren zu können.
- … mehr Abstand zu schwierigen Gefühlen und Empfindungen zu bekommen, ohne diese sofort unterdrücken oder vermeiden zu müssen.
- … mehr Raum für hilfreiche Verhaltensweisen im Umgang mit Ihren Symptomen zu schaffen.

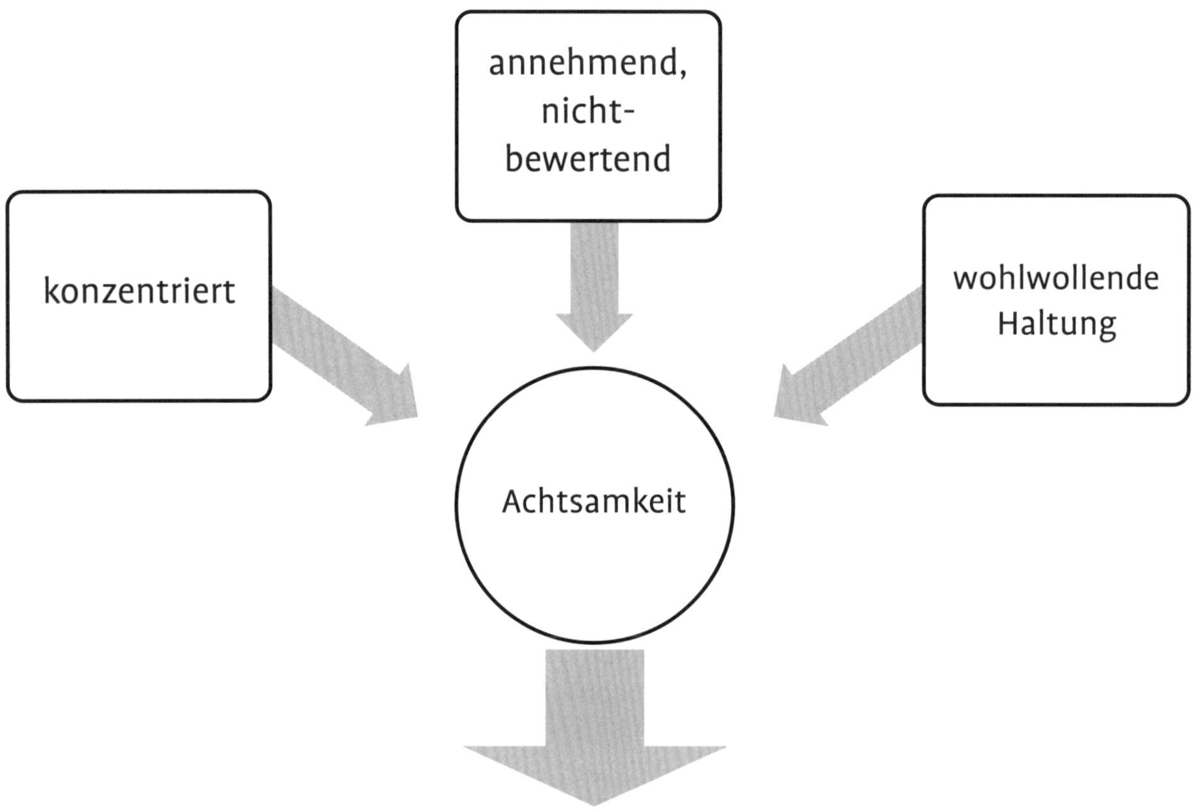

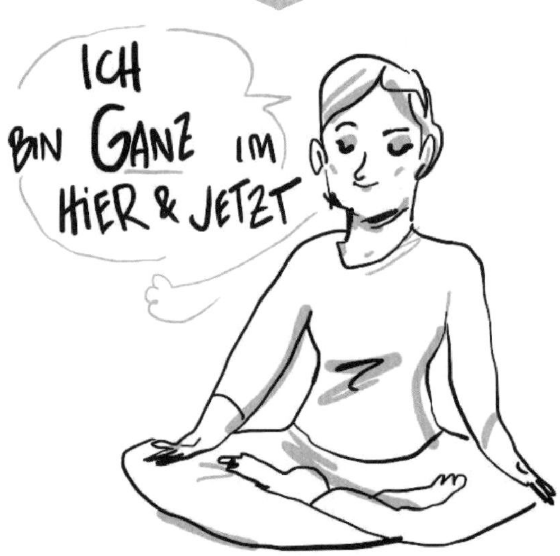

Die folgenden Übungen können Sie dabei unterstützen, sich im Hier und Jetzt zu orientieren und im Kontakt zur Gegenwart zu bleiben. Dazu ist es wichtig, dass Sie die Übungen eine Zeitlang praktizieren.

Übung: Den Atem zählen

Bei dieser Übung zählt man seine Atemzüge von 1 bis 10 und beginnt dann wieder von vorne.

Sie können diese Übung jederzeit beenden, wenn Sie sich unwohl fühlen. Bitte nehmen Sie eine für Sie bequeme, aufrechte Sitzhaltung ein. Stellen Sie Ihre Füße auf den Boden. Sie können die Augen während der Übung sanft schließen oder auf einem Punkt vor sich ruhen lassen. Spüren Sie nochmal den Boden unter Ihren Füßen, spüren Sie, wo der Körper Kontakt zur Rückenlehne und Sitzfläche hat. Wenn Sie möchten, können Sie Ihre Hände seitlich auf die unteren Rippenbögen legen, um das Heben und Senken der Bauchdecke zu spüren.

Atmen Sie ruhig und tief in Ihrem Atemrhythmus ein und aus. Nehmen Sie Ihren Atem wahr, ohne diesen verändern zu wollen.

Beginnen Sie Ihren Atem zu zählen. Ich atme ein, ich atme aus. Eins. Ich atme ein, ich atme aus. Zwei. Zählen Sie weiter bis 10 und dann fangen Sie wieder bei 1 an. Wenn Ihre Gedanken abschweifen, verurteilen Sie dies nicht. Lassen Sie die Gedanken ziehen und kommen Sie zum Zählen des Atmens zurück.

Richten Sie Ihre ganze Aufmerksamkeit auf das Atmen und das Zählen des Atmens.

Dann beenden Sie die Übung langsam, indem Sie Ihre Aufmerksamkeit schrittweise wieder erweitern und die Geräusche um Sie herum wieder bewusst wahrnehmen. Dann können Sie die Augen wieder öffnen, sich nochmal kurz räkeln und strecken und mit der Aufmerksamkeit wieder ganz zurück in den Raum kommen.

Tipp

Wenn Sie diese Übung gut beherrschen, können Sie das Zählen des Atems auch als Einschlafhilfe nutzen.

Übung: Mit den Füßen atmen

Bei dieser Übung bewegt man die Füße im Rhythmus der Atmung, die Fußspitze wird beim Einatmen gehoben und bei Ausatmen gesenkt.

Setzen Sie sich auf die Vorderkante Ihres Stuhls, ohne sich anzulehnen. Stellen Sie die Füße parallel auf den Boden und finden Sie eine angenehme aufgerichtete Haltung für Ihre Wirbelsäule. Legen Sie die Hände auf die Oberschenkel, Handflächen nach oben. Sie können die Augen während der Übung sanft schließen oder auf einem Punkt vor sich ruhen lassen. Wenden Sie Ihre Aufmerksamkeit nun der Atmung zu. Nehmen Sie bewusst wahr, wie Sie tief ein- und lange ausatmen. Beginnen Sie nun, den rechten Fuß im Rhythmus der Atmung mitzubewegen. Also die Fußspitze beim Einatmen zu heben und beim Ausatmen wieder zu senken.

Wenn sich Gedanken dazwischenschieben, nehmen Sie dies wahr und wenden Sie dann Ihre Aufmerksamkeit wieder der Atmung und der Bewegung der Füße zu. Wechseln Sie dann den Fuß und bewegen Sie nun den linken Fuß im Rhythmus der Atmung mit, indem Sie die Fußspitze beim Einatmen heben und beim Ausatmen wieder senken.

Bewegen Sie nun beide Füße zusammen im Rhythmus der Atmung mit. Richten Sie dabei Ihre ganze Aufmerksamkeit auf die Atmung und die Bewegung der Füße.

Dann beenden Sie die Übung langsam, indem Sie Ihre Aufmerksamkeit schrittweise wieder erweitern und die Geräusche um Sie herum wieder bewusst wahrnehmen. Dann können Sie die Augen wieder öffnen, sich nochmal kurz räkeln und strecken und mit der Aufmerksamkeit wieder ganz zurück in den Raum kommen.

Tipp

Um starke Anspannung zu reduzieren, können die Atemzüge und besonders das Ausatmen verlängert werden.

AB 30 **Achtsamkeitsübung: 5-4-3-2-1-Technik** P T

Die 5-4-3-2-1-Technik nach Dolan (2009) kann Sie dabei unterstützen, sich in der Gegenwart zu verankern und den Scheinwerfer der Aufmerksamkeit bewusst von inneren Vorgängen auf das Außen zu lenken.

In dieser Übung richten Sie Ihre Aufmerksamkeit bewusst auf die Wahrnehmung von Dingen in Ihrer Umgebung. Dazu nutzen Sie mehrmals nacheinander Ihre Sinne Sehen, Hören und Tasten. Sie können diese Übung an jedem Ort machen, halten Sie dabei Ihre Augen geöffnet.

Setzen Sie sich auf Ihren Stuhl, ohne sich an die Rückenlehne anzulehnen. Stellen Sie die Füße parallel auf den Boden und finden Sie eine aufgerichtete Haltung, die sich angenehm für Ihre Wirbelsäule anfühlt.

Achten Sie nacheinander auf fünf Dinge, die Sie sehen, z. B. einen Stuhl, eine Zimmerpflanze, einen Stapel Bücher etc. Achten Sie nun auf fünf Dinge, die Sie hören, z. B. Vogelgezwitscher, das Brummen des Kühlschranks, das Ticken einer Uhr etc. Achten Sie nun auf fünf Dinge, die Sie spüren, z. B. den Boden unter Ihren Füßen, oder ertasten können, z. B. die Oberfläche eines Tisches oder ein Blatt Papier. Sie können auch einen Gegenstand in die Hand nehmen, z. B. einen Stift oder eine Tasse, und die Struktur bewusst wahrnehmen.

Benennen Sie laut oder in Gedanken, was Sie in Ihrer Umgebung im Hier und Jetzt mit Ihren Sinnen wahrnehmen.

Jetzt achten Sie auf vier Dinge, die Sie sehen – vier Geräusche, die Sie hören – und vier Dinge, die Sie spüren oder ertasten können. Sie können Ihre Aufmerksamkeit bei jedem Durchgang auf neue Dinge lenken, oder Sie wiederholen die schon bekannten, wenn es Ihnen leichter fällt.

Wenn sich Gedanken dazwischenschieben, ist das in Ordnung, kehren Sie einfach mit Ihrer Aufmerksamkeit wieder zur Wahrnehmung Ihrer Sinne zurück.

- Und nun drei Dinge sehen, hören, fühlen oder ertasten …
- Jetzt zwei Dinge …
- Jetzt ein Ding, das Sie sehen, ein Geräusch, das Sie hören und etwas, das sie spüren oder ertasten können.

Dann beenden Sie die Übung langsam und lösen den Fokus der Aufmerksamkeit von der Wahrnehmung einzelner Dinge. Räkeln und strecken Sie sich kurz, wenn Sie mögen.

Variante

Sie können diese Übung auch in der Reihenfolge umdrehen und zunächst ein Ding benennen, das Sie sehen, ein Geräusch, das Sie hören und etwas, das Sie spüren oder ertasten können. Dann folgen die weiteren Durchgänge 2-3-4-5.
Es ist auch möglich diese Übung zu verkürzen und die Übung mit der Wahrnehmung von jeweils drei Dingen zu beginnen, dann folgen die Durchgänge 2-1.
Diese Übung lässt sich auch gut draußen in der Natur durchführen.

Die folgenden Übungen eignen sich gut für das Trainieren einer achtsamen Haltung im Alltag. Sie können Ihnen dabei helfen, sich in der Gegenwart zu verankern.

Achtsames Gehen

Bei dieser Übung stehen das Spüren und Ertasten mit den Füßen im Vordergrund. Die Übung lässt sich gut barfuß oder in Strümpfen durchführen, es geht aber auch mit Schuhen. Lassen Sie Ihren Blick auf einem Punkt vor sich ruhen.

Beginnen Sie diese Übung im Stehen. Nehmen Sie eine für Sie angenehme aufgerichtete Haltung ein und stehen Sie locker in den Knien. Lenken Sie Ihre Aufmerksamkeit auf Ihre Fußsohlen. Spüren Sie, wie Ihre Füße auf dem Boden aufliegen. Bewegen Sie nun die Zehen, drücken Sie diese leicht in den Untergrund. Nun verlagern Sie Ihr Gewicht ein wenig nach vorne, dann zur Seite und nach hinten. Beobachten Sie, was Sie wahrnehmen, wenn Sie Ihre Füße leicht in den Boden drücken. Gehen Sie nun langsam, in Ihrem Tempo, einige Schritte. Rollen Sie Ihre Fußsohlen bewusst ab und achten Sie auf die Empfindung in Ihren Füßen. Verändern Sie nun das Tempo Ihrer Schritte, gehen Sie etwas schneller, dann wieder langsamer. Wenn sich andere Gedanken dazwischenschieben, nehmen Sie dies kurz zur Kenntnis und kehren Sie mit Ihrer Aufmerksamkeit zur Tastempfindung Ihrer Füße zurück.

Dann beenden Sie die Übung langsam, indem Sie Ihre Aufmerksamkeit schrittweise wieder erweitern und Ihre Umgebung um Sie herum wieder bewusst wahrnehmen.

Tipp

Sie können sich einen Ort für die Übung auswählen, an dem es verschiedene Untergründe gibt oder Sie legen selbst Materialien (z. B. Sand, Teppichfliesen, Papierschnipsel) auf dem Boden aus. Sie können dafür auch eine Wiese oder einen Garten nutzen. Zwei bis vier verschiedene Untergründe sind ausreichend. Nehmen Sie sich für jeden Untergrund bewusst einen Moment Zeit. Lenken Sie Ihre Aufmerksamkeit auf das Tasten mit Ihren Füßen. Drücken Sie die Füße leicht in den Untergrund. Beobachten Sie, was Sie in diesem Moment wahrnehmen. Gehen Sie ein paar Schritte, bleiben Sie mit Ihrer Aufmerksamkeit ganz bei der Wahrnehmung über Ihre Füße.

Achtsames Hören

Beim achtsamen Hören liegt der Fokus auf der Wahrnehmung von Geräuschen und Klängen in verschiedener Entfernung. Sie können sich z. B. einen Ort suchen, an dem Sie ein Fenster öffnen können, um auch die Geräusche von draußen zu hören. Es ist auch möglich, selbst ein Geräusch zu erzeugen und diesem zu lauschen, wenn sie z. B. eine Gitarrenseite anschlagen oder mit einem Löffel leicht an ein Glas klopfen.

Sie können die Übung im Sitzen oder Stehen durchführen, nehmen Sie dabei eine für Sie angenehme aufgerichtete Haltung ein. Sie können die Augen während der Übung sanft schließen oder auf einem Punkt vor sich ruhen lassen. Lenken Sie nun Ihre Aufmerksamkeit auf das, was Sie hören. Welche Geräusche und Klänge nehmen Sie außerhalb Ihres Raumes oder in einiger Entfernung wahr? Hören Sie z. B. Vogelgezwitscher oder Straßengeräusche? Bleiben Sie mit Ihrer Aufmerksamkeit bei den Geräuschen.

Nun richten Sie Ihre Aufmerksamkeit auf die Geräusche, die Sie in diesem Raum oder in der Nähe wahrnehmen, z. B. das leise Rauschen der Heizung oder eine Kaffeemaschine.

Lenken Sie nun Ihre Aufmerksamkeit auf Geräusche und Klänge in Ihrer Nähe, z. B. der Klang einer Klangschale oder eines Instruments. Hören Sie dem Geräusch nach.

Dann können Sie die Augen wieder öffnen, sich nochmal kurz räkeln und strecken und Ihren Scheinwerfer der Aufmerksamkeit wieder erweitern und ganz zurück in den Raum kommen.

Die folgenden Übungen können Sie in der Natur durchführen, z. B. in Ihrem Garten, einem Park, auf einem Ausflug ins Grüne oder ans Meer. Suchen Sie sich einen Ort, an dem Sie ca. fünf bis zehn Minuten Ruhe haben. Lenken Sie bei diesen Übungen Ihre Aufmerksamkeit wohlwollend auf das Hier und Jetzt, ohne zu bewerten. Wenn Sie merken, dass andere Gedanken Sie ablenken, betrachten Sie diese kurz und kommen Sie wieder zur Übung zurück.

Achtsamer Spaziergang

Diese Übung lenkt die Aufmerksamkeit auf das aktuelle Erleben in der Gegenwart und das achtsame Wahrnehmen der Umgebung.

Sie können für diesen Spaziergang eine neue Umgebung wählen oder auch einen Weg, den Sie schon oft beschritten haben. Bei dieser Übung liegt der Fokus auf dem, was Sie um sich herum sehen. Sie können, wenn Sie es möchten, mit der Zeit andere Sinne, z. B. Hören, dazu nehmen.

Nehmen Sie sich zu Beginn einen Moment Zeit und beginnen Sie die Übung ganz bewusst. Atmen Sie in Ihrem Rhythmus ein und aus und spüren Sie, wie Ihre Füße Kontakt zum Boden haben.

Gehen Sie los und erkunden Sie Ihre Umgebung. Nehmen Sie sich die Zeit, die Sie brauchen. Schauen Sie sich um. Wie ist das Wetter? Welche Farbe hat der Himmel? Wie fällt das Licht? Wie sieht der Boden vor Ihren Füßen aus? Was erblicken Sie neben sich? Welche Beschaffenheit hat Ihre Umgebung? Welche Farben nehmen Sie wahr? Schauen Sie, ob Sie Bewegungen (z. B. durch den Wind bewegte Blätter) wahrnehmen können.

Wenn Ihre Gedanken abschweifen sollten, kommen Sie mit Ihrer Aufmerksamkeit zur Wahrnehmung Ihrer Umgebung zurück.

Beenden Sie die Übung langsam, indem Sie bewusst Ihre Aufmerksamkeit von diesem Fokus lösen und Ihre Wahrnehmung wieder erweitern. Sie können sich räkeln und strecken, wenn Sie mögen.

Variation

Nehmen Sie wahr, was Sie hören können. Welche Geräusche oder Klänge nehmen Sie wahr? Welche Geräusche sind nah, welche fern? Was können Sie spüren (z. B. Wind)? Wie ist die Temperatur? Nehmen Sie wahr, was Sie riechen können.

Zeitenvergleich

Diese Übung lenkt die Aufmerksamkeit auf den Zeitverlauf und weist auf den Unterschied zwischen Gegenwart und Vergangenheit hin.

Nehmen Sie sich zu Beginn einen Moment Zeit und beginnen Sie die Übung ganz bewusst. Atmen Sie in Ihrem Rhythmus ein und aus und spüren Sie, wie Ihre Füße Kontakt zum Boden haben.

Schauen Sie sich um und richten Sie Ihre Aufmerksamkeit zunächst auf etwas sehr Altes, vielleicht mehrere tausend Jahre alt (z. B. Gesteine oder einen Berg). Danach richten Sie Ihre Aufmerksamkeit auf etwas, was vielleicht hunderte Jahre alt ist (z. B. ein See oder Wald). Anschließend halten Sie nach etwas Ausschau, dass vielleicht ein Jahr alt ist, z. B. ein junger Baum. Dann schauen Sie nach etwas, was wenige Monate, Wochen, Tage alt ist. Vielleicht finden Sie auch etwas, dass noch jünger ist, z. B. einen Fußabdruck oder einen Regentropfen? Kommen Sie dann bitte in der Gegenwart an: Was können Sie im Hier und Jetzt wahrnehmen und spüren?

Beenden Sie die Übung langsam, indem Sie bewusst Ihre Aufmerksamkeit von diesem Fokus lösen und Ihre Wahrnehmung wieder erweitern. Sie können sich räkeln und strecken, wenn Sie mögen.

Achtsamkeitsübungen: Reflexion

P

Datum: ....

Hier haben Sie Gelegenheit, Ihre Erfahrungen mit einer Achtsamkeitsübung aufzuschreiben und zu reflektieren.

Welche Übung(en) haben Sie ausprobiert?

....

....

Was haben Sie während der Übung wahrgenommen?

....

....

....

Ist es Ihnen gelungen, Ihre Aufmerksamkeit auf die Übung zu lenken bzw. wahrzunehmen, wann Sie abgeschweift sind?

....

Ist es Ihnen gelungen, nicht zu bewerten und wohlwollend mit sich umzugehen?

....

Gab es Hindernisse oder Schwierigkeiten bei der Durchführung der Übung?

....

....

Wie ging es Ihnen nach der Übung?

....

....

....

Wann könnten Sie diese Übung gut einsetzen?

....

....

INFO 24 Einführung in die Arbeit mit stabilisierenden Imaginationstechniken

Mentale Bilder begleiten uns in unserem Alltag, beispielsweise stellen wir uns mit Schrecken unser befürchtetes Scheitern bei einer kommenden Prüfungssituation vor, erinnern uns mit Freude an unsere letzte Geburtstagsfeier oder träumen uns in der Vorstellung an ferne Urlaubsziele. Mentale Bilder sind verknüpft mit kognitiven Bewertungen, unseren Emotionen sowie physiologischen Reaktionen und durch Hinweisreize auslösbar. Sie stehen in engem Zusammenhang zu unserem biografischen Gedächtnis, was sich bei der PTBS deutlich an dem Vorliegen der intrusiven Wiedererinnerungen zeigt.

In der Behandlung von psychischen Störungen gibt es eine lange Tradition der Arbeit mit inneren Bildern und Vorstellungen. Die Herbeiführung psychischer Veränderungen z. B. durch die Integration von Traumaerinnerungen oder der Selbstberuhigung durch stärkende Bilder wurde in verschiedenen therapeutischen Ansätzen genutzt (Hackmann et al., 2012). Mentale Bilder sind bei der Beeinflussung von Gefühlen der verbalen Verarbeitung überlegen (Holmes et al., 2007). In der Behandlung von Traumafolgestörungen werden Imaginationsübungen zum einen im Rahmen der sogenannten Stabilisierungsphase, zum anderen im Bereich der traumafokussierten Arbeit eingesetzt.

Übersicht Imaginationstechniken im Rahmen der Stabilisierung

Themen	**Auswahl Übungen**	**Literaturhinweise**
Distanzierung und Kontrolle, z. B. von belastenden Bildern	▶ Tresor/sicheres Behältnis ▶ Beobachtertechnik ▶ Bildschirmtechnik	▶ Reddemann, L. (2001). Imagination als heilsame Kraft. Klett-Cotta: Stuttgart. ▶ Hantke, L. & Görges, H.-J. (2012). Handbuch Traumakompetenz. Basiswissen für Therapie, Beratung und Pädagogik. Junfermann: Paderborn. ▶ Rost, C. & Overkamp, B. (2018). Selbsthilfe bei posttraumatischen Symptomen. Übungen für Körper, Geist und Seele. Junfermann: Paderborn.
Sicherheit und Selbstfürsorge	▶ Sicherer Ort ▶ Innerer Wohlfühlort ▶ Der innere Garten ▶ Lichtstrahl-Übung ▶ Baumübung ▶ Schutzmantel/-hülle ▶ Gepäck ablegen ▶ Schutz-/Buddhabaum	
Entwicklung, Stärkung und Aktivierung von Ressourcen	▶ Innere Helfer ▶ Das innere Team ▶ Probehandeln (z. B. Ausprobieren neuer Verhaltensweisen in der Imagination)	

Praktische Anwendung von imaginativen Techniken in der nicht-traumafokussierten Behandlung
Bei der Vermittlung der imaginativen Techniken ist wichtig, diese mit der Patientin in der Sitzung einzuüben und auf mögliche Schwierigkeiten direkt einzugehen. Die folgende Liste enthält verschiedene Hinweise zur Durchführung von Imaginationsübungen.

- Die Einübung bzw. Durchführung der Imaginationstechnik sollte nicht durch störende Geräusche von außen (z. B. Telefonklingeln) beeinträchtigt werden.
- Für die Übung sollte ausreichend Zeit zur Erklärung, Durchführung und Nachbesprechung der Imaginationstechnik eingeplant werden. Die Patientin sollte über den Inhalt und das Ziel der Übung informiert sein, dies schafft Orientierung und ist die Grundlage für das Einverständnis zur Durchführung.
- Eine Imaginationstechnik, z. B. bei der Anwendung als Distanzierungstechnik, ist nicht zur Entspannung gedacht, weshalb auf eine vertiefende Entspannungsinduktion durch Veränderung der Tonlage und Verlangsamung der Sprechgeschwindigkeit verzichtet werden sollte. Auch eine entsprechende Anleitung, z. B. zur tiefen Bauchatmung, ist nicht notwendig. Mehrere bewusste Atemzüge zur Einleitung des Vorstellungsprozesses und das Einnehmen einer aufrechten, aber bequemen Sitzhaltung zu Beginn, sind ausreichend.
- Bleiben Sie während der Übung mit den Patientinnen im Gespräch, dies bietet die Möglichkeit zur Begleitung und Unterstützung. Lassen Sie sich während der Übung schildern, was diese in der Vorstellung sehen und erleben bzw. durch Gesten anzeigen, dass die gewünschte Vorstellung Form annimmt.
- Patientinnen sollen sich während der Durchführung der Übung wohlfühlen. Manche Patientinnen möchten während einer Übung nicht die Augen schließen. Dies kann mit einem Gefühl des Ausgeliefertseins verbunden sein oder die Gegenwartsorientierung behindern. Hier sollte man anbieten, dass diese sich einen Punkt auf dem Boden oder an der Wand suchen, auf dem der Blick ruhen kann. Auch fühlen sich manche Patientinnen bei der Übung beobachtet, man kann in diesem Fall anbieten, seinen Stuhl entsprechend wegzudrehen oder selbst die Augen bei der Übung zu schließen.
- Mentale Bilder werden als besonders wirkungsvoll erlebt, wenn möglichst viele Sinnesmodalitäten in die Übung einbezogen werden.
- Aspekte der Imaginationsübung (z. B. bestimmte Wortlaute) oder Inhalte der Vorstellung können im Verlauf verändert und an die Bedürfnisse der Patientin angepasst werden.
- Imaginationsübungen bieten die Möglichkeit, die Imagination selbst oder bedeutsame Aspekte, z. B. das Gefühl der Stärke, durch eine Geste oder einen kurzen Satz zu verankern, um zukünftig den Zugang zu dieser Vorstellung und den verbundenen Empfindungen zu erleichtern. Anker können z. B. das Drücken des Daumens, das Berühren eines (symbolischen) Gegenstands oder ein inhaltlich passendes Wort, etwa »Sonne«, sein.
- Die Übung der gefundenen Vorstellung durch Wiederholung in den Sitzungen oder als Hausaufgabe ist sinnvoll, um zukünftig ein schnelles Aufrufen und eine hilfreiche Nutzung der Imaginationsübung zu ermöglichen. Eine Verstetigung kann auch durch eine schriftliche Beschreibung der Vorstellung und eine Verbildlichung mit kreativen Mitteln, z. B. malen, eine Collage kleben o. ä., gefördert werden.
- Imaginationsübungen, die zur Distanzierung und Stärkung der inneren Sicherheit dienen, sollten zunächst in wenig belastenden Situationen angewandt und geübt werden und mit steigender Erfahrung in stärker belastenden Situationen.

Mögliche Stolpersteine während der Übung und Lösungsansätze

- **Patientinnen berichten, dass es nicht gelingt, in der Übung bildhafte Vorstellungen zu entwickeln.**
  Menschen haben unterschiedliche imaginative Fähigkeiten und sind unterschiedlich geübt in der bildlichen Vorstellungsgestaltung. Imaginieren ist durch Anleitung und Üben für viele Patientinnen erlernbar. Es ist sinnvoll, Patientinnen hier von innerem Leistungsdruck zu entlasten. Auch bedeutet Imaginieren nicht, dass innerlich Bilder »wie ein Film« ablaufen oder beständig und deutlich sind. Bei vielen Patientinnen werden Imaginationen über den visuellen Zugang wahrgenommen, es können jedoch auch die vier anderen Sinnesqualitäten (Hören, Spüren, Riechen, Schmecken) im Vordergrund stehen. Interventionen wie die »Zitronenübung« (d. h. sich vorstellen, wie man in eine saure Zitrone beißt) oder die Frage nach einem alltäglichen, aktuellen Vorgang, z. B. dem heutigen Mittagessen, können Patientinnen durch den Bezug auf vorhandene mentale Bilder das Verständnis für das Wesen von Imagination verdeutlichen. Es ist ferner möglich, im Gespräch einen Vorstellungsinhalt gemeinsam auf kognitiver Ebene zu entwickeln und anschließend die Imagination zur Intensivierung zu nutzen.
- **Während der Übung kommt es zu dissoziativen Symptomen.**
  Orientierung und Halt während der Übung bietet das begleitende Gespräch. Eine weitere Hilfe kann die Vorbesprechung der Vorstellungsinhalte vor der Imaginationsübung sein, z. B. die planerische Ausgestaltung eines Tresors. Des Weiteren sollte auf eine Entspannungsinduktion zu Beginn der Übung verzichtet und die Pausen in der Anleitung auf wenige Sekunden beschränkt werden. Der parallele Einsatz von Hilfen zur Regulation, z. B. das Halten eines Igelballs oder das Pressen der Füße in den Boden, ist anzuraten.
- **Negativ getönte oder traumaassozierte Bilder schieben sich in die imaginierte Vorstellung.**
  Patientinnen können die Imaginationsübung jederzeit unterbrechen, hierfür ist auch die Vereinbarung eines Stopp-Signals sinnvoll. Die Bilder können im Rahmen der Reorientierung als belastende Bilder benannt und Strategien zur Gegenwartsorientierung (z. B. Skills) angeboten bzw. eingesetzt werden. Nach einer Unterbrechung kann gemeinsam überlegt werden, ob und welche Auslöser für die Intrusionen vorlagen und wie mit diesen umgegangen werden kann. Die Imaginationsübung kann dann fortgesetzt bzw. nochmals ausprobiert werden. Dabei können Adaptionen, z. B. kognitive inhaltliche Vorbereitung oder begleitender Einsatz von Skills wie einem Igelball, vorgenommen werden.
- **Die Übung ist nicht wirksam.**
  Es kommt häufig vor, dass Imaginationsübungen nicht auf Anhieb funktionieren. Besprechen Sie mit den Patientinnen, an welcher Stelle Schwierigkeiten aufgetreten sind und überlegen Sie gemeinsam, wie man diesen begegnen könnte. Beispielsweise kann bei einem Ablauf wie dem Verschließen eines Tresors ein wichtiger Schritt fehlen, der für die sichere Funktion des Tresors noch ergänzt werden muss.

  Die Wirksamkeit der Übungen ist von vielen Faktoren abhängig, z. B. dem Übungsgrad, der Intensität der Anspannung und Belastung in der Anwendungssituation, der Güte der Anleitung, der Compliance der Patientin … Es ist in Ordnung, wenn eine Patientin die Übungen als nicht hilfreich empfindet oder aus anderen Gründen ablehnt. In diesem Fall können alternative Strategien, z. B. Atemtechniken oder Skills aus der DBT, angeboten werden.

Hier finden Sie die Anleitung zur Imagination eines inneren sicheren Ortes. Diese Übung dient der Herstellung eines sicheren inneren Rückzugraumes und der Stärkung der Selbstfürsorge. Bitte lesen Sie diese der Patientin mit kurzen Pausen an den entsprechenden Stellen (…) vor. Sie können mit der Patientin vereinbaren, dass sie Ihnen während der Übung von den aufkommenden Vorstellungsbildern berichtet.

Sie können diese Übung jederzeit beenden, wenn Sie sich dabei unwohl fühlen oder sich belastende Bilder in Ihre Vorstellung drängen. Sie haben zu jeder Zeit die Kontrolle über alles, was geschieht. Versuchen Sie meiner Stimme zu folgen und sich die beschriebenen Orte und Empfindungen vorzustellen.

Bitte nehmen Sie eine für Sie bequeme Sitzhaltung ein … ruckeln Sie sich nochmal zurecht … legen Sie Ihre Hände auf der Lehne oder in Ihrem Schoß ab … stellen Sie Ihre Füße fest auf den Boden … Sie können auch einen Körperteil bewusst anspannen, um sich Ihrer Kontrolle während der Übung sicher zu sein.

Sie können die Augen schließen, wenn Sie möchten … oder Sie lassen die Augen offen, wenn Ihnen dies angenehmer ist. Suchen Sie sich dann einen Punkt im Raum, auf dem Sie Ihren Blick ruhen lassen können. Wenn Sie sich nicht entspannen möchten, ist dies auch in Ordnung. Spüren Sie nochmal den Boden unter Ihren Füßen, spüren Sie, wo der Körper Kontakt zur Rückenlehne und Sitzfläche hat.

Atmen Sie bewusst ein und aus … Sie spüren, wie der Brustkorb und der Bauch sich beim Einatmen anheben und beim Ausatmen langsam wieder senken … atmen Sie in Ihrem Tempo ein und aus …

Ich möchte Sie jetzt bitten, dass Sie in Ihrem Inneren nach einem Ort Ausschau halten, an dem Sie sich ganz sicher und geborgen fühlen. Der Ort kann ein realer Ort sein, wie eine schöne Urlaubserinnerung, es kann sich aber auch um einen Ort handeln, der ganz aus Ihrer Fantasie entsteht … (der Ort kann auf dem Mond sein oder tief im Meer … inmitten eines Vulkans … auf einer Wolke … auf einer Lichtung im Wald … an einem Strand … oder winzig klein in einer Ecke …) überlegen Sie, wo sich Ihr Ort der Geborgenheit befindet.

Lassen Sie Bilder und Vorstellungen eines Ortes aufsteigen … lassen Sie sich dafür Zeit … Sie dürfen entscheiden, welches Bild vor Ihrem inneren Auge auftaucht und bleiben darf … Wie ist dieser angenehme und sichere Ort gestaltet? Befindet er sich draußen oder drinnen? Sie entscheiden, wie dieser Ort beschaffen ist, sodass Sie sich dort wohl fühlen.

Braucht Ihr Ort noch eine Begrenzung oder Sicherungsmaßnahmen, sodass Sie sich dort ganz sicher fühlen können? Sie können diese Begrenzung so gestalten, wie es für Sie passend ist. Nur Sie bestimmen, wer zu diesem Ort Zutritt hat. Alles was Ihnen hilft, diesen Ort sicher zu machen, ist in Ordnung. Sie können Mauern oder Gräben um Ihren Ort ziehen … oder einen Schutzschild errichten … eine Alarmanlage installieren … oder auch Fabelwesen davor Wache halten lassen …

Nehmen Sie nun Ihren Ort der Geborgenheit mit allen Sinnen wahr. Prüfen Sie für sich, wie Sie sich dort wohl und geborgen fühlen können. Was sehen Sie, wenn Sie sich an Ihrem Ort umschauen? Wie ist das Licht? … Welche Farben nehmen Sie wahr? Welche Gegenstände sind zu sehen? … Wenn es noch etwas gibt, was Ihnen nicht gefällt, können Sie dies ändern.

Gibt es etwas, was Sie noch gerne an diesem Ort dabei hätten? Brauchen Sie noch bestimmte Dinge, um sich dort wohlzufühlen? Möchten Sie Tiere mit an diesem Ort haben?...

Denken Sie daran, dieser Ort befindet sich in Ihrer Vorstellung. Sie können alles so einrichten, wie es für Sie gut und passend ist. Wie fühlt sich Ihr Körper an diesem Ort an? Ist dieser Ort bequem für Sie, können Sie sich dort gut bewegen? ... Gestalten Sie diesen Ort so, dass Sie sich dort wohl und sicher fühlen. Was spüren Sie auf Ihrer Haut? Ist es schön warm oder angenehm kühl? Ändern Sie die Temperatur so, dass es für Sie angenehm ist. ... Was hören Sie? Sind die Geräusche für Sie angenehm? Sie können die Geräusche so verändern, dass sie für Sie stimmig sind. ... Was riechen Sie? Ist der Geruch angenehm für Sie? Sonst können Sie dies ändern.

Bleiben Sie noch ein wenig an Ihrem inneren Ort und nehmen Sie wahr, wie sicher und angenehm dieser Ort für Sie ist. Spüren Sie, wie wohl Sie sich dort fühlen ...

Sie können mit sich ein Zeichen verabreden, das Ihnen hilft, wieder an diesen guten Ort zu kommen, wenn Sie es möchten. Vielleicht gibt es ein Wort, das Sie mit diesem Ort verbinden oder eine kleine Geste. Und wenn Sie möchten, sagen Sie sich jetzt innerlich dieses Wort oder führen Sie diese Geste für sich aus. Sie können immer an Ihren Ort der Geborgenheit zurückkehren, wenn Sie es möchten.

Kommen Sie nun in Ihrem Tempo ins Hier und Jetzt zurück ... bewegen Sie Ihre Hände ... drücken Sie Ihre Füße leicht in den Boden ... öffnen Sie die Augen ... schauen Sie sich um ... wenn Sie möchten, können Sie aufstehen und sich nochmal strecken und recken.

Wichtig

Für manche Patientinnen ist die Vorstellung von Sicherheit brüchig bzw. ist die äußere Sicherheit nicht gegeben, weshalb auch ein innerer Ort ihnen trotz Sicherheitsmaßnahmen nicht sicher erscheinen kann. Hier kann eine inhaltliche Veränderung der Anleitung vorgenommen werden, indem der Fokus auf einen angenehmen Ort zum Wohlfühlen gelegt wird. In diesem Sinne dient der innere gute Ort dann der Ressourcenstärkung.

AB 34 Mein innerer guter Ort

P

Ein innerer guter Ort bietet einen sicheren und angenehmen Rückzugsort, der nur für Sie da ist und ganz nach Ihren Vorstellungen eingerichtet ist. Dabei sind der Fantasie keine Grenzen gesetzt, Sie dürfen diesen so gestalten, wie es für Sie passend und richtig ist. Dieses Arbeitsblatt können Sie nutzen, um mit Stiften, Bildern, Zeitungsschnipseln, Fotos etc. Ihren inneren Ort zu versinnbildlichen.

Diese Darstellung kann als Erinnerungsstütze für Ihren inneren guten Ort dienen, z. B. wenn Sie diese in Ihrem Zimmer aufhängen, bei sich tragen oder an einem für Sie gut erreichbaren Ort aufbewahren.

Sich aufdrängende Gedanken, Bilder und negative Gefühle können sehr belastend sein. Die Tresorübung ist die wohl bekannteste imaginative Distanzierungstechnik. Sie kann Patientinnen unterstützen, sich gegenüber Vorstellungen und Empfindungen bewusst zu distanzieren. Es ist nicht Ziel der Übung, die Inhalte für immer zu entfernen, sondern sie dient dazu, Belastendes an einem bestimmten Ort sicher aufzubewahren. Zu einem anderen Zeitpunkt, z. B. in einer späteren therapeutischen Sitzung, kann man die Inhalte hervorholen, um sich damit auseinanderzusetzen.

Der Tresor. Ein Tresor ist zunächst ein Behältnis, das sicher abgeschlossen werden und individuell ein sehr unterschiedliches Aussehen haben kann. Viele Patientinnen nutzen die Vorstellung eines klassischen Tresors, jedoch werden auch z. B. Schubladen, Kisten, Bunker, abschließbare Räume oder eine passwortgeschützte Cloud als sicheres Behältnis genutzt. Das Behältnis sollte sich in der Vorstellung nicht im eigenen Zuhause befinden. Auch kann es notwendig sein, den Tresor noch zusätzlich, z. B. durch eine Barriere, zu schützen. Patientinnen können mehrere Tresore einrichten, wenn sie dies als hilfreich empfinden. Der Tresor und seine Funktion werden zunächst ausprobiert und eingeübt, für das Legen in den Tresor kann dazu neutrales Material (z. B. Bild) genutzt werden. Eventuell müssen beim »Einschließen« belastenden Materials dann noch Ergänzungen, z. B. bezüglich der Sicherung, vorgenommen werden.

Wichtig

Um Intrusionen in einem Tresor verschließen zu können, müssen diese zunächst in eine handhabbare Form gebracht werden, sodass sie in den Tresor gelegt werden können. Nicht der Inhalt der Intrusionen ist hier bedeutsam, sondern deren Form (z. B. Standbild, Film, Geräusch). Die Tresortechnik eignet sich besonders für Intrusionen auditiver oder visueller Art. Im Gespräch wird die Form erfragt und abgeglichen, welche Vorstellung, z. B. Foto oder Film, passend ist. In der Imagination erfolgt dann die Ausgestaltung dieser Vorstellung.

Es ist hilfreich, den Inhalten, welche imaginativ in den Tresor gelegt werden, eine Beschriftung (z. B. Jahreszahl, Überschrift) zu geben. Dies unterstützt die Diskrimination zwischen Vergangenheit und heutigem Erleben.

Form der Intrusion	Mögliche Vorstellungen zur Ablage und Sicherung
Geräusche (z. B. Stimme, Ton)	▶ Geräusche können in der Imagination auf einem Diktiergerät aufgenommen werden und anschließend auf einem Medium (z. B. USB-Stick, Tonband) gespeichert werden.
Standbild/er	▶ Foto, dieses lässt sich in ein Fotoalbum oder in einen Kasten einordnen ▶ Plakat, dieses kann aufrollt oder zusammengefaltet werden ▶ Bild/Leinwand, diese können im Tresor aufgehängt, gestapelt oder z. B. an die Wand gelehnt werden. Eine weitere Variante ist, das Bild durch Framing, d. h. sich das Bild in immer kleineren Rahmen vorzustellen, zu verkleinern, sodass es handhabbar ist. ▶ Bilder in einer Diashow/Präsentation, die z. B. auf einem Bildschirm läuft
Film, läuft auf …	▶ Bildschirm eines TV-Gerätes ▶ Bildschirm eines PCs/Laptops/Tablets ▶ Bildschirm eines Smartphones ▶ Leinwand im Kino über Projektor

Wenn Intrusionen die Form eines Filmes haben, wird erfragt, auf welchem Medium dieser läuft. Da es nicht um die Konfrontation mit dem Inhalt der Intrusion geht, werden die Patientinnen angeleitet, ihre Aufmerksamkeit auf die Steuerung des Mediums zu lenken (z.B. Fernbedienung, Taskleiste, Touchpad) und verschiedene Funktionen zu finden und auszuprobieren. Die Patientinnen werden z.B. gefragt, ob sie die Lautstärke regulieren können, vorwärts- und rückwärtsspulen oder den Film ausstellen können. Um die Wirksamkeit der Steuerung zu überprüfen, reicht es, den Rand des Films zu betrachten. Für viele Patientinnen ist es eine neue und stärkende Erfahrung, dass sie den inneren Film beeinflussen können.

Im zweiten Schritt wird der Film auf einem Speichermedium (z.B. USB-Stick, DVD) gespeichert, sodass er in den Tresor gelegt werden kann. Dies kann z.B. über das Auswerfen einer DVD über einen DVD-Player und mit anschließendem Beschriften geschehen. Zum anderen kann bei digitalen Medien über das Menü die Datei beendet und mit einer Bezeichnung auf einem Datenträger gespeichert werden, dieser wird dann ausgeworfen. In der Vorstellung sollten die Schritte zur Steuerung und Abspeicherung bis zur Entfernung des Speichermediums realitätsnah vollzogen werden, da hier auf der Patientin im Alltag bekannte Vorgänge Bezug genommen wird.

Anleitung zur Vorstellung eines Tresors

Bitte nehmen Sie eine für Sie bequeme Sitzhaltung ein … ruckeln Sie sich nochmal zurecht …. legen Sie Ihre Hände auf der Lehne oder in Ihrem Schoß ab … stellen Sie Ihre Füße fest auf den Boden … Sie können auch ein Körperteil bewusst anspannen, um sich Ihrer Kontrolle während der Übung sicher zu sein …

Sie können die Augen schließen, wenn Sie möchten oder Sie lassen die Augen offen, wenn Ihnen dies angenehmer ist. Suchen Sie sich dann einen Punkt im Raum, auf dem Sie Ihren Blick ruhen lassen können. Spüren Sie nochmal den Boden unter Ihren Füßen, spüren Sie, wo der Körper Kontakt zur Rückenlehne und Sitzfläche hat.

Ich möchte Sie jetzt bitten, sich ein Behältnis vorzustellen, in das Sie Gedanken, Bilder und anderes packen können, was Sie gerade belastet. Dieses Behältnis ist so beschaffen, wie Sie es hilfreich und passend finden. Es kann z.B. ein Tresor, eine Schublade, ein Schrank, ein Raum oder eine Kiste sein. Wie sieht Ihr Behältnis aus? Wo befindet es sich? Wie genau ist es gestaltet? Aus welchem Material besteht es?

Wie können Sie … *[hier Benennung des Behältnisses durch die Patientinnen einsetzen]* öffnen? Bitte tun Sie das jetzt. Wie sieht der Innenraum aus? Möchten Sie noch etwas daran verändern? Sie können alles so gestalten, wie es für Sie passend ist.

Wie können Sie … [*hier Benennung des Behältnisses durch die Patientinnen einsetzen*] schließen? Wie soll das Schloss aussehen? Sie können z.B. eine Zahlenkombination, einen Schlüssel oder einen Fingerabdruck-Scan nutzen. Stellen Sie sich vor, wie Sie … nun abschließen. Ist … ausreichend sicher verschlossen oder braucht es noch weitere Maßnahmen? Machen Sie sich mit dem Öffnungs- und Schließmechanismus vertraut, indem Sie diesen ein paar Mal ausprobieren.

Überprüfen Sie noch einmal, ob … ausreichend sicher und für Sie gut erreichbar ist. Falls Ihnen noch etwas auffällt, können Sie dies jetzt verändern.

Kommen Sie nun in Ihrem Tempo ins Hier und Jetzt zurück … bewegen Sie Ihre Hände … drücken Sie Ihre Füße leicht in den Boden … und öffnen Sie die Augen … schauen Sie sich um … wenn Sie möchten, können Sie aufstehen und sich nochmal strecken und recken.

Hineinlegen von Material, wenn die Vorstellung des inneren Tresors etabliert ist

Öffnen Sie …. Nun legen Sie …. (z.B. Datenträger, Bild) in … Schließen Sie nun …. (z.B. die Klappe, Tür). Überprüfen Sie für sich, ob … ausreichend sicher verschlossen ist. Falls Ihnen noch etwas auffällt, was verändert werden sollte, können Sie dies nun tun.

Die Imaginationsübung eines starken, haltgebenden Baumes hat in der traumatherapeutischen Behandlung eine lange Tradition. Bei der klassischen Baumübung nach Reddemann (2001) werden Patientinnen angeleitet, sich einen verwurzelten und nährenden Baum vorzustellen, der Kraft gibt und mit welchem sie verbunden sein können. Die folgende Übung, welche zu den Impact-Interventionen gehört, nutzt die Vorstellung eines Sicherheit gebenden Baumes, der Patientinnen Schutz und Sicherheit bietet. Ähnlich wie der sichere Ort kann der Schutzbaum auch eingesetzt werden, um bei belastenden Gefühlen und Erinnerungen Distanz herzustellen und sich zu erden.

Imaginationsübung »Mein Schutzbaum« anleiten

Für Menschen, die eine traumatische Erfahrung gemacht haben, fühlt sich vieles in ihrem Leben nicht mehr sicher an. Ich möchte Sie deshalb zu einer kleinen Übung einladen.

Bäume wachsen an den unterschiedlichsten Orten, überstehen Unwetter und werden oft viele Jahre alt. Viele Menschen sehen Bäume als Symbole für Stärke und Leben an. Das Blätterdach kann bei Regen und Sonne ganz praktisch Schutz bieten. Der Stamm und die Wurzeln bieten eine Möglichkeit zum Anlehnen, Ausruhen und Energie tanken.

Stellen Sie sich nun vor, Sie könnten sich hier in diesem Raum unter Ihren eigenen Baum setzen. Wo wäre das? Auf Ihrem Stuhl oder auf einem Kissen auf dem Boden? An die Wand gelehnt? Suchen Sie sich in Ruhe Ihren Platz, an dem Ihr schützender Baum steht.

Bitte nehmen Sie nun eine für Sie bequeme, aufrechte Sitzhaltung ein. Spüren Sie die Unterlage, auf der Sie sitzen. Nehmen Sie bewusst den Kontakt zum Boden wahr, Sie haben festen und sicheren Kontakt. Sie können die Augen schließen, wenn Sie möchten … oder Sie lassen die Augen offen, wenn Ihnen dies angenehmer ist. Suchen Sie sich dann einen Punkt im Raum, auf dem Sie Ihren Blick ruhen lassen können.

Stellen Sie sich Ihren Baum vor. Wie sieht dieser Baum aus, unter dem Sie Platz genommen haben? Sie spüren diese schützende Baumkrone über sich, die Ihnen Sicherheit bietet. Stellen Sie sich vor, wie tief der Baum verwurzelt ist. Wie kräftig und fest der Stamm ist. Wie verästelt und biegsam die Zweige des Baumes sind, die sich im Wind wiegen. Der Baum ist fest mit dem Boden verbunden und gleichzeitig flexibel und federnd. Der Baum, unter dem Sie sitzen. Ihr Baum, der Ihnen Schutz bietet. Verweilen Sie noch einen Augenblick unter Ihrem Baum und spüren Sie die Sicherheit und Kraft dort. Sie können immer zu Ihrem Schutzbaum zurückkehren, wenn Sie es möchten.

Kommen Sie nun in Ihrem Tempo ins Hier und Jetzt zurück … bewegen Sie Ihre Hände … drücken Sie Ihre Füße leicht in den Boden … und öffnen Sie die Augen … schauen Sie sich um … wenn Sie möchten, können Sie aufstehen und sich nochmal strecken und recken. Sie sind wieder ganz geerdet zurück hier in diesem Raum.

Tipp

Sie können die Patientinnen bitten, sich ein Symbol (z. B. ein Stück Holz, eine Postkarte mit Bild eines Baumes, ein passendes Hintergrundbild auf dem Handy) für ihren Schutzbaum zu überlegen, welches ihnen die imaginative Rückkehr zu diesem erleichtert.

Meine Schutzhülle

T

Hier finden Sie die Anleitung für eine Imaginationsübung zur Vorstellung einer Schutzhülle als Möglichkeit zur Distanzierung und Stärkung der inneren Sicherheit. Bitte lesen Sie die Anleitung der Patientin vor. Sie können mit der Patientin vereinbaren, dass diese Ihnen während der Übung von den aufkommenden Vorstellungsbildern berichtet.

Bitte nehmen Sie eine für Sie bequeme Sitzhaltung ein … ruckeln Sie sich nochmal zurecht … legen Sie Ihre Hände auf der Lehne oder in Ihrem Schoß ab … stellen Sie Ihre Füße fest auf den Boden … Sie können auch ein Körperteil bewusst anspannen, um sich Ihrer Kontrolle während der Übung sicher zu sein.

Sie können die Augen schließen, wenn Sie möchten … oder Sie lassen die Augen offen, wenn Ihnen dies angenehmer ist. Suchen Sie sich dann einen Punkt im Raum, auf dem Sie Ihren Blick ruhen lassen können. Spüren Sie nochmal den Boden unter Ihren Füßen, spüren Sie, wo der Körper Kontakt zur Rückenlehne und Sitzfläche hat.

Stellen Sie sich vor, dass Sie von einer Schutzhülle umgeben sind … Gestalten Sie die Schutzhülle so, dass Sie sich darin sicher und geborgen fühlen. Vielleicht ist die Hülle transparent wie eine Seifenblase, vielleicht blickdicht wie eine Wand? Welche Farbe hat Ihre Schutzhülle? Nichts kann von außen diese Schutzhülle durchdringen, sie ist unzerstörbar und gibt Ihnen Sicherheit. Diese Schutzhülle ist dehnbar. Sie können Gegenstände, die Ihnen guttun und Sie stärken, mit in Ihre Schutzhülle nehmen. Sie können diese Schutzhülle einsetzen, wann und wie Sie möchten und Sie überall mit hinnehmen.

Sie können mit sich eine kleine Bewegung verabreden, welche Ihnen hilft, Ihre Schutzhülle wiederherzustellen, wenn Sie es möchten. Führen Sie diese Geste nun für sich aus …

Kommen Sie nun in Ihrem Tempo ins Hier und Jetzt zurück … bewegen Sie Ihre Hände … drücken Sie Ihre Füße leicht in den Boden … und öffnen Sie die Augen … schauen Sie sich um … wenn Sie möchten, können Sie aufstehen und sich nochmal strecken und recken.

Sich aufdrängende Erinnerungen ziehen einen in die Vergangenheit zurück und starke negative Gefühle kommen auf. Hier kann es helfen, sich im Hier und Jetzt zu orientieren und damit wieder Halt zu finden und sich zu erden. Dazu versucht man sich bewusst auf die Wahrnehmung der Gegenwart zu konzentrieren und wie bei einem Radio oder einem Fernseher den Sender zu wechseln. Auch das bewusste Einsetzen des Denkens hilft, Abstand zu den emotional belastenden Inhalten zu bekommen und sich einen klaren Kopf zu verschaffen. Hier finden Sie einige Ideen zur Erdung, die Sie ausprobieren können.

- Sagen Sie (laut) zu sich, welches Datum heute ist und wo Sie sich befinden. Wenn Sie möchten, ergänzen Sie dies um unterstützende Sätze, z. B.: »Ich bin hier sicher« oder »Ich bin erwachsen«.
- Ein Weg, sich zu erden, ist, den Kontakt Ihrer Füße zum Boden zu spüren. Stellen oder setzen Sie sich aufrecht hin und spüren Sie wie Ihre Fußsohlen den Boden berühren. Drücken Sie Ihre Fersen sanft in den Boden. Verlagern Sie Ihr Gewicht auf den Füßen von vorne nach hinten.
- Sie können sich auch erden, indem Sie den Kontakt Ihres Körpers zum Mobiliar (z. B. einem Stuhl) bewusst wahrnehmen. Drücken Sie ruhig Ihren Rücken kurz an die Lehne oder die Hände und Arme auf die Stuhllehne. Vergegenwärtigen Sie sich, wie Sie sitzen.
- Nehmen Sie einen weichen Ball in die Hand und drücken Sie diesen mit der Hand zusammen. Halten Sie kurz die Anspannung und lösen Sie diese dann wieder.
- Bewegen Sie sich, z. B. indem Sie sich aufrichten, ein paar Schritte gehen oder sich strecken und räkeln. Sie können auch stampfen und bewusst mit Kraft die Füße auf den Boden aufsetzen. Sich aufdrängende Erinnerungen sind oft mit körperlichen Reaktionen wie Erstarren und Sich-Kleinmachen verbunden. Erdung durch Bewegung hilft diese körperliche Reaktion zu unterbrechen.
- Achten Sie bewusst auf Ihren Atem. Versuchen Sie durch die Nase ein und mit gespitzten Lippen wieder langsam auszuatmen. Wenn Sie möchten, legen Sie eine Hand auf den Bauch unterhalb des Rippenbogens, um die Bewegung des Atems zu spüren.
- Nehmen Sie einen Gegenstand in die Hand, welcher für Sie mit der Gegenwart verbunden ist (z. B. ein Schlüsselanhänger, eine Muschel aus dem letzten Urlaub) und konzentrieren Sie sich auf diesen Gegenstand. Beschreiben Sie diesen (laut). Welche Form und Farbe hat der Gegenstand? Fühlt er sich warm oder kalt an? Das stärkt die Verbindung zum Hier und Jetzt.
- Beschreiben Sie (laut) Ihre Umgebung. Wo befinden Sie sich? In einem Therapieraum, auf der Straße, in Ihrem Zuhause? Benennen Sie verschiedene Gegenstände, die Sie sehen. Beschreiben Sie einen oder zwei Gegenstände, die Sie sehen, ganz genau, z. B. das Mobiliar, ein Bild an der Wand oder ein Schaufenster. Welche Farben und Formen nehmen Sie wahr? Gibt es Fenster oder befinden Sie sich draußen? Wie ist das Wetter? Scheint die Sonne, ist es bedeckt?
- Machen Sie »Denksportaufgaben«, z. B. indem Sie rückwärts in Schritten zählen, Kopfrechnen oder einen Buchstaben aus dem Alphabet wählen und sich z. B. 10 Frauennamen, Städtenamen, etc. überlegen. Sie können auch Filme, Serien, Bücher etc. aufzählen, die ein bestimmtes Thema haben (z. B. Weltraum, Komödie) oder in denen ein bestimmter Schauspieler vorkommt. Auch Sudoku, Rätsel oder ähnliches können genutzt werden.
- Nutzen Sie Ihre Sinne zur Erdung, indem Sie z. B. an einem Duftöl (z. B. Pfefferminze) riechen oder einen intensiv schmeckenden Bonbon oder Kaugummi in den Mund nehmen.
- Die Erdungsstrategie des Ankers braucht ein wenig Vorbereitung. Überlegen Sie, ob es eine Person, einen Gegenstand, einen Ort, eine Aktivität oder auch ein Tier gibt, welches für Sie nur mit positiven Empfindungen verbunden ist. Dies kann z. B. Ihr Hund oder ein Hobby sein. Versuchen Sie sich diese Person, diesen Gegenstand, etc. ganz genau vorzustellen und die damit verbundenen Eindrücke zu beschreiben. Sie können auch einen kleinen Gegenstand, z. B. einen Stein auswählen, der diesen Anker für Sie symbolisiert. Sie dürfen natürlich mehrere Anker haben.

In der Psychotherapie wird eine Anspannungskurve genutzt, um Patientinnen ein Modell für die Selbstbeobachtung und Skalierung ihrer Belastung und Anspannung (z. B. bei intensiven Gefühlen) zu bieten. Passend zum Belastungszustand können hilfreiche Strategien (z. B. Skills oder Distanzierungsübungen) vorgestellt und vermittelt werden, die es ermöglichen, einen weiteren Anstieg der Anspannung und dem damit verbundenen Einsatz dysfunktionaler Bewältigungsstrategien entgegenzuwirken.

Hintergrund

Das Modell der Anspannungskurve wird zu verschiedenen therapeutischen Zwecken eingesetzt, z. B. in der Therapie von Angststörungen oder im Rahmen der Dialektisch-Behavioralen Therapie (DBT) für Borderline-Störungen. Sie bietet einen Rahmen, um den Verlauf des eigenen Anspannungsanstiegs abzubilden und Anzeichen für verschiedene Grade der Anspannung zu sammeln. Die Skalierung der Anspannung wird auf einer Skala von 0 bis 100 vorgenommen, wobei 0 für die Abwesenheit von Anspannung und 100 für die höchstmögliche Anspannung steht.

Patientinnen, die unter einer PTBS leiden, haben allgemein ein höheres Anspannungsniveau als nicht-erkrankte Personen, es kann diesen somit schwerfallen, Merkmale geringer Anspannung bzw. Entspannung zu beschreiben. Der Schwellenwert von 70 markiert den Bereich, ab welchem die Belastung und Anspannung als nicht mehr aushaltbar, überfordernd oder überflutend wahrgenommen wird. Hier reagieren Patientinnen meist mit ungünstigen Bewältigungsstrategien (z. B. Selbstverletzung, dissoziativen Symptomen oder Substanzkonsum), um die Belastung kurzfristig zu reduzieren.

Patientinnen erleben den Anstieg von Belastung und Anspannung oft als sprunghaft und überraschend und haben Schwierigkeiten, diesen in Zusammenhang mit inneren oder äußeren Auslösern zu bringen. Auch kann es Patientinnen schwerfallen, Anzeichen für steigende Anspannung und Erregung zu erkennen, weil z. B. eine Hinwendung zur Wahrnehmung körperlicher Veränderungen vermieden wird.

Beispiel

Frau M. berichtet, dass sie am Wochenende Gäste gehabt habe. Am nächsten Morgen habe sie das Wohnzimmer aufgeräumt und dabei auch einen Aschenbecher gesäubert. Der Geruch der Zigaretten habe sie an früher erinnert. In dem Raum, in welchem sie vergewaltigt worden sei, habe es nach kaltem Zigarettenrauch gerochen. Die Bilder des Übergriffs seien vor ihrem inneren Auge erschienen. Sie habe gespürt, wie sie zitterte und schwitzte. Ihre Gedanken hätten gerast und sie habe geglaubt, dass sie gleich vor Angst verrückt werde. Die Anspannung sei kaum noch aushaltbar gewesen. Sie habe in der Küche zu einem kleinen Messer gegriffen und sich an den Unterarmen geritzt. Das Ritzen und der nachfolgende Schmerz hätten ihr geholfen, Abstand zu den belastenden Bildern zu bekommen. Die Anspannung habe sich reduziert.

Anleitung

Im ersten Schritt stellen Sie die Anspannungskurve genau vor. 0 kennzeichnet die Abwesenheit von Anspannung, bis in den mittleren Bereich besteht eine normale Alltagsfunktionalität. Hier können sich jedoch schon Frühwarnanzeichen zeigen, die auf einen Anstieg der Anspannung hindeuten. Ab 70 wird die Spannung als sehr unangenehm und nur schwer aushaltbar erlebt. Den Hochstressbereich am Ende der Skala kennzeichnet, dass Patientinnen sich z. B. als »kopflos«, nicht mehr handlungsfähig, zum Zerspringen angespannt empfinden. Besprechen Sie nun mit den Patientinnen anhand von Beispielen aus deren Alltag (z. B. schwierige soziale Situationen, Triggern von belastenden Erinnerungen), wie sich Anspannung und damit Stress individuell äußern.

Auf Arbeitsblatt 40 »Merkmale meiner Anspannung und Belastung« können Sie gemeinsam körperliche, gedankliche, emotionale und verhaltensbezogene Anzeichen für die verschiedenen Bereiche der Anspannungskurve sammeln und sie als prototypischen Verlauf eines Anspannungsanstiegs auf Arbeitsblatt 39 »Meine Anspannungs- und Belastungskurve« eintragen. Patientinnen können die Kurve auch nutzen, um ihre Anspannung über den Tag hinweg zu protokollieren, z. B. einmal pro Stunde, um hierdurch zu lernen, diese besser wahrzunehmen.

Variante

Als Alternative zur Anspannungskurve können Sie auch die Metapher des Thermometers nutzen und die Anzeichen für den Anspannungsanstieg auf Arbeitsblatt 41 »Mein Anspannungsthermometer« eintragen.

Menschen, die unter den Folgen eines Traumas leiden, erleben oft hohe Belastung und Anspannung. Sei es, dass durch einen Trigger belastende Erinnerungen angestoßen werden oder dass ein Streit mit dem Partner oder der Partnerin sie an die Belastungsgrenze bringt. Manche Menschen erleben den Anstieg der Anspannung als sprunghaft, andere empfinden es eher als langsames Aufbauen. Das Ansteigen der Anspannung ist mit dem Temperaturanstieg bei einem Thermometer vergleichbar, die Wärme nimmt zu – bis zum Siedepunkt.

Bei 70 liegt die Schwelle zu sehr hoher Belastung und starkem Stresserleben, ab dieser Höhe fällt es sehr schwer, zu denken und sich zu konzentrieren. Patientinnen schildern, dass sie die Belastung kaum aushalten können, am liebsten sofort diesen Spannungszustand beenden möchten oder das Gefühl haben, die Kontrolle zu verlieren. Andere dissoziieren oder haben einen Wutausbruch.

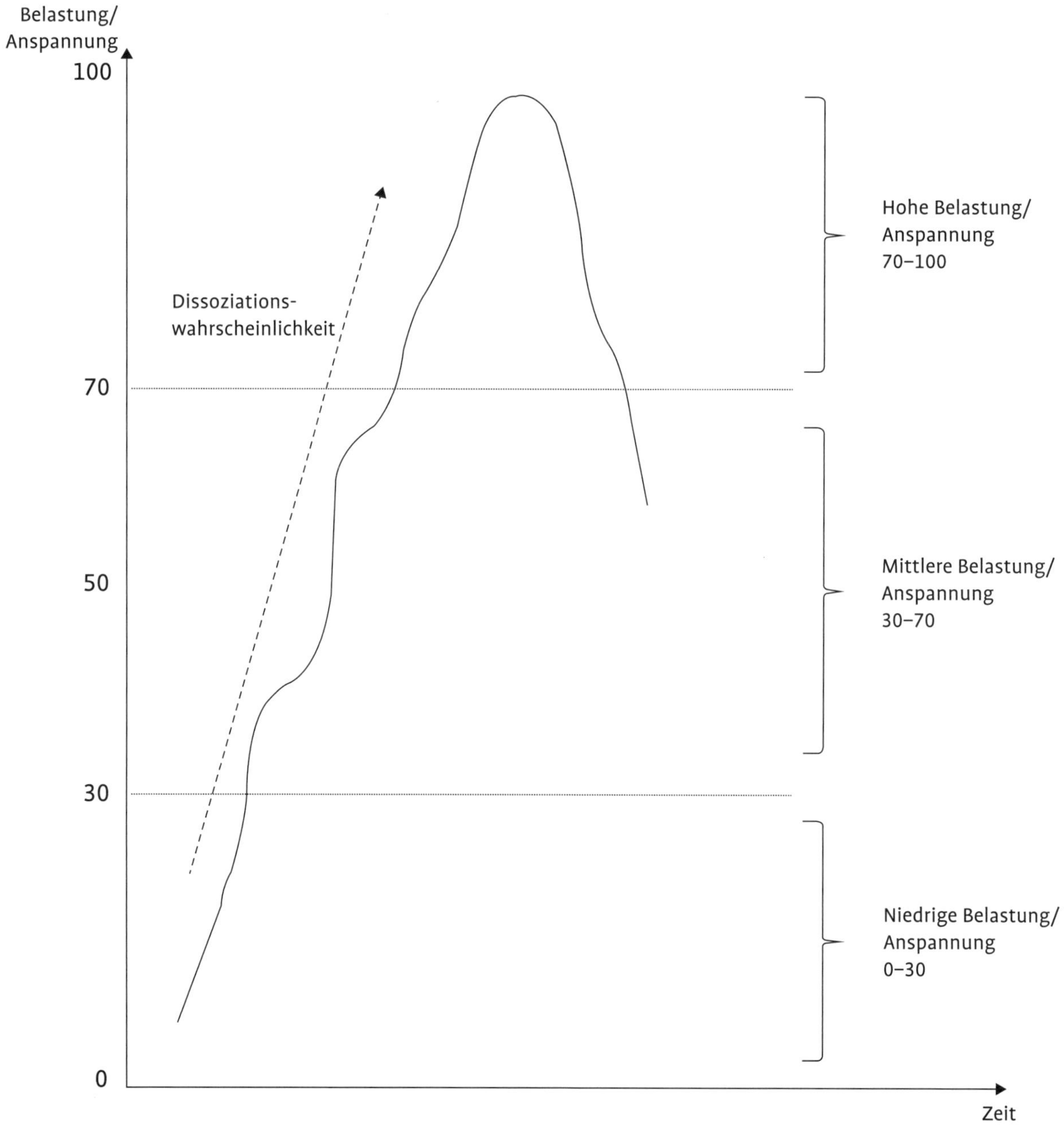

AB 39 Meine Anspannungs- und Belastungskurve

P T

Hier können Sie Ihre persönliche Anspannungskurve eintragen. Zum einen ist es möglich, einen typischen Verlauf zu visualisieren. Manche Patientinnen berichten z. B., dass sie zumeist länger bei mittlerer Anspannung vor sich hin »köcheln«, bis ein Ereignis den »Topf zum Überkochen« bringt und die Anspannung akut über die Schwelle von 70 ansteigt. Zum anderen können Sie ihre Anspannung im Tagesverlauf protokollieren, indem Sie z. B. stündlich ein Kreuz machen und die Kreuze anschließend verbinden.

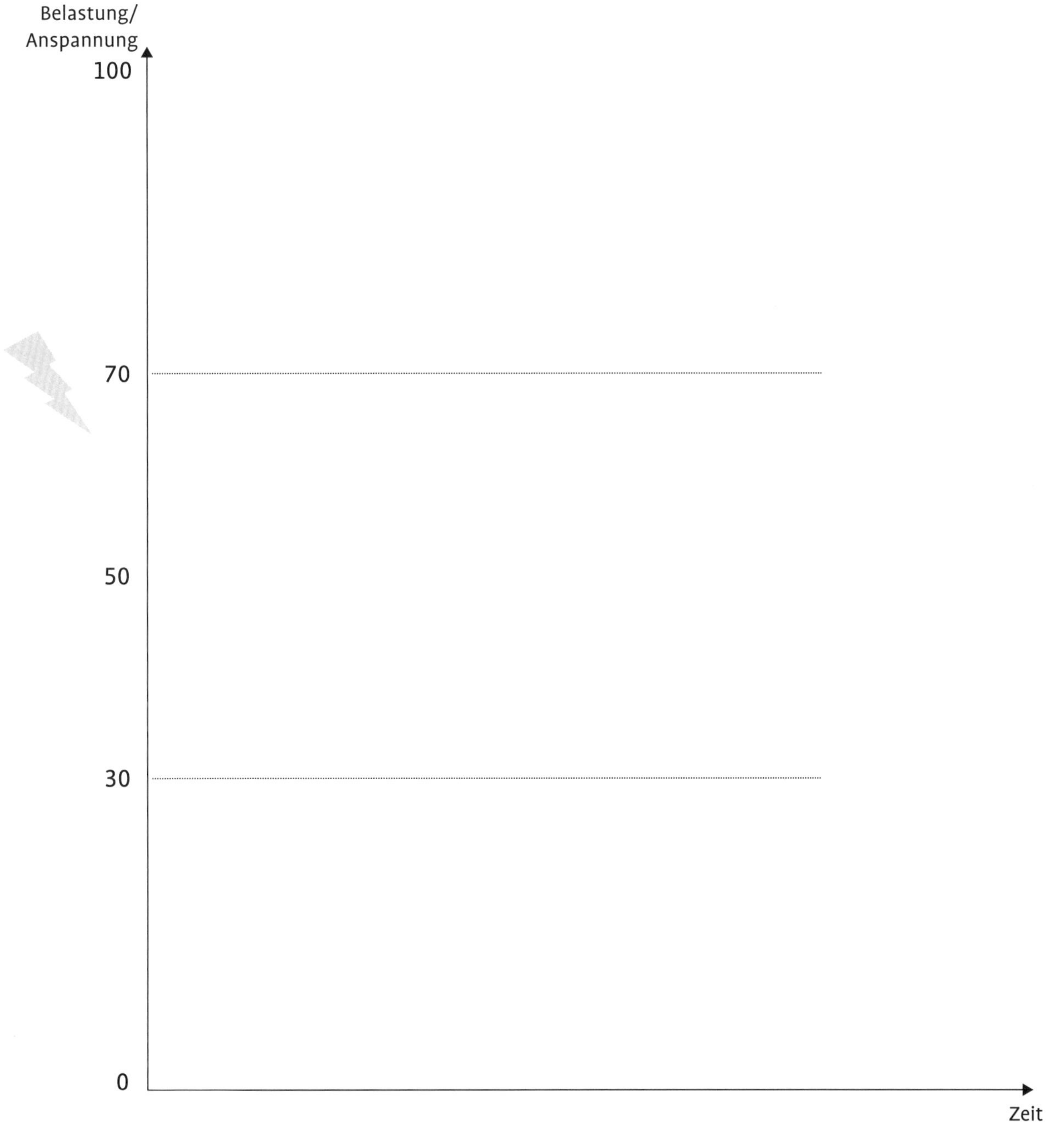

AB 40 Merkmale meiner Anspannung und Belastung

P

Bitte tragen Sie in die folgende Tabelle ein, woran Sie die verschiedenen Grade von Belastung und Anspannung bei sich erkennen. Bestimmen Sie auch die Frühwarnzeichen, an denen Sie erkennen, dass Sie sich der Schwelle von 70 nähern. Oftmals sind Frühwarnzeichen Merkmale höchster Anspannung, die sich schon im mittleren Anspannungsbereich zeigen (z. B. Zähne zusammenbeißen oder schwitzen).

Anspannung	**Woran erkennen Sie den Grad der Anspannung?** **Hier können Sie körperliche, gedankliche und emotionale Anzeichen und auch die jeweiligen Verhaltensweisen und Impulse eintragen.**
Hoch 70–100	
Frühwarnanzeichen Bis zur Schwelle 70	
Mittel 30–60	
Niedrig 0–30	

Mein Anspannungsthermometer

Ähnlich wie die Temperatur im Thermometer können Anspannung und Belastung ansteigen, sodass man den Siedepunkt erreicht und innerlich »kocht«. Bitte tragen Sie in diese Grafik ein, woran Sie die verschiedenen Grade von Belastung und Anspannung bei sich erkennen. Bitte bestimmen Sie auch die Frühwarnzeichen, an denen Sie merken, dass Sie sich der Schwelle von 70 nähern. Oftmals sind Frühwarnzeichen (bitte unterstreichen) Merkmale höchster Anspannung, die sich schon im mittleren Anspannungsbereich zeigen (z. B. Zähne zusammenbeißen oder schwitzen).

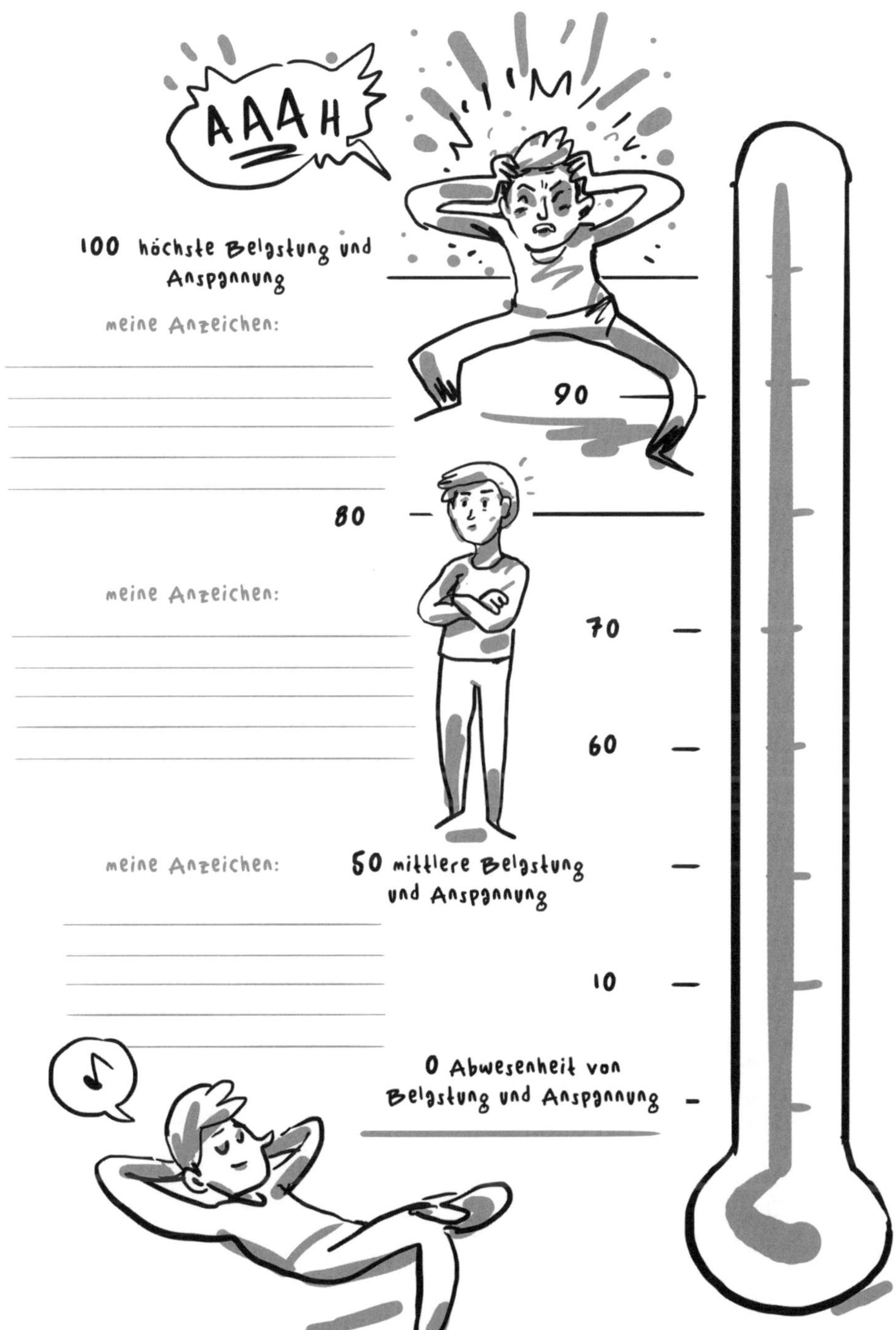

INFO 27 Strategien zur Regulation von Anspannung

P **T**

Hier finden Sie eine Zusammenstellung verschiedener Fertigkeiten, die Ihnen helfen können, hohe Anspannung zu regulieren. Diese Strategien sind wirksam und haben keine schädlichen Folgen. Ziel ist es, die Anspannung und Belastung auf ein Maß zu reduzieren, mit dem Sie sich wieder handlungsfähig fühlen, nachdenken und sich in der Gegenwart verankern können.

> **Tipp**
>
> Sie sollten mit dem Einsatz der Strategien beginnen, wenn Sie Frühwarnzeichen steigender Belastung und Anspannung bei sich bemerken.

Probieren Sie verschiedene Fertigkeiten aus und üben Sie die Anwendung der Fertigkeiten, die Sie als hilfreich und passend empfinden. Diese Strategien können Sie am besten üben, wenn Sie ruhig und aufnahmefähig sind. Auch die Feuerwehr übt Ihr Vorgehen, bevor Sie es im Ernstfall einsetzt. Sie brauchen keine große Auswahl an Fertigkeiten. Wichtig ist, dass diese für Sie persönlich passen.

Schauen Sie dann, in welchen Situationen und bei welcher Anspannungshöhe Sie die Strategien gut einsetzen können. Verschiedene Situationen (z. B. zu Hause, bei der Arbeit) können unterschiedliche Fertigkeiten erfordern. Auch können Sie verschiedene Strategien nacheinander einsetzen, um auf ein aushaltbares bis angenehmes Anspannungsniveau zu kommen. Haben Sie Geduld, wenn die Wirkung nicht sofort einsetzt und wiederholen Sie die Strategien bei Bedarf.

Die Wirksamkeit der Fertigkeiten können Sie überprüfen, indem Sie vor und nach deren Durchführung Ihre Anspannung und Belastung auf einer Skala von 0 (keine Anspannung/Belastung) bis 100 (maximale Anspannung/Belastung) einschätzen.

Seine fünf Sinne nutzen	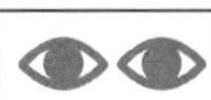	▶ die Aufmerksamkeit bewusst auf die Außenwelt lenken und einzelne Gegenstände genau beschreiben (Was sehe ich?) ▶ Bilder/Fotos betrachten, z. B. von lieben Menschen, Tieren … ▶ Dinge aufzählen, z. B. alle Gegenstände mit einer bestimmten Farbe im Raum
	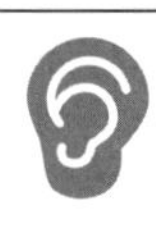	▶ ein bestimmtes Musikstück hören ▶ Naturgeräusche, z. B. Meeresrauschen, anhören ▶ sich auf die Geräusche in der Umgebung konzentrieren und einzelne beschreiben (Was höre ich?)
	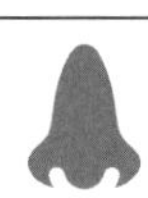	▶ an intensiven Duftölen (z. B. Minze, Zitrone) riechen ▶ an intensiven, unangenehmen Düften riechen ▶ an Duftölen riechen, die angenehm sind (z. B. Lavendel) ▶ an Parfüm riechen
		▶ ein Bonbon mit intensivem Geschmack lutschen ▶ etwas Scharfes in den Mund nehmen und kauen, z. B. Chilischote, Kaugummi ▶ langsam schluckweise ein Glas Wasser trinken
	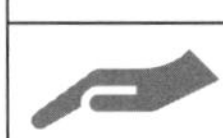	▶ kaltes Wasser über die Unterarme laufen lassen oder sein Gesicht mit dem Wasser befeuchten ▶ einen Knautschball drücken, einen Igelball über die Arme rollen ▶ einen Gegenstand in die Hand nehmen und bewusst ertasten ▶ ein Gummiband am Handgelenk schnippen ▶ barfuß laufen, z. B. über Gras oder kleine Steine ▶ kalt oder warm duschen

Den Kopf einsetzen	▶ von 100 in z. B. 3er- oder 5er-Schritten runterzählen ▶ einen Buchstaben aus dem Alphabet wählen und sich z. B. drei Frauennamen, Städtenamen etc. überlegen, dann den nächsten Buchstaben, usw. ▶ eine Vorstellungsübung nutzen, z. B. den inneren Tresor oder den Schutzmantel zur Distanzierung
Aktiv werden	▶ in Bewegung kommen, indem Sie z. B. einen schnellen Spaziergang machen, sportliche Übungen ausführen, Liegestütze machen ▶ etwas erledigen, z. B. aufräumen, dekorieren, Wäsche waschen ▶ sich künstlerisch ausdrücken, z. B. malen oder zeichnen ▶ mit seinem Haustier spielen ▶ die Situation verlassen, die Anspannung und Belastung auslöst ▶ jemanden um Unterstützung bitten
Dem Gefühl begegnen	▶ beruhigend mit sich sprechen, als würden Sie mit einer Freundin oder einem anderen lieben Menschen reden (z. B. »Du bist hier sicher. Jetzt ist es gerade sehr schwierig, aber du wirst das schaffen!«) ▶ weinen, wenn einem danach ist ▶ über seine Gefühle mit einer vertrauenswürdigen Person sprechen ▶ ein Kuscheltier in den Arm nehmen ▶ Tagebuch oder ähnliches schreiben ▶ auf ein Kissen schlagen oder laut für sich fluchen ▶ Selbstgespräche nutzen, um sich über die aktuelle Situation klar zu werden
Zur Ruhe kommen	▶ sich ein warmes Getränk zubereiten und in Ruhe trinken ▶ sich eine Wärmflasche machen und sich in eine Decke einkuscheln ▶ Brief, Tagebuch etc. schreiben ▶ lesen ▶ einen Film schauen ▶ ein Bad nehmen ▶ eine Entspannungsübung machen ▶ sich eine kleine Auszeit gönnen (z. B. in der Sonne sitzen) ▶ sich einen sicheren und behaglichen Ort vorstellen. Dieser kann wirklich existieren oder ganz Ihrer Fantasie entspringen.
Den Blick umlenken	▶ Überlegen und notieren Sie, was am heutigen Tag gut gelaufen ist. ▶ Denken Sie an Dinge, die Ihnen gefallen und die Sie mögen. Das kann z. B. Ihr Lieblingsfilm sein, ein bestimmtes Tier oder eine Aktivität. ▶ Denken Sie an Menschen, die Sie gerne haben und zu denen ein gutes Verhältnis besteht. ▶ Denken Sie an schöne Vorhaben in der nächsten Zeit, z. B. eine Aktivität oder ein Treffen, auf das Sie sich freuen.
Eigene Ideen	…………………………………… …………………………………… ……………………………………

Meine Anspannung schrittweise reduzieren

P

Oft reicht eine einzelne Strategie nicht aus, um seine Anspannung und Belastung wirkungsvoll zu reduzieren. Sie können jedoch mehrere Fertigkeiten nacheinander einsetzen, um die Anspannung schrittweise auf ein aushaltbares Maß zu verringern. Mehrere Wege führen zum Ziel, sodass Sie z. B. für verschiedene Situationen (z. B. zu Hause, unterwegs) unterschiedliche Kombinationen überlegen können. Tragen Sie Ihre Strategien in die jeweiligen Kästchen ein.

Beispiel

(1) an Pfefferminzöl riechen
(2) Kniebeugen machen
(3) eine Freundin anrufen
(4) mir einen Tee zubereiten und trinken

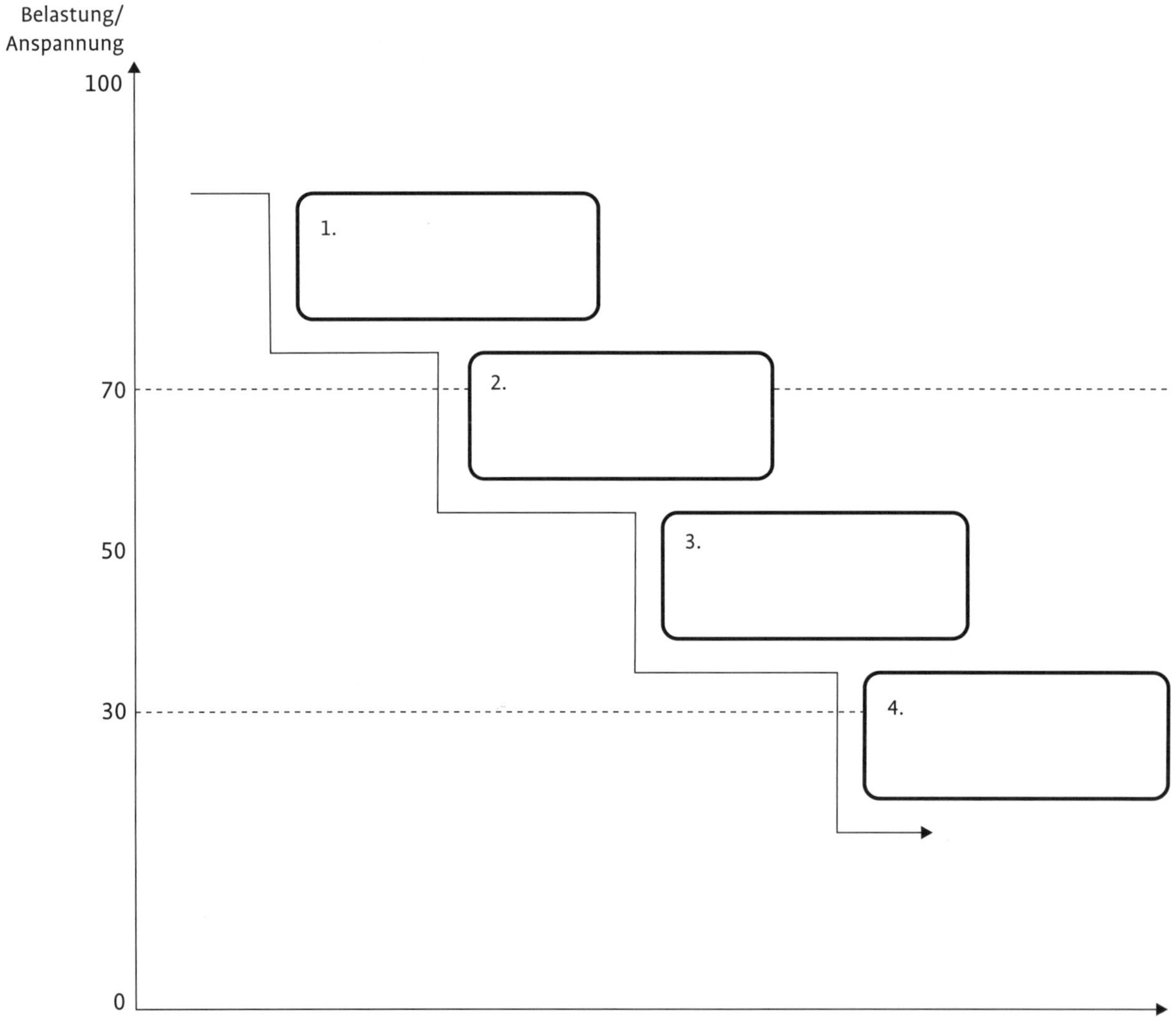

INFO 28 Hinweise zum Umgang mit Dissoziationen

Grundsätzlich ist zu beachten, dass es sich bei Dissoziationen besonders nach traumatischen Erfahrungen in der Kindheit und Jugend in der Regel um automatisierte Reaktionen auf starke Belastung handelt, die die Patientin meist als unkontrollierbar erlebt. Wichtig ist es deshalb, dass Sie dieses Erleben der Patientin einerseits validieren, ihr andererseits aber auch die Haltung vermitteln, dass sie lernen kann, Dissoziationen zu kontrollieren. Da dieses Erlernen von Kontrolle über Dissoziationen oft ein schwieriger und längerer Prozess ist, ist in der therapeutischen Arbeit neben einem konsequenten Vorgehen, das sich aus den im Folgenden beschriebenen Strategien ableitet, auch viel Geduld nötig. Im Folgenden finden Sie einen Überblick über die Strategien, die Sie einsetzen können.

- **Psychoedukation:** Bei Dissoziationen handelt es sich um eine gelernte Reaktion auf starke Emotionen. Diese war während der traumatischen Situation hilfreich, um beispielsweise die Schmerzempfindlichkeit zu reduzieren, hat sich aber nun verselbstständigt und tritt auch in Situationen auf, in denen sie nicht hilfreich ist.

- **Erarbeitung der Vor- und Nachteile von Dissoziationen:** Zunächst ist es wie bei anderen problematischen Verhaltensweisen wichtig, dass die Patientin sich bewusst dafür entscheidet, das problematische Verhalten zu verändern und zu lernen, Dissoziationen zu kontrollieren. Dazu ist es hilfreich, sowohl die individuellen Vorteile als auch die Nachteile von Dissoziationen gemeinsam zu erarbeiten und die Patientin basierend darauf dabei zu unterstützen, sich gegen Dissoziation als Möglichkeit, auf starke Gefühle zu reagieren, zu entscheiden. Auf die Arbeit mit den Vor- und Nachteilen von Dissoziationen können Sie zurückgreifen, wenn die Patientin im weiteren Verlauf der Behandlung wiederholt schwere dissoziative Symptome zeigt.

- **Kontingenzmanagement:** Besonders wichtig ist es zu berücksichtigen, dass dissoziative Symptome und insbesondere dissoziative Anfälle häufig durch die Zuwendung und Fürsorge anderer Personen verstärkt werden, ohne dass sich die Patientin dessen bewusst ist oder sie die Symptome deshalb absichtlich zeigt.

  In der Behandlung ist es somit wichtig, als Therapeut darauf zu achten, diese Symptome, die unter Umständen als faszinierend erlebt werden, nicht durch Zuwendung zu verstärken. Im Gegensatz dazu sollte die Zuwendung und Aufmerksamkeit des Therapeuten an funktionales Verhalten, das der Reduktion von Dissoziationen dient, z. B. die Anwendung antidissoziativer Skills, gekoppelt werden. Sofern dies notwendig erscheint, können auch negative Konsequenzen für wiederholte schwere dissoziative Symptome vereinbart werden (z. B., dass die Patientin nach Dissoziationen eine Verhaltensanalyse anfertigt, die sie mit in die nächste Sitzung bringt). Darüber hinaus sollten entsprechende Verstärkerprozesse offen mit der Patientin und ihren Angehörigen (etwa dem Partner, der sehr fürsorglich reagiert, wenn die Patientin dissoziative Symptome zeigt) besprochen werden. Anschließend sollte gemeinsam überlegt werden, wie Angehörige alternativ reagieren könnten. Diese sollten dabei instruiert werden, Zuwendung bei dissoziativen Symptomen zu vermeiden und diese an die Bewältigung schwieriger Situationen ohne Dissoziationen zu koppeln.

- **Reduktion emotionaler Verwundbarkeit:** Unterstützen Sie die Patientin dabei, Stressoren zu verringern, die sie anfällig für Dissoziationen machen. Hierzu ist eine gute Selbstfürsorge wichtig. Entsprechend sollten Sie die Patientin dabei unterstützen, regelmäßig und ausgewogen zu essen, genügend zu trinken, ausreichend zu schlafen und sich zu bewegen. Insbesondere durch ausreichendes Trinken (2–3 Liter pro Tag) lässt sich die Dissoziationsschwelle positiv beeinflussen. Zum Monitoring des Essens und Trinkens sowie des Schlafs können Sie die Patientin bitten, mindestens eine Woche lang ein Wochenprotokoll zu Ernährung und Schlaf zu führen. Unterstützen Sie Ihre Patientin darüber hinaus bei einer Tagesstrukturierung, die eine Balance zwischen Aktivitäten und Erholungsphasen beinhaltet. Sollte das Stresslevel Ihrer Patientin durch zwischenmenschliche Konflikte erhöht sein, arbeiten Sie gemeinsam daran, diese Konflikte zu reduzieren. Hierzu können beispielsweise folgende Interventionen zur Anwendung kommen: Problemlösetraining, Rollenspiele und Angehörigengespräche.

- **Verhaltensanalysen und Erarbeitung von Frühwarnzeichen:** Analysieren Sie gemeinsam Situationen, in denen es zu Dissoziationen gekommen ist. Hierzu können Sie die Arbeitsblätter 44 »Den Dissoziationen auf der Spur I« und 48 »Verhaltensanalyse – ein Verhalten unter die Lupe nehmen« nutzen. Es sollte vereinbart werden, dass die Patientin nach schweren dissoziativen Episoden immer eine Verhaltensanalyse anfertigt. Identifizieren Sie auf diese Weise gemeinsam mit der Patientin typische Situationen, in denen Dissoziationen ausgelöst werden. Erarbeiten Sie darüber hinaus Frühwarnzeichen (auf der Ebene von Gedanken, Gefühlen, körperlichen Reaktionen und Verhaltensweisen), die es der Patientin ermöglichen, dissoziative Symptome frühzeitig wahrzunehmen und entsprechend gegenzusteuern. Beachten Sie dabei, dass es wichtig ist, dass die Patientin frühzeitig reagiert, da es ab einem gewissen Punkt kaum noch (bzw. evtl. für die Patientin gar nicht mehr) möglich ist, Dissoziationen zu unterbrechen.

- **Vermittlung antidissoziativer Skills.** Vermitteln Sie antidissoziative Skills, also Fertigkeiten, die die Patientin einsetzen kann, sobald sie Frühwarnzeichen für dissoziative Symptome bei sich bemerkt oder sich in einer Risikosituation befindet. Hilfreiche Strategien umfassen dabei die Reorientierung in der Gegenwart (hierzu kann bei Bedarf auch das Diskriminationstraining eingesetzt werden), Bewegung (z. B. auf der Stelle trampeln) und starke Sinnesreize (z. B. in eine Zitrone beißen). Anregungen hierfür finden Sie auf dem Arbeitsblatt 46 »Antidissoziative Skills«. Da die Wirksamkeit dieser Skills individuell stark variiert, ist es wichtig, dass die Patientin vorher ausprobiert, welche Skills für sie subjektiv hilfreich sind. Weiterhin sollte die Patientin mehrere Skills hintereinander einsetzen (in der DBT »Skillsketten« genannt), da meist ein Skill alleine nicht ausreicht. Beachten Sie außerdem, dass Skills sich abnutzen können, wenn sie zu häufig eingesetzt werden, da sie dann keine Orientierungsreaktion mehr auslösen. Konkret bedeutet das, dass sehr wirksame Skills wie Ammoniak-Riechampullen nicht bei jeder beginnenden leichten Dissoziation eingesetzt werden sollten, sondern nur im Extremfall. Legen Sie deshalb gemeinsam mit der Patientin eine Reihenfolge fest, in der die Skills eingesetzt werden sollen. Hierbei sollte bei leichten Dissoziationen mit weniger intensiven Skills (z. B. Igelball in der Hand drücken) begonnen werden.

INFO 29 Erarbeitung der Vor- und Nachteile von Dissoziationen

T

Wenn es darum geht, zu lernen, Dissoziationen zu kontrollieren, ist ein erster wichtiger Schritt, dass die Patientin sich dafür entscheidet, diese aufzugeben. Obwohl viele Patientinnen sich dessen nicht bewusst sind, sind mit Dissoziationen häufig auch Vorteile verbunden, die diese aufrechterhalten. Das heißt, die Patientin muss sich gegen diese Vorteile entscheiden, damit Interventionen zur Reduktion von Dissoziationen greifen können.

Erarbeiten Sie deshalb hierzu mit der Patientin gemeinsam ein 4-Felder-Schema. Achten Sie dabei besonders auf die heutigen Vorteile, z. B. die Zuwendung durch andere, da diese es der Patientin besonders schwermachen, die Dissoziationen aufzugeben.

Im Folgenden finden Sie als Orientierung das Beispiel einer Patientin, die infolge eines sexuellen Missbrauchs unter starken Dissoziationen leidet.

Damalige Vorteile	**Damalige Nachteile**
▶ Die Dissoziationen haben mich geschützt und die Schmerzempfindlichkeit reduziert. Nur so konnte ich den Missbrauch überhaupt ertragen.	▶ Ich konnte mich schon als Kind in der Schule schlecht konzentrieren.
Heutige Vorteile	**Heutige Nachteile**
▶ Die Dissoziationen ermöglichen es mir, unangenehme Situationen zu verlassen. ▶ Nach starken Dissoziationen bekomme ich oft Zuwendung und Aufmerksamkeit von den Personen, die dabei sind. ▶ Da die Dozenten meine Schwierigkeiten kennen, muss ich Klausuren an der Uni oft nicht mitschreiben, sondern es werden andere Regelungen für mich getroffen.	▶ Die Dissoziationen sind häufig körperlich sehr anstrengend und ich muss mich anschließend meist ausruhen. ▶ Andere machen sich Sorgen um mich. ▶ Manche Kommilitonen meiden mich aufgrund meiner Schwierigkeiten. ▶ Ich schaffe es nicht gut, im Studium voranzukommen und den Abschluss brauche ich, um mein berufliches Ziel zu erreichen. ▶ Während der Dissoziation kann ich mich nicht gut vor neuen Übergriffen schützen. ▶ Ich vermeide die Auseinandersetzung mit dem, was ich erlebt habe.

Ein erster wichtiger Schritt, um Dissoziationen zu verringern ist es, Stressoren zu reduzieren, die Sie anfällig für Dissoziationen machen. Vieles hiervon hat mit einer guten Selbstfürsorge zu tun und besonders die körperliche Verfassung beeinflusst die Anfälligkeit für Dissoziationen. So ist beispielsweise die Gefahr deutlich erhöht, auf kleine Stressoren, die Ihnen sonst vielleicht gar nichts ausmachen würden, stark zu reagieren, wenn Sie schlecht geschlafen und wenig gegessen haben.

Wichtig ist es deshalb, dass Sie auf Folgendes achten:

Eine regelmäßige und ausgewogene Ernährung. Achten Sie darauf, regelmäßig und ausreichend zu essen. Das bedeutet, drei Hauptmahlzeiten und bis zu zwei Zwischenmahlzeiten einzunehmen. Darunter sollte mindestens eine warme Mahlzeit sein. Achten Sie außerdem darauf, regelmäßig Obst und Gemüse zu essen und begrenzen Sie den Konsum von Süßigkeiten und Knabbereien wie Chips.

Tipp

Sollte es Ihnen schwerfallen, regelmäßig zu essen, können Sie sich beispielsweise über Ihr Handy erinnern lassen oder sich mit anderen zu regelmäßigen Mahlzeiten verabreden.

Genügend trinken. Da ein starker Zusammenhang zwischen einer zu geringen Trinkmenge und dissoziativen Symptomen besteht, sollten Sie darauf achten, pro Tag mindestens 1,5 Liter zu trinken. Die optimale Trinkmenge liegt bei 2 bis 3 Litern Flüssigkeit pro Tag. Nehmen Sie dabei koffeinhaltige, zuckerhaltige und alkoholische Getränke, wenn überhaupt, nur in geringen Mengen zu sich.

Tipp

Sollte es Ihnen schwerfallen, regelmäßig zu trinken, können Sie auch hierfür Erinnerungshilfen schaffen. So können sie beispielsweise morgens zwei Flaschen Wasser an einen Ort stellen, an dem Sie tagsüber häufig vorbeikommen. Diese Flaschen sollten Sie dann bis zum Abend ausgetrunken haben. Oder Sie können sich angewöhnen, zu den Mahlzeiten regelmäßig mindestens ein Glas Wasser zu trinken.

Ausreichend schlafen. Bei Erwachsenen liegt die optimale Schlafdauer zwischen 6 und 8 Stunden, wobei diese individuellen Schwankungen unterliegt. Planen Sie in jedem Fall ausreichend Zeit zur nächtlichen Erholung ein.

Tipp

Bei **Einschlafstörungen** können Schlafrituale wie ruhige Musik hören, lesen oder vor dem Schlafengehen etwas Warmes trinken, dabei helfen, zur Ruhe zu kommen. Wenn Sie Entspannungsübungen wie Progressive Muskelentspannung und Autogenes Training kennen und damit gut zurechtkommen, können Sie diese ebenfalls anwenden. Wenn Sie merken, dass Sie nicht schlafen können, weil Sie grübeln (z. B. über eine momentan schwierige Situation oder darüber, dass Sie nicht schlafen können), können Sie sich ein Bild vorstellen, das Ihnen dabei hilft, diese Gedanken ziehen zu lassen. Sie können sich zum Bespiel vorstellen, wie Sie die Gedanken auf vorbeiziehende Wolken legen und mit diesen davonziehen lassen.

Wenn Sie unter **Albträumen** leiden, besprechen Sie das bitte mit Ihrem Therapeuten und bitten Sie diesen um Hilfe.

Regelmäßige Bewegung. Regelmäßige Bewegung baut Stresshormone ab und senkt dadurch das Anspannungsniveau und somit auch die Neigung zu dissoziieren. Als ersten Schritt können Sie versuchen, sich im Alltag mehr zu bewegen: Legen Sie kleinere Wege zu Fuß oder mit dem Fahrrad zurück statt mit dem Auto oder mit öffentlichen Verkehrsmitteln, laufen Sie Treppen, statt den Aufzug zu nehmen und machen Sie in Arbeitspausen kleine Spaziergänge. Darüber hinaus ist es hilfreich, mindestens ein- bis zweimal in der Woche Sport zu treiben. Hierbei können Sie die Sportart frei wählen, am besten geeignet sind jedoch Ausdauersportarten wie Schwimmen, Walken, Joggen oder Radfahren.

Körperliche Erkrankungen behandeln. Nehmen Sie die empfohlenen Vorsorgeuntersuchungen z. B. beim Zahnarzt und beim Gynäkologen wahr. Wenn Sie unter chronischen Erkrankungen (z. B. Diabetes oder Bluthochdruck) leiden, sollten Sie diese gut behandeln lassen und empfohlene Kontrolltermine wahrnehmen. Darüber hinaus ist es wichtig, dass Sie akute Beschwerden wie Rückenschmerzen medizinisch abklären lassen, da auch diese zu einem dauerhaft erhöhten Stresslevel beitragen können.

Drogen und Alkohol vermeiden. Da der Konsum von Drogen und Alkohol die emotionale Verwundbarkeit erhöht und Sie somit anfälliger für Dissoziationen macht, sollten Sie hierauf möglichst verzichten.

Stress und zwischenmenschliche Konflikte reduzieren. Reduzieren Sie Stress soweit wie möglich, in dem Sie beispielsweise Ihren Tagesablauf so planen, dass Sie genügend Zeit für die Dinge haben, die Sie sich vornehmen. Planen Sie dabei auch positive Aktivitäten ein, die einen Ausgleich zu unangenehmen, aber notwendigen Tätigkeiten (z. B. Hausarbeit) darstellen.

Da auch zwischenmenschliche Konflikte das Stresslevel und damit die Neigung zu Dissoziationen erhöhen, sollten Sie versuchen, diese zu reduzieren. Bitten Sie hierzu Ihren Therapeuten oder Ihre Therapeutin um Unterstützung.

Wochenprotokoll emotionale Verwundbarkeit

P

Tag	Frühstück	Mittagessen	Abendessen	Trinkmenge	Schlafdauer	Drogen	Alkohol	Bewegung
MO								
DI								
MI								
DO								
FR								
SA								
SO								

Mahlzeiten: Bitte protokollieren Sie, was und wie viel Sie jeweils gegessen haben. Wenn Sie nichts gegessen haben, machen Sie bitte einen Strich
Trinkmenge: Bitte protokollieren Sie, wie viele Liter Sie an diesem Tag getrunken haben
Schlafdauer: Bitte protokollieren Sie, wie viele Stunden Sie geschlafen haben
Drogen/Alkohol: Bitte geben Sie an, ob Sie an diesem Tag Drogen oder Alkohol konsumiert haben (ja/nein; und falls ja, wie viel)
Bewegung: Bitte geben Sie an, ob Sie sich an diesem Tag ausreichend (mindestens 20 Minuten) bewegt haben (ja/nein).

AB 44 Den Dissoziationen auf der Spur I

P

Viele Betroffene erleben Dissoziationen zunächst als völlig unkontrollierbar. Wenn Sie genau darauf achten, in welchen Situationen Dissoziationen bei Ihnen auftreten und wie sich Dissoziationen ankündigen, können Sie jedoch Schritt für Schritt lernen, diese zu kontrollieren.

Beginnen Sie zunächst damit, ein Dissoziationsprotokoll zu führen. Schätzen Sie dazu die Stärke dissoziativer Symptome jede Stunde auf einer Skala von 0 (keine Dissoziation) bis 100 (starke Dissoziation) ein und tragen Sie den Wert in das Protokoll unten ein. Diese Art der Selbstbeobachtung hilft Ihnen dabei, dissoziative Symptome frühzeitig zu bemerken und wahrzunehmen, wodurch sich diese ankündigen. Sie können dann analysieren, in welchen Situationen diese typischerweise auftreten.

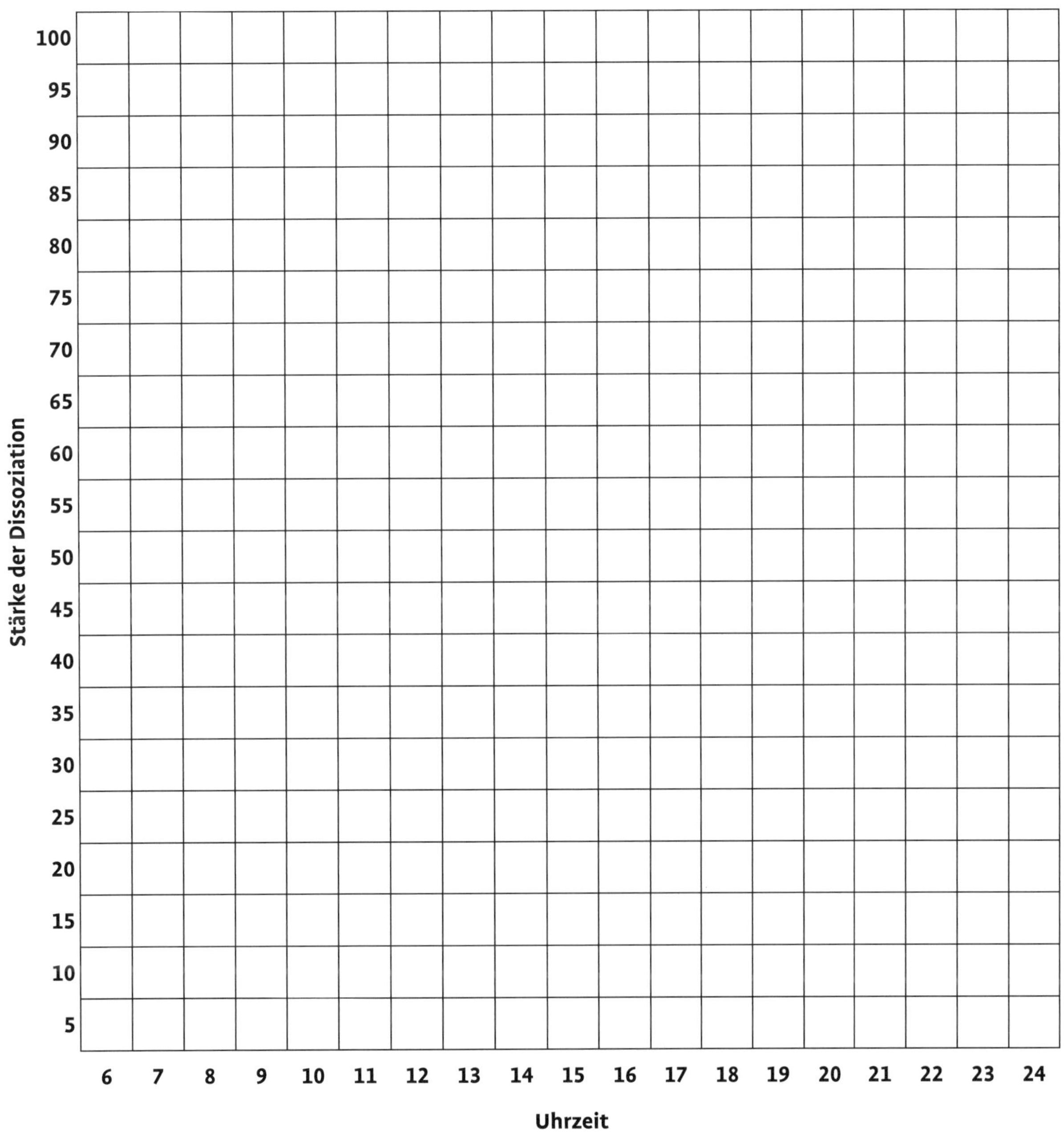

Meine Auslöser für Dissoziationen

In welchen Situationen ist die Gefahr, dass Sie dissoziieren, besonders hoch? Bitte schreiben Sie hier die Situationen auf, in denen Sie in der letzten Zeit dissoziiert sind. Die Kenntnis dieser Situation hilft Ihnen dabei, frühzeitig gegenzusteuern und die Dissoziationen zu unterbrechen, wenn Sie sich wieder in einer solchen Situation befinden. Häufig sind das Situationen, die Sie an das Trauma, das Sie erlebt haben, erinnern. So kann es z. B. sein, dass Sie häufig dissoziieren, wenn Sie jemanden treffen, der dem Täter ähnlichsieht, wenn Sie Gewaltszenen in einem Film sehen oder wenn es nach Alkohol riecht.

....

....

....

....

....

....

Meine Frühwarnzeichen

Woran merken Sie, dass eine Dissoziation beginnt? Bitte denken Sie darüber nach, welche Gedanken, Gefühle und körperliche Reaktionen Sie kurz vor der Dissoziation bei sich bemerkt haben und wie Sie sich verhalten haben. Das sind Ihre Frühwarnzeichen. Es ist wichtig, diese zu kennen, um zu lernen, Dissoziationen frühzeitig wahrzunehmen und dadurch unterbrechen zu können. Das frühzeitige Gegensteuern ist von großer Bedeutung, da sich Dissoziationen ab einem bestimmten Punkt nicht mehr gut kontrollieren lassen.

Gedanken (z. B. die Gedanken kreisen um den Missbrauch oder um mögliche Gefahren):

....

....

Gefühle (z. B. Angst, Scham, Ekel):

....

Körperliche Reaktionen (z. B. Müdigkeit, alles durch einen Schleier sehen, Kribbelgefühle in Armen und Beinen):

....

Verhalten (z. B. starrer Blick, nicht mehr antworten):

....

Auf diesem Arbeitsblatt finden Sie Skills (Fertigkeiten), die Ihnen dabei helfen können, dissoziative Symptome zu verhindern bzw. zu unterbrechen. Bitte setzen Sie diese ein, sobald Sie Frühwarnzeichen bei sich bemerken. Ein erster wichtiger Schritt zur Unterbrechung von Dissoziationen kann sein, sich der Gegenwart wieder bewusst zu werden (Reorientierung). Außerdem können Bewegung und starke Sinnesreize dabei helfen, Dissoziationen zu unterbrechen.

Reorientierung

Um sich der Gegenwart wieder bewusst zu werden, können Sie sich die folgenden Fragen stellen:

- An welchem Ort bin ich gerade?
- Wie sieht die Umgebung um mich herum aus?
- Welche Personen sind außer mir da?
- Was kann ich hören, schmecken, ertasten?
- Welches Datum ist heute?
- Wie alt bin ich?

Bewegung

Um die Starre, die mit der Dissoziation häufig verbunden ist, zu unterbrechen, ist es oft hilfreich, wieder in Bewegung zu kommen. Hierzu können Sie:

- im Sitzen oder Stehen die Muskeln bewusst anspannen und wieder entspannen
- auf der Stelle trampeln/hüpfen
- Arme und Beine ausschütteln
- Treppen hoch und runter laufen oder rennen
- Seilspringen
- Kniebeugen oder Liegestütze machen
- ein Stück rennen
- tanzen
- auf einem Kippbrett die Balance halten

Starke Sinnesreize

Auch starke Sinnesreize können dabei helfen, Dissoziationen zu unterbrechen. Im Folgenden finden Sie Anregungen, wie Sie selbst starke Sinnesreize erzeugen können.

Schmecken:

- Ingwer
- Chili (z. B. Paste, Gummibärchen oder Schokolade)
- Zitrone (in eine aufgeschnittene Zitrone beißen oder reinen Zitronensaft trinken)
- scharfe oder saure Kaugummis/Bonbons
- Brausepulver
- Wasabi
- Meerrettich
- Tabasco

Riechen:

- Minzöl
- Duftöle
- Tigerbalsam
- Ammoniak-Riechampullen (aus der Apotheke)
- Parfüm
- Kaffee

Hören:

- klatschen
- laute Musik
- pfeifen
- trommeln
- mit den Fingern schnipsen

Sehen:

- die Augen öffnen und den Blick schweifen lassen (statt starr einen festen Punkt zu fixieren)
- Dinge in der Umgebung benennen
- Computerspiele wie »Tetris« spielen

Fühlen oder tasten:

- einen Igelball mit der Hand drücken oder über den Arm rollen
- kaltes Wasser über die Unterarme laufen lassen
- kalt duschen oder ein kaltes Fußbad nehmen
- den Körper abklopfen
- sich selbst umarmen
- barfuß laufen
- über etwas laufen (z. B. Steinchen, Lego, Tennisball)
- Cool-Pack oder Eiswürfel
- Schmerzpunkte drücken (z. B. unterhalb des Schlüsselbeins oder hinter dem Ohr)

Wie bei anderen Skills auch ist die Wirksamkeit antidissoziativer Skills individuell sehr unterschiedlich. Wichtig ist deshalb, dass Sie diese vorab ausprobieren. Notieren Sie sich die Skills, die sich bei Ihnen als wirksam erwiesen haben. Vielleicht kennen Sie auch weitere Skills, die in der Liste nicht vorkommen. Bitte beachten Sie, dass in den meisten Fällen mehrere Skills nacheinander, sogenannte Skillsketten, eingesetzt werden müssen, um die Dissoziation zu unterbrechen. Aus diesem Grund sollte Ihre Liste mindestens fünf hilfreiche Skills beinhalten. Manchmal kann es auch sinnvoll sein, diese in eine Reihenfolge zu bringen.

Tipp

Bitte schreiben Sie die bei Ihnen wirksamen Skills auf, da es bei beginnenden Dissoziationen schwierig sein kann, sich daran zu erinnern. Es kann auch hilfreich sein, ein Kärtchen mit diesen Skills im Portemonnaie dabei zu haben.

Situation
Sie bemerken, dass Ihre Patientin zu dissoziieren beginnt.

Therapeutisches Vorgehen
(1) Bitten Sie die Patientin, die Stärke der Dissoziation auf einer Skala von 0 bis 100 einzuschätzen
(2) Sollte die Stärke der Dissoziation einen vorher vereinbarten kritischen Wert (z. B. 30) überschreiten, bitten Sie die Patientin, antidissoziative Skills einzusetzen.
(3) Je stärker die Dissoziation fortgeschritten ist, desto wichtiger ist es, dass Sie dabei direktiv vorgehen, da die Patientin dann selbst nicht mehr gut entscheiden kann, welche Skills nun hilfreich sein könnten. Berücksichtigen Sie dabei, sofern bereits vorhanden, Ihr Wissen über die individuelle Wirksamkeit bestimmter Skills bei Ihrer Patientin.

Beispiel

»Frau X., nehmen Sie nun bitte den Igelball in die Hand und rollen sie ihn über Ihren Arm«. Nachdem die Patientin das gemacht hat: »Stehen Sie bitte mal auf, wir trampeln jetzt mal zusammen auf der Stelle«. Anschließend: »Wir gehen nun zusammen zum Waschbecken. Lassen Sie sich bitte kaltes Wasser über die Unterarme laufen.« Danach: »Bitte schätzen Sie nun die Stärke der Dissoziation noch einmal ein.«

(4) Wenn die Dissoziation zurückgegangen ist, können Sie die Sitzung fortsetzen, sollte dies nicht der Fall sein, schlagen Sie weitere Skills vor, die Sie zusammen einsetzen.

Situation
Ihre Patientin ist dissoziiert und nicht mehr ansprechbar.

Therapeutisches Vorgehen
Das Ziel des therapeutischen Handelns in dieser Situation ist es, die Patientin in die Gegenwart zurückzuholen. Im Folgenden finden Sie eine Auswahl an Strategien, die Sie dazu einsetzen können. Bitte besprechen Sie diese möglichst vorab mit Ihrer Patientin und orientieren Sie sich bei der Auswahl der Strategien an Ihrem Wissen darüber, was Ihrer Patientin dabei hilft, die Dissoziation zu unterbrechen. Wichtig ist dabei, dass Sie vorab Schritt für Schritt ankündigen, was Sie tun werden.
Sie können die einzelnen Strategien falls nötig mehrmals wiederholen.
(1) Sagen sie laut den Namen der Patientin und sprechen Sie diese an: »Frau X., können Sie mich hören?« Hilfreich ist, dabei bereits Kontakt zur Gegenwart herzustellen: »Sie sind hier bei mir im Therapieraum, es ist der … (Datum ergänzen).«
(2) Erzeugen Sie ein lautes Geräusch, z. B. »Ich werde nun in die Hände klatschen.«
(3) Berühren Sie die Patientin (bitte wählen Sie dieses Vorgehen nur, wenn Sie das vorher mit der Patientin so abgesprochen haben und diese damit einverstanden ist), z. B.: »Ich werde nun Ihre Hand drücken.«
(4) Erzeugen Sie einen Kältereiz, z. B. durch ein Cool-Pack aus dem Kühlschrank.
(5) Erzeugen Sie einen starken Geruchsreiz, in dem Sie der Patientin beispielsweise eine Flasche mit Minzöl unter die Nase halten. Sollte die Dissoziation sich nur sehr schwer unterbrechen lassen, können Sie auch Ammoniak-Riechampullen einsetzen.
(6) Wenn die Patientin wieder zu sich kommt, geben Sie Ihr Sicherheit: »Sie sind hier bei mir im Therapieraum, Ihnen kann nichts passieren.«
(7) Leiten Sie dann entsprechend des oben beschriebenen Vorgehens weitere antidissoziative Skills an, bis die Patientin wieder vollständig in der Gegenwart angekommen ist.

Eine Verhaltensanalyse bietet Ihnen die Möglichkeit, ein Verhalten, welches Sie als problematisch und schädigend betrachten, genauer zu analysieren.

Wie haben Sie sich verhalten? Was haben Sie genau gemacht? Bitte beschreiben Sie genau das gezeigte Problemverhalten.

....

....

....

Beschreiben Sie bitte die Situation, in welcher Sie das Problemverhalten gezeigt haben.

....

....

....

Wie war Ihr psychisches und körperliches Befinden vor der Situation? Hatten Sie ausreichend geschlafen, gegessen und getrunken? Hat Sie etwas belastet oder gestresst?

....

....

....

Welche Gedanken sind Ihnen durch den Kopf gegangen, bevor Sie das Problemverhalten gezeigt haben?

....

....

....

Welche Gefühle hatten Sie, bevor das Verhalten begann?

....

....

....

Welche Körperempfindungen haben Sie wahrgenommen? Wie hoch war Ihre Anspannung? Gab es in der Situation einen spontanen Impuls, etwas zu tun?

....

....

Welche kurzfristigen Konsequenzen hatte Ihr Problemverhalten, in der Situation oder kurz danach? Wie haben andere Personen auf Ihr Verhalten reagiert?

....

....

....

Welche langfristigen Konsequenzen Ihres Verhaltens haben Sie bemerkt? Welche langfristigen Folgen hatte Ihr Verhalten für Sie selbst und andere?

....

....

....

Betrachten Sie Ihre Antworten zu den bisherigen Fragen: An welchem Punkt / welchen Punkten gab es die Möglichkeit, das Problemverhalten abzuwenden oder diesem vorzubeugen?

....

....

Wie könnte ein alternatives Verhalten in der Situation aussehen?

....

....

Was würde Ihnen bei der Umsetzung des alternativen Verhaltens helfen?

....

....

....

Vor- und Nachteile eines Verhaltens abwägen

Manches Verhalten, z. B. Selbstverletzung oder häufiger Alkoholkonsum, hilft kurzfristig dabei, Anspannung zu reduzieren oder schwierigen Gefühlen und Erinnerungen aus dem Weg zu gehen. Oft hat dieses Verhalten jedoch langfristig negative Folgen und trägt zur Aufrechterhaltung der PTBS bei. Ein erster Schritt ist die genaue Überprüfung der Folgen eines Verhaltens, um zu überlegen, ob Sie dieses verändern möchten.

Welches Verhalten mochte ich genauer betrachten?

....

....

....

Schreiben Sie nun bitte alle Konsequenzen des Verhaltens auf, die Ihnen in den Sinn kommen. Dazu können Auswirkungen auf verschiedene Bereiche, z. B. eigene Gedanken und Gefühle, Beziehungen zu Angehörigen und Freunden, Beruf, körperliche Veränderungen, Therapie etc. zählen.

Aktuelles Verhalten	**kurzfristig**	**langfristig**
Positive Folgen		
Negative Folgen		

Schauen Sie sich bitte die von Ihnen benannten Folgen des Verhaltens in Ruhe an und überlegen Sie, was Ihnen bei der Gesamtbetrachtung auffällt. Mein Fazit:

....

....

Welche Konsequenzen ziehen Sie aus Ihrer Gesamtbetrachtung? Möchten Sie etwas verändern?

....

....

Wenn Sie sich dazu entschieden haben, eine alte Verhaltensweise abzulegen, lohnt es sich, nach einer Alternative Ausschau zu halten, die wirksam und hilfreich für Sie ist. Das Verhalten sollte kurz- und langfristig keinen Schaden verursachen und gut umsetzbar für Sie sein, z. B. das Erlernen einer Entspannungsübung. Manchmal kann es auch sinnvoll sein, mehrere solcher alternativen Verhaltensweisen hintereinander einzusetzen, z. B. erst kalt duschen und dann eine Achtsamkeitsübung durchführen.

Mein altes Verhalten:

....

Welche alternativen Verhaltensweisen fallen Ihnen ein?

(1) ....

(2) ....

(3) ....

Welche alternative Verhaltensweise möchten Sie genauer betrachten?

....

Sie können sich auch nacheinander verschiedene Alternativen mittels einer Pro- und Contra-Liste anschauen, um sich die für Sie effektivste auszuwählen. Überlegen Sie nun, welche Vor- und Nachteile es hätte, das alternative Verhalten anzuwenden.

Alternatives Verhalten	**kurzfristig**	**langfristig**
Positive Folgen		
Negative Folgen		

Mein Fazit:

....

....

Was brauchen Sie, um das alternative Verhalten umzusetzen?

....

....

....

....

Welche möglichen Hindernisse gibt es? Wie könnte man diesen hilfreich begegnen?

....

....

....

....

Tipp

Es stellt eine Herausforderung dar, ein Verhalten zu verändern, das einen schon lange begleitet. Sie können sich selbst unterstützen, indem Sie sich immer wieder Ihre Entscheidung für diesen neuen Weg und die dahinterstehenden Gründe in Erinnerung rufen.

Vor- und Nachteile eines Verhaltens abwägen – Beispiel Selbstverletzung

P

Manches Verhalten, etwa Selbstverletzung oder häufiges Trinken von Alkohol, hilft kurzfristig dabei, Anspannung zu reduzieren oder schwierigen Gefühlen und Erinnerungen aus dem Weg zu gehen. Oft hat dieses Verhalten jedoch langfristig negative Folgen und trägt zur Aufrechterhaltung der PTBS bei. Ein erster Schritt ist die genaue Überprüfung der Folgen eines Verhaltens, um zu überlegen, ob man dieses verändern möchte.

Welches Verhalten möchte ich genauer betrachten?
Wenn ich alleine zu Hause bin und nichts zu tun habe, fange ich oft an zu grübeln. Dann kommen auch Erinnerungen an die Vergewaltigung hoch. Ich merke dann, wie meine Anspannung steigt, bis es kaum noch auszuhalten ist. Ich fühle mich dann hilflos und schmutzig. Wenn es nicht mehr auszuhalten ist, ritze ich mich an den Oberarmen. Ich schneide so tief, dass die Wunden bluten.

Schreiben Sie nun bitte alle Konsequenzen des Verhaltens auf, die Ihnen in den Sinn kommen. Dazu können Auswirkungen auf verschiedene Bereiche zählen, z. B. auf eigene Gedanken und Gefühle, Beziehungen zu Angehörigen und Freunden, Beruf, körperliche Veränderungen und die Therapie.

Aktuelles Verhalten	kurzfristig	langfristig
Positive Folgen	Die Anspannung lässt nach. Wenn ich das Blut auf meinen Unterarmen sehe, beruhigt mich das. Es lenkt mich von meinen negativen Gedanken ab. Die Bilder von der Vergewaltigung verschwinden.	keine
Negative Folgen	Ich schäme mich für das Ritzen und mache mir Selbstvorwürfe. Zwar bin ich erst entlastet, aber später kommen noch mehr negative Gedanken und ich werde sehr traurig. Dann fällt es mir schwer, mit anderen zu reden oder Hilfe zu suchen. Wenn mein Mann die Verletzungen sieht, macht er sich Sorgen um mich. Ich ziehe mich dann bewusst von ihm zurück, damit er die frischen Verletzungen nicht bemerkt. Das belastet mich sehr.	Meine Traurigkeit und meine Selbstzweifel verstärken sich. Die Narben sind auffällig und ich muss lange Ärmel tragen, um sie zu verdecken. Die negativen Erinnerungen verändern sich nicht, sie kommen kurze Zeit nach dem Ritzen wieder.

Schauen Sie sich bitte die von Ihnen benannten Folgen des Verhaltens in Ruhe an und überlegen Sie, was Ihnen bei der Gesamtbetrachtung auffällt.

Mein Fazit:
Das Ritzen macht es mir schwer, gesund zu werden. Ich fühle mich hinterher schlecht und es belastet meine Ehe.

Welche Konsequenzen ziehen Sie aus Ihrer Gesamtbetrachtung? Möchten Sie etwas verändern?
Ich möchte nicht mehr ritzen, sondern die Anspannung anders loswerden.

Wenn sie sich entschieden haben, eine alte Verhaltensweise abzulegen, lohnt es sich, nach einer Alternative Ausschau zu halten, die wirksam und hilfreich für Sie ist. Das Verhalten sollte kurz- und langfristig keinen Schaden verursachen und gut umsetzbar für Sie sein, z. B. das Erlernen einer Entspannungsübung. Manchmal kann es auch sinnvoll sein, mehrere solcher alternativen Verhaltensweisen hintereinander einzusetzen z. B. erst kalt duschen und dann eine Achtsamkeitsübung durchführen.

Mein altes Verhalten: Ritzen, wenn die Anspannung nicht mehr aushaltbar ist
Welche alternativen Verhaltensweisen fallen Ihnen ein?

- Skills einsetzen
  - Kniebeugen machen und dann mit einem Igelball über meinen Arm rollen
  - laut Musik hören und stampfen
  - meine Freundin anrufen

Welche alternative Verhaltensweise möchten Sie genauer betrachten? Skills einsetzen

Sie können sich auch nacheinander verschiedene Alternativen mittels einer Pro- und Contra-Liste anschauen, um sich die für sie effektivste auszuwählen. Überlegen Sie nun, welche Vor- und Nachteile es hätte, das alternative Verhalten umzusetzen.

Alternatives Verhalten	kurzfristig	langfristig
Positive Folgen	Die Haut bleibt heil. Ich fühle mich erleichtert, weil die Anspannung sinkt und ich Distanz zu den belastenden Bildern bekomme. Es fällt mir leichter, meine Freundin anzurufen.	Ich bekomme keine neuen Narben mehr und die alten können verblassen. Mein Mann wird stolz auf mich sein. Ich muss meine Arme nicht mehr vor ihm verstecken. Ich fühle mich stärker. Ich habe in der Therapie mehr Raum für die Themen, die mir wichtig sind. Jedes Mal wird es leichter und der Drang zu ritzen nimmt ab.
Negative Folgen	Es dauert länger, die Anspannung zu reduzieren, weil ich zwei, drei Skills einsetzen muss. Ich muss mich mehr im Blick haben, um bei steigender Anspannung schnell reagieren zu können. Das wird erstmal anstrengend sein.	

Mein Fazit:
Ich möchte die Skills nutzen, die Vorteile überwiegen für mich deutlich.

Was brauchen Sie, um das alternative Verhalten umzusetzen?
Ich lege mir meine Lieblingsskills zu Hause in einem Korb zurecht, da habe ich sie schnell parat. Ich werde mir eine Playlist mit Musik zusammenstellen, die ich gerne laut höre. Ich erinnere mich immer wieder an die Gründe gegen das Ritzen.. Ich schreibe mir auf, was ich stattdessen machen kann und hänge es als Notiz an den Kühlschrank.

Welche möglichen Hindernisse gibt es? Wie könnte man diesen hilfreich begegnen?
Ich habe mich an das Ritzen gewöhnt, manchmal greife ich fast automatisch zu einem Küchenmesser. Ich glaube, ich muss früher eingreifen und die Skills schon einsetzen, wenn ich die ersten Anzeichen der Anspannung spüre.

Bearbeitung problematischer Verhaltensmuster mithilfe von Stuhldialogen

Zur Bearbeitung von Ambivalenzen bei problematischen Verhaltensweisen, z. B. selbstverletzendem Verhalten oder auch dem schädlichem Gebrauch von Substanzen, können Stuhldialoge sehr hilfreich sein. Patientinnen können sich mithilfe dieser Technik ihre sich häufig stark widersprechenden Argumente für und gegen ein Verhalten verdeutlichen und die unterschiedlichen Perspektiven auch emotional aktualisieren. Der Dialog zwischen diesen verschiedenen Anteilen des Selbst dient so einer Entscheidungsfindung und -stärkung.

Widerstände und Ambivalenzen auflösen

In der Behandlung der PTBS zeigen sich bei Patientinnen oft Widerstände oder Ambivalenzen in Bezug auf die Veränderung problematischer Verhaltensweisen, die der Vermeidung oder Reduktion emotionaler Belastung dienen und zur Aufrechterhaltung der PTBS beitragen. Dazu können neben Dissoziationen z. B. auch – je nach Funktionalität – Verhaltensexzesse, Substanzkonsum, selbstverletzende Verhaltensweisen oder suizidale Gedanken gezählt werden.

Im Rahmen eines Stuhldialogs werden die Vor- und Nachteile eines problematischen Verhaltens jeweils einem Stuhl zugeordnet. Anschließend wird ein direkter Austausch zwischen der Pro- und der Contra-Seite angeleitet. Das Ziel dieses Dialogs besteht darin, durch den Perspektivwechsel die Nachteile des Verhaltens zu verdeutlichen, um die Entscheidung für eine Reduktion oder Aufgabe des Verhaltens zu fördern. Dadurch können gesündere Verhaltensalternativen etabliert werden. Zudem kann sich dabei auch der Zugang zu evtl. unterdrückten Emotionen und Erinnerungen verbessern.

Bevor Sie einen Stuhldialog zur Reduktion problematischer Verhaltensweisen beginnen, können Sie in einem ersten Schritt gemeinsam mit Ihrer Patientin die Funktionalität kognitiv hinterfragen. Hilfreich ist dabei die Einordnung der indivuell relevanten Argumente mittels einer Pro- und Contra-Liste. So werden zum einen die Vorteile des Verhaltens deutlich, z. B. die Abschwächung von negativen Emotionen oder der Schutz vor Auslösereizen. Zum anderen werden damit die Nachteile des Verhaltens präsenter, insbesondere wenn dazu verschiedene Aspekte des gegenwärtigen Lebens wie die Auswirkung des Verhaltens auf Gesundheit, Beruf, soziale Beziehungen, Partnerschaft etc. erfragt werden.

Darauf sollten Sie vorbereitet sein:

- Durch die intensive Auseinandersetzung mit Ambivalenzen und Widerständen kann es während und nach der Übung zu negativen Emotionen wie Angst, Trauer oder Scham kommen. Es ist wichtig, diese zu vaidieren, Ihre Patientin gut zu begleiten und zu verdeutlichen, dass die Möglichkeit der gemeinsamen Betrachtung einen wichtigen Schritt in der Bearbeitung der Traumatisierung darstellt. Eine vorherige Erarbeitung von Skills oder weiteren Stabilisierungstechniken kann sinnvoll sein, um einer eventuellen Aktivierung von Symptomen wie Intrusionen oder Dissoziationen bereits mit alternativen Strategien begegnen zu können.
- Gelegentlich kommt es während oder nach einer solchen Übung auch zum Auftreten von starker Selbstabwertung und -kritik. Diese inneren negativen Botschaften bzw. dysfunktionale Gedanken können Sie als kritischen »Anteil« bezeichnen und ihn für den Verlauf der Übung aus dem Dialog nehmen. Die Bennennung ermöglicht eine erste emotionale Distanzierung. Sie können dies auch symbolisch untermauern, indem Sie einen »Stellvertreterstuhl« des kritischen Anteils in eine Ecke verbannen oder ganz aus dem Raum stellen. Bereiten Sie Ihre Patientin darauf vor, dass dieser Anteil natürlich nicht einfach verschwinden wird, sich jedoch auf Dauer allmählich reduzieren lässt. Nehmen Sie Ängste ernst, vermitteln Sie dabei jedoch gleichzeitig Zuversicht und schaffen Sie Sicherheit durch Etablierung von hilfreichen Strategien wie Skills oder Stabilisierungstechniken.

- Natürlich kommt es auch beim Einsatz dieser Technik nicht immer unmittelbar zu Erfolgen. Lassen Sie sich nicht entmutigen. Stuhldialogübungen müssen, um eine nachhaltige Wirkung zu erzielen, oftmals einige Male wiederholt werden. Sie sollten zudem mit einer Hausaufgabe gekoppelt werden, z. B. einer Selbstbeobachtung in Bezug auf das problematische Verhalten. So können die in der Übung gewonnenen neuen Einsichten und Entscheidungen gefestigt und mögliche Auslösesituationen schneller erkannt werden.
- Zu Beginn von Stuhlübungen treten häufig Hemmungen oder Schamerleben auf. Um diese zu reduzieren, können Sie den Stuhldialog zunächst einmal demonstrieren, indem Sie sich auf die jeweiligen Stühle setzen und einen Dialog beispielhaft beginnen. Im weiteren Verlauf der Übungen könnnen Sie so auch einzelne Perspektiven verstärken, z. B. indem Sie einen Stuhl vorübergehend modellierend einnehmen oder der Patientin »soufflierend« helfen, um so die innere Klärung voranzutreiben. Achten Sie dabei darauf, sich nicht in ein »Gespräch auf Stühlen« mit Ihrer Patientin zu begeben, da sonst eine emotionale Aktivierung eher behindert werden kann.

Anleitung

Bitte stellen Sie zwei Stühle mit gegenüberliegenden Positionen für die jeweilige Pro- und Contra-Perspektive auf. Dabei steht der Pro-Stuhl für die Vorteile und der Contra-Stuhl für die Nachteile des zu betrachtenden Verhaltens. Wenn Sie mögen, könnnen Sie gemeinsam mit Ihrer Patientin auch individuelle Namen für die jeweiligen Stühle aussuchen.

(1) Bitten Sie die Patientin, sich auf den Pro-Stuhl zu setzen und sich in diesen Selbstanteil hineinzuversetzen. Welche Argumente sprechen aus dieser Perspektive für das Verhalten? Die Patientin soll sich dabei möglichst aus der Innenperspektive äußern. Fragen Sie ruhig mehrfach nach, wenn Sie den Eindruck haben, dass wichtige Aspekte noch fehlen, die Sie z. B. aus der kognitiven Vorbereitung kennen.

(2) Wenn alle Argumente für das Verhalten geäußert wurden, wird dieser Anteil zunächst in seiner, vor allem in der Vergangenheit, oft auch hilfreichen Funktion anerkannt. Dies beugt einem Aufkommen von scharfer Selbstkritik oder Vermeidung vor. Für Patientinnen mit Traumfolgestörungen ist das problematische Verhalten oft eine Art Überlebensstragie gewesen, welche Entlastung geboten hat. Diese Funktion, nicht das problematische Verhalten an sich, sollte gewertschätzt werden, damit sich die Patientin ohne Druck davon lösen und auf einen Perspektivwechsel einlassen kann.

(3) Bitten Sie Ihre Patientin nun, sich auf den Contra-Stuhl zu setzen und sich in den Selbstanteil zu versetzen, der die Nachteile des problematischen Verhaltens kennt. Welche Argumente sprechen aus dieser Perspektive gegen das Verhalten? Die Patientin soll ihre Gedanken dabei möglichst aus der Innenperspektive und direkt dem gegenüberstehenden leeren Pro-Stuhl mitteilen, um das emotionale Erleben zu vertiefen. Sie können der Patientin helfen, indem Sie nachfragen, weitere Argumente anbieten oder auch einmal stellvertretend für diesen Anteil sprechen.

(4) Im Verlauf dieses Dialogs kann es passieren, dass die Patientin erneut Argumente für das problematische Verhalten äußert. Setzen Sie die Patientin dann bitte wieder zurück auf den Pro-Stuhl und lassen Sie die Argumente von dieser Perspektive aus formulieren. Danach lassen Sie erneut auf den Contra-Stuhl etc. wechseln. So entsteht ein Dialog zwischen den Anteilen auf den beiden Stühlen, der die Ambivanz spürbar werden lässt und die Perspektiven verdeutlicht, wodurch die Patientin besser zu einer Entscheidung gegen das Verhalten kommen kann. Dieser Wechsel kann ggf. mehrfach wiederholt werden.

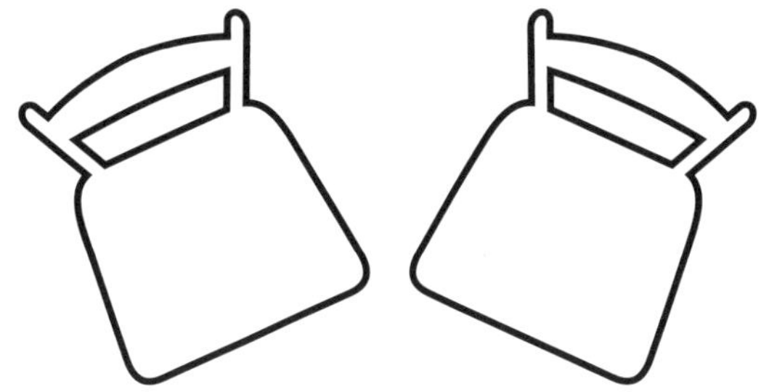

Abschließend besprechen Sie den Stuhldialog mit Ihrer Patientin und werten ihn gemeinsam aus. Als Hausaufgabe bieten sich z. B. eine Selbstbeobachtung und angeleitete Unterbrechung des Verhaltens an. Möglich ist auch ein schriftlich formulierter innerer Dialog zwischen den Selbstanteilen. Mit etwas Übung können Patientinnen die Anteile auch bei sich zuhause auf verschiedene Stühle setzen und die Übung dort in Eigenregie wiederholen. Vertiefend kann zudem ein »Abschiedsbrief« an das problematische Verhalten formuliert werden.

Beispiel

Diana M. (P) trinkt in schwierigen sozialen Situationen, z. B. bei Feiern oder Konzerten, regelmäßig viel Alkohol, um sich selbst zu beruhigen. In der vorherigen Stunde wurden bereits die Vor- und Nachteile dieses Verhaltens besprochen und in einer einfachen Pro- und Contra-Tabelle zusammengefasst.

T: Ich möchte gerne mit Ihnen eine kleine Übung machen, die Ihnen vielleicht anfangs etwas seltsam vorkommt. Wollen wir das einmal zusammen ausprobieren?

P: (etwas zögernd) In Ordnung …

T: (stellt zwei gegenüberliegende Stühle auf) Dieser eine Stuhl steht für das Verhalten, das wir uns letzte Woche schon einmal etwas genauer angesehen haben, nämlich dass Sie z. B. auf Partys oft viel Alkohol trinken. Ich möchte Sie nun einmal bitten, auf diesem Stuhl Platz zu nehmen und sich einmal ganz in die Seite von sich hineinzuversetzen, die die Argumente für das Verhalten gut beschreiben kann. Könnten Sie das bitte einmal tun?

P: (nimmt auf dem Stuhl Platz) Okay?

T: Bitte beschreiben Sie einmal von diesem Stuhl aus, welche Funktion dieser Teil von Ihnen hat, also wozu er gut bzw. auch wichtig ist.

P: Naja, wenn ich so angespannt und unruhig bin, dann hilft mir das dabei, runterzukommen. Dann merken mir die anderen auch nichts an und ich fühle mich dann auch selbst viel normaler und kann die Party genießen …

T: Was spricht noch dafür? Und seit wann kennen Sie das?

P: Naja, irgendwie schützt mich der Alkohol. Ich werde dann auch nicht so schnell getriggert, wenn mich ein Mann ansieht. … (Pause) Das mache ich, glaube ich, seit dieser schlimmen Beziehung so.

T: Okay, das heißt, das Verhalten schützt Sie auf seine Art. Ich kann gut verstehen, dass Sie sich das Alkoholtrinken in solchen Momenten angewöhnt haben … Und gleichzeitig haben wir auch gesehen, dass es Diana damit nicht immer nur gut geht. Daher möchte ich, dass Sie nun einmal aufstehen, sich auf den anderen Stuhl setzen und einmal ganz in den Selbstanteil hineinversetzen, der bei diesem Verhalten auch Nachteile sieht.

P: (steht auf und wechselt den Stuhl) Okay …

T: Sie haben gerade von dort aus (T zeigt auf den Pro-Stuhl) gehört, warum das Verhalten für Diana wichtig ist. Wie erleben Sie dies jetzt aus der gegenüberliegenden Perspektive? Denken Sie gerne an die Argumente, die Sie schon letztes Mal erarbeitet haben.

P: (wendet sich der Therapeutin zu) Irgendwie will ich ja nicht so anhängig davon sein, es ist ja auch schädlich. Zumal ich manchmal echt die Kontrolle verliere.

T: Können Sie das dem anderen Anteil direkt sagen?

P: Okay, wenn du trinkst, dann fühle ich mich von dir abhängig. Ich finde dich auch gar nicht so toll, ich kann auch gar nichts wirklich genießen, wenn ich so abwesend bin, da ich alles andere auch nicht fühle. Und manchmal wird es echt zu viel, dann kann ich wirklich in gefährliche Situationen geraten.

T: Sie machen das klasse, fällt Ihnen auf dem Stuhl noch etwas ein, was gegen das Verhalten spricht?

P: Aber ich kann eben nicht anders damit umgehen, wenn ich plötzlich solche Angst bekomme, das halte ich nicht aus!

T: Setzen Sie sich noch einmal dort auf den anderen Stuhl. Jetzt zeigt sich gerade wieder der Anteil, der Sie durch das Trinken entlasten will. Was ist hier noch wichtig?

P: (wechselt auf den Pro-Stuhl) Naja, immer wenn Männer auf einer Party Interesse an mir zeigen, kriege ich totale Panik … das ist schrecklich. So passiert das nicht oder ich merke es nicht.

T: Das heißt, dieser Anteil will Sie auch vor schlimmen Gefühlen schützen. Das ist sehr wichtig, gut, dass Sie es sagen. Können Sie bitte nun noch einmal auf den Contra-Stuhl wechseln und von dort darauf antworten?

P: (wechselt wieder auf den Contra-Stuhl) Hm, naja, das ist schwierig. Aber ich denke, es gibt wohl bessere Methoden, um mit Angst umgehen zu können, dafür gehe ich ja auch zur Therapie. Und eigentlich möchte ich auch so, wie ich normal bin, Kontakte aufnehmen. Irgendwie hinderst du mich daran, ein normales Leben zu leben und Menschen näher kennenzulernen. Ich würde sehr gerne irgendwann auch wieder einen netten Mann kennenlernen und nicht mehr so einsam sein.

T: Okay, klasse! Lassen Sie uns den Austausch zwischen Ihren beiden Anteilen jetzt beenden und noch einmal abschließend darüber sprechen, wie es Ihnen ergangen ist. Patientin und Therapeutin wechseln zurück auf die Therapiestühle. Im nachfolgenden Gespräch berichtet Diana M., dass sie zum Schluss richtig ärgerlich auf den Anteil des »Trinkens« geworden sei und dass sie sich dieses Verhalten gerne abgewöhnen möchte. Gemeinsam werden alternative Strategien erarbeitet, die Diana M. während solcher Situationen (z. B. Unsicherheit auf einer Party) nutzen kann.

Sie haben einen Stuhldialog zu einem problematischen Verhalten durchgeführt und dessen Vor- und Nachteile genauer betrachtet. Dabei stand der Pro-Stuhl für die Vorteile, die sich durch dieses Verhalten ergeben. Der Contra-Stuhl stand für die Nachteile in verschieden Lebensbereichen und den Teil Ihres Selbst, der diese Gegenargumente spüren und formulieren konnte.

Die folgenden Fragen sollen Ihnen dabei helfen, Ihre Erfahrungen zu reflektieren und die wichtigsten Ergebnisse festzuhalten.

Welches problematische Verhalten wurde im Stuhldialog genauer betrachtet?

....

....

Was waren Ihre wichtigsten Gedanken und Argumente auf dem Pro-Stuhl?

....

....

Was haben Sie auf dem Pro-Stuhl erlebt bzw. gefühlt?

....

....

Was waren die wichtigsten Gedanken und Argumente auf dem Contra-Stuhl?

....

....

Was haben Sie auf dem Contra-Stuhl erlebt bzw. gefühlt?

....

....

Wie gut konnten Sie sich auf den Wechsel der Stühle und Perspektiven einlassen? Was haben Sie dabei gedacht oder empfunden?

....

....

Wenn Sie die Übung nun abschließend auf sich wirken lassen: Was für eine Bilanz ziehen Sie daraus in Bezug auf das problematische Verhalten?

....

....

....

....

Wie kann zukünftig Ihr alternatives Verhalten aussehen?

....

....

....

....

Überlegen Sie: Was kann Sie daran erinnern, wie Sie sich zukünftig verhalten wollen? Hilfreich können z. B. ein oder zwei Sätze sein, die Sie auf Ihr Handy sprechen oder verschriftlicht bei sich tragen. Auch bestimmte Dinge, die für Sie gute Gefühle oder neue Fertigkeiten symbolisieren, z. B. ein Stein, der für Sie Stärke und Durchhaltevermögen repräsentiert, oder eine besondere Postkarte, können hilfreich sein.

....

....

....

....

Distanzierung in herausfordernden Situationen

P

Im Alltag kommt es immer wieder zu Situationen, in denen Ihre altbekannten, quasi automatisch ablaufenden problematischenVerhaltensmuster wieder aktiviert werden. Dieses Arbeitsblatt kann Ihnen dabei helfen, im Falle einer Aktivierung wieder ausreichend Abstand zu gewinnen und hilfreichere Strategien einzusetzen. Aber auch im Nachhinein können Sie damit schwierige Situationen analysieren und eine Verhaltensalternative entwerfen.

Anerkennen, was passiert

Im Augenblick fühle ich mich (Gefühle, Körperempfindungen)

weil (Situation beschreiben) ....

....

Erkennen des Urspungs bzw. der Funktionalität

Dies hat den Grund, dass (Funktion beschreiben) ....

....

Realitätscheck

Obwohl ich denke, dass (negative Gedanken beschreiben) ....

....

ist die Realität, dass (alternative, gesunde Sichtweise beschreiben) ....

....

Zu den Beweisen, die meine gesunde Sichtweise unterstützen, zählen ....

....

Verhaltensstrategie

Obwohl mir also danach wäre (problematische Verhaltensimpulse beschreiben) ....

....

kann ich stattdessen (alternatives, gesundes Verhalten beschreiben) ....

....

Formulieren Sie bitte einen Satz, der Sie an die gesunde Sichtweise und das gesunde Verhalten erinnert. Dieses Memo können Sie auf eine kleine Karte schreiben und in Ihre Tasche stecken oder zu Hause an einer geeigneten Stelle platzieren:

....

....

Abschied nehmen von meinem problematischen Verhalten

P

Sie haben sich mit Ihrem problematischen Verhalten auseinandergesetzt und sich dazu entschieden, dieses zu ändern und durch gesündere Strategien zu ersetzen. Um noch besser loslassen zu können, ist es oft hilfreich, sich ganz bewusst davon zu verabschieden. Dazu können verschiedene Rituale eingesetzt werden, z. B. die Durchführung einer Abschiedszeremonie, eine Vorstellungsübung oder das Schreiben eines Briefes an das Verhalten, von dem Sie sich verabschieden wollen.

Die folgenden Hinweise können Sie beim Schreiben eines Abschiedbriefs unterstützen.

Tipp

Bitte überlegen Sie zunächst einige Momente, was Sie Ihrem problematischen Verhalten zum Abschied mitteilen wollen. Wann sind Sie diesem zuerst begegnet? Was war Ihnen daran wichtig, wobei hat es Ihnen geholfen, wofür sind Sie ihm vielleicht sogar dankbar? Schreiben Sie aber auch über die Schattenseiten, woran hat es Sie gehindert? Welchen Schaden hat es in Ihrem Leben angerichtet oder was könnte noch passieren? Schreiben Sie auch über die Möglichkeiten und Dinge, die Sie zukünftig erleben und erfahren können, wenn Sie sich von dem Verhalten verabschieden.

Bitte schreiben Sie nun Ihren Brief. Wenn Sie damit fertig sind, können Sie ihn in einen Umschlag stecken und ihn danach z. B. in einer Schublade gut verschließen.

....

....

....

....

....

....

....

....

....

....

....

....

Die Komorbidität zwischen der PTBS und dem schädlichen Gebrauch und der Abhängigkeit von psychoaktiven Substanzen ist hoch. In vielen Fällen wird der Konsum im Sinne einer »Selbstmedikation« zur Linderung der Traumafolgesymptomatik und weiterer psychischer und sozialer Probleme eingesetzt. Manche Patientinnen berichten auch, dass der Konsum ihnen wie ein Schutzschild half, traumatische Erfahrungen zu überstehen. Auch die Verordnung bestimmter Medikamente (z. B. Benzodiazepine) geht mit dem Risiko der Entwicklung einer Suchtproblematik einher. Der Missbrauch psychoaktiver Substanzen erhöht zudem die Vulnerabilität für (erneute) Viktimisierungserfahrungen.

Entstehung einer Abhängigkeitserkrankung

Bei der Entstehung eines schädlichen Gebrauchsmusters wirken das Suchtpotenzial, die positive psychotrope Wirkung der Substanz, die individuelle Vulnerabilität und die sozialen Rahmenbedingungen zusammen. Oftmals ist die Entwicklung eines schädlichen Konsums schleichend. Bei der Aufrechterhaltung der Problematik spielen klassische und operante Konditionierungsprozesse eine wichtige Rolle. Innere und äußere Reize, z. B. negative Stimmung oder sich aufdrängende Erinnerungen, werden zu Auslösern für das Verlangen nach der Substanz. Die Betäubung emotionalen Schmerzes, die Erleichterung sozialer Kontaktaufnahme oder das Nachlassen von Angst stellen eine Verstärkung dar. Langfristig kann sich eine Abhängigkeitserkrankung entwickeln, die mit einer immer stärker um sich greifenden Fokussierung auf die Beschaffung und den Konsum der Substanz einhergeht und zumeist schwere gesundheitliche wie soziale Folgen nach sich zieht. Patientinnen, die unter einer Suchtproblematik und einer Traumafolgestörung leiden, haben es im gesundheitlichen Versorgungssystem schwer, eine adäquate umfassende Behandlung zu erhalten.

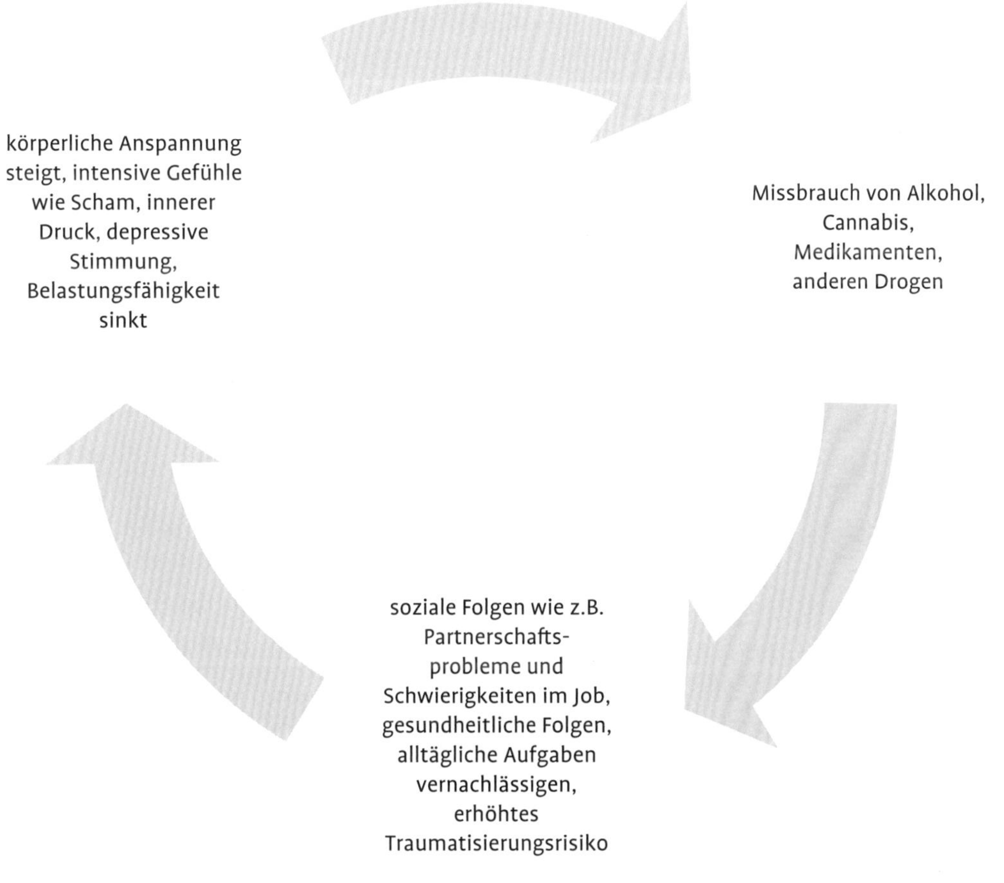

Schritte zur Vorbeugung einer Abhängigkeitsentwicklung

Wenn sich in der therapeutischen Behandlung zeigt, dass Patientinnen psychotrope Substanzen in schädlicher Weise konsumieren, sollte dies offen thematisiert werden, um einer möglichen Abhängigkeitsentwicklung vorzubeugen. Im ersten Schritt muss zunächst ein Problembewusstsein geschaffen werden, z. B. durch Psychoedukation und Abwägen der Vor- und Nachteile des Verhaltens. Viele Patientinnen spielen ihr schädliches Konsummuster herunter oder nehmen es nicht als problematisch wahr; hier spielen Scham, die Funktionalität des Verhaltens für die Person und fehlendes Wissen über die Zusammenhänge und die Folgen des Konsums eine wichtige Rolle. Im zweiten Schritt geht es um den Aufbau bzw. die Stärkung alternativer Coping-Strategien zum Umgang mit Auslösereizen wie Grübeln. Dazu kann auf Skills, z. B. aus der Dialektisch Behavioralen Therapie oder dem Programm »Sicherheit finden« (Najavits, 2019), zurückgegriffen werden. Die Behandlung der PTBS-Symptomatik ist von entscheidender Bedeutung, da diese oftmals eng mit dem Konsum verknüpft ist und sich bei Verzicht auf die Substanz aufgrund der fehlenden Vermeidung verstärken kann. Die Stärkung der Ressourcen und funktionalen Kompetenzen der Patientin zur Erreichung von Wohlbefinden und der Befriedigung ihrer Bedürfnisse, z. B. nach sozialer Teilhabe, stellt einen weiteren Baustein dar.

Wichtig

Bei schädlichem Gebrauch psychotroper Substanzen und Abhängigkeitserkrankungen kann die Zusammenarbeit mit Beratungseinrichtungen und Versorgungseinrichtungen der Suchthilfe im Sinne eines Hilfenetzwerkes für die Patientin und ihren Therapeuten hilfreich und entlastend sein.

Psychotrope, d. h. die Psyche beeinflussende Substanzen, wie Alkohol, Nikotin, Cannabis oder auch bestimmte Medikamente mit Suchtpotenzial (z. B. Beruhigungsmittel, Schlaf- oder Schmerzmedikamente), begegnen Menschen im alltäglichen Leben. Es gibt verschiedene Gründe für den Konsum. Beispielsweise trinkt jemand auf einer Feier Alkohol, um Spaß zu haben und leichter mit anderen in Kontakt zu kommen. Andere nehmen Medikamente bei Schlafproblemen ein oder nutzen Cannabis zum Entspannen. Jedoch sind diese Substanzen mit Risiken verbunden, z. B. der Entwicklung einer Abhängigkeit oder akuten Einschränkungen von Konzentrationsfähigkeit und Aufmerksamkeit. Das Zusammenwirken der Eigenschaften der Substanz (z. B. der Effekt auf die Stimmung) und der eigenen Anfälligkeit (z. B. Stress) spielen dabei eine wichtige Rolle. Auch die Rahmenbedingungen (z. B. Verbreitung einer Substanz in der Gesellschaft) beeinflussen den Konsum. Ein problematisches Konsumverhalten entsteht nicht von einem Tag auf den anderen, es handelt sich zumeist um einen schleichenden Prozess.

Wie hängen PTBS und Suchtmittelkonsum zusammen?

Das Erleben einer traumatischen Erfahrung kann die eigene Anfälligkeit erhöhen. Sie fühlen sich angespannter, haben mit Schlafproblemen zu kämpfen oder grübeln mehr. Es ist verständlich, dass Menschen nach Wegen suchen, um mit den Symptomen und dem emotionalen Schmerz zurechtzukommen. Beispielsweise trinken sie abends Alkohol, weil sie den Eindruck haben, dass es beim Einschlafen hilft. Mit der Zeit wird der abendliche Alkoholkonsum zur Gewohnheit. Die kurzfristigen Wirkungen des Konsums, z. B. ein beruhigender Effekt oder Stimmungsaufhellung, leiten unser Verhalten. Das Suchtmittel wird zur »Selbstmedikation« eingesetzt, um eine Entlastung zu erreichen.

Häufigkeit und Menge des Konsums können sich schleichend steigern, das Verlangen nach der Substanz und die Anlässe für den Konsum nehmen zu. Beispielsweise wird ein beruhigendes Medikament, was nur für eine begrenzte Zeit ärztlich verordnet wurde, ohne Absprache weiter und in höherer Dosierung eingenommen, weil es schnelle Hilfe bei Anspannung und Ängsten verspricht. Mit der Zeit nehmen jedoch die negativen Folgen des Konsums zu. Im sozialen Umfeld kann es zu Schwierigkeiten kommen, z. B. Streit mit dem Partner oder Vernachlässigung von Alltagsaufgaben wie den Haushalt. Es gibt negative Auswirkungen auf die eigene Belastungsfähigkeit und Gesundheit. Alkohol erleichtert vermeintlich das Einschlafen, stört aber den Schlaf, sodass man sich morgens nicht erholt fühlt. Die Symptome der PTBS werden durch den Konsum nur betäubt, eine Genesung wird behindert. In einer Abwärtsspirale reduzieren die langfristigen negativen Folgen die Belastungsfähigkeit eines Menschen, was einen weiteren Konsum wahrscheinlicher macht. Langfristig kann sich eine Abhängigkeitserkrankung entwickeln, die z. B. mit Entzugssymptomen, einem Verlust von Kontrolle bezüglich des Konsums, einem starken Verlangen nach der Substanz und der Vernachlässigung anderer Lebensbereiche (z. B. Job, Familie) einhergeht.

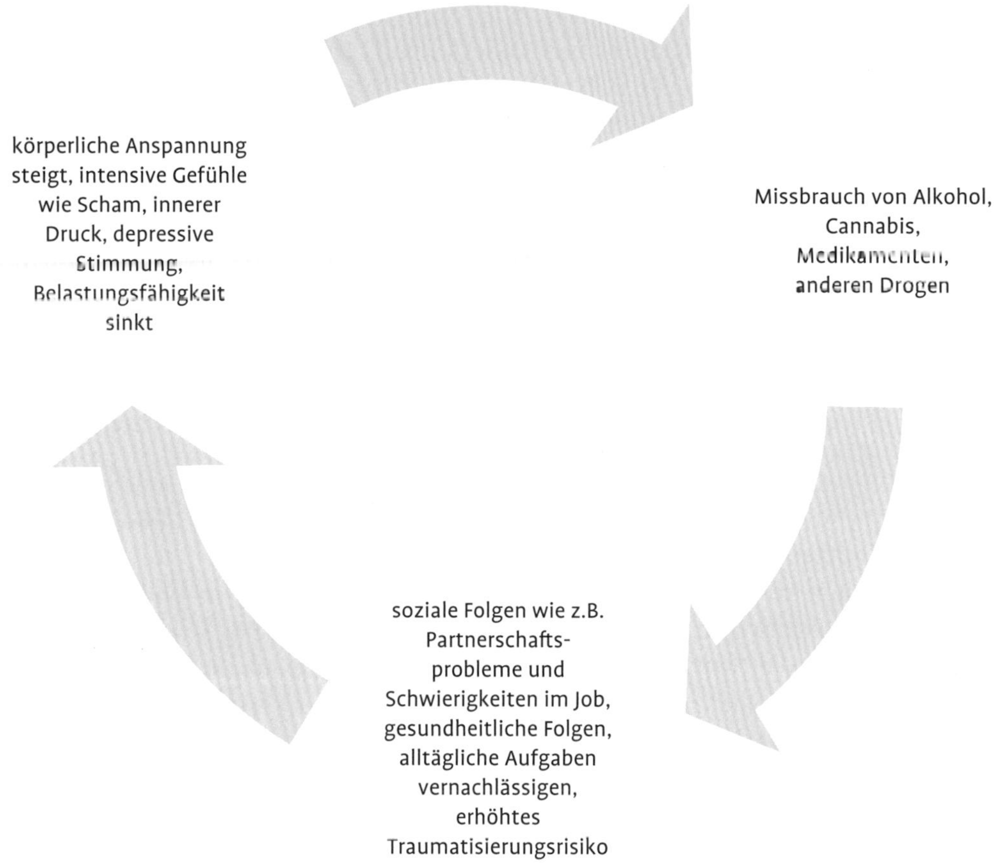

Worauf kann ich bei mir selbst achten?

Es kann Ihnen schwerfallen, Ihren Konsum ehrlich zu betrachten und sich eine mögliche problematische Entwicklung bewusst zu machen. Unsere Einschätzung von schädlichem Konsum von Alkohol und Drogen ist sehr von Geschichten von Menschen geprägt, die die Kontrolle über ihr Leben verlieren, sozial auffallen und sichtbar krank sind. Jedoch gibt es Suchtprobleme in unterschiedlicher Ausprägung. Viele Menschen gehen weiter verlässlich ihrer Arbeit und ihren privaten Verpflichtungen nach, nutzen aber abends regelmäßig den Konsum von Alkohol zum Entspannen. Die Begründung ist oft, dass man sich nach einem harten Tag ein Glas Wein verdient habe. Oftmals fällt dies zunächst weder der Person selbst noch dem Umfeld auf. Mit der Zeit wird der Konsum immer mehr zum Ritual, das kaum noch hinterfragt wird. Die negativen Folgen, z. B. Störungen des Schlafs, Rückzug von anderen oder Geldprobleme, nehmen zu.

Wichtig

Ein problematischer Konsum lässt sich umso besser verändern und stoppen, desto früher dieser erkannt wird.

Um Ihrem eigenen Konsummuster auf die Spur zu kommen, können Sie Tagebuch darüber führen, wann und wie viel Alkohol, Cannabis oder Medikamente Sie zu sich nehmen. Im Internet gibt es verschiedene kostenlose Selbsteinschätzungstests (z. B. www.drugcom.de), die eine erste Einschätzung des eigenen Konsumverhaltens erlauben.

Wie wirkt es sich aus, wenn ich in der Therapie an meinem problematischen Konsum und der PTBS arbeite?

Wenn Sie Ihren problematischen Konsum reduzieren, kann es sein, dass sich die Symptome der PTBS zunächst verstärken. Sie nutzen Alkohol, Medikamente etc. nicht mehr zur »Selbstmedikation«, um den emotionalen Schmerz zu vermeiden. In der Therapie können Sie mit Ihrem Therapeuten alternative Strategien überlegen, wie Sie mit den PTBS-Symptomen umgehen können, um diesem Problem vorzubeugen. Die gleichzeitige therapeutische Behandlung der PTBS-Symptome und der Suchtproblematik ist sinnvoll und wirksam, um langfristig eine Besserung Ihres Befindens zu erreichen.

Rückfall in alte Konsummuster

Auch wenn Sie sich fest dazu entscheiden, Ihr problematisches Konsumverhalten zu verändern, kann es auf dem Weg zur Veränderung zu Hindernissen und Rückschritten kommen. Das ist normal. Oftmals kündigt sich ein mögliches Rückfallgeschehen vorher an, z. B. durch Zunahme von Stress. Baustein für Baustein nimmt die eigene Verletzlichkeit zu. Bestimmte Auslösereize, wie innere Unruhe oder geselliges Miteinander mit anderen Personen, können zu einem Rückfall in das alte, schädliche Verhalten führen. Versuchen Sie dann, das Rückfallgeschehen schnell zu unterbrechen und suchen Sie sich Unterstützung.

Wo finde ich weitere Informationen und Hilfe?

Scheuen Sie sich nicht, mit Ihrem Therapeuten über Ihren Konsum von Alkohol, Medikamenten etc. zu sprechen. Es ist keine Frage von Schuld oder mangelnder Willensstärke, wenn sich problematische Konsummuster entwickeln. Viele Faktoren, z. B. der Effekt der Substanz, die sozialen Umstände und die persönliche Verfassung, beeinflussen den Konsum. Wenn Sie ein problematisches Muster bei sich erkennen, ist es selbstfürsorglich und hilfreich sich zu informieren und Unterstützung zu suchen. Ein frühes Erkennen und Gegensteuern beugt Folgeproblemen vor.

Wenn Sie sich weiter zum Thema Sucht und möglichen Hilfsangeboten informieren möchten, finden Sie Informationen bei der Deutschen Hauptstelle für Suchtfragen e. V. (DHS) unter www.dhs.de und der Bundeszentrale für gesundheitliche Aufklärung (BZgA) unter www.bzga.de. Auch der Fachverband Sucht e. V. unter www.sucht.de hat Informationen für Betroffene und deren Angehörige zusammengestellt. Vor Ort gibt es verschiedene Einrichtungen der Suchthilfe, etwa Beratungsstellen und Hotlines (z. B. www.drugcom.de). Die Homepage www.trauma-und-sucht.de richtet sich spezifisch an Menschen, die von traumatischen Erfahrungen und einer Suchtproblematik betroffen sind.

AB 56

Tagebuch – Problematischem Konsum von Alkohol und illegalen Substanzen auf die Spur kommen

P

Nicht immer wissen Menschen genau, wie viel Alkohol sie tatsächlich trinken oder wie oft sie andere Substanzen nutzen. Das Tagebuch hilft Ihnen dabei, einen Überblick über Ihren Konsum zu bekommen und zu schauen, in welchen Situationen Sie die Substanzen gebrauchen. Bitte füllen Sie das Tagebuch täglich aus.

Datum	**Kein Konsum X**	**Art und Menge des Konsums Was und wie viel haben Sie getrunken oder konsumiert? (z. B. 1 Glas Wein 0,25 l)**	**Uhrzeit Wann haben getrunken oder konsumiert?**	**Ort Wo?**	**Situation In welcher Situation (z. B. beim Essen, vorm Einschlafen)?**	**Waren andere Personen dabei? Wer?**	**Welche Auslöser und Motive gab es für den Konsum (z. B. Langeweile, Schmerzen, belastende Erinnerungen)?**	**Weitere Anmerkungen**

AB 57 Tagebuch – Problematischem Konsum von Medikamenten auf die Spur kommen

P

Nicht immer wissen Menschen genau, wie viele Medikamente sie tatsächlich einnehmen. Das Tagebuch hilft Ihnen dabei, einen Überblick über Ihre Medikamenteneinnahme zu bekommen und zu schauen, in welchen Situationen Sie die Substanzen gebrauchen. Bitte füllen Sie das Tagebuch täglich aus.

Datum	**Kein Konsum X**	**Art und Menge der Einnahme von Medikamenten** **Was und wie viel haben Sie eingenommen (z. B. Schlaftabletten, Beruhigungsmittel)?**	**Uhrzeit** **Wann haben Sie diese eingenommen?**	**Ort** **Wo?**	**Situation** **In welcher Situation (z. B. beim Essen, vorm Einschlafen)?**	**Waren andere Personen dabei? Wer?**	**Welche Auslöser und Motive gab es für den Konsum (z. B. Langeweile, Schmerzen, belastende Erinnerungen)?**	**Weitere Anmerkungen**

AB 58 Meine Auslöser für problematischen Konsum

P

Es gibt innere und äußere Auslöser, die das Verlangen nach dem Konsum von psychotropen Substanzen verstärken oder aufkommen lassen. Grund dafür ist, dass im Gedächtnis über die Zeit des problematischen Konsums Verknüpfungen zwischen bestimmten Reizen und dem Konsum entstanden sind. Manche Auslöser wirken akut, andere schleichend über die Zeit. Innere Auslöser sind Gefühle, Gedanken oder Körperempfindungen, z. B. innere Unruhe, Schmerzen oder lockere, gute Stimmung. Äußere Auslöser sind Gegenstände, Personen oder bestimmte Orte, dazu gehören z. B. der Besuch einer Party oder der Anblick einer Weinflasche. Auch bestimmte Situationen können einen Auslöser darstellen, z. B. trinkt jemand abends zum Feierabend regelmäßig Bier zur Entspannung.

Es ist wichtig, seine persönlichen Auslöser und Risikosituationen zu kennen, um diesen aus dem Weg gehen zu oder hilfreiche Strategien einsetzten zu können. Welche Auslöser kennen Sie bei sich?

Innere Auslöser:

....

....

....

Äußere Auslöser:

....

....

....

Der Konsum von Substanzen mit Suchtpotenzial ist mit Erwartungen an deren Wirkung verknüpft. Beispielsweise verbinden Menschen den Konsum von Alkohol oftmals mit der Erwartung, dass sie sich besser entspannen und »abschalten« können.
Welche Erwartungen haben Sie an die Wirkung der Substanz? Welche Motive haben Sie, Alkohol zu trinken? Wobei hilft Ihnen die Einnahme eines bestimmten Medikaments?

Substanz: ....

....

....

Substanz: ....

....

....

AB 59 Einen alternativen Weg einschlagen – hilfreiche Strategien **P**

Wenn Menschen sich auf eine Reise begeben, packen Sie vorher ihren Rucksack, um mit passender Kleidung und Ausstattung im Reiseland unterwegs sein zu können. Auf einer Reiseroute legt man die Orte und Sehenswürdigkeiten fest, die man gerne besuchen möchte. Auch Umwege gehören zu einer Reise dazu, etwa weil man sich verfährt.

Tipp

Die Veränderung eines problematischen Konsums ähnelt einer Reise. Es hilft, sich einen Rucksack mit hilfreichen Strategien und Verhaltensalternativen zu füllen, um Auslösern für den Konsum begegnen zu können.

Es gibt bestimmte Gefühle, Gedanken, Orte oder Situationen, die den Wunsch, Alkohol zu trinken und zu konsumieren, auslösen. Wie können Sie auf alternative Weise mit diesen inneren und äußeren Auslösern umgehen? Welche Fertigkeiten haben Sie schon, die hilfreich sein können? Schreiben Sie bitte alles auf, was Ihnen einfällt.

Mein Fertigkeiten-Rucksack:

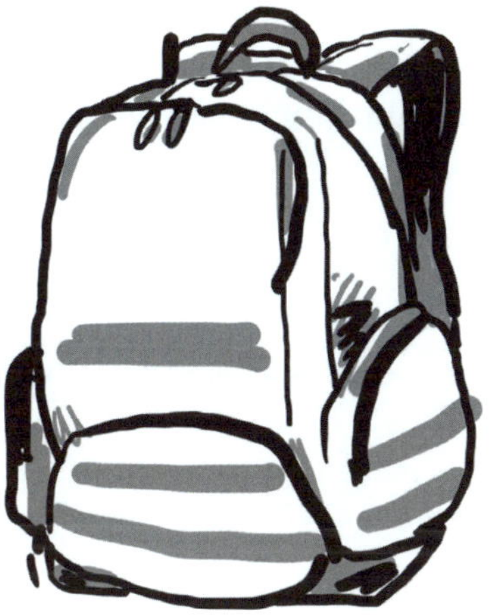

....

....

....

....

....

Tipp

Auf einer längeren Reise ist es wichtig, auf die eigene Selbstfürsorge zu achten, um auch für strapaziöse Reiseetappen gewappnet zu sein. Sich langsam aufbauende Belastungen (etwa Arbeitsstress) können die Verletzlichkeit für einen Rückfall in alte Konsummuster erhöhen.

Was ist für Sie wichtig und hilfreich, um in Balance zu bleiben? Was tut Ihnen langfristig gut und stärkt Ihre Schutzschicht?

....

....

....

....

In manchen Momenten verspüren Menschen einen starken Wunsch nach dem Konsum von Alkohol, Medikamenten oder anderen Drogen. Das kann am Ende eines stressigen Tages sein, aufgrund starker innerer Unruhe und Angst, oder auch völlig überraschend. Unser Gedächtnis hat über die Zeit bestimmte Auslöser und Situationen mit dem Konsum verknüpft.

Viele Menschen versuchen diesen starken Konsumwunsch zu unterdrücken. Dies funktioniert meist nur kurzfristig, da das Verlangen erneut aufkommt. Es verhält sich wie ein Luftballon, den man unter Wasser drückt und der immer wieder hochsteigt. Auch das dauernde Ankämpfen gegen das Verlangen kostet viel Energie und ist sehr anstrengend.

Stellen Sie sich vor, dass das Verlangen nach dem Konsum von Alkohol, Cannabis etc. wie eine Welle ist. Zunächst nimmt der Wunsch zu und man hat den Eindruck, dass man es kaum noch aushalten kann und der Wunsch immer stärker wird. Jedoch kommt auch hier ein Wellenkamm, das Verlangen nimmt wieder ab und läuft sich aus. Meist hält das akute Verlangen nur wenige Minuten an.

Eine achtsame Haltung einnehmen

Eine Strategie zum Umgang mit dem Wunsch, Alkohol zu trinken oder andere Substanzen zu konsumieren, kann das Einnehmen einer achtsamen Haltung darstellen. Achtsam sein bedeutet, mit der eigenen Aufmerksamkeit ganz bewusst im gegenwärtigen Augenblick zu sein und dem aktuellen Geschehen offen und annehmend zu begegnen.

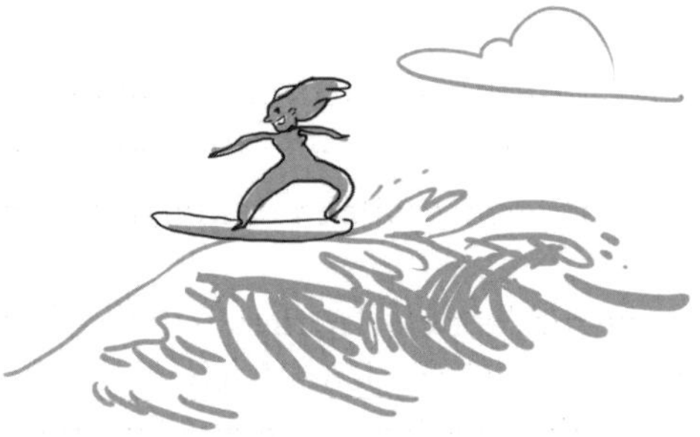

Mit einer achtsamen Haltung begleiten Sie die Welle wie ein Surfer. Dabei beobachten Sie bewusst, wie der aktuelle Konsumwunsch zunimmt und wieder abnimmt. Mit der Zeit werden Sie mehr Distanz zum Verlangen bekommen. Dies ermöglicht es Ihnen, andere hilfreiche Strategien, z. B. eine Freundin anzurufen, leichter zu nutzen.

Setzen Sie sich auf die Vorderkante Ihres Stuhls, ohne sich anzulehnen. Stellen Sie die Füße parallel auf den Boden und finden Sie eine angenehme aufgerichtete Haltung für Ihre Wirbelsäule. Sie können die Augen während der Übung sanft schließen oder auf einem Punkt vor sich ruhen lassen. Wenden Sie Ihre Aufmerksamkeit nun der Atmung zu. Nehmen Sie bewusst wahr, wie Sie tief einatmen und langsam wieder ausatmen.

Konzentrieren Sie sich auf Ihre Wahrnehmung im aktuellen Moment. Beobachten Sie, welche Körperempfindungen Sie wahrnehmen. Fokussieren Sie ein Körperteil, in welchem Sie das Verlangen spüren. Beschreiben Sie Ihre Empfindungen (z. B. »Ich spüre, wie es in meinen Fingern kribbelt. Jetzt fühlen sich meine Hände warm an.«) Versuchen Sie, diese nicht zu bewerten. Wenn sich wertende Gedanken dazwischenschieben, lassen Sie diese weiterziehen. Wechseln Sie zu einem weiteren Körperteil. Beobachten Sie, wie die Welle sich entwickelt. Kehren Sie immer wieder zu Ihrer Wahrnehmung zurück und atmen Sie ruhig und regelmäßig.

Dann beenden Sie die Übung langsam, indem sie Ihre Aufmerksamkeit schrittweise wieder erweitern und die Geräusche um Sie herum wieder bewusst wahrnehmen. Dann können Sie die Augen wieder öffnen, sich nochmal kurz räkeln und strecken und mit der Aufmerksamkeit wieder ganz zurück in den Raum kommen.

Auf dem Weg zur Veränderung kann es zu einem Rückfall in das problematische Verhalten kommen. Hilfreich ist, diesen Rückfall zu analysieren, um Hinweise zur Vorbeugung und Ideen für mögliche Ansatzpunkte hilfreicher Strategien zu finden.

Denken Sie bitte an die Situation zurück, in der es zu einem Rückfall in das alte Verhalten kam. Überlegen Sie, wie Ihr Befinden vorher war, wie sah Ihr Alltag aus? Anschließend betrachten Sie die Situation genau. Überlegen Sie, was Sie gedacht, gefühlt und gemacht haben.

Welches Verhalten möchte ich analysieren?

....

Wie war Ihr psychisches und körperliches Befinden vor der Situation? Wie sah Ihr Alltag aus?

....

....

Wie sah die Situation aus?

....

....

....

Welche Gedanken sind Ihnen in der Situation durch den Kopf gegangen, bevor Sie das Problemverhalten gezeigt haben?

....

....

....

....

Welche Gefühle hatten Sie?

....

....

....

....

Welche Körperempfindungen haben Sie wahrgenommen? Wie hoch war Ihre Anspannung? Gab es in der Situation einen spontanen Impuls, etwas zu tun?

....

....

An welchem Punkt haben Sie sich entschieden, ... zu tun?

....

....

Betrachten Sie Ihre Antworten zu den bisherigen Fragen: An welchem Punkt / welchen Punkten gab es die Möglichkeit, das Problemverhalten abzuwenden oder diesem vorzubeugen?

....

....

....

Wie könnte ein alternatives Verhalten in der Situation aussehen?

....

....

....

Wie können Sie einem Rückfall in das alte Verhalten zukünftig vorbeugen? Was wäre hilfreich?

....

....

....

Notfall-Kit für einen Rückfall in ein problematisches Verhalten

Auch wenn Sie sich fest dazu entscheiden, Ihr problematisches Verhalten zu verändern, kann es auf dem Weg zur Veränderung zu Hindernissen und Rückfällen in alte Verhaltensmuster kommen.

Was kann ich bei und nach einem Rückfall für mich tun?

- Versuchen Sie das alte Verhalten möglichst schnell zu unterbrechen, um schädliche Auswirkungen zu verringern.

- Versuchen Sie einen kühlen Kopf zu bewahren und machen Sie einen Schritt nach dem anderen. Fokussieren Sie auf das, was Sie aktuell für sich realistisch umsetzen können. Sie können z. B. auf Ihren Notfallplan für Krisensituationen zurückgreifen.

- Bei einem Rückschritt kommen häufig abwertende Gedanken auf, die einen klein machen und negative Gefühle (z. B. Scham) auslösen. Diese Gedanken führen dazu, dass Sie sich weniger zutrauen und diese Situation schlechter bewältigen können, etwa weil Sie durch die Scham abgehalten werden, um Unterstützung zu bitten. Rückfälle in alte Verhaltensmuster gehören zum Weg der Genesung dazu. Diese werden mit der Zeit seltener und kürzer und Sie werden lernen, ihnen besser vorzubeugen.

- Bleiben Sie nicht allein mit Ihren Sorgen und sprechen Sie mit einer Vertrauensperson. Nutzen Sie professionelle Unterstützung, um sich zu entlasten und mögliche Bewältigungsstrategien zu überlegen.

- Überlegen, was zu dem Rückfall beigetragen hat, notieren Sie sich Ihre Gedanken. Dies kann Ihnen helfen, möglichen zukünftigen herausfordernden Situationen vorzubeugen und mit den auslösenden Umständen besser umgehen zu können. Manche Anzeichen sind schnell deutlich, z. B. das Angebot, auf einer Party mitzutrinken, andere nehmen schleichend über die Zeit zu, etwa Stress oder körperliche Schmerzen.

- Lassen Sie sich nicht entmutigen. Der Weg der Veränderung kann holprig und herausfordernd sein, aber Sie sind auf dem Weg der Genesung.

- Ergänzen Sie Ihren persönlichen »Notfallkoffer« für mögliche Krisen- oder Rückfallsituationen. Sie können Strategien und Fertigkeiten hinzufügen, die Ihnen helfen, die schleichende Entwicklung zu einem Rückfall in alte Verhaltensweisen zu stoppen und Ideen für die konkrete Situation zu entwickeln. Dazu gehören z. B. sportliche Betätigung, um Stress abzubauen, und der Abbruch von Kontakten zu Menschen, die sie z. B. zum Drogenkonsum verleiten.

Viele Menschen leiden unter Ein- und Durchschlafstörungen und erleben ihren Nachtschlaf als wenig erholsam und zu kurz. Sie fühlen sich tagsüber erschöpft, unkonzentriert oder gereizt. Als wichtiger Einflussfaktor für die Entstehung von Schlafproblemen gilt Stress. Bei einer Posttraumatischen Belastungsstörung ist der Schlaf häufig durch Albträume und erhöhte Anspannung beeinträchtigt. Mit der Zeit können sich Schlafprobleme durch bestimmte Verhaltensweisen wie erhöhten Kaffeekonsum oder einen langen Mittagsschlaf verstärken. Bei länger bestehenden Schlafproblemen kommt häufig die Befürchtung auf, dass eine weitere schlechte Nacht bevorstehe und die Anspannung zur Schlafenszeit steigt. Um (wieder) zu einem erholsameren Schlaf zu finden, kann die Einhaltung von Regeln zur »Schlafhygiene« hilfreich sein.

- **Einen Tag-Nacht-Rhythmus finden**
  Versuchen Sie abends um eine ähnliche Zeit ins Bett zu gehen, am besten wenn Sie müde und schläfrig sind. Morgens, auch am Wochenende, sollten Sie um ungefähr die gleiche Zeit aufstehen.

- **Ein Ort zum Schlafen**
  Das Bett sollte möglichst nur zum Schlafen genutzt werden und nicht zum Essen, Fernsehschauen oder Surfen im Internet. Eine Ausnahme gilt für sexuelle Aktivitäten. Auch nächtliches längeres Wachliegen wirkt sich langfristig ungünstig aus. Stehen Sie dann lieber auf, beschäftigen sich in ruhiger Weise und kehren Sie ins Bett zurück, wenn Sie wieder müde sind. Ihr Schlafraum sollte dunkel, ruhig und eher kühl sein. Auch ein bequemes Bett und eine für Sie sichere und behagliche Atmosphäre im Schlafraum tragen zu einem erholsamen Schlaf bei.

- **Wachmacher**
  In Maßen können koffeinhaltige Getränke wie Kaffee, Tee, Cola oder Energy Drinks tagsüber getrunken werden, mindestens vier Stunden vor dem Zubettgehen sollte jedoch darauf verzichtet werden. Auch Rauchen behindert den Schlaf, da die anregende Wirkung des Nikotins ein Einschlafen erschwert und mögliche Entzugssymptome den Schlaf unruhiger machen. Auch die Nutzung von Smartphone, TV, Laptop etc. haben eine anregende Wirkung und stören durch das Licht den circadianen Rhythmus, weshalb diese vor der Schlafenszeit ausgestellt bzw. in den Ruhemodus gesetzt werden sollten.

- **Trügerische Einschlafhilfe**
  Das Trinken von Alkohol kann zunächst das Einschlafen erleichtern, stört jedoch den Nachtschlaf und kann zu frühzeitigem Aufwachen führen. Bei bestehenden Schlafproblemen sollten Sie den Alkoholkonsum einschränken oder darauf verzichten.

- **Einschlafrituale**
  Überlegen Sie sich ein Ritual, was Ihnen hilft, zur Ruhe zu kommen und den Tag mit seinen Aufgaben hinter sich zu lassen. Dies kann z. B. das Lesen einer Geschichte, das Hören eines Hörbuchs oder eine heiße Milch mit Honig sein.

- **Bewusst entspannen**
  Entspannungsübungen wie Progressive Muskelentspannung oder Achtsamkeitsübungen, wie den Atem zählen, können die Entspannungsfähigkeit und den Schlaf langfristig fördern und direkt als Einschlafhilfe eingesetzt werden.

- **In Bewegung kommen**
  Moderate, regelmäßige körperliche Bewegung wie Spazierengehen oder Sport, kann den Schlaf unterstützen. Mit kurzem Abstand zur Schlafenszeit sollte jedoch körperliche Anstrengung vermieden werden.

- **Stress reduzieren**
  Ein regelmäßiger Tagesablauf und die Planung anstehender Aufgaben können Halt bieten. Positive Aktivitäten und angenehme soziale Kontakte stärken unser Wohlbefinden und Gespräche mit vertrauten Menschen bieten Rückhalt. Auch die professionelle Behandlung der PTBS-Symptome reduziert langfristig Stress und Belastung.

- **Medikamente**
  Schlafmedikamente sollten vorsichtig und nur über kurze Zeit eingenommen werden. Halten Sie bezüglich einer möglichen Einnahme Rücksprache mit Ihrem Arzt, um Risiken und Nutzen abwägen zu können. Beachten Sie bitte auch, dass viele Schlafmittel und vor allem Beruhigungsmittel ein starkes Abhängigkeitspotenzial haben.

- **Gedankenkreisen beim Einschlafen**
  Gedanken, die sich um die Probleme beim Einschlafen drehen, steigern häufig die Unruhe und lassen einen wach liegen. Ähnlich wirkt sich das Nachdenken über Probleme und Sorgen aus. Versuchen Sie sich von diesen Gedanken zu distanzieren, indem Sie z. B. beruhigend mit sich reden, sich bewusst auf etwas anderes konzentrieren (z. B. Atemzüge zählen) oder die Gedanken in einem Notizbuch aufschreiben. Hilfreich können auch kleine Übungen wie Atemtechniken sein.

Wichtig

Planen Sie die Zeit vor dem Zubettgehen mithilfe der beschriebenen Regeln und haben Sie Geduld mit sich. Eine Veränderung braucht Zeit.

Mein Schlaf-Tagebuch

Um Ihren Schlafproblemen und den Albträumen auf die Spur zu kommen, können Sie ein Tagebuch führen. Legen Sie sich dazu das Protokoll und einen Stift am Bett bereit und füllen Sie das Protokoll direkt nach dem Aufstehen aus, wenn Ihre Erinnerung noch frisch ist. Schätzen Sie bitte die Dauer Ihres Schlafs und notieren Sie, wenn Sie Schwierigkeiten hatten, ein- oder durchzuschlafen. Es ist hilfreich, wenn Sie das Auftreten von Träumen direkt nach dem Aufwachen in der Nacht aufschreiben, da die Erinnerung an die Träume schnell verblasst. Vielleicht finden Sie eine »Überschrift« für den Traum, der das Thema des Traums widerspiegelt (z. B. verfolgt werden, herunterfallen …).

Datum							
Zubettgehzeit							
Einschlafzeit							
Schlafdauer in Stunden							
Nächtliches Aufwachen (wann und wie oft)							
Aufwachzeit am Morgen							
Aufstehzeit							
Hatten Sie Albträume?							
Überschrift für den Traum	1. 2. 3.						
Haben Sie wachgelegen? Wie lange ungefähr?							
Haben Sie gegrübelt bzw. hatten Sie Gedankenkreisen?							
Weitere Auffälligkeiten im Schaf?							
Ergänzungen							

Menschen, die unter den Folgen eines Traumas leiden, schlafen aufgrund von vegetativer Übererregung und sich aufdrängenden Erinnerungen oftmals unruhig und wachen nachts häufiger auf. Tagsüber kommt es zu Müdigkeit, Konzentrationsproblemen und Gereiztheit.

Erste-Hilfe-Strategien bei nächtlichem Aufschrecken und damit verbundener Anspannung (z. B. nach dem Aufwachen aus einem Albtraum):

- Reorientieren Sie sich im Hier und Jetzt. Machen Sie das Licht an (die Lichtquelle sollte für Sie gut erreichbar sein) und schauen Sie sich um. Sie sind in ihrem Bett, in Ihrem Zimmer, in Ihrem Zuhause, hier sind Sie sicher.
- Machen Sie sich bewusst, dass es sich um einen Albtraum gehandelt hat und welche Unterschiede zwischen dem Traum und der aktuellen Realität bestehen. Ein Traum ist ein innerer Film und existiert nur in Ihrer Vorstellung.
- Kommen Sie in Bewegung. Oftmals fühlt man sich nach dem Aufwachen aus einem Albtraum wie erstarrt, was dem Erleben während der traumatischen Situation entspricht. Sie können Ihre Füße auf den Boden stellen und diese fest aufdrücken. Sie können aufstehen und das Bett verlassen und ein paar Schritte gehen. Sie können sich auch strecken. Die Bewegung hilft dabei, sich wieder als handlungsfähig zu erleben und die Erstarrung zu lösen.
- Sie können zum Fenster gehen, rausschauen oder dieses öffnen und frische Luft hereinlassen. Auch das Benetzen der Hände mit Wasser kann das Reorientieren im Hier und Jetzt unterstützen.
- Trinken Sie langsam ein Glas Wasser, dies hilft auch gegen den oft trockenen Mund bei hoher Anspannung.
- Beschäftigen Sie sich für eine Zeit in ruhiger Weise, z. B. mit Lesen, Musik hören und gehen Sie wieder ins Bett, wenn Sie müde werden.

Überlegen Sie, welche Erste-Hilfe-Strategien für Sie hilfreich sein könnten, wenn Sie nachts aufschrecken. Welche weiteren persönlichen Strategien nutzen Sie?

....

....

....

Hilfreiche Strategien, um wieder zur Ruhe zu kommen, die etwas Vorbereitung benötigen:

- **Ein Hilfeset zusammenstellen.** Legen Sie sich Hilfsmittel in der Nähe des Bettes bereit, die Sie nutzen können, um über Ihre fünf Sinne wieder einen Gegenwartsbezug herzustellen und Abstand von belastenden Erinnerungen und Gefühlen zu finden. Das könnte ein Igelball sein, den Sie in die Hand nehmen und drücken können, oder ein Minzöl, an dem Sie riechen können.
- **Symbole finden.** Gut erreichbar oder gut sichtbar vom Bett aus können Sie Bilder, Fotos oder Gegenstände aufstellen, mit denen Sie positive Gefühle, Sicherheit und Wohlbefinden verknüpfen. Beispielsweise kann eine Muschel, die Sie beim letzten Strandbesuch gesammelt haben, mit Erinnerungen an einen schönen Tag verbunden sein. Manche Menschen haben schon einen solchen Gegenstand, z. B. ein liebgewonnenes Kuscheltier oder einen Talisman. Sie können jedoch auch etwas Neues, z. B. einen Handschmeichler, auswählen.

Nehmen Sie diesen Gegenstand im Alltag häufiger in die Hand und machen Sie sich die damit verbundenen positiven Gedanken oder das Erleben von Sicherheit bewusst, so wird durch die Wiederholung der Gegenstand mit den angenehmen Empfindungen verknüpft. Das Betrachten und Ertasten dieser Gegenstände in der Nacht kann an diese angenehmen Empfindungen anknüpfen und Ihnen helfen, ruhiger zu werden.

Mein persönliches Symbol für angenehme Empfindungen und Gedanken:

....

Was verbinde ich damit?

....

....

....

- **Gestalten eines persönlichen Ruhebildes.** Sie können auch Ihre Vorstellungskraft nutzen, um sich das Bild einer für Sie angenehmen Situation vorzustellen. Es kann sich um eine reale Situation handeln, Sie können sich aber auch eine Situation ausdenken. Wichtig ist, dass Sie sich in der Situation wohl und sicher fühlen. Sie können diese in Ihrer Fantasie so gestalten, dass sie für Sie passend ist. Stellen Sie sich Ihr Ruhebild wiederholt vor, damit Sie es mit der Zeit leicht hervorrufen können. Sie können dieses auch aufmalen oder als Collage gestalten und in ihrem Schlafzimmer aufhängen.

  Wie sieht mein Ruhebild aus?

  ....

  ....

  ....

- **Beruhigung über den Körper.** Es ist sinnvoll, langfristig eine Entspannungsübung wie die Progressive Muskelentspannung nach Jacobsen zu erlernen, um seine Entspannungsfähigkeit zu stärken. Achtsamkeitsübungen wie die Atemzüge zu zählen können dabei helfen, sich zu sammeln und in der Gegenwart zu verankern.

AB 64 **Mein Schlafritual** P

Viele Kinder verfügen über Einschlafrituale, wie ein Buch anzuschauen und den Teddybär zu knuddeln, die ihnen helfen, den Tag hinter sich zu lassen und zur Ruhe zu kommen.

Die Durchführung eines Einschlafrituals kann auch für Erwachsene den Übergang vom Tag zur Schlafenszeit bewusst kennzeichnen und zum »Abschalten« und Entspannen genutzt werden. Es kann vielgestaltig aussehen, wobei der Schwerpunkt auf ruhigen Tätigkeiten liegt, z. B. lesen, eine heiße Milch trinken, ein Hörspiel hören, warm duschen, beten oder eine Entspannungsübung durchführen. Manche Menschen führen auch mehrere Tätigkeiten nacheinander aus, etwa das Aufschreiben positiver kleiner Ereignisse des Tages und sich anschließend die Füße massieren. Das Ritual sollte eine Dauer von 30 Minuten möglichst nicht überschreiten.

Wie könnte Ihr abendliches Schlafritual aussehen?

....

....

....

....

....

....

....

....

Was benötigen Sie dafür?

....

....

Manchmal helfen schon kleine Veränderungen, um leichter in den Schlaf zu finden und sich im Bett wohler zu fühlen. Zum Beispiel leiden viele Menschen unter kalten Füßen, was das Entspannen behindert. Hier können ein paar warme Socken oder eine Wärmflasche Abhilfe schaffen. Auch das Hören von angenehmen Geräuschen, z. B. Meeresrauschen, kann das Einschlafen erleichtern. Haben Sie weitere Ideen? Wie können Sie sich Ihre Schlafumgebung noch angenehmer gestalten?

....

....

....

5 Traumabearbeitung

5.1 Einführung

Die Bedeutung traumafokussierten Arbeitens in der Behandlung der PTBS

Die aktuelle S3-Leitlinie zur Behandlung der PTBS (Schäfer et al., 2019) empfiehlt auf Grundlage einer breiten empirischen Basis eine traumafokussierte Psychotherapie, bei der der Schwerpunkt auf der Verarbeitung der Erinnerung an das traumatische Ereignis und/oder seiner Bedeutung liegt. Konkret bedeutet das, dass es in der Behandlung der Posttraumatischen Belastungsstörung von zentraler Wichtigkeit ist, in der Therapie über das traumatische Ereignis bzw. die traumatischen Ereignisse, die der Patient erlebt hat, zu sprechen und sich gezielt mit diesem bzw. diesen auseinanderzusetzen.

Eine rein stabilisierende Arbeit durch Interventionen wie Achtsamkeit, Distanzierungstechniken und dem Erlernen von Fertigkeiten zum Umgang mit starker Anspannung (s. Kap. 4), ist gemäß dieser und anderer internationaler Leitlinien nicht ausreichend. Entsprechend zeigen auch Metaanalysen die Überlegenheit traumafokussierter Behandlungsverfahren gegenüber nicht-traumafokussierten Behandlungen (z. B. Bisson & Andrew, 2007; Gerger et al., 2014; Tran & Gregor, 2016) bei einer insgesamt hohen Wirksamkeit dieser Verfahren und einer großen Stabilität der Effekte im Langzeitverlauf (> 6 Monate, Kline et al., 2018).

Beispiel

Frau G. wurde im Alter von 9 Jahren durch den Vater einer Freundin sexuell missbraucht. In der Folge litt sie über viele Jahre hinweg unter Flashbacks, dissoziativen Symptomen sowie massiven Schlaf- und Konzentrationsstörungen. Da der Täter ihr gedroht hatte, ihren Eltern zu schaden, wenn sie über das Geschehene spreche, erzählte sie lange Zeit niemandem von dem Missbrauch. Wenn sie die Anspannung nicht mehr ertragen konnte, ritzte sie sich in den Oberarm. Im Alter von 18 Jahren wurde sie dann von einer Vertrauenslehrerin auf ihre Probleme angesprochen und zu einem stationären Aufenthalt ermutigt. Im Rahmen des achtwöchigen Aufenthalts lernte sie Strategien zum Umgang mit hoher Belastung kennen. Als besonders hilfreich erlebte sie dabei Skills wie z. B. kaltes Wasser über die Arme laufen zu lassen, Treppen hochzurennen und den Einsatz von Ammoniak-Riechampullen. Hierdurch gelang es ihr, die Selbstverletzungen stark zu reduzieren. Im Umgang mit Flashbacks halfen ihr außerdem Übungen wie der *sichere Ort* und Strategien zur Reorientierung in der Gegenwart. Trotz dieser Erfolge war die Belastung weiterhin sehr hoch, wenn sie Triggern, z. B. einem Geruch, der sie an das Aftershave des Täters erinnerte, ausgesetzt war. Diese Belastung reduzierte sich erst, als sie sich ihren Erinnerungen im Rahmen einer Expositionsbehandlung stellte. Dieser Weg machte ihr zunächst starke Angst und führte vorübergehend auch zu einer Zunahme der Belastung. Rückblickend ist sie jedoch sehr froh über diese Entscheidung, da es ihr nun deutlich besser geht und sie das lang ersehnte Studium aufnehmen konnte.

Viele Therapeutinnen, die noch keine Erfahrungen mit traumafokussierter Arbeit gemacht haben, tun sich schwer damit, entsprechende Verfahren einzusetzen (z. B. Becker et al., 2004). Ein Grund hierfür ist bei vielen die Befürchtung, dass die Symptomatik ihres Patienten zunehmen und sich sein Zustand destabilisieren könnte. Eine häufig befürchtete Konsequenz ist, dass der Patient in alte Problemverhaltensweisen, z. B. den Konsum von Alkohol oder Drogen, zurückfallen und schließlich sogar in eine suizidale Krise geraten könnte. Problematisch sind diese Befürchtungen vieler Therapeutinnen und die damit oft verbundene Entscheidung gegen ein traumafokussiertes Arbeiten vor dem Hintergrund der guten Wirksamkeit dieser Verfahren sowie der sich hieraus ergebenden klaren Leitlinienempfehlung.

Diese gilt auch für Patienten mit einer komplexen Symptomatik. So zeigt eine Metaanalyse (Ehring et al., 2014), dass ein traumafokussiertes Vorgehen auch bei der Behandlung komplex traumatisierter Patienten nach Gewalterfahrungen in der Kindheit die Methode der Wahl ist.

Wichtig

Betroffene erhalten langfristig keine adäquate Behandlung und ihr Leidensweg verlängert sich, wenn Therapeutinnen nur stabilisierend arbeiten und dadurch zusammen mit ihren Patienten die Auseinandersetzung mit den belastenden Erinnerungen vermeiden.

Im Hinblick auf die Sorgen vieler Behandlerinnen, dass es zu größeren Krisen und sogar Suizidalität kommen könnte, zeigen empirische Untersuchungen, dass auch in der Gruppe der Patienten, die unter einer komplexen Symptomatik leiden, traumafokussierte Verfahren angeboten werden können, ohne dass hierdurch ein verstärktes Risiko für den Patienten (z. B. durch eine Zunahme von Selbstverletzung) besteht – sofern ein phasenbasiertes Vorgehen gewählt wird (Krüger et al., 2014).

Bei den phasenbasierten Ansätzen wie STAIR (Cloitre et al., 2014) oder der Dialektisch-Behavioralen Therapie für PTBS (DBT-PTSD, z. B. Steil et al., 2018) geht der traumafokussierten Arbeit eine Stabilisierungsphase voraus. Dabei erlernen Patienten mit großer Instabilität und starkem Problemverhalten (z. B. Selbstverletzungen und Hochrisikoverhalten) zunächst Strategien zum Umgang mit starker Belastung, die ihnen dabei helfen, dysfunktionale Verhaltensweisen zu reduzieren. Diese hilfreichen Strategien können die Patienten auch nutzen, wenn es im weiteren Verlauf der Therapie im Rahmen der Auseinandersetzung mit dem Trauma zu einem Anstieg der Belastung kommt.

Es ist im Rahmen der Behandlungsplanung sorgfältig abzuwägen, wie viel Stabilisierung ein Patient braucht, bevor mit der eigentlichen Bearbeitung des Traumas begonnen werden kann. Empfehlenswert ist es in jedem Fall, die Vermeidung bereits von Beginn der Therapie an schrittweise zu reduzieren, indem über das Erlebte gesprochen wird. Hierzu gehört es auch, die Dinge beim Namen zu nennen und beispielsweise von »der Vergewaltigung« zu sprechen, wenn der Patient diesen Begriff vermeidet. Dabei ist jedoch immer abzuwägen, wie viel dem Patienten zu welchem Zeitpunkt in der Behandlung zugemutet werden kann. Wichtig ist es dabei, eine Balance zu finden zwischen dem Ziel, über das Erlebte zu sprechen und dadurch die Vermeidung zu reduzieren, und den Patienten gleichzeitig nicht zu überfordern.

Tipps zum Umgang mit eigenen Zweifeln im Hinblick auf das traumafokussierte Arbeiten

- Rufen Sie sich in Erinnerung, dass die Behandlung nachweislich effektiv ist.
- Denken Sie daran, dass es langfristig hilfreich ist, Ihren Patienten dabei zu unterstützen, sich mit dem Erlebten auseinanderzusetzen.
- Lassen Sie sich nicht entmutigen, wenn es Ihrem Patienten zu Beginn der traumafokussierten Arbeit schlechter geht. Diese Zunahme der Belastung ist vorübergehend und schadet Ihrem Patienten nicht langfristig.
- Die Gefahr einer Retraumatisierung besteht im Rahmen einer kompetent durchgeführten PTBS-Behandlung nicht. Wenn Sie mit Ihrem Patienten nicht über seine Erlebnisse sprechen, lassen Sie ihn damit alleine, denn in seiner Erinnerung ist das Erlebte ständig präsent.
- Sprechen Sie mit Kolleginnen, die schon erfolgreich traumafokussiert gearbeitet haben, über deren Erfahrungen.
- Nehmen Sie supervisorische Unterstützung in Anspruch, wenn Sie zum ersten Mal traumafokussiert arbeiten.

In Metaanalysen (z. B. Watts et al., 2013) haben sich verschiedene traumafokussierte Verfahren als effektiv erwiesen:

- Kognitive Therapie (z. B. Resick et al., 2016)
- Expositionsbasierte Therapie (z. B. Foa et al., 2007)
- Eye Movement Desensitization and Reprocessing (EMDR; Shapiro, 2017).

Darüber hinaus zeigt auch Imagery Rescripting eine große Wirksamkeit (Arntz, 2012). Aufgrund der Vielfalt der bestehenden Ansätze musste für dieses Kapitel eine Auswahl aus bewährten Ansätzen getroffen werden. Eingeflossen sind Elemente aus der Kognitiven Therapie und der Expositionsbasierten Therapie, die durch Strategien zum Umgang mit traumabezogenen Gefühlen und imaginativen Techniken z. B. zum Umgang mit Albträumen ergänzt werden. Diese können je nach Symptomatik und Bedürfnis des Patienten einzeln angewendet oder miteinander kombiniert werden. So kann sich beispielsweise der kognitiven Arbeit mit traumabezogenen negativen Denkmustern eine Expositionsbehandlung anschließen, wenn eine Restsymptomatik besteht. Darüber hinaus kann Imagery Rescripting sowohl als primäres Verfahren angewendet werden als auch gegen Ende einer expositionsbasierten Therapie zusätzlich zum Einsatz kommen. Wenn der Patient eine Expositionsbehandlung grundsätzlich ablehnt, können alternativ ausschließlich kognitive Interventionen eingesetzt werden.

5.2 Arbeitsmaterial

Kognitive Techniken

Kognitive Techniken spielen insofern eine große Rolle in der Traumatherapie, als empirische Studien einen klaren Zusammenhang zwischen dysfunktionalen traumabezogenen Kognitionen und der Schwere der PTBS belegen (z. B. Dunmore et al., 2001). Die hier vorgestellten Techniken orientieren sich an der Cognitive Processing Therapy (CPT, Resick et al., 2016), einem Behandlungsverfahren, dessen Wirksamkeit gut belegt ist (Asmundson et al., 2019). Sie haben das Ziel, den Patienten dabei zu unterstützen, dysfunktionale traumabezogene Gedanken (»Denkfallen«) zu verändern. Diese Denkfallen entstehen dadurch, dass das Trauma grundlegende Überzeugungen des Patienten (z. B. »Die Welt ist gerecht«) erschüttert und nicht unmittelbar in das bestehende Wertesystem des Patienten integriert werden kann. In der Folge kann es zu zwei ungünstigen Verarbeitungsweisen kommen, der Assimilation und der Überakkomodation.

- **Assimilation** bedeutet dabei, dass der Patient an seinen bisherigen Überzeugungen festhält und die traumatische Erfahrung in diese integriert, indem er sich die Schuld für das traumatische Ereignis gibt oder dieses verharmlost. So kann er etwa an der Überzeugung, die Welt sei gerecht, festhalten.
- **Überakkomodation** bedeutet im Gegensatz dazu, dass vorher bestehende Überzeugungen zu stark verändert werden, indem der Patient beispielsweise die Überzeugung entwickelt, die Welt sei ungerecht und es gehe nirgends fair zu.
- **Ziel der Behandlung** ist es, ausbalancierte Überzeugungen zu entwickeln (Akkomodation), indem zuvor bestehende Schemata flexibel angepasst werden (z. B. »Die Welt ist im Großen und Ganzen gerecht, aber es passieren auch viele ungerechte Dinge, für die es keine gute Erklärung gibt«).

Gemäß der CPT sollten zuerst Denkfallen bearbeitet werden, die auf Assimilation beruhen. Erst im weiteren Verlauf der Behandlung sollte die Überakkomodation adressiert werden. Die meisten Denkfallen, die der Überakkomodation zugrunde liegen, lassen sich dabei fünf inhaltlichen Bereichen zuordnen: Vertrauen, Sicherheit, Kontrolle, Intimität und Wertschätzung (McCann et al., 1988). Denkfallen zu diesen fünf Bereichen werden in Arbeitsblatt 65 »Die Ursachen und Auswirkungen des Traumas« erfasst und dann im weiteren Verlauf bearbeitet. Ziel ist es hierbei, dass der Patient schrittweise selbst zum Experten der Bearbeitung seiner Denkfallen wird. Hierzu wird zunächst das ABC-Blatt (AB 67 »Den Denkfallen auf der Spur: ABC-Blatt«) eingeführt. Im Anschluss lernt der Patient schließlich mithilfe des Arbeitsblatts 68 »Denkfallen überprüfen«, seine Denkfallen selbst infrage zu stellen. Im Verlauf finden sich neben Arbeitsblättern, die der Identifikation und Veränderung von Denkfallen im Allgemeinen dienen, Arbeitsblätter zu den Themenbereichen *Sicherheit* und *Vertrauen*.

AB 65 Die Ursachen und Auswirkungen des Traumas

Dieses Arbeitsblatt leitet den Patienten dazu an, aufzuschreiben, warum das traumatische Ereignis seiner Ansicht nach eingetreten ist und wie es sein Denken in Bezug auf die Bereiche *Sicherheit, Vertrauen, Kontrolle, Wertschätzung* und *zwischenmenschliche Nähe* beeinflusst hat. Ziel dieser Intervention ist es, Schuldgedanken und andere traumabezogene dysfunktionale Denkmuster zu identifizieren, um diese im Verlauf der Behandlung bearbeiten zu können. Den Bericht über die Ursachen und Auswirkungen des Traumas sollte der Patient möglichst mit der Hand schreiben, um einen besseren Zugang zu seinen Gefühlen zu ermöglichen.

INFO 36 Was sind Denkfallen?

Das Informationsblatt erklärt, was dysfunktionale traumabezogene Gedanken (Denkfallen) sind und wie man diese erkennen kann. Dabei werden sowohl Beispiele für Denkfallen gegeben als auch verdeutlicht, wie sich Denkfallen von Tatsachen und Gefühlen abgrenzen lassen.

AB 66 Merkzettel für Denkfallen

Auf diesem Arbeitsblatt können Denkfallen, die im Verlauf der Therapie bearbeitet werden sollen, gesammelt werden. Ein Vorteil des Merkzettels ist es, dass Gedanken, die zu einem anderen Themenbereich gehören als dem, der gerade bearbeitet wird, nicht in Vergessenheit geraten. In der Therapie hat das den Vorteil, bei einem Thema bleiben zu können und dem Patienten gleichzeitig zu vermitteln, dass seine Gedanken zu anderen Themenbereichen ebenfalls relevant sind.

AB 67 Den Denkfallen auf der Spur: ABC-Blatt

Dieses Arbeitsblatt orientiert sich an der klassischen Kognitiven Therapie nach Beck (Beck, 1999), wird aber auch in der CPT (Resick et al., 2016) verwendet. Es unterstützt den Patienten dabei, den Zusammenhang zwischen traumabezogenen dysfunktionalen Gedanken und den damit zusammenhängenden Gefühlen und Verhaltensweisen zu erkennen. Darüber hinaus wird eine erste Distanzierung von belastenden Gedanken angeregt. Sollte der Patient Schwierigkeiten haben, Gedanken und Gefühle zu unterscheiden, kann Informationsblatt 41 »Das Gefühlsrad« zur Hilfe genommen werden.

INFO 37 Fragen und Hinweise zum Bearbeiten traumabezogener Denkfallen

Dieses Informationsblatt erklärt, wie dysfunktionale traumabezogene Überzeugungen im Sokratischen Dialog hinterfragt werden können. Es orientiert sich an der Kognitiven Therapie nach Ehlers (1999) und der CPT (Resick et al., 2016). Nach einer kurzen allgemeinen Darstellung des therapeutischen Vorgehens werden Fragen, die im Sokratischen Dialog eingesetzt werden können und die sich in der Behandlung der PTBS als hilfreich erwiesen haben, vorgestellt und erläutert.

AB 68 Denkfallen überprüfen

Das Arbeitsblatt ermöglicht Patienten, ihre traumabezogenen Denkfallen selbst zu hinterfragen. Neben dem Sokratischen Dialog in der Therapiesitzung ist es wichtig, dass der Patient Schritt für Schritt lernt, sich selbst mit seinen Denkfallen auseinanderzusetzen. Das tägliche Ausfüllen dieses Arbeitsblatts unterstützt diesen Reflexionsprozess.

AB 69 Denkfallen überprüfen: Beispiel

Dieses Arbeitsblatt illustriert anhand von einem Beispiel, wie Denkfallen überprüft werden können.

AB 70 Gefahren realistisch einschätzen

Dieses Arbeitsblatt informiert über typische Einschränkungen des Sicherheitsempfindens bei Patienten mit PTBS. Es verdeutlicht außerdem, welche negativen Konsequenzen mit der für diese Patientengruppe typischen Übergeneralisierung von Gefahr verbunden sind. Anschließend wird erläutert, wie Denkfallen in diesem Bereich überwunden werden können. Hierbei zielen die gestellten Fragen einerseits darauf ab, eine realistische Gefahreneinschätzung zu fördern, und bieten andererseits die Möglichkeit, Maßnahmen zur Reduktion von Gefahren (z. B. Vermeidungsverhalten) kritisch zu überprüfen.

INFO 38 Das Sicherheitsempfinden der Realität anpassen
Dieses Informationsblatt zeigt Therapeutinnen Strategien auf, wie sie ihren Patienten dabei helfen können, ihr Sicherheitsempfinden wieder mehr mit der Realität in Einklang zu bringen. Hierzu gehört das Berechnen der Wahrscheinlichkeit dafür, dass sich das traumatische Ereignis basierend auf den individuellen Erfahrungen des Patienten wiederholt. Darüber hinaus finden Therapeutinnen hier Strategien, mit deren Hilfe sie das Sicherheits- und Vermeidungsverhalten des Patienten gemeinsam kritisch überprüfen und abbauen können. Eine Videodemonstration dieses Vorgehens findet sich bei Müller-Engelmann und Dittmann (2017).

INFO 39 Der Kompass des Vertrauens: Einführung
Das Informationsblatt gibt Einblick in Schwierigkeiten, die viele Patienten mit PTBS haben, anderen zu vertrauen, und macht deutlich, welche Probleme damit verbunden sind. Anschließend wird erläutert, wie Denkfallen in diesem Bereich überwunden werden können. Vertrauen wird in diesem Zusammenhang als mehrdimensionales Konstrukt eingeführt. Der Kompass des Vertrauens ermöglicht schließlich eine Einschätzung der Vertrauenswürdigkeit anderer Menschen in unterschiedlichen Bereichen.

AB 71 Der Kompass des Vertrauens
Dieses Arbeitsblatt können Patienten nutzen, um einen Kompass des Vertrauens für Personen aus ihrem Umfeld zu erstellen. Dieser Kompass spiegelt die Erfahrungen wider, die sie mit diesen Personen gemacht haben und kann ihnen bei der Gestaltung von Beziehungen eine Orientierung geben.

Umgang mit traumabezogenen Gefühlen

Traumabezogene Gefühle spielen sowohl bei kognitiven als auch bei expositionsbasierten Ansätzen eine große Rolle. Zentral ist dabei die Unterscheidung zwischen primären und sekundären Gefühlen. Primäre Gefühle sind »natürliche« Gefühle, die eine angemessene Reaktion auf ein Ereignis darstellen (z. B. Angst und Hilflosigkeit), während sekundäre Gefühle (z. B. Schuld und Scham) erst im Nachhinein entstehen und in ihrer Art oder Intensität in den meisten Fällen nicht angemessen bzw. hilfreich sind (vgl. INFO 40 »Primäre und sekundäre Gefühle«). Kognitive Techniken haben in diesem Zusammenhang das Ziel, durch eine Veränderung dysfunktionaler traumabezogener Kognitionen sekundäre Gefühle zu reduzieren und die Bewältigung der zugrunde liegenden primären Gefühle zu ermöglichen. Auch in der Expositionsbehandlung geht es darum, die primären traumabezogenen Gefühle zu aktivieren und zuzulassen.

Neben allgemeinen Informationen zu traumabezogenen Gefühlen finden Sie im Folgenden Informations- und Arbeitsblätter zum Umgang mit folgenden spezifischen Gefühlen: Schuld, Scham, Ärger und Wut sowie Ekel.

INFO 40 Primäre und sekundäre Gefühle
Dieses Informationsblatt gibt zunächst eine allgemeine Einführung zum Thema *Gefühle* und unterscheidet anschließend zwischen primären und sekundären Gefühlen im Kontext von Traumafolgestörungen.

INFO 41 Das Gefühlsrad
Das Informationsblatt gibt mithilfe einer Grafik einen Überblick über die wichtigsten Gefühle im Kontext der PTBS.

AB 72 Den Gefühlen auf der Spur
Dieses Arbeitsblatt kann genutzt werden, um sich mit den Gefühlen in einer belastenden Situation auseinanderzusetzen und Strategien zur Veränderung entsprechender Gefühle zu erarbeiten.

INFO 42 Schuldgefühle und deren Bearbeitung
Dieses Informationsblatt verdeutlicht mithilfe eines Fallbeispiels, wie sich Schuldgefühle bei Patienten mit PTBS äußern können. Anschließend beschreibt es, wie sekundäre Schuldgefühle angelehnt an Ehlers (1999) und Kubany und Watson (2002) im Sokratischen Dialog bearbeitet werden können. Hierzu gehört die Konkretisierung der Selbstvorwürfe, das Herausarbeiten der Gründe für das Verhalten des Patienten und das Durchspielen alternativer Handlungsmöglichkeiten.

INFO 43 Täterstrategien in Zusammenhang mit der Entstehung von Schuld- und Schamgefühlen
Das Blatt informiert über Strategien, die häufig von Tätern eingesetzt werden, um einen Missbrauch oder andere Formen von Gewalt im sozialen Nahraum zu initiieren oder dessen Aufdeckung zu verhindern (Metzner, 2018). Darüber hinaus werden Reaktionen aus dem sozialen Umfeld sowie gesellschaftlich verankerte Annahmen beschrieben, die ebenfalls zu Schuldgefühlen führen bzw. diese verstärken können.

INFO 44 Typische Denkfehler bei Schuld
Hier wird angelehnt an Kubany und Raltson (1998) über typische Denkfehler informiert, die Schuldgefühlen bei PTBS-Patienten häufig zugrunde liegen. Die Kenntnis dieser Denkfehler ist hilfreich bei der Gestaltung des Sokratischen Dialogs zum Hinterfragen von Schuldgefühlen. Darüber hinaus finden sich auf diesem Informationsblatt Hinweise zur Funktion von Schuld.

INFO 45 Fragen zur Bearbeitung von Schuldgefühlen
Das Informationsblatt gibt orientiert an Ehlers (1999) einen Überblick über Fragen, die im Sokratischen Dialog genutzt werden können, um Schuldgefühle zu hinterfragen. Neben allgemeinen Fragen finden sich auch spezifische Fragen, die bei Opfern interpersoneller Gewalt eingesetzt werden können.

INFO 46 Schuldkreis: Anleitung für Therapeuten
Dieses Informationsblatt stellt die einzelnen Schritte bei der Erstellung eines individuellen Schuldkreises vor. Dieser kann als Einstieg in die Bearbeitung von Schuldgefühlen genutzt und mit dem Sokratischen Dialog kombiniert werden. Eine Videodemonstration dieses Vorgehens findet sich bei Müller-Engelmann und Dittmann (2017).

AB 73 Schuldkreis
Dieses Arbeitsblatt leitet Patienten an, einen individuellen Schuldkreis zu erstellen und bietet, falls der Patient sich selbst einen Teil der Schuld gibt, Raum, die damit verbundenen Selbstvorwürfe aufzuschreiben sowie die Ergebnisse der therapeutischen Auseinandersetzung mit diesen Vorwürfen festzuhalten.

AB 74 Plädoyer zur eigenen Verteidigung
Das Arbeitsblatt eignet sich für Patienten, die an dem Ereignis, das sie erlebt haben, objektiv betrachtet keine Schuld haben (z. B. bei sexuellem Missbrauch oder körperlicher Gewalt im Kindesalter). Mithilfe dieses Arbeitsblatts können sie ein Plädoyer gegen ihre vermeintliche Schuld und zu ihrer eigenen Verteidigung schreiben.

AB 75 Vor- und Nachteile des Festhaltens an der subjektiv empfundenen Schuld
Das Arbeitsblatt bietet eine Möglichkeit, mit Patienten, die sehr lange unbegründet an der eigenen Schuld an einem traumatischen Ereignis festhalten, den Vor- und Nachteilen des Schuldgefühls auf den Grund zu gehen, die Funktion der Schuld (Verhinderung von Gefühlen der Ohnmacht und Hilflosigkeit) zu erkennen und sich hierdurch langfristig von diesem Gefühl zu distanzieren. Das Schema kann auch gemeinsam am Flipchart erarbeitet werden.

AB 76 Vor- und Nachteile des Festhaltens an der Schuld: Beispiel
Dieses Arbeitsblatt bietet ein Beispiel: den Fall einer Patientin, die einen sexuellen Missbrauch in der Kindheit erlebt hat. Hierdurch erhalten Patienten Anregungen, die sie beim Ausfüllen des eigenen Arbeitsblatts berücksichtigen können.

INFO 47 Schamgefühle und deren Bearbeitung
Dieses Informationsblatt verdeutlicht zunächst, in welchen Kontexten Scham im Zusammenhang mit traumatischen Erlebnissen eine Rolle spielen kann. Anschließend werden therapeutische Techniken zur Reduktion von sekundären Schamgefühlen vorgestellt. Hierzu gehören sowohl Strategien auf der Ebene der therapeutischen Beziehung als auch die Veränderung der Körperhaltung und das Erstellen von Umfragen.

AB 77 Raus aus der Scham
Das Arbeitsblatt gibt Patienten, die ihr Schamgefühl reduzieren möchten, Anregungen, wie sie das tun können (z. B. über eine Veränderung der Körperhaltung oder indem sie ihren Gedanken eine neue Richtung geben).

AB 78 Eine Umfrage erstellen
Dieses Arbeitsblatt leitet Patienten dazu an, eine Umfrage zu erstellen, mit deren Hilfe sie der Scham zugrunde liegende Befürchtungen (z. B. von anderen für das, was sie erlebt haben, abgelehnt zu werden) überprüfen können.

INFO 48 Umgang mit Ärger und Wut
Dieses Informationsblatt verdeutlicht zunächst, in welchen Kontexten Gefühle von Wut und Ärger im Zusammenhang mit traumatischen Erlebnissen eine Rolle spielen können. Anschließend werden therapeutische Techniken zur Reduktion von sekundären Wutgefühlen vorgestellt. Hierzu gehören sowohl Techniken der Kontrolle von überschießendem Ärger, der zu aggressivem Verhalten führt, als auch Techniken der kognitiven Umstrukturierung sowie das Schreiben eines Briefs an den Täter.

AB 79 Strategien zur Kontrolle von Wut und Ärger
Mithilfe dieses Arbeitsblatts kann analysiert werden, in welchen Situationen es zu aggressivem Verhalten kommt und was individuelle Warnsignale hierfür sind. Darüber hinaus werden Strategien vermittelt, um einen Kontrollverlust zu verhindern.

AB 80 Brief an den Täter
Nach einem Abwägen der Vor- und Nachteile des Festhaltens an der Wut auf den Täter werden die Patienten instruiert, einen Brief an diesen zu schreiben, in dem sie ihre Gefühle dem Täter gegenüber zum Ausdruck bringen, um dann mit diesen abschließen zu können.

INFO 49 Umgang mit Ekel
Dieses Informationsblatt verdeutlicht zunächst, in welchen Kontexten primäre Ekelgefühle im Zusammenhang mit traumatischen Erlebnissen eine Rolle spielen können und wie generalisierte Ekelgefühle den Alltag erschweren können. Anschließend werden therapeutische Techniken zum Umgang mit starkem Ekel vorgestellt. Hierzu gehören Psychoedukation, das Diskriminationstraining und eine spezifische Intervention zur Reduktion des Gefühls des Beschmutztseins.

Vorbereitung der Exposition

Eine Expositionsbehandlung ist zwar sehr wirksam (Watts et al., 2013), aber nicht für jeden Patienten und zu jedem Zeitpunkt geeignet. Damit sie erfolgreich durchgeführt werden kann, bedarf es einer guten Vorbereitung. Hierzu gehört auch, dass der Patient sich bewusst für diese Behandlung entscheidet und sorgfältig die Vor- und Nachteile, die damit verbunden sind, abwägt (vgl. AB 81 »Vor- und Nachteile der Auseinandersetzung mit den Erinnerungen abwägen« und INFO 51 »Einen neuen Weg einschlagen«). Ein expositionsbasiertes Vorgehen ist für viele Patienten zunächst mit starken Ängsten verbunden. Deshalb sollten die diesen Ängsten zugrunde liegenden Befürchtungen im Rahmen der Vorbereitung der Exposition gemeinsam bearbeitet werden (Ehlers, 1999, INFO 52 »Bearbeitung von Befürchtungen im Hinblick auf die Auseinandersetzung mit dem Trauma« und AB 82 »Befürchtungen überprüfen«). Nicht zuletzt bedarf es einer guten Planung der anstehenden Expositionsphase und einer individuellen Vorbereitung durch den Patienten selbst, da diese in den meisten Fällen mit einer vorübergehenden Zunahme der Belastung verbunden ist. Hierzu gehört, dass er überlegt, in welchen anderen Lebensbereichen (z. B. berufliche Tätigkeit) er für Entlastung sorgen könnte und wie er den Tag nach einer belastenden Therapiesitzung gestalten möchte (vgl. AB 84 »Durch gute Planung für die Exposition gestärkt«). Im folgenden Unterkapitel findet sich darüber hinaus eine Liste von Bedingungen, die erfüllt sein sollten, bevor (vor allem mit komplex traumatisierten Patienten) mit einer Expositionsbehandlung begonnen werden kann (AB 85 »Bedingungen für den Start der Exposition«).

INFO 50 Kontraindikation für die Expositionsbehandlung
Das Informationsblatt beschreibt Bedingungen, die gegen den Beginn einer Expositionsbehandlung sprechen und erläutert, was die Therapeutin tun sollte, falls eine dieser Bedingungen erfüllt ist.

AB 81 Vor- und Nachteile der Auseinandersetzung mit den Erinnerungen abwägen
Basierend auf dem Störungsmodell und der Ableitung des Konfrontationsrationals ist es wichtig, dass der Patient sich vor der Expositionsbehandlung explizit für die Auseinandersetzung mit den Erinnerungen entscheidet. Als Vorbereitung können orientiert an der DBT (Bohus & Wolf-Arehult, 2013) zwei 4-Felder-Schemata erarbeitet werden: eins zu den Vor- und Nachteilen der Vermeidung und eins zu den Vor- und Nachteilen der Auseinandersetzung mit den Erinnerungen.

INFO 51 Einen neuen Weg einschlagen
Dieses Informationsblatt erläutert, wie schwierig es sein kann, den alten Weg der Vermeidung der Erinnerungen zu verlassen. Es leitet eine Übung an, die eine kreative Auseinandersetzung mit dem alten und dem neuen Weg ermöglicht.

INFO 52 Bearbeitung von Befürchtungen im Hinblick auf die Auseinandersetzung mit dem Trauma
Dieses Arbeitsblatt informiert über typische Befürchtungen von Patienten im Hinblick auf das Zulassen von traumabezogenen Erinnerungen. Es beschreibt, wie katastrophisierende Befürchtungen im Sokratischen Dialog verändert werden können und erläutert das therapeutische Vorgehen zum Umgang mit der Angst, wieder in frühere Problemverhaltensweisen zurückzufallen.

AB 82 Befürchtungen überprüfen
Das Arbeitsblatt bietet Patienten die Möglichkeit, sich mit ihren Befürchtungen in Bezug auf das Zulassen von Erinnerungen auseinanderzusetzen.

INFO 53 Vorbereitung der Exposition
Dieses Informationsblatt erläutert die konkreten Schritte der Vorbereitung und Planung der Expositionsphase. Voraussetzung ist, dass der Patient ausreichend stabil für eine Expositionsbehandlung ist und gemeinsam das Störungsmodell erarbeitet sowie das Behandlungsrational abgeleitet wurde.

AB 83 Paargespräch vor der Expositionsphase
Dieses Arbeitsblatt hilft dem Patienten, sich auf ein Paargespräch bzw. ein Gespräch mit einer anderen Vertrauensperson vor Beginn der Expositionsphase vorzubereiten. Das Gespräch sollte gemeinsam mit der Therapeutin geführt werden. Es verfolgt folgende Ziele: Information der Partnerin über das Behandlungsrational, Vorbereitung der Partnerin auf die initiale Verschlechterung in der Expositionsphase und Bitte um ihre Unterstützung für diese schwierige Phase.

AB 84 Durch gute Planung für die Exposition gestärkt
Das Arbeitsblatt unterstützt Patienten dabei, sich auf die Zunahme der Belastung während der Expositionsphase vorzubereiten. Es adressiert Möglichkeiten der Entlastung in anderen Lebensbereichen sowie die Planung der Zeit direkt nach der Exposition und des weiteren Tagesverlaufs.

AB 85 Bedingungen für den Start der Exposition
Diese Checkliste beinhaltet Bedingungen, die erfüllt sein sollten, bevor eine Expositionsbehandlung begonnen wird. Die Liste kann von Beginn der Therapie an transparent mit dem Patienten besprochen

werden. Sie orientiert sich an der Dialektisch-behavioralen Therapie der PTBS (DBT-PTSD, Bohus et al., 2011; Bohus et al., 2020; Steil et al., 2015b). Ihre Anwendung empfiehlt sich besonders für komplex traumatisierte Patienten mit starken Problemverhaltensweisen, kann aber auch bei anderen Patientengruppen eingesetzt werden.

Durchführung der Exposition

Eine Expositionsbehandlung kann auf unterschiedliche Art und Weise durchgeführt werden. Sie kann mit einem Traumabericht, in dem der Patient das belastendste Ereignis in einem schriftlichen Bericht schildert, starten oder diesen, wie in ursprünglichen Version der CPT (Resick et al., 2016) vorgesehen, als alleiniges konfrontationsbasiertes Element nutzen. Eine weitere Technik ist das imaginative Nacherleben (Ehlers, 1999), währenddessen der Patient in der Therapiesitzung gebeten wird, das Trauma vor seinem inneren Auge noch einmal ablaufen zu lassen und dabei seine Gedanken und Gefühle zu benennen und nachzuerleben. Hierbei sollen die primären Gefühle aktiviert und zugelassen werden. Damit die Behandlung wirken kann, ist es zentral, dass der Patient sich zu Hause weiter mit seinen Erinnerungen auseinandersetzt. Hierbei kann er sowohl über das traumatische Ereignis schreiben (Traumabericht), sich eine während des imaginativen Nacherlebens entstandene Audioaufnahme der Sitzung anhören oder das Trauma zu Hause selbstständig neu imaginieren. Neben der allgemeinen Darstellung des Vorgehens im Rahmen der Expositionsbehandlung thematisieren die Materialien dieses Abschnitts Besonderheiten bei der expositionsbasierten Behandlung von Patienten mit komplexer PTBS und den Umgang mit schwierigen Situationen. Abschließend wird die Exposition in vivo vorgestellt, die dem imaginativen Nacherleben in der Regel nachgeordnet ist – es sei denn, massive Einschränkungen im Alltag erfordern diese für bestimmte Situationen vorzuziehen.

INFO 54 Instruktionen zur therapeutischen Arbeit mit dem Traumabericht
Das Informationsblatt erläutert die konkreten Schritte der Arbeit mit dem Traumabericht, der sowohl als alleiniges Expositionselement genutzt werden kann als auch dem imaginativen Nacherleben vorangestellt werden kann.

AB 86 Traumabericht
Dieses Arbeitsblatt orientiert sich an der Cognitive Processing Therapy (CPT, Resick et al., 2016) und gibt dem Patienten eine Anleitung zum Schreiben des Traumaberichts.

INFO 55 Das imaginative Nacherleben
Das Informationsblatt beschreibt die Rollen der Therapeutin und des Patienten beim imaginativen Nacherleben nach Ehlers (1999) und gibt allgemeine Hinweise für Therapeutinnen zur Durchführung des imaginativen Nacherlebens.

INFO 56 Instruktionen für das imaginative Nacherleben
Hier finden Sie einen Text zur Einleitung des imaginativen Nacherlebens (orientiert an Ehlers, 1999), Beispielfragen zum Beobachten des Gefühls während des Nacherlebens (orientiert an der DBT, Bohus & Wolf-Arehult, 2013) sowie Tipps zum Umgang mit starker Belastung während der Exposition.

INFO 57 Protokoll zum Nachbesprechen der Exposition
Das Informationsblatt orientiert sich an der Kognitiven Therapie nach Ehlers (1999) und gibt Therapeutinnen Hinweise zum Nachbesprechen des imaginativen Nacherlebens in der Therapiesitzung und zur sich anschließenden Planung der Expositionshausaufgaben.

INFO 58 Expositionsaufgabe: Anleitung
Das Informationsblatt gibt Patienten eine Einführung in die Expositionsaufgaben zwischen den Therapiesitzungen und beschreibt, wie diese durchgeführt werden sollten.

AB 87 Expositionsprotokoll
Mithilfe dieses Protokolls werden die Patienten gebeten, die Expositionshausaufgabe zu dokumentieren. Es kann bei verschiedenen Formen der Exposition zwischen den Sitzungen eingesetzt werden: beim Lesen des Traumaberichts, beim Hören der Audioaufzeichnung des imaginativen Nacherlebens und beim selbstständigen erneuten Imaginieren des Traumas zu Hause. Das Protokoll wird zu Beginn der nächsten Sitzung besprochen und gibt unter anderem Hinweise auf dysfunktionale traumabezogene Bewertungen.

INFO 59 Exposition bei komplexer PTBS
Das Informationsblatt gibt einen Überblick über therapeutische Strategien, die es ermöglichen, während der Exposition eine Balance zwischen der Aktivierung des Traumanetzwerks und der Aufrechterhaltung des Gegenwartsbezugs herzustellen. Diese Strategien stammen aus der DBT-PTSD (Bohus et al., 2013; Bohus et al., 2020; Steil et al., 2018), die speziell für Patientinnen mit komplexer PTBS entwickelt wurde. Sie eignen sich aber auch für andere Patientengruppen.

INFO 60 Umgang mit schwierigen Situationen während der Exposition
Das Informationsblatt beschreibt schwierige Situationen, die während der Expositionsphase auftreten können, und macht Vorschläge für den therapeutischen Umgang mit ihnen.

INFO 61 Die Belastung nimmt nicht ab. Was kann ich tun?
Dieses Informationsblatt erläutert mögliche Ursachen einer ausbleibenden Abnahme der Belastung im Verlauf der Exposition und stellt therapeutische Strategien vor, wie den entsprechenden Schwierigkeiten entgegengewirkt werden kann.

INFO 62 Exposition in vivo
Das Informationsblatt beschreibt das therapeutische Vorgehen während der Exposition in vivo und gibt Beispiele für mögliche Übungen.

AB 88 Meidungsliste
Hier können Patienten Dinge, Orte und Situationen, die sie im Zusammenhang mit dem Trauma meiden, eintragen und die Stärke der Angst einschätzen, die mit der Konfrontation mit diesen Situationen verbunden ist. Darüber hinaus wird unterschieden zwischen einer objektiv betrachtet sinnvollen Gefahreneinschätzung und übertrieben starker, von der traumatischen Erfahrung beeinflusster Angst.

INFO 63 Hinweise zur Durchführung der Exposition in vivo
Das Informationsblatt gibt Patienten Informationen darüber, was bei Expositionsübungen in vivo zu beachten ist und welche Strategien dabei helfen können, in den Situationen zu bleiben.

AB 89 Protokollierung der Exposition in vivo
Mithilfe dieses Arbeitsblatts können Patienten In-vivo-Expositionsübungen planen und anschließend sowohl ihre Belastung während der Übung als auch die neu gewonnenen Erkenntnisse dokumentieren.

Diskriminationstraining

Das Diskriminationstraining ist eine Technik, die den Patienten dabei unterstützt, zwischen dem damaligen Erleben während des Traumas und der heutigen Situation zu unterscheiden. Es stammt aus der Kognitiven Therapie nach Ehlers (1999) und ermöglicht dem Patienten, durch die traumatische Erfahrung entstandene Reiz-Reaktions-Verbindungen (z. B. löst der Geruch von Alkohol Angst aus, weil der Täter getrunken hatte) zu unterbrechen, wenn diese in der Gegenwart mit einer starken Belastung verbunden sind.

INFO 64 Diskriminationstraining: Einführung
Auf diesem Informationsblatt finden Therapeutinnen eine Erklärung des Diskriminationstrainings, das die Exposition in vivo und die Konfrontation mit Triggern begleiten kann. Das Diskriminations-

training beinhaltet die Anleitung, eine bewusste Unterscheidung der heutigen Auftretensbedingungen eines Reizes und denen während des Traumas vorzunehmen. Die Intervention wird anhand eines Beispiels verdeutlicht.

INFO 65 Diskriminationstraining: Auswahl an Fragen
Das Informationsblatt bietet eine Auflistung möglicher Fragen, die eine Diskrimination zwischen den heutigen Auftretensbedingungen eines Reizes und denen während des Traumas erleichtern.

AB 90 Hilfreicher Umgang mit Auslösereizen – Unterschiede benennen
Hier findet sich ein Protokoll mit Fragen zum Diskriminationstraining für Patientinnen, wobei die Fragen auf die Unterscheidung der heutigen Auftretensbedingungen eines Reizes und denen während des Traumas fokussieren. Dieses Arbeitsblatt kann eingesetzt werden, wenn das Diskriminationstraining vorher im therapeutischen Gespräch eingeübt und erfolgreich angewandt wurde. Ferner können Patient und Therapeutin es in der Sitzung als Leitfaden nutzen.

AB 91 Gegenüberstellung damals und heute
Die Erkenntnisse des Diskriminationstrainings – die benannten Unterschiede – können mithilfe einer Gegenüberstellung in einer Tabelle verdeutlicht werden. Die Tabelle erleichtert auch die Erstellung von Merkkarten für zuhause und unterwegs. Ein Beispiel für eine Merkkarte findet sich auf INFO 64.

Imagery Rescripting

Im Rahmen der Traumatherapie gilt eine Konfrontationstherapie gegenüber einer ausschließlich stabilisierenden Arbeit als überlegen. Traumafokussierte Therapietechniken unterscheiden sich bezüglich der Dauer und Intensität der imaginativen Konfrontation traumatischer Erinnerungen. Es wird diskutiert, ob es notwendig ist, den »Hotspot« in die Traumaexposition miteinzubeziehen oder ob es ausreicht, die Erinnerung bei ausreichender emotionaler Aktivierung unmittelbar vor Erreichen des Hotspots zu unterbrechen und hilfreich einzuschreiten (Niemeyer et al., 2019). Ein Ergebnis der Grundlagenforschung legt dabei nahe, dass zumindest eine ausreichende Aktivierung des emotionalen Gedächtnisses notwendig ist (Kindt, 2009; zitiert nach Arntz, 2012), um eine Veränderung der mit der Erinnerung verbundenen Emotionen und Bedeutungen zu bewirken.

Mit den folgenden Informations- und Arbeitsblättern wird das Imagery Rescripting (ImRs) nach Arnoud Arntz (Artnz & Weertmann, 1999; Arntz & van Genderen, 2010; Arntz, 2015) als Traumakonfrontationstechnik vorgestellt. Den Begriff *Imagery Rescripting* kann man als als Metapher auf eine Filmproduktion vestehen, die bedeutet, dass das »Drehbuch« der Situation umgeschrieben wird.

Die Technik stammt aus der Schematherapie und hat sich auch unabhängig davon in der Behandlung der PTBS als wirksam erwiesen (Young et al., 2005; Arntz et al., 2007). Da die Konfrontation des Hotspots kein notwendiges Element des ImRs ist, erlaubt es eine gute Ausbalancierung von emotionaler Aktivierung und Kontrollierbarkeit, was zu einer hohen Akzeptanz bei Therapeutinnen und Patienten beiträgt (Faßbinder, 2015). Es bietet sich daher gut zur Behandlung komplexer oder mehrfacher Traumatisierungen mit Beginn im Kindes- und Jugendalter an, insbesondere auch bei belastenden interpersonellen Erfahrungen. In einer Vergleichsstudie mit EMDR zeigte sich das ImRs als ebenso gut wirksam (Boterhoven et al., 2020), auch Symptome wie Depressivität, Dissoziationen, traumabezogene Kognitionen und die Intensität traumabezogener Emotionen (Wut, Scham und Schuld) nahmen dabei deutlich ab.

INFO 66 Imagery Rescricpting – Grundlagen
Auf diesem Informationsblatt wird das Imagery Rescripting nach Arntz (Arntz, 2015; Arntz & Weertmann, 1999; Arntz et al., 2011) kompakt für Therapeutinnen beschrieben. Relevante Aspekte wie Dauer, Setting oder der Erhalt der emotionalen Balance werden aufgeführt. Eine Videodemonstration dieses Vorgehens findet sich zudem bei Müller-Engelmann und Dittmann (2017).

INFO 67 Phasen des Imagery Rescripting
Im traumatherapeutischen Kontext ist das dreiphasige Vorgehen des Imagery Rescripting (ImRs) von zentraler Bedeutung. Auf diesem Informationsblatt werden die verschiedenen Teile und Phasen des ImRs mithilfe einer Tabelle verdeutlicht und die wichtigsten Aspekte beschrieben.

INFO 68 Imagery Rescripting: Veranschaulichung anhand eines Fallbeispiels
Auf diesem Informationsblatt wird das Vorgehen des dreiphasigen Imagery Rescripting mithilfe eines Fallbeispiels konkret veranschaulicht.

INFO 69 Mögliche Probleme und Lösungsansätze bei der Durchführung von Imagery Rescripting
Hier werden verschiedene Fallstricke beim Imagery Rescripting (z. B. Vermeidung, Loyalitätskonflikte oder Rachefantasien) erläutert und mögliche Lösungen vorgestellt.

AB 92 Anleitung zur Psychoedukation: Wie verläuft eine Behandlung mit Imagery Rescripting?
Mithilfe dieses Arbeitsblatts (nach Arntz, 2015) kann die Psychoedukation zum Imagery Rescripting individualisiert vorbereitet und durchgeführt werden.

INFO 70 Imagery Rescripting: Umgang mit traumatischen Erlebnissen
Das Arbeitsblatt kann dem Patienten nach der Psychoedukation zum Imagery Rescripting als Nachbereitung ausgehändigt werden, um ihn über die wichtigsten Aspekte noch einmal schriftlich zu informieren.

INFO 71 Imagery Rescripting – Kurzanleitung
Dieses Informationsblatt ist eine kurzgefasste Version zum Ablauf des Imagery Rescripting. Es dient zur Vorbereitung und Orientierung in der Therapiestunde und enthält die wichtigsten Stichpunkte zum gestuften/zweiteiligen Vorgehen mit zwei und anschließend drei Phasen, welches sich im traumatherapeutischen Kontext bewährt hat.

AB 93 Mein Imagery-Rescripting-Tagebuch
Mithilfe dieses Arbeitsblatts können Patienten den Verlauf des Imagery Rescripting dokumentieren und wichtige Erkenntnisse und Erfahrungen festhalten. Der Fokus wird dabei auf die stärkenden Erfahrungen gelenkt, welche durch einen Memo-Satz oder ein Symbol festgehalten bzw. versinnbildlicht werden können.

AB 94 Imagery Rescripting: Erhebungsbogen zum Verlauf
Dieses Arbeitsblatt dient dazu, den bisherigen Verlauf des Imagery Rescripting (bezogen auf die vergangene Sitzung) zu reflektieren und seine Wirkung zu evaluieren. Dazu können weitere behandlungsrelevante Informationen vom Patienten erhoben werden.

Albtraumbehandlung

In den folgenden Materialien wird die Albtraumbehandlung nach Krakow und Zadra (2006) und Thünker und Pietrowsky (2011) erläutert. Hierbei handelt es sich um eine imaginative Technik, in deren Rahmen der Patient angeleitet wird, belastende Albträume umzuschreiben. Die Albtraumbehandlung kann sich dem imaginativen Nacherleben anschließen, wenn weiterhin belastende Albträume bestehen, sie kann aber auch schon zu einem früheren Zeitpunkt der Therapie eingesetzt werden, wenn die Belastung durch Albträume sehr groß ist. Da es sich um eine kurze Intervention handelt, bei der in den meisten Fällen schnelle Effekte erzielt werden können, kann diese, wenn sie bereits in einer frühen Phase der Therapie eingesetzt wird, genutzt werden, um die Motivation des Patienten für die sich anschließende weitere traumafokussierte Arbeit zu stärken.

INFO 72 Imaginatives Umschreiben von Albträumen – eine therapeutische Anleitung
Dieses Informationsblatt gibt eine kurze Einführung in die Albtraumbehandlung und erläutert das Vorgehen im Rahmen der Imagery Rehearsal Therapy nach Krakow und Zadra (2006) und Thünker und Pietrowsky (2011).

INFO 73 Albtraumbehandlung mit Imagery Rehearsal Therapy (IRT)
Dieses Informationsblatt informiert Patienten über die Hintergründe und das Vorgehen im Rahmen der Albtraumbehandlung mit imaginativen Techniken wie in der Imagery Rehearsal Therapy.

AB 95 Traumtagebuch zur Begleitung der Albtraumbehandlung
Dieses Arbeitsblatt dient der Selbstbeobachtung der Häufigkeit und des Inhalts der Albträume zur Erhebung des Ist-Zustands. Es bietet außerdem die Möglichkeit, Veränderungen in Häufigkeit und Inhalt der Albträume zu protokollieren.

AB 96 Fantasiereise Bach – Anleitung für eine Imaginationsübung zur Vorstellung eines positiven Bilds
Für das Erlernen und Festigen der Imaginationsfertigkeiten können Anleitungen zu positiven Vorstellungsbildern (z. B. Fantasiereisen) genutzt werden. Die Komplexität wird nach den Bedürfnissen des Patienten variiert. Bei Thünker und Pietrowsky (2011) finden sich zusätzliche Beispiele für Fantasiereisen, z. B. mit den Themen »Strand« oder »Im Straßencafe«. Wichtig ist, dass der Patient sich bei den Übungen wohlfühlt und einen Eindruck davon bekommt, welche Sinnesmodalitäten seine Vorstellung am meisten unterstützen. Zu dieser Übung ist eine Audiodatei im Online-Arbeitsmaterial verfügbar.

AB 97 Albtraumbeschreibung
Hier wird der Patient aufgefordert, den Inhalt seines Albtraums in Grundzügen zu skizzieren. Diese Beschreibung dient nicht der Exposition, sondern ist die Grundlage für die Veränderung des Trauminhalts. Dieses Protokoll kann als Stütze für das therapeutische Gespräch über den Inhalt und den Ablauf des Albtraums genutzt werden.

AB 98 Einen Albtraum umschreiben: das Drehbuch verändern
Das Arbeitsblatt bietet eine Anleitung für den Patienten zur Neugestaltung des Traums nach seinen Wünschen und Bedürfnissen.

AB 99 Anleitung zur Imaginationsübung für die Vorstellung des veränderten Traums
Dieses Arbeitsblatt enthält eine Anleitung zur Imaginationsübung für die Vorstellung des veränderten Trauminhalts mit anschließender Reflexion zur Wirksamkeit der neuen Variante des Traums.

AB 65 Die Ursachen und Auswirkungen des Traumas

P

Bitte schreiben Sie mindestens eine Seite darüber, warum das für Sie schlimmste Ereignis Ihrer Ansicht nach eingetreten ist. Sie brauchen an dieser Stelle keine Einzelheiten über das traumatische Ereignis als solches aufzuschreiben. Schreiben Sie vielmehr darüber, was Sie über die **Ursachen des traumatischen Ereignisses** denken, also wie es dazu kam und wer dafür verantwortlich ist.

Schreiben Sie weiterhin darüber, welche Auswirkungen das traumatische Ereignis auf Ihr Leben hatte: Wie haben sich Ihre Überzeugungen über sich selbst, andere Menschen und die Welt verändert?

Gehen Sie dabei auf die folgenden Bereiche ein:

- **Sicherheit**: Wie denken Sie heute über Sicherheit? Wie sicher fühlen Sie sich?
- **Vertrauen**: Wie denken Sie heute über Vertrauen? Wie gut können Sie anderen Menschen vertrauen? Trauen Sie Ihrem eigenen Urteilsvermögen?
- **Kontrolle**: Wie denken Sie heute über Kontrolle? Wie gut können Sie Kontrolle abgeben? Haben Sie den Eindruck, Dinge beeinflussen zu können? Haben Sie einen Einfluss darauf, was mit Ihnen passiert und wie es Ihnen geht?
- **Wertschätzung**: Wie denken Sie über sich und andere Menschen? Für wie wertvoll halten Sie sich selbst und was denken Sie über den Wert anderer Menschen?
- **Zwischenmenschliche Nähe**: Wie denken Sie über Nähe? Wie gut können Sie anderen Menschen nahe sein? Haben Sie das Gefühl, sich selbst nahe sein zu können? Können Sie alleine sein, ohne sich dabei einsam oder leer zu fühlen?

Wichtig

Schreiben Sie bitte mit der Hand und bringen Sie den Text zur nächsten Therapiesitzung mit.

INFO 36 Was sind Denkfallen? P T

Denkfallen sind Gedanken, die Sie im Zusammenhang mit dem Trauma, das Sie erlebt haben, belasten und Sie daran hindern, das traumatische Ereignis bzw. die traumatischen Ereignisse zu verarbeiten. Es handelt sich dabei einerseits um Gedanken darüber, wie bzw. warum es zu dem traumatischen Ereignis gekommen ist. Andererseits können Denkfallen aber auch negative Gedanken über Sie selbst, andere und die Welt sein, die durch das traumatische Erlebnis entstanden sind. Sollten Sie schon früher negative Erfahrungen gemacht haben, kann es auch sein, dass das traumatische Ereignis damit zusammenhängende belastende Annahmen verstärkt hat.

Woran können Sie Denkfallen erkennen?

- Diese Gedanken sind meist nicht ganz zutreffend, da sich häufig Argumente/Beweise dagegen finden lassen.
- Diese Gedanken beinhalten meist extreme oder übertriebene Formulierungen, wie beispielsweise »nie« oder »immer«.
- Diese Gedanken bestehen häufig aus Wenn-dann-Aussagen, zum Beispiel: »Wenn ich jemandem vertraue, dann werde ich wieder verletzt.«

Hier finden Sie Beispiele für Denkfallen bezüglich der Ursachen des Traumas:

- Ich bin schuld an der Vergewaltigung, weil ich nicht um Hilfe gerufen habe.
- Ich hätte merken müssen, dass etwas nicht stimmt.
- Ich bin schuld daran, dass mein Bruder misshandelt wurde, ich hätte ihn beschützen müssen.
- Meine Mutter trifft die alleinige Schuld daran, dass mein Onkel mich missbraucht hat, sie wusste davon und hat nichts getan.

Hier finden Sie Beispiele für Denkfallen, die sich auf Sie selbst, andere Menschen und die Welt beziehen:

- Ich kann niemandem mehr vertrauen.
- Wenn mir jemand nahekommt, werde ich wieder verletzt.
- Wenn andere erfahren, was mir passiert ist, werden sie mich ablehnen.
- Ich kann meine Zukunft nicht beeinflussen.
- Ich habe nicht verdient, dass es mir gut geht.
- Ich habe keine Chance mehr auf ein normales Leben.
- Wenn ich meine Traurigkeit zulasse, wird sie mich überwältigen.

Was sind keine Denkfallen?

- **Tatsachen**: Sätze wie »Ich bin als Kind missbraucht worden« oder »Ich habe gesehen, wie jemand erschossen wurde« sind keine Denkfallen, sondern Tatsachen. Die meisten Denkfallen beziehen sich im Gegensatz dazu auf das, was Sie über diese Ereignisse denken und wie Sie diese Ereignisse und die damit verbundenen Umstände bewerten.
- **Gefühle:** Sätze wie »Wenn ich nachts alleine bin, habe ich Angst« oder »Ich fühle mich schuldig«, also Gefühlsbeschreibungen, sind keine Denkfallen. Finden Sie stattdessen heraus, welche Gedanken zu diesen Gefühlen führen, zum Beispiel »Wenn ich alleine bin, wird es wieder passieren« oder »Ich bin schuld, weil ich mich nicht gewehrt habe«.
- **Fragen:** Fragen wie »Wie wird mein Leben weitergehen?« oder »Werde ich jemals wieder jemandem vertrauen können?« sind keine Denkfallen. Denkfallen beziehen sich im Gegensatz dazu meist darauf, wie Sie diese Fragen im ungünstigsten Fall beantworten würden. Zum Beispiel: »Mein Leben ist ruiniert, ich habe keine Zukunft mehr« oder »Ich werde für immer allein sein«.

AB 66 Merkzettel für Denkfallen

P

Auf dieser Seite können Sie Gedanken festhalten, die Sie im Zusammenhang mit dem traumatischen Ereignis belasten. Denkfallen sind Gedanken, die Sie daran hindern, das Ereignis bzw. die Ereignisse zu verarbeiten und mit denen Sie sich deshalb in der Therapie auseinandersetzen sollten. Viele davon finden Sie in Ihrem Bericht über die Ursachen und Auswirkungen des Traumas.

Dieser Merkzettel kann Ihnen als Erinnerungshilfe dienen. Hier können Sie Gedanken aufschreiben, mit denen Sie sich zu einem späteren Zeitpunkt genauer beschäftigen möchten.

....

....

....

....

....

....

....

....

....

....

....

....

....

....

....

....

....

....

....

Den Denkfallen auf der Spur: ABC-Blatt

Bitte nutzen Sie dieses Arbeitsblatt, um sich mit Ihren Gedanken in Bezug auf das traumatische Ereignis bzw. die traumatischen Ereignisse oder andere belastende Ereignisse auseinanderzusetzen.

Auslösendes Ereignis (A)	**Überzeugung/Denkfalle (B)**	**Konsequenz (C)**
»Was ist passiert?«	»Was haben Sie gedacht?«	»Was haben Sie gefühlt oder getan?«

Sind Ihre Gedanken in B realistisch bzw. hilfreich?

....

....

Was könnten Sie stattdessen denken bzw. zu sich sagen?

....

....

Denkfallen lassen sich sehr gut im Sokratischen Dialog hinterfragen. Konkret ist Ihre Aufgabe als Therapeutin dabei, dem Patienten Fragen zu stellen, die ihn dabei unterstützen, seine dysfunktionalen Überzeugungen zu reflektieren und dadurch Schritt für Schritt zu verändern. Hierbei geht es nicht darum, den Patienten zu überzeugen, sondern das relevante Wissen gemeinsam zu entwickeln. Der Sokratische Dialog sollte dabei nicht den Eindruck einer einseitigen Befragung vermitteln, sondern eher einer gemeinsamen Suche nach alternativen Perspektiven entsprechen.

Wichtig

Zu beachten ist, dass Denkfallen in Bezug auf die *Ursachen* des Traumas vor solchen, die sich auf den Patienten selbst, andere Menschen und die Welt beziehen, bearbeitet werden sollten.

Die folgenden Fragen können Sie nutzen, um den Sokratischen Dialog zu gestalten. Wichtig ist, dass Sie die Fragen auswählen, die zu der jeweiligen Überzeugung Ihres Patienten passen und diese in der Formulierung jeweils individuell anpassen.

Einige Fragen überschneiden sich inhaltlich, was eine tiefergehende Verarbeitung fördern kann. Gleichzeitig sollten Sie jedoch die individuelle Motivationslage Ihres Patienten berücksichtigen und darauf achten, dass Fragen nicht als redundant erlebt werden, was vor allem dann passieren kann, wenn der Patient sich bereits gut von seiner Überzeugung distanzieren kann.

- **Was spricht für diese Überzeugung? Was dagegen?**
  Sammeln Sie bitte alle Belege/Beweise für und gegen die Überzeugung. Bitte beachten Sie dabei, dass wirkliche Beweise nur Fakten sein können, die auch einer objektiven Überprüfung standhalten würden. Viele Betroffene überschätzen beispielsweise ihre Möglichkeiten, sich als Kind gegen sexuelle Übergriffe zur Wehr zu setzen, und machen sich deshalb Vorwürfe. Argumente gegen diese Denkfallen können sich aus dem damaligen Entwicklungsstand des Kindes oder den psychophysiologischen Vorgängen in traumatischen Situationen (z. B. peritraumatische Dissoziation) ergeben.
- **Beruht Ihre Denkfalle auf Denkgewohnheiten oder Tatsachen?**
  Finden Sie gemeinsam heraus, ob es Gründe gibt, die für die Annahme sprechen, oder ob der Patient nur schon lange gewohnt ist, so zu denken. Dies kann vor allem dann der Fall sein, wenn das Trauma schon lange zurückliegt und die Überzeugung deshalb schon lange besteht.
- **Beruht Ihre Denkfalle eher auf Gefühlen als auf Tatsachen?**
  Diese Frage zielt darauf ab, dass nicht alle Überzeugungen, die sich wahr anfühlen, auch stimmen müssen. So kann z. B. das Gefühl, schuld an dem traumatischen Ereignis zu sein, sehr stark sein, ohne dass den Patienten objektiv betrachtet Schuld an dem traumatischen Ereignis trifft. Auch die Angst vor zukünftigen Gefahren kann nach einem traumatischen Ereignis deutlich größer sein als die objektive Gefahr.
- **Berücksichtigen Sie evtl. nicht alle Dinge, die eine Rolle gespielt haben? Lassen Sie einen wichtigen Aspekt aus? Oder berücksichtigen Sie hauptsächlich Dinge, die eine untergeordnete Rolle gespielt haben?**
  Gehen Sie der Frage nach, ob der Patient im Hinblick auf seine Annahmen über die Ursachen des Ereignisses alle relevanten Fakten berücksichtigt. So kann es zum Beispiel sein, dass er nur daran denkt, dass er sich nicht gewehrt hat, aber völlig außer Acht lässt, dass der Täter eine Waffe hatte und gedroht hat, ihn umzubringen.

Tipp

Für die Beantwortung der Frage nach der Berücksichtigung der Dinge, die eine Rolle gespielt haben, ist es hilfreich, den mit der jeweiligen Überzeugung zusammenhängenden Kontext des traumatischen Ereignisses genau zu explorieren.

- **Ist Ihre Informationsquelle glaubwürdig? Wann hat sich diese Überzeugung entwickelt? Wie alt waren Sie, als diese Annahme entstanden ist? Kann man der Aussage des Täters bzw. anderer involvierter Personen glauben?**
  Überzeugungen, die das traumatische Ereignis betreffen, sind häufig in einer Situation entstanden, in der der Patient in einem emotionalen Ausnahmezustand war. Bei traumatischen Ereignissen in der Kindheit kommt hinzu, dass die Überzeugungen, die damals entwickelt wurden, auf kindlichen Einschätzungen beruhen und zu einer Zeit entstanden sind, zu der die kognitive Entwicklung noch nicht abgeschlossen war und das Kind abhängig von seinem sozialen Umfeld und dessen Einflüssen war. Trotzdem wird an solchen Überzeugungen häufig über Jahre festgehalten. Hierzu gehören beispielsweise Überzeugungen, die auf magischem kindlichen Denken basieren, wie die Idee, anderen Menschen durch negative Gedanken Schaden zufügen zu können.
  Denkfallen können auch durch Aussagen des Täters entstehen. Dieser ist jedoch nie eine gute Informationsquelle, da er in der Regel egoistische Motive verfolgt, wenn er dem Kind z. B. einredet, selbst schuld an dem Missbrauch zu sein, damit es anderen nicht davon erzählt.

- **Woher wissen Sie, was passieren wird? Ist das, was Sie befürchten, bisher eingetreten? Warum nicht? Verwechseln Sie eine geringe Wahrscheinlichkeit mit einer hohen Wahrscheinlichkeit?**
  Diese Fragen können zum Hinterfragen negativer Überzeugungen in Bezug auf die Zukunft eingesetzt werden. Hierzu gehört zum Beispiel die Idee, dass weitere Katastrophen eintreten werden. Häufig wird dabei die Wahrscheinlichkeit des Eintritts weiterer negativer Ereignisse stark überschätzt.

- **Falls Ausdrücke verwendet werden, die extrem oder übertrieben sind (z. B. »immer«, »nie« und »jedes Mal«): Fallen Ihnen Ausnahmen ein? Haben Sie das schon mal anders erlebt?**
  Im Hinblick auf solche extremen Aussagen ist zu beachten, dass sie sich als falsch erweisen, sobald sich eine Ausnahme oder ein Gegenbeispiel finden lässt. Ein Beispiel für eine konkrete Formulierung der Frage ist: »Sie sagen, dass Sie nie Glück haben, fällt Ihnen eine Situation ein, in der Ihnen schon mal etwas Gutes passiert ist?« oder »Sie sagen, man kann Männern nicht vertrauen, fällt Ihnen eine Ausnahme ein?«.

- **Was könnte eine alternative Sichtweise sein? Was würde jemand anderes darüber denken? Was würde eine Ihnen wohlgesonnene Person, z. B. eine Freundin, darüber denken? Gibt es andere Quellen, z. B. politische Parteien, Forscher, die eine alternative Sichtweise dazu vertreten? Gibt es Indizien dafür, dass diese alternative Sichtweise zutreffen könnte?**
  Diese Fragen zielen darauf ab, neue alternative Sichtweisen zu entwickeln und im Hinblick auf ihren Wahrheitsgehalt zu überprüfen.

Auf diesem Arbeitsblatt finden Sie Fragen, die Ihnen dabei helfen können, Ihre Denkfallen in Bezug auf das Trauma, das Sie erlebt haben, zu hinterfragen.

Bitte beantworten Sie so viele Fragen wie möglich für die Denkfalle, die Sie hinterfragen möchten. Beachten Sie dabei, dass nicht alle Fragen zu jeder Denkfalle passen.

Belastender Gedanke / Denkfalle:

....

Wie überzeugt sind Sie, dass dieser Gedanke zutrifft? (0–100 %)

....

Welche Gefühle sind damit verbunden? Bitte schätzen Sie auch die Stärke der Gefühle ein. (0–100 %)

....

Was spricht dafür, dass Ihre Überzeugung zutrifft?

(1) ....

(2) ....

(3) ....

Was spricht dagegen, dass Ihre Überzeugung zutrifft?

(1) ....

(2) ....

(3) ....

Sollte sich Ihre Überzeugung auf die Ursachen des Ereignisses beziehen, beantworten Sie bitte die folgenden beiden Fragen:

Wie ging es Ihnen in der Situation? Wie haben Sie die Situation damals wahrgenommen?

....

....

Haben Dinge eine Rolle gespielt, die Sie bisher noch nicht oder zu wenig berücksichtigen?

....

....

Sollte sich Ihre Überzeugung auf die Zukunft beziehen, beantworten Sie bitte die folgenden beiden Fragen:

Woher wissen Sie, was passieren wird?

....

Für wie hoch halten Sie die Wahrscheinlichkeit, dass das, was Sie befürchten, eintritt? Verwechseln Sie dabei eine geringe Wahrscheinlichkeit mit einer hohen Wahrscheinlichkeit? Wie würde das jemand einschätzen, der das Ereignis nicht erlebt hat?

....

Handelt es sich um einen Gedanken, der extrem oder übertrieben ist? Falls ja, fallen Ihnen Ausnahmen ein?

....

Was könnte eine alternative Sichtweise sein? Was würde jemand anderes darüber denken?

....

....

Gibt es Indizien dafür, dass diese alternative Sichtweise zutreffen könnte? Falls ja, welche?

....

....

Wie überzeugt sind Sie, dass dieser alternative Gedanke zutrifft? (0–100 %)

....

Wie überzeugt sind Sie jetzt noch von Ihrem ursprünglichen Gedanken?

....

Wie fühlen Sie sich jetzt? Bitte schätzen Sie auch die Stärke der Gefühle ein (0–100 %)

....

....

Belastender Gedanke / Denkfalle:

Ich bin selbst schuld, dass ich vergewaltigt wurde, weil ich mich nicht gewehrt habe.

Wie überzeugt sind Sie, dass dieser Gedanke zutrifft? (0–100 %)

90 %

Welche Gefühle sind damit verbunden? Bitte schätzen Sie auch die Stärke der Gefühle ein. (0–100 %)

Schuld (90 %), Scham (80 %)

Was spricht dafür, dass Ihre Überzeugung zutrifft?

(1) Es fühlt sich so an.

(2) Ich habe mich nicht gewehrt.

(3)

Was spricht dagegen, dass Ihre Überzeugung zutrifft?

(1) Der Täter ist schuld.

(2) Ich habe am Anfang geschrien.

(3) Er hat mich gezwungen.

Sollte sich Ihre Überzeugung auf die Ursachen des Ereignisses beziehen, beantworten Sie bitte die folgenden Fragen:

Wie ging es Ihnen in der Situation? Wie haben Sie die Situation damals wahrgenommen?

Ich war wie gelähmt. Er war stärker als ich, ich hatte Angst, dass er mich umbringt, wenn ich mich wehre.

Haben Dinge eine Rolle gespielt, die Sie bisher noch nicht oder zu wenig berücksichtigen?

Der Täter hat mich mit einem Messer bedroht.

Sollte sich Ihre Überzeugung auf die Zukunft beziehen, beantworten Sie bitte die folgenden Fragen:

Woher wissen Sie, was passieren wird?

/

Für wie hoch halten Sie die Wahrscheinlichkeit, dass das, was Sie befürchten, eintritt? Verwechseln Sie dabei eine geringe Wahrscheinlichkeit mit einer hohen Wahrscheinlichkeit? Wie würde das jemand einschätzen, der das Ereignis nicht erlebt hat?

/

Handelt es sich um einen Gedanken, der extrem oder übertrieben ist? Falls ja, fallen Ihnen Ausnahmen ein?

Ja, es ist übertrieben, dass ich mir die ganze Schuld an dem Ereignis gebe. Der Täter hat sich falsch verhalten.

Was könnte eine alternative Sichtweise sein? Was würde jemand anderes darüber denken?

Ich konnte nichts machen, er war stärker als ich und hatte ein Messer.

Gibt es Indizien dafür, dass diese alternative Sichtweise zutreffen könnte? Falls ja, welche?

Er hatte deutlich mehr Kraft als ich und hätte nicht gezögert das Messer zu gebrauchen.

Wie überzeugt sind Sie, dass dieser alternative Gedanke zutrifft? (0–100 %)

60 %

Wie überzeugt sind Sie jetzt noch von Ihrem ursprünglichen Gedanken?

40 %

Wie fühlen Sie sich jetzt? Bitte schätzen Sie auch die Stärke der Gefühle ein (0–100 %)

Hilflosigkeit: 70 %, Traurigkeit: 50 %, Scham: 30 %

Die Folgen des Traumas

Viele Patientinnen mit PTBS haben große Schwierigkeiten, sich sicher zu fühlen. Häufig sind sie davon überzeugt, dass sich das traumatische Ereignis jederzeit wiederholen könnte. Betroffene haben den Eindruck, sich nicht ausreichend schützen zu können und fühlen sich dadurch hilflos und verletzlich. Auch in der Gegenwart anderer fühlen sie sich oft nicht sicher und befürchten, dass diese ihnen schaden könnten oder sie verletzen werden.

Welche Probleme sind damit verbunden?

Wenn Sie den Eindruck haben, nirgends mehr sicher sein zu können, ist Ihr Leben von Angst geprägt. Sie sind ständig auf der Hut und Ihre Gedanken kreisen um mögliche Gefahren. Dieser Mechanismus hat das Ziel, Sie bestmöglich vor dem Erleben weiterer traumatischer Ereignisse zu schützen.

Die Wahrscheinlichkeit einer erneuten Gefährdung wird dabei jedoch in der Regel stark überschätzt. Sie können sich das so vorstellen, als hätten Sie eine Brille mit eingefärbten Gläsern auf, durch die Sie die ganze Welt mit einem Blaustich sehen. So ähnlich ist das nach einem Trauma auch. Es ist, als hätten Sie eine Brille auf, die Sie überall Gefahren sehen lässt.

Eine Folge davon ist eine starke Anspannung, die sich auch auf der körperlichen Ebene niederschlägt und sich langfristig negativ auf Ihre Gesundheit auswirken kann. Darüber hinaus können Sie sich kaum entspannen und schöne Momente oft nicht mehr genießen. Weiterhin vermeiden Sie aus Angst, dass Ihnen wieder etwas zustoßen könnte, vermutlich viele Situationen und verpassen dadurch Dinge, die Ihnen eigentlich wichtig wären oder die Ihr Leben bereichern könnten.

Wie können Sie sich aus dieser Denkfalle lösen?

Wichtig ist, dass Sie Ihre Gefahreneinschätzung wieder mehr der Realität anpassen, da die Wahrscheinlichkeit, erneut ein entsprechendes Ereignis zu erleben, häufig überschätzt wird.

Beispiel

Ein Mann, der abends auf dem Weg nach Hause überfallen wurde, könnte denken, dass er ziemlich sicher wieder Opfer einer Gewalttat wird, wenn er abends allein auf die Straße geht. Eine Frau, die einen Verkehrsunfall erlebt hat, könnte nun vermeiden, sich in ein Auto zu setzen, da sie davon ausgeht, dass wieder ein Unfall passieren wird.

Was denken Sie über diese beiden Fälle? Für wie wahrscheinlich halten Sie es, dass sich das jeweilige Ereignis wiederholt?

....

....

Was denken Sie würde passieren, wenn die Frau wieder Auto fahren und der Mann wieder alleine im Dunkeln rausgehen würde?

....

....

Wie ist es bei Ihnen? Für wie wahrscheinlich halten Sie es, dass sich das Ereignis (bzw. die Ereignisse), das (die) Sie erlebt haben, wiederholt (wiederholen)?

....

....

Handelt es sich um eine realistische Gefahreneinschätzung? Oder gibt es Hinweise dafür, dass Sie die Gefahr überschätzen?

....

....

Um herauszufinden, ob Sie die Gefahr überschätzen, können Sie überlegen, wie oft Sie beispielsweise vorher schon den Weg gegangen sind, auf dem Sie überfallen wurden oder wie oft Sie vor dem Unfall mit dem Auto zur Arbeit gefahren sind, ohne dass etwas passiert ist. Wie war das bei Ihnen?

....

....

Wichtig

Auf dem Weg zu einer realistischen Gefahreneinschätzung ist es hilfreich, sich klarzumachen, dass die Wahrscheinlichkeit, das Trauma erneut zu erleben, zwar nicht bei 0 Prozent liegt, aber in den meisten Fällen deutlich geringer ist, als es durch die »Gefahrenbrille« erscheint.

Darüber hinaus gibt es zwar Menschen, die anderen schaden wollen, aber bei vielen Menschen, die Ihnen täglich begegnen, ist das nicht der Fall.

Weiterhin haben Sie eine gewisse Kontrolle über das, was Ihnen passiert und können sich vor Gefahren im gewissen Rahmen schützen. Das ist zwar keine Garantie dafür, dass Ihnen nicht noch einmal etwas Schlimmes passiert, aber Sie können die Wahrscheinlichkeit dafür reduzieren.

Was können Sie tun, um Ihre Sicherheit zu erhöhen? Bitte bedenken Sie auch Sicherheitsvorkehrungen, die Sie im Moment im Alltag schon treffen und nennen Sie auch Situationen und Orte, die Sie im Alltag aus Angst vor einer erneuten Gefährdung meiden. Bitte notieren Sie alles, was Ihnen dazu einfällt.

....

....

....

....

....

Bitte sortieren Sie nun: Welche Maßnahmen gehen von einer realistischen Gefahreneinschätzung aus und sind damit sinnvoll und hilfreich? Welche haben Sie getroffen, während Sie die »Gefahrenbrille« aufgesetzt hatten? Welche Situationen oder Orte sollten Sie beispielsweise tatsächlich besser meiden (z. B. die Straße, in der der gewalttätige Ex-Partner wohnt) und welche Situationen oder Orte sind mit einer eher geringen Wahrscheinlichkeit dafür, dass Ihnen etwas Schlimmes passieren wird, verbunden (z. B. eine belebte Einkaufsstraße bei Dunkelheit)?

Bitte markieren Sie in Ihrer Liste auf der vorherigen Seite diejenigen Maßnahmen, die von einer realistischen Gefahreneinschätzung ausgehen, mit einem »r« für »realistisch« und die anderen mit einem »ü« für »übertrieben«.

Tipp

Da es häufig eine große Herausforderung ist, die Gefahr realistisch einzuschätzen, können Sie auch andere Menschen um Unterstützung bitten oder sich vorstellen, dass Sie die Einschätzung für eine andere Person vornehmen würden.

Gibt es etwas, das Sie verändern möchten? Gibt es Maßnahmen, die Sie zusätzlich zur Erhöhung Ihrer Sicherheit ergreifen möchten?

....

....

....

....

Gibt es Maßnahmen, die übertrieben erscheinen und auf die Sie zukünftig verzichten möchten? Gibt es Situationen oder Orte, die Sie bisher vermieden haben und nun wieder aufsuchen möchten?

....

....

....

....

Viele Patienten mit PTBS überschätzen die Gefahr, dass ihnen wieder etwas Schlimmes passieren könnte. Damit ist häufig starkes Vermeidungsverhalten verbunden, das oft zu massiven Einschränkungen im Alltag führt. Die Patienten verhalten sich in diesem Zusammenhang häufig so, als wäre die Wahrscheinlichkeit dafür, dass sich das traumatische Ereignis wiederholt, sehr hoch, während sie in Wirklichkeit relativ gering (wenn auch nicht bei 0) ist. Mit den folgenden therapeutischen Strategien können Sie Ihren Patienten helfen, ihr Sicherheitsempfinden der Realität anzupassen.

Wahrscheinlichkeiten berechnen

Berechnen Sie gemeinsam die Wahrscheinlichkeit dafür, dass Ihr Patient das traumatische Ereignis noch einmal erleben wird. Sollte Ihr Patient beispielweise einen Autounfall erlebt haben, können Sie ihn fragen, wie häufig er zuvor Auto gefahren ist. Hierbei kann es sein, dass er in den letzten 15 Jahren täglich durchschnittlich drei Strecken mit dem Auto zurückgelegt hat (das beinhaltet Wege zum Sport, zum Einkaufen, zur Arbeitsstelle, zu Freunden und Urlaubsfahrten). Fragen Sie den Patienten außerdem, ob er auf diesen Fahrten zuvor bereits einen Unfall erlebt hat.

Nun können sie gemeinsam mit dem Taschenrechner berechnen, wie häufig der Patient als Fahrer Strecken mit dem Auto zurückgelegt hat:

- 356 (für die Tage eines Jahres) x 15 (für die 15 Jahre, seitdem er selbst Auto fährt) x 3 (für die durchschnittlich 3 Fahrten pro Tag) = 16.020

Weiterhin können Sie berechnen, wie groß davon ausgehend die Wahrscheinlichkeit für einen erneuten Unfall ist. Wenn er zuvor noch in keinen anderen Unfall verwickelt war, beträgt diese

- 1 (für den einen erlebten Unfall): 16.019 (für die unfallfreien Fahrten) = 0.00006243

Die Wahrscheinlichkeit für einen Unfall bei der nächsten Autofahrt, liegt, wenn man davon ausgeht, dass Unfälle mit derselben Häufigkeit passieren, also unter 0.0001 Prozent.

Anschließend können Sie gemeinsam mit Ihrem Patienten abwägen, ob diese Wahrscheinlichkeit es seiner Ansicht nach rechtfertigt, auf das Fahren zu verzichten und dadurch starke Einschränkungen in seinem Leben in Kauf zu nehmen. Bleiben Sie bezüglich Ihrer eigenen Meinung möglichst neutral, da es um eine Entscheidung für das Leben des Betroffenen geht.

Auch wenn diese Art der Berechnung offensichtliche mathematische Schwächen hat, kann sie den Patienten helfen zu verstehen, dass sie die Wahrscheinlichkeit in diesem Fall für einen erneuten Unfall bislang deutlich überschätzt haben.

Das Sicherheits-/Vermeidungsverhalten auf den Prüfstand stellen

Neben der Entwicklung einer realistischen Einschätzung von Gefahren zielen weitere therapeutische Strategien im Bereich *Sicherheit* darauf ab, zu reflektieren, wie Patienten sich sinnvoll schützen können und welche Sicherheits- und Vermeidungsstrategien übertrieben sind.

Dabei können Sie Statistiken (z. B. die Kriminalitätsstatistik) zu Rate ziehen. Diese geben etwa Auskunft darüber, wie hoch die Kriminalität in bestimmten Vierteln einer Großstadt im Vergleich zu anderen Stadtvierteln ist. Mit diesem Wissen können Sie gemeinsam fundierter einschätzen, ob das Vermeidungsverhalten des Patienten sinnvoll oder übertrieben ist. Sie können diese Statistiken entweder selbst mit in die Sitzung bringen oder den Patienten bitten, entsprechende Recherchen durchzuführen.

Darüber hinaus kann es sinnvoll sein, auch Ihre eigenen Einschätzungen bezüglich der Gefährlichkeit bestimmter Situationen oder Orte mit dem Patienten zu teilen, z. B.: »Es ist gut, dass Sie sich nicht alleine mit einem Fremden an einem abgelegenen Ort treffen, das würde ich auch vermeiden.«

In bestimmten Fällen, etwa wenn es um die Frage geht, wie man sich am besten vor Einbrechern schützt, kann es auch sinnvoll sein, eine Beratung der Polizei in Anspruch zu nehmen oder sich auf entsprechenden Internetseiten der Polizei (z. B. www.polizei-beratung.de) zu informieren.

Übertriebenes Sicherheitsverhalten abbauen

Im nächsten Schritt geht es darum, übertriebenes Sicherheitsverhalten abzubauen und die bisher vermiedenen, aber als ungefährlich eingeschätzten Situationen aufzusuchen. Zunächst wird das Aufsuchen dieser Situationen beim Patienten starke Angst auslösen, die in der Regel erst durch ein längeres Verweilen in der Situation abnimmt. Hilfreich ist es hierbei, den Patienten dabei zu unterstützen, zwischen der gegenwärtigen und der damaligen Situation zu unterscheiden.

Die Folgen des Traumas
Viele Patientinnen mit PTBS haben große Schwierigkeiten, anderen zu vertrauen. Das erklärt sich dadurch, dass das Erleben von zwischenmenschlicher (z. B. sexueller oder körperlicher) Gewalt das Vertrauen in andere massiv erschüttert hat.

Häufige Denkfallen beziehen sich in diesem Zusammenhang darauf, niemandem mehr zu vertrauen und anzunehmen, dass alle anderen Menschen einem nur schaden wollen.

Welche Probleme sind damit verbunden?
Vielen Betroffenen fällt es schwer, enge Beziehungen einzugehen, sie begegnen anderen mit Angst und Misstrauen. Dabei besteht die Gefahr, dass sie Menschen, die eigentlich vertrauenswürdig wären, zu Unrecht mit Misstrauen begegnen und eine gesunde Balance zwischen Vertrauen und Misstrauen verloren geht.

Wie können Sie sich aus dieser Denkfalle lösen?
Begegnen Sie anderen zunächst neutral und bauen Sie Vertrauen langsam auf. Beziehen Sie dabei die Informationen, die Sie durch das Verhalten der anderen Person erhalten, mit ein.

Machen Sie sich außerdem bewusst, dass Vertrauen vielschichtig ist und nicht nach dem »Alles-oder-Nichts-Prinzip« funktioniert. So kann es zum Beispiel sein, dass Sie sich bei einer bestimmten Person darauf verlassen können, dass diese pünktlich zu einer Verabredung kommt, aber eine vertrauliche Information bei dieser Person nicht gut aufgehoben ist (oder umgekehrt!).

Wie ist das bei Ihnen? Fällt Ihnen jemand ein, bei dem Sie davon ausgehen können, dass er/sie pünktlich zu einer Verabredung kommt? (bitte notieren Sie den/die Namen)

....

Wem können Sie ein Geheimnis anvertrauen?

....

Mit wem könnten Sie gemeinsam einen schönen Nachmittag/Abend verbringen?

....

Gibt es jemanden, bei dem Sie davon ausgehen können, dass er/sie Sie respektvoll behandelt?

....

Gibt es jemanden, bei dem Sie sicher sind, dass Sie ein geliehenes Buch zurückbekommen würden?

....

Ist Ihnen bei der Beantwortung der Fragen etwas aufgefallen? Bitte notieren Sie hier Ihre Gedanken.

....

Um sich Ihrer Beziehungen klarer zu werden, kann es hilfreich sein, für Personen, mit denen Sie in Kontakt stehen, einen Kompass des Vertrauens zu erstellen. Dieser gibt Ihnen eine Orientierung bezüglich der Vertrauenswürdigkeit der jeweiligen Person in unterschiedlichen Bereichen. Statt der Nadel, die nach Norden zeigt, hat der Kompass des Vertrauens für jeden Bereich des Vertrauens, der für Sie relevant ist, eine Nadel mit zwei Polen, einem Plus- und einem Minuspol. Auf dem Kompass können Sie zwischen dem Plus- und Minuspol ankreuzen, wie stark Sie der betreffenden Person in dem jeweiligen Bereich vor dem Hintergrund der Erfahrungen, die Sie mit dieser Person gemacht haben, vertrauen können.

In dem folgenden Beispiel handelt es sich um eine Person, von der Sie wissen, dass sie ein geliehenes Buch mit großer Wahrscheinlichkeit zurückgeben wird, mit der Sie ziemlich sicher einen schönen Nachmittag verbringen können und die in der Regel auch relativ pünktlich ist. Gleichzeitig handelt es sich aber auch um eine Person, bei der ein Geheimnis nicht gut aufgehoben ist, weil Sie schon mal die Erfahrung gemacht haben, dass sie eine vertrauliche Information nicht für sich behalten hat. Diese Informationen helfen Ihnen dabei, die Beziehung zu der entsprechenden Person zu gestalten. So spricht nichts dagegen, gemeinsam einen Kaffee trinken zu gehen und einen angenehmen Nachmittag zusammen zu verbringen, solange Sie keine zu vertraulichen Dinge besprechen.

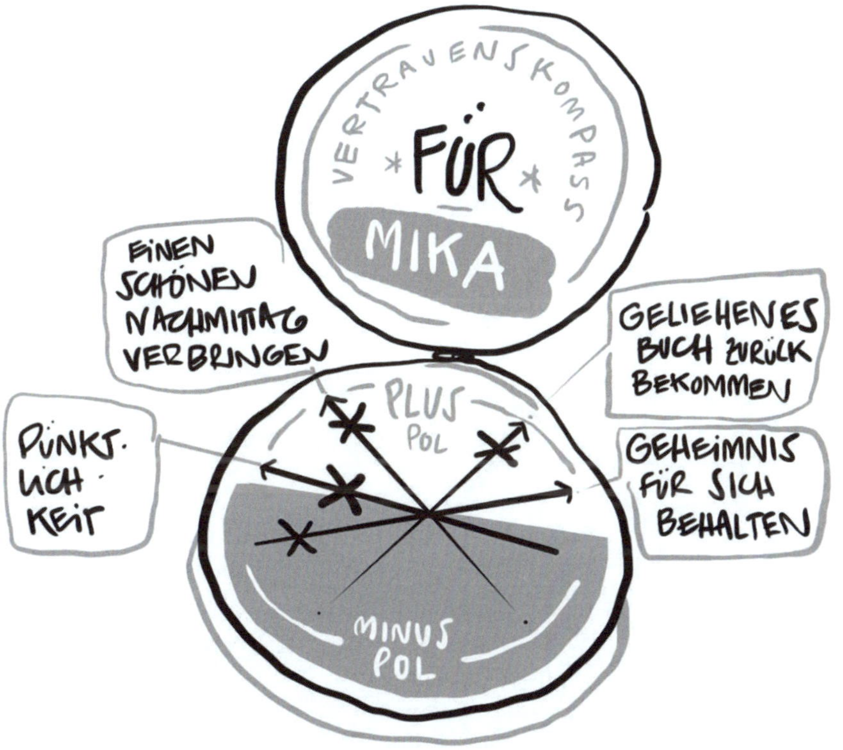

Wichtig

Bitte beachten Sie, dass es wichtig ist, wenn Ihr Vertrauen in einem bestimmten Bereich enttäuscht wurde, zunächst anzusprechen, was Sie stört. Hierdurch geben Sie der anderen Person die Chance, ihr Verhalten zu reflektieren, über ihre Rückmeldung nachzudenken und sich evtl. für Sie zu verändern.

AB 71 Der Kompass des Vertrauens

Auf diesem Arbeitsblatt finden Sie einen noch nicht ausgefüllten Kompass des Vertrauens. Sie können nun einen individuellen Kompass für Menschen in Ihrem Umfeld erstellen.

Dabei können Sie verschiedene Bereiche des Vertrauens einbeziehen (z. B. ob jemand pünktlich ist oder zu Ihnen steht und Sie mit Respekt behandelt), je nachdem, was für Sie wichtig ist und welche Erfahrungen Sie mit der jeweiligen Person gemacht haben. Sollten mehr als vier Bereiche relevant sein, können Sie diese gerne ergänzen.

Nachdem Sie die relevanten Bereiche benannt haben, markieren Sie bitte durch ein Kreuz, wie sehr Sie der Person in dem jeweiligen Bereich vertrauen können. Je näher Sie das Kreuz an den Plus-Pol setzen, desto stärker können Sie ihr in diesem Bereich vertrauen. Je näher Sie Ihr Kreuz an den Minus-Pol setzen, desto mehr negative Erfahrungen haben Sie mit dieser Person in dem jeweiligen Bereich gemacht. Wenn Sie in einem bestimmten Bereich noch keine Erfahrungen gemacht haben, können Sie das Kreuz auch in die Mitte des Kompasses setzen.

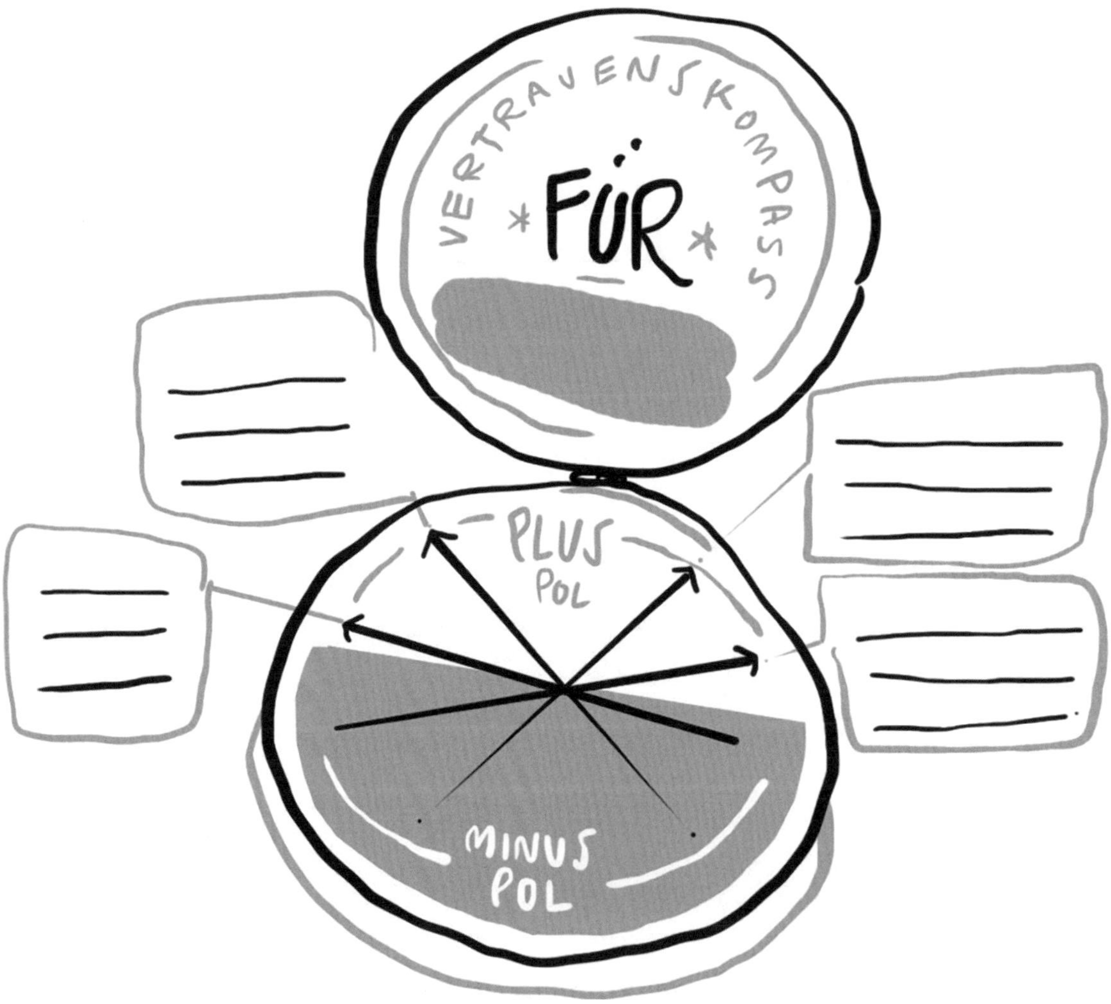

Was ist ein Gefühl?

Bei Gefühlen handelt es sich um komplexe Reaktionsmuster auf externe und interne Reize, die sich im Verlauf der Evolution entwickelt haben und es uns ermöglichen, rasch auf Situationen zu reagieren (Bohus & Wolf-Arehult, 2013).

Dabei lassen sich folgende Komponenten eines Gefühls unterscheiden (Lammers, 2015):

- das Gefühl selbst im Sinne einer subjektiven Empfindung
- der Ausdruck des Gefühls in Mimik und Gestik
- eine mit dem Gefühl verbundene körperliche Reaktion (z. B. Beschleunigung der Atmung, Anspannung der Muskulatur)
- ein mit dem Gefühl verbundener Gedanke
- eine mit dem Gefühl verbundene Handlungsbereitschaft (z. B. der Impuls zu fliehen oder sich zu verteidigen)

Sowohl die Art des Gefühls als auch dessen Intensität können dabei hilfreich oder nicht-hilfreich bzw. angemessen sein (Gross, 2002). Hilfreiche Gefühle ermöglichen uns, gut auf Situationen zu reagieren und uns zum Beispiel verbal zu verteidigen, wenn uns jemand zu Unrecht kritisiert. Es kann aber auch sein, dass wir z. B. aufgrund unserer persönlichen Lebensgeschichte zu stark reagieren und den anderen in der beschriebenen Situation anschreien und beschimpfen. Im letzteren Fall wäre die emotionale Reaktion zu stark und dadurch nicht mehr angemessen und hilfreich.

Gefühle in Zusammenhang mit dem Trauma

In Zusammenhang mit einem erlebten Trauma lassen sich primäre und sekundäre Gefühle unterscheiden.

Primäre Gefühle sind »natürliche« Gefühle, die eine angemessene Reaktion auf ein Ereignis darstellen. Im Zusammenhang mit einem traumatischen Erlebnis spielen dabei häufig folgende Gefühle eine Rolle:

- **Angst**: weil man in der Situation bedroht wurde und am liebsten entkommen wollte
- **Hilflosigkeit und Ohnmacht**: weil man den Ereignissen (z. B. der Gewalt des Täters) hilflos ausgeliefert war und nichts tun konnte, um sich oder andere zu schützen
- **Ekel**: weil man während sexueller Gewalterfahrungen mit Körperflüssigkeiten anderer Menschen (z. B. Speichel und Sperma) konfrontiert war und Ekel die Funktion hat, uns vor Krankheiten zu schützen
- **Traurigkeit**: weil mit einem traumatischen Ereignis häufig Verluste verbunden sind (z. B. wenn jemand bei einem Unfall verletzt wurde oder stirbt oder wenn man aufgrund des gewaltgeprägten Klimas in der Familie keinen Schulabschluss machen konnte)
- **Ärger/Wut**: weil der Täter oder andere beteiligte Personen durch ihre Aggressivität eine Grenze überschritten und dem Opfer geschadet haben

Primäre traumabezogene Gefühle sollten nicht weggeschoben werden. Vielmehr geht es darum, diese in der Therapie zuzulassen und die Erfahrung zu machen, dass diese Gefühle mit der Zeit von alleine abnehmen. Sie können sich das wie ein noch glühendes Feuer vorstellen, das mit der Zeit erlischt, wenn kein Holz mehr nachgelegt wird.

Sekundäre Gefühle sind dagegen Gefühle, die erst im Nachhinein entstehen und die in ihrer Art oder ihrer Intensität in den meisten Fällen nicht angemessen bzw. hilfreich sind. Viele sekundäre Gefühle entstehen durch das, was Sie im Nachhinein über das traumatische Ereignis oder dessen Konsequenzen denken.

Sekundäre Gefühle können aber auch dann entstehen, wenn in der traumatischen Situation angemessene Gefühle (z. B. Angst, Ekel und Hilflosigkeit) sich auf andere, ursprünglich neutrale Situationen übertragen (z. B. Angst vor allen dunkelhaarigen Männern). Dieser Mechanismus hat eigentlich die Funktion, uns vor zukünftigen Gefahren zu schützen, kann aber zu starken Beeinträchtigungen in der Gegenwart führen.

Im Zusammenhang mit traumatischen Erlebnissen spielen häufig folgende sekundäre Gefühle eine Rolle:

- **Schuld**: Wenn Sie sich Vorwürfe für das machen, was Sie während des traumatischen Ereignisses getan oder nicht getan haben.
- **Scham**: Wenn Ihnen das, was Sie erlebt haben, vor sich selbst oder vor anderen Menschen unangenehm ist oder Sie sich deshalb ablehnen bzw. befürchten, von anderen abgelehnt zu werden. Scham bezieht sich dabei in der Regel auf den Eindruck, eine moralische Norm verletzt zu haben.
- **Selbstverachtung/Selbsthass**: Wenn Sie sich selbst für das, was Sie erlebt haben, verachten und abwerten.
- **Ärger/Wut/Hass:** Wenn Sie jemand anderem in extremer Weise Vorwürfe für das machen, was passiert ist und sich von diesem Ärger nicht mehr lösen können.
- **Ekel**: Wenn dieser sich auf andere Situationen (z. B. Sexualität ganz allgemein) übertragen hat und dadurch zu einer Belastung für Sie wird oder sich auf Sie selbst und Ihren Körper bezieht.
- **Angst**: Wenn diese sich in übertriebener Weise auf die Gegenwart und die Zukunft bezieht und Sie daran hindert, Ihre Ziele zu verfolgen.
- **Hilflosigkeit**: Wenn Sie sich weiterhin wie gelähmt fühlen und dadurch Ihr Leben nicht aktiv gestalten können.

Wichtig

Sekundäre Gefühle können zu einer anhaltenden, starken Belastung führen und verhindern, dass Sie das Erlebte verarbeiten können. Sie können sich das so vorstellen, als würde man dem Feuer in einem Kamin immer wieder neue Nahrung geben, indem man neues Holz nachlegt und es wieder entfacht. Damit das nicht passiert, ist es wichtig, dass Sie sich in der Therapie mit diesen Gefühlen auseinandersetzen.

Menschen erleben in verschiedenen Situationen unterschiedliche Gefühle. Das Gefühlsrad gibt einen Überblick über die wichtigsten Gefühle, die im Zusammenhang mit dem Trauma eine Rolle spielen können. Hierzu gehören sowohl Gefühle, die während des traumatischen Ereignisses aufgetreten sind (z. B. Hilflosigkeit und Angst), als auch sekundäre Gefühle, die sich aus dem Folgen des Traumas ergeben können (z. B. Schuld und Scham). Das Gefühlsrad beinhaltet auch positive Gefühle wie Stolz, der beispielsweise dann entstehen kann, wann man es geschafft hat, sich in der Therapie mit dem Trauma auseinanderzusetzen.

Sie können auf das Gefühlsrad schauen, wenn Sie unsicher sind, welches Gefühl bei Ihnen gerade im Vordergrund steht.

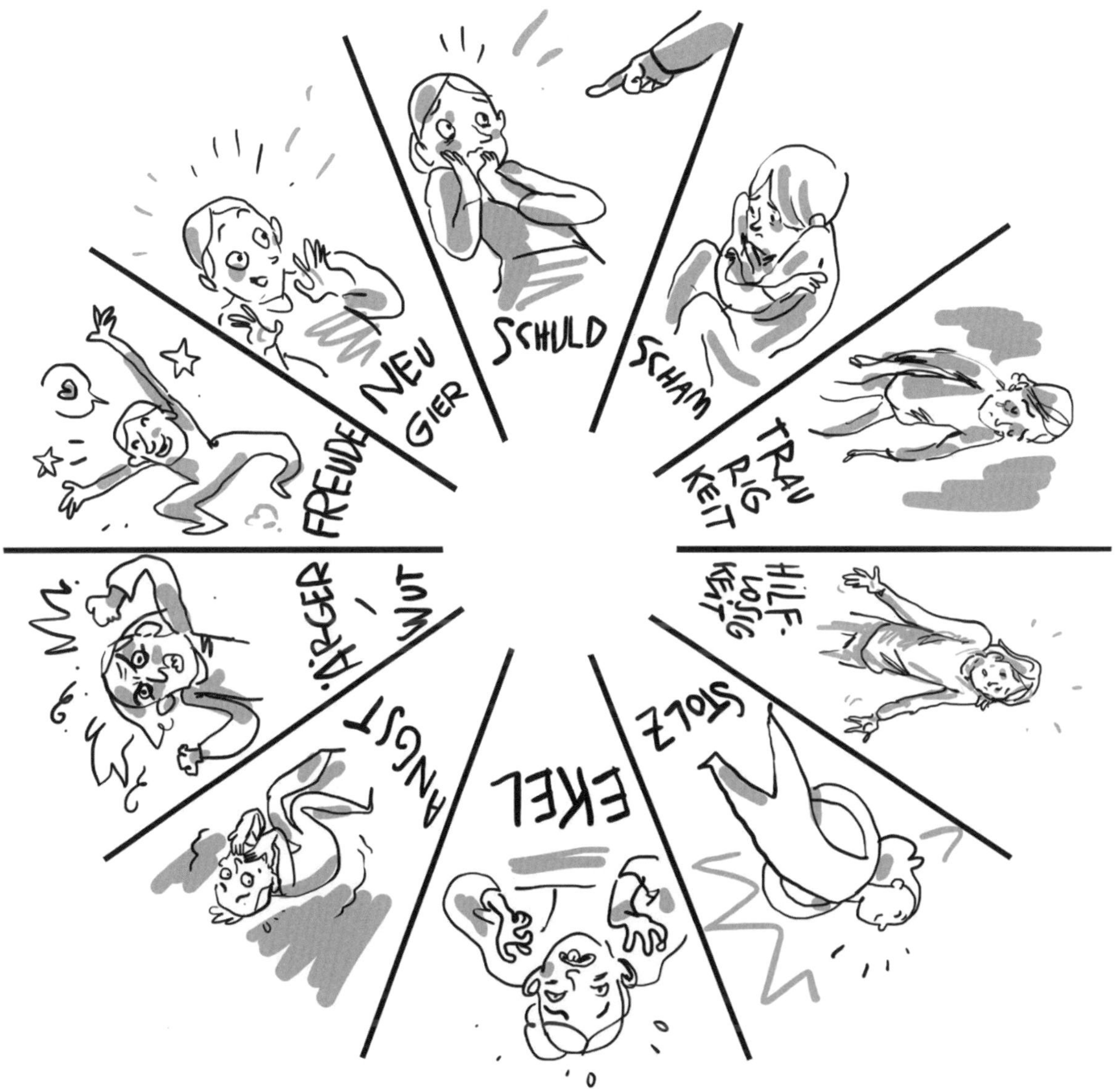

Dieses Arbeitsblatt kann Ihnen dabei helfen, sich mit Ihren Gefühlen auseinanderzusetzen, wenn Sie feststellen, dass eine Situation für Sie belastend war.

Um welche Situation handelte es sich? Bitte beschreiben Sie:

....

....

....

....

Welches Gefühl haben Sie empfunden (z. B. Angst)? Wenn es Ihnen schwerfällt, das Gefühl bzw. die Gefühle zu benennen, können Sie auch zuerst die anderen Fragen beantworten und später hierauf zurückkommen.

....

Gab es noch weitere Gefühle in dieser Situation?

....

Wie intensiv war das Gefühl? Bitte kreuzen Sie an:

0 (schwach) → **10 (extrem stark)**

Welche körperlichen Empfindungen (z. B. Zittern, Herzklopfen, Schwitzen) haben Sie wahrgenommen? Haben Sie Veränderungen an Ihrer Körperhaltung, Ihrer Gestik, Ihrer Mimik bemerkt?

....

....

....

Welche Gedanken gingen Ihnen in der Situation durch den Kopf?

....

....

....

....

Was wollten Sie am liebsten tun? Was war Ihr Handlungsimpuls (z. B. fliehen oder sich kleinmachen)?

....

....

....

....

Was haben Sie getan?

....

....

....

....

Was war die Konsequenz aus Ihrer Reaktion / Ihrem Verhalten? Bitte beschreiben Sie, was Sie beobachtet haben.

....

....

....

....

War die Art des Gefühls, also seine Qualität (z. B. Angst, Ärger), angemessen bzw. hilfreich?

....

War die Intensität des Gefühls, also seine Stärke, angemessen bzw. hilfreich?

....

Handelt es sich um ein sekundäres Gefühl? (Sekundäre Gefühle sind Gefühle, die sich aus dem ergeben, was Sie über das traumatische Ereignis denken oder die sich von der traumatischen Situation auf andere Situationen übertragen haben. Sekundäre Gefühle führen dazu, dass dieses Ereignis weiterhin sehr belastend für Sie ist.)

....

Würden Sie zukünftig gerne etwas verändern?

....

....

Tipp

Falls Sie etwas verändern möchten, kann es hilfreich sein, sich das Gefühl wie ein Fischernetz vorzustellen. Durch das Ziehen an den verschiedenen Seiten des Netzes können Sie das Netz in Bewegung bringen und verändern. Übertragen auf Ihr Gefühl heißt das, Sie können Ihrem Körper etwas Gutes tun, indem Sie zum Beispiel in Bewegung kommen oder eine unangenehme Körperhaltung verändern. Sie können aber auch Ihren Gedanken eine andere Richtung geben oder etwas anderes tun, als der erste Handlungsimpuls Ihnen nahelegt.

Falls Sie zukünftig in einer ähnlichen Situation etwas verändern möchten, was könnten Sie ausprobieren?

....

....

....

....

....

....

....

Bitte überprüfen Sie in zukünftigen Situationen, welche Strategien sich im Umgang mit diesem Gefühl als hilfreich erweisen und notieren Sie hier Ihr Ergebnis:

....

....

....

....

....

Schuldgefühle bei Patienten mit PTBS

Bei fast allen Patienten mit PTBS spielen Schuldgefühle im Laufe der Behandlung eine große Rolle. Die Betroffenen werfen sich häufig vor, dass sie das Trauma nicht verhindern bzw. seinen Verlauf nicht beeinflussen konnten.

Insbesondere nach interpersonellen Gewalterfahrungen spielen Schuld- und Schamgefühle eine entscheidende Rolle in der Entstehung und Aufrechterhaltung der PTBS (Badour et al., 2017) und sind mit einer erhöhten Symptomschwere assoziiert (Pugh et al., 2015). So leiden Betroffene häufig unter Gedanken wie „Ich bin schuld, weil ich mich nicht gewehrt habe" oder „Ich hätte den Täter stoppen müssen".

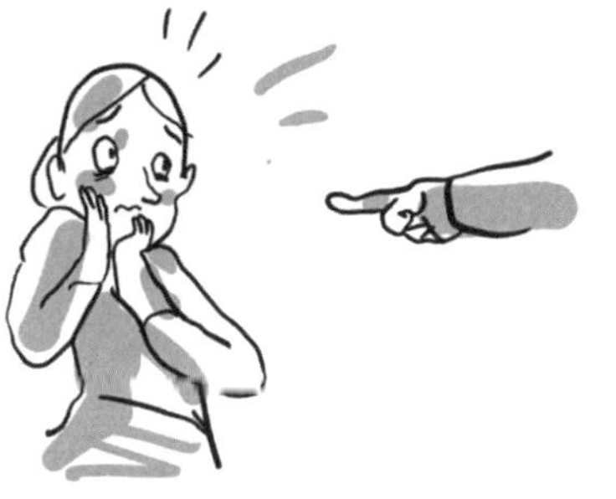

Beispiel

Herr M. wurde am ersten Arbeitstag nach seinem Weihnachtsurlaub auf dem Weg zur Arbeit mit dem Motorrad an einer Kreuzung von einem LKW-Fahrer angefahren und schwer verletzt. Der Fahrer des LKWs hatte ihm die Vorfahrt genommen, sodass die Situation aus juristischer Sicht eindeutig ist. Dennoch macht Herr M. sich starke Vorwürfe, an diesem nebligen Tag mit dem Motorrad zur Arbeit gefahren zu sein. Er habe bereits, als er das Haus verlassen habe, ein schlechtes Bauchgefühl gehabt und hätte sich entsprechend für den Bus entscheiden sollen. Darüber hinaus wirft er sich vor, dass er nicht vorher noch zum Tanken gefahren sei, wie er es eigentlich vorhatte. Er denkt, dass der Unfall nicht passiert wäre, wenn er durch das Tanken etwas länger für den Weg gebraucht hätte und nicht zur selben Zeit wie der LKW-Fahrer an der Kreuzung angekommen wäre. Diese Gedanken sind sehr belastend für Herrn M. Er hat mit seiner Verlobten darüber gesprochen. Diese habe ihm versichert, dass er nicht für den Unfall verantwortlich sei, dennoch grüble er weiterhin darüber, wie er den Unfall hätte verhindern können.

Bearbeitung von Schuldgefühlen

Bei der Bearbeitung von Schuldgefühlen ist prinzipiell zu beachten, dass es den Patienten nicht hilft bzw. nur kurzfristig entlastet, wenn andere Personen, also auch ihre Therapeutin, ihnen versichert, dass sie nichts falsch gemacht haben. Solche Versicherungen führen einerseits dazu, dass die Betroffenen sich unverstanden und mit dem Schuldgefühl alleine gelassen fühlen. Anderseits besteht aber auch die Gefahr, dass der Patient entgegen der Intention der Therapeutin beginnt, stärker als bisher *für* seine Schuld zu argumentieren. Das therapeutische Vorgehen orientiert sich deshalb an einer Balance zwischen der Validierung der Schuldgefühle und deren schrittweiser Veränderung. Ziel ist es, dabei eine rationale Distanzierung von den Schuldgefühlen zu erreichen, sofern kein realer Schuldanteil vorliegt.

Hierbei sollten folgende Regeln/Vorgehensweisen beachtet werden.

- **Die Vorwürfe konkretisieren.** In vielen Fällen beschreiben PTBS-Patienten nur diffus, dass sie sich schuldig fühlen, benennen aber zunächst noch keine konkreten Vorwürfe. In diesem Fall ist es die Aufgabe der Therapeutin, die Vorwürfe vor deren Bearbeitung zu konkretisieren. Wenn der Patient beispielsweise sagt: »Ich habe damals alles falsch gemacht«, sollte die Therapeutin erfragen, was der Patient sich genau vorwirft. Nach einem Überfall kann dies zum Beispiel der Gedanke sein: »Ich hätte weglaufen sollen, als ich den Täter kommen sah.«
- **Die Vorwürfe im Sokratischen Dialog bearbeiten.** Ein sehr hilfreiches Mittel zur therapeutischen Bearbeitung von Schuldgefühlen ist der Sokratische Dialog. Hierbei wird der Patient nicht überzeugt, sondern durch gezielte Fragen im Sinne des geleiteten Entdeckens dazu angeregt, seine

Schuldkognitionen zu reflektieren, Verzerrungen zu erkennen und alternative Sichtweisen zu entwickeln. Die Therapeutin fragt dabei interessiert nach und ist offen für die Antworten des Patienten.

- **Die Gründe für das Verhalten des Patienten herausarbeiten.** Inhaltlich zieht der Sokratische Dialog darauf ab, die Gründe des Patienten für sein Verhalten aus der traumatischen Situation heraus zu verstehen. Dieses Vorgehen basiert auf der Annahme, dass der Patient gute Gründe für sein Verhalten in der damaligen Situation hatte, diese ihm jedoch häufig gegenwärtig nicht mehr präsent sind. Im Sokratischen Dialog ist es deshalb wichtig, genau herauszuarbeiten, wie der Patient die Situation damals wahrgenommen hat. In diesem Zusammenhang werden sowohl die Vorgänge während des Traumas als auch die Handlungen des Patienten genau analysiert. Zum Beispiel erkannte eine Frau, die im Alter von 6 Jahren von ihrem Cousin missbraucht wurde, im Lauf der Therapie, dass sie ihrem Cousin damals vertraute und sich deshalb bereitwillig auf den Vorschlag, ein neues Spiel auszuprobieren, einließ. Hinzu kam, dass sie zu diesem Zeitpunkt noch nicht aufgeklärt und sehr jung war und somit nicht einschätzen konnte, dass es sich bei den Vorschlägen des Cousins um sexuelle Handlungen handelte.
- **Alternative Handlungsmöglichkeiten durchspielen.** Um der fälschlichen Idealisierung alternativer Handlungsmöglichkeiten entgegenzuwirken, werden diese im Detail besprochen und deren mögliche Konsequenzen bedacht. So wird der Patient beispielsweise dazu angeregt zu überlegen, was passiert wäre, wenn er versucht hätte, sich zu wehren oder wegzulaufen.
- **Machtkämpfe vermeiden.** Die Therapeutin sollte sich nicht in einen argumentativen »Kampf« mit dem Patienten verstricken, bei dem sie diesem widerspricht und versucht, ihn von seiner Unschuld an dem traumatischen Ereignis zu überzeugen. Ein Hinweis darauf, dass ein solcher Machtkampf entstanden ist, ist, dass der Patient der Therapeutin mit »ja aber …« antwortet. Dies kann so aussehen, dass die Therapeutin sagt: »Sie konnten nicht absehen, was passieren würde«, und der Patient hierauf antwortet mit »Das stimmt, aber ich hatte von Anfang an ein schlechtes Gefühl und hätte das ernstnehmen müssen«. An dieser Stelle ist es wichtig, den Patienten zu validieren und zur sokratischen Fragetechnik zurückzukehren.
- **Den Interventionen Zeit lassen, ihre Wirkung zu entfalten.** Die therapeutischen Interventionen brauchen Zeit, um ihre Wirkung entfalten zu können. Entsprechend kann es sein, dass mehrere Sitzungen benötigt werden, um die den Schuldgefühlen zugrunde liegenden Vorwürfe zu bearbeiten. Hilfreich ist es hierbei, den Patienten nach der Bearbeitung eines bestimmten Vorwurfs oder am Ende einer Sitzung zusammenfassen zu lassen, welche Gedanken für ihn wichtig waren, um die neu gewonnen Erkenntnisse zu verfestigen. Am Ende der Bearbeitung des Themas »Schuld« wird der Patient gebeten, ein »Plädoyer« für seine Unschuld zu schreiben (AB 71 »Plädoyer zur eigenen Verteidigung«). In diesem fasst er alle Argumente zusammen, die in der Therapie gegen die Vorwürfe gefunden wurden.
- **Umgang mit realen Schuldanteilen.** Prinzipiell ist zu beachten, dass eine Neubewertung des eigenen Schuldanteils nur dann sinnvoll ist, wenn es sich dabei um eine übertriebene Verantwortungsübernahme handelt. Bei realen Schuldanteilen (z. B. wenn jemand wegen überhöhter Geschwindigkeit einen Autounfall verursacht hat) geht es vielmehr darum, Verantwortung für das eigene Fehlverhalten zu übernehmen, dieses zu akzeptieren und daraus präventive Konsequenzen zu ziehen (Boos, 2014). Besonders herausfordernd kann es dabei sein, sich den eigenen Fehler zu verzeihen. Manche Patienten erleben es in diesem Kontext als hilfreich, etwas als Ausgleich für den gemachten Fehler zu tun, z. B., wenn ein Kind geschädigt wurde, für eine Kinderstation eines Krankenhauses zu spenden oder dem Opfer gegenüber eine Form der Wiedergutmachung zu leisten (z. B. Entschuldigung, finanzielle Unterstützung).

Täterstrategien in Zusammenhang mit der Entstehung von Schuld- und Schamgefühlen

Bei Gewalthandlungen, insbesondere im sozialen Nahraum, handelt es sich oftmals um geplante Handlungen. Dabei ist besonders sexualisierte Gewalt gegenüber Kindern und Jugendlichen zu benennen. Viele Täter setzen die im Folgenden aufgeführten Strategien ein, um die Gewalthandlungen zu initiieren, ein Aufdecken des sexuellen Missbrauchs zu verhindern und diesen fortsetzen zu können. Die Kenntnis dieser Strategien kann Ihnen dabei helfen, besser zu verstehen, warum Ihre Patienten Schuldgefühle entwickeln und gibt Ihnen Hinweise darauf, wie Sie diese bearbeiten können.

- Bei den gewaltausübenden Personen handelt es sich häufig um emotional nahestehende Bindungspersonen (z. B. Eltern) oder auch betreuende Personen (z. B. Trainer), zu denen ein Abhängigkeitsverhältnis besteht.
- Die Betroffenen erleben im Kontakt zur (später) gewaltausübenden Person auch emotionale Zuwendung, Interesse und Aufmerksamkeit. Man spricht bei diesen Strategien zum Aufbau eines Vertrauensverhältnisses auch von »Grooming«, darunter wird z. B. die Anbahnung und schrittweise Vertiefung des Kontaktes zu Minderjährigen über Chats in sozialen Medien mit Ziel des sexuellen Missbrauchs verstanden (Cybergrooming).
- Oftmals kommt es zu einer graduellen Steigerung der Gewalthandlungen bzw. der Grenzverletzungen, was eine Unterscheidung zwischen angemessenem und übergriffigem Verhalten im Rahmen der Beziehung erschwert. Dieses »Verschwimmen« von Grenzen behindert die Benennung des Verhaltens als Gewalthandlung.
- Die Androhung und der Einsatz von körperlicher Gewalt werden zur Überwindung von Widerstand eingesetzt.
- Die Verantwortung wird an die Betroffenen übertragen, z. B. Unterstellung eines »verführenden« Verhaltens und eigener Wünsche des Betroffenen nach sexuellen Handlungen.
- Die Betroffenen erhalten Geschenke (z. B. Geld, Spielzeug) oder Privilegien (z. B. Alkohol trinken dürfen, Playstation spielen) als vermeintliche »Belohnung«.
- Den Betroffenen wird mit negativen Konsequenzen gedroht, z. B. Belastung bzw. Zerbrechen der Familie, Herausnahme aus der Familie durch das Jugendamt oder Gefängnis für einen Elternteil, wenn sie dem Geheimhaltungsdruck zuwiderhandeln. Auch können Betroffene mit der Veröffentlichung von Informationen (z. B. Fotos) erpresst werden.
- Die Betroffenen werden sozial isoliert, sodass zum einen die Bedeutsamkeit der Verbindung zur gewaltausübenden Person zunehmen kann, während zum anderen gesunde Beziehungen geschwächt werden.
- Es wird Kontrolle über andere Beziehungen und Kontakte ausgeübt, z. B. indem Informationen über Gespräche oder geplante Treffen mit anderen eingefordert werden.
- Die Sympathie und das Vertrauen der betreuenden Bezugspersonen und anderer sozialer Kontakte wird erschlichen, z. B. durch hilfsbereites Verhalten. Auch die Verleumdung der Betroffenen bei Bezugspersonen ist möglich, z. B. diese als »Lügner« darzustellen.
- Das fehlende Wissen (z. B. sexuelle Aufklärung/Sprache), das junge Alter und der Entwicklungsstand der Betroffenen, die sozialen Umstände (z. B. Armut, Vernachlässigung) oder psychische wie physische Faktoren (z. B. Behinderung, Einsamkeit) werden bewusst instrumentalisiert. Auch ungünstige strukturelle Bedingungen (z. B. autoritäre Leitungsstrukturen, fehlende Schutzkonzepte) in Institutionen (z. B. Schulen, Sportvereinen, Heimen) können von gewaltausübenden Personen bewusst ausgenutzt werden.
- Die Betroffenen werden abgewertet und im sozialen Umfeld verleumdet, indem diese als z. B. verrückt, nicht glaubwürdig oder dumm benannt werden.

Diese manipulativen Strategien können Schuld- und Schamgefühle bei den betroffenen Kindern und Jugendlichen auslösen und bestärken. Aber auch bei erwachsenen Betroffenen von Gewalt wirken sich ähnliche Manipulationsversuche durch die gewaltausübenden Personen in nahen sozialen Beziehungen schädigend aus.

Reaktionen aus dem sozialen Umfeld, z. B. dem Freundes- und Familienkreis sowie aus dem professionellen Umfeld (z. B. Justiz, Behörden und Gesundheitssystem) können Schuld- und Schamgefühle von Betroffenen verstärken. Oftmals spielen hier auch gesellschaftlich verankerte Annahmen zur Viktimisierung und den dazu gehörigen Umständen eine Rolle. Dazu gehören:

- Bagatellisieren oder Relativieren des traumatischen Ereignisses und der erlittenen Schädigungen (z. B. »Anderen passieren viel schlimmere Dinge.«).
- Tabuisierung der Häufigkeit von Gewalthandlungen und ihrer strukturellen Bedingungen. Ein Beispiel ist die Annahme, dass die größte Gefahr für einen sexuellen Missbrauch durch Fremdtäter, die Kindern auflauern, besteht. Tatsächlich tritt sexueller Missbrauch am häufigsten im sozialen Nahraum auf.
- Verleugnen und Fortsetzen des Schweigens über die Gewalthandlungen mit der Folge mangelnder sozialer Unterstützung
- Übertragung von Verantwortung für das traumatische Ereignis auf die Betroffenen (»victim blaming«), z. B. durch die Heraus- bzw. Unterstellung bestimmter Verhaltensweisen der Betroffenen (z. B. Kleidungsstil, Aufhalten an bestimmten Orten, Naivität, mangelnde Gegenwehr, Provokation)
- Stigmatisierung, z. B. Assoziation negativer Eigenschaften mit der Opferrolle wie Schwäche und mangelnde Wehrhaftigkeit, verbunden mit der Gefahr von Ausgrenzung
- Bevormundung, indem z. B. Entscheidungen über den Kopf der Betroffenen hinweg getroffen werden oder diese zu einer Entscheidung gedrängt werden (z. B. Anzeige erstatten)

Eine wichtige Rolle spielen auch kritische Rückmeldungen (z. B. Infragestellen der Glaubwürdigkeit) und belastende Erfahrungen während z. B. Ermittlungsverfahren und Gerichtsprozessen sowie Antragsverfahren auf Entschädigung. Auch im Gesundheitssystem und sozialen Hilfesystemen können Betroffene entsprechenden ungünstigen Erfahrungen ausgesetzt sein.

In der Regel haben Schuldgefühle bei PTBS-Patienten keine oder eine nur sehr geringe reale Basis, da die Betroffenen in den meisten Fällen ihre Möglichkeiten zur Beeinflussung des traumatischen Ereignisses unrealistisch und verzerrt einschätzen. Angelehnt an Kubany und Raltson (1998) lassen sich unterschiedliche Denkfehler bei PTBS-Patienten unterscheiden. Die Kenntnis dieser typischen Denkfehler liefert der Therapeutin wertvolle Hinweise im Hinblick auf die kognitive Umstrukturierung der Schuldvorwürfe.

Hindsight-Bias
Dieser Denkfehler besteht darin, die damalige Situation vor dem Hintergrund des heutigen Wissens zu interpretieren. Es geht hierbei um die Überzeugung, man hätte das traumatische Ereignis vorhersehen und damit verhindern können. Betroffene glauben fälschlicherweise, sie hätten wissen können, was passiert, bevor es möglich war, dies zu wissen. Hierzu kann auch die Überzeugung gehören, entsprechende Hinweise übersehen oder falsch interpretiert zu haben. So wirft sich ein Motorradfahrer nach einem Unfall beispielweise vor, er hätte aufgrund seines »schlechten Bauchgefühls« an diesem Tag wissen können, dass etwas Schlimmes passieren wird.

Vernachlässigung der möglichen negativen Konsequenzen alternativer Handlungsweisen
Bei diesem Denkfehler geht es darum, dass die Konsequenzen alternativer Handlungsmöglichkeiten idealisiert werden. So glaubt etwa eine Patientin, die als Kind sexuell missbraucht wurde, dass sie den Missbrauch hätte stoppen können, wenn sie sich gewehrt hätte. Hierbei übersieht sie jedoch, dass der Täter stärker war als sie und möglicherweise gewalttätig geworden wäre, wenn sie sich gewehrt hätte. Hierdurch hätte sich die Situation für sie unter Umständen noch verschlimmert.

Nicht-Berücksichtigen des Zeitdrucks, unter dem entschieden wurde
Bei diesem Denkfehler bedenken die Betroffenen nicht, dass die Entscheidung für eine bestimmte Handlung in der traumatischen Situation unter Zeitdruck getroffen wurde und entsprechend keine Zeit zum Nachdenken bestand. So ist es möglich, dass der betroffenen Person im Nachhinein einfällt, dass sie während des Überfalls im Lebensmittelladen hätte versuchen können, den Täter mit einer Flasche niederzuschlagen, während er das Geld aus der Kasse eingepackt hat. In der Situation kam sie jedoch nicht auf diese Idee und hatte auch keine Zeit, verschiedene Handlungsoptionen gegeneinander abzuwägen.

Die Auswirkung starker Anspannung / starker Gefühle wird nicht bedacht
Patienten berücksichtigen häufig nicht ausreichend, dass sie in der traumatischen Situation sehr angespannt waren und starke Angst hatten. Die Konsequenz dieser körperlichen und psychischen Ausnahmesituation ist, dass sie nicht in der Lage waren, einen klaren Gedanken zu fassen und nach einem Ausweg aus der Situation zu suchen. Hierzu gehört es auch, dass Betroffene häufig übersehen, dass sie vor Angst wie gelähmt oder sogar dissoziiert waren und sich deshalb nicht wehren oder angemessen auf die Situation reagieren konnten.

Gleichsetzen der Möglichkeit, ein fatales Ereignis zu verhindern, mit dessen Verursachung
Dieser Denkfehler besteht darin zu glauben, dass man an einem Ereignis schuld ist, das man evtl. hätte verhindern können, aber nicht verursacht hat. So kann es sein, dass ein Mann, der als Kind Zeuge wurde, wie sein großer Bruder vom Stiefvater schwer verletzt wurde, sich vorwirft, den Bruder nicht geschützt zu haben. Hierbei fühlt er sich so schuldig, als hätte er den Bruder misshandelt und berücksichtig dabei zu wenig, dass sein Stiefvater der Täter war.

Emotionales Schlussfolgern

Bei diesem Denkfehler wird von dem Gefühl auf die Realität geschlossen. Betroffene nehmen also fälschlicherweise an, dass sie Schuld an dem traumatischen Ereignis haben, weil sie sich schuldig fühlen. Hierbei berücksichtigen sie die rationalen Argumente, die gegen die eigene Schuld sprechen, nicht oder zu wenig. Zum Beispiel kann es sein, dass eine Frau, die als Kind von ihrem Großvater sexuell missbraucht wurde, nicht berücksichtigt, dass sie als Kind keine sexuelle Intention hatte, als sie sich auf den Schoß des Großvaters gesetzt hat.

Einflussfaktoren außerhalb der eigenen Person werden nicht bedacht

Dieser Denkfehler bezieht sich darauf, dass Faktoren zu wenig beachtet werden, die von keiner der beteiligten Personen beeinflusst werden konnten. Diese Komponente kann je nach Perspektive des jeweiligen Patienten als Zufall, Unglück oder Schicksal bezeichnet werden.

Das Verhalten wird an seinen Konsequenzen, nicht an seiner Intention gemessen

Ein weiterer Denkfehler, der bei vielen PTBS Patienten eine Rolle spielt, bezieht sich darauf, nicht zwischen der Beteiligung an einem schlimmen Ereignis wie beispielsweise einem Unfall und dessen intentionaler Verursachung zu unterscheiden. Dies kann dazu führen, dass jemand, der ein Kind angefahren hat, weil er nicht mehr rechtzeitig bremsen konnte, als dieses einem Ball hinterher auf die Straße rannte, sich fühlt wie ein Mörder, der einer anderen Person absichtlich Gewalt angetan hat.

Die Funktion der Schuld

Die Bearbeitung von Schuldgefühlen ist häufig eine therapeutische Herausforderung, da PTBS-Patienten oft sehr stark an ihrer Schuld für das traumatische Ereignis festhalten. Neben der Kenntnis der Denkfehler, die typischerweise der Schuld zugrunde liegen, ist es für Therapeutinnen wichtig, die Funktion der Schuldgefühle zu verstehen. Dies erleichtert einerseits deren erfolgreiche Bearbeitung und ermöglicht andererseits, empathisch auf den Patienten einzugehen, wenn es diesem schwerfällt, sich von der Schuld zu distanzieren.

Bezüglich der Funktion der Schuld ist es zunächst wichtig zu wissen, dass Schuldgefühle häufig als sekundäre Gefühle zu den primären traumabezogenen Gefühlen *Ohnmacht* und *Hilflosigkeit* auftreten. Der Grund hierfür ist, dass Schuldgefühle kurzfristig leichter auszuhalten sind als Gefühle von Hilflosigkeit und Ohnmacht, die damit verbunden sind, keine Kontrolle über die traumatische Situation gehabt zu haben. So ist ein Vorteil der Annahme, schuld an einem traumatischen Ereignis wie einer Vergewaltigung zu sein, dass damit der Gedanke verbunden ist, so ein furchtbares Ereignis in Zukunft verhindern zu können, indem man sich entsprechend anders verhält. Konkret kann es beispielsweise sein, dass man sich vorwirft, schuld an der Vergewaltigung zu sein, weil man so spät am Abend noch alleine draußen unterwegs war, was mit der Idee verbunden ist, ein solches Ereignis zukünftig verhindern zu können, wenn man um diese Zeit nicht mehr alleine rausgeht. Das Festhalten an dem Schuldgefühl erlaubt somit die Illusion von Kontrolle im Hinblick auf zukünftige Ereignisse. Abgesehen davon, dass diese Annahme nicht der Realität entspricht, ist ein weiterer Nachteil des Festhaltens an der Überzeugung, selbst schuld an dem traumatischen Ereignis gewesen zu sein, dass dies sich langfristig sehr negativ auf das Selbstbild des Patienten auswirkt.

INFO 45 Fragen zur Bearbeitung von Schuldgefühlen

T

Allgemeine Fragen *(nach Ehlers, 1999)*

- Gibt es andere Erklärungen?
- Wer war sonst noch beteiligt?
- Wie viel Einfluss hatten Sie wirklich auf das, was passiert ist?
- Wie haben Sie die Situation damals wahrgenommen?
- Wie hätten Sie es verhindern können?
- Warum haben Sie sich damals so und nicht anders verhalten?
- Wie hätten Sie wissen können, was passieren wird?
- Wie viel Zeit hatten Sie zu überlegen, wie Sie sich am besten verhalten?
- Wie ging es Ihnen damals während des Traumas? In welchem seelischen und körperlichen Zustand haben Sie sich befunden?
- Wenn das jemand anderem passiert wäre, wie würden Sie dann darüber denken?
- Würden andere Menschen das genauso sehen?
- Was sollte man noch berücksichtigen, wenn man beurteilt, wie Sie sich verhalten haben?
- Gab es eine Möglichkeit, vorauszusehen, was passiert?
- Wann genau wurde Ihnen klar, was passiert?
- Wie hätten Sie gehandelt, wenn Sie gewusst hätten, was passiert?

Spezifische Fragen für Opfer interpersoneller Gewalt

- Wie viel Einfluss hatten Sie auf das Verhalten des Täters?
- Was genau haben Sie getan, um den Täter dazu zu bringen, Sie zu vergewaltigen? (Advocatus Diaboli)
- Was hätte der Täter getan, wenn Sie …?
- Hat Ihre Reaktion einen Einfluss darauf, ob das Verhalten des Täters recht oder unrecht war?
- Welches Ziel hat der Täter verfolgt, als er Ihnen die Schuld gab?
- Wer ist vor dem Gesetz schuldig?

Schuldkreis: Anleitung für Therapeuten

T

Der Schuldkreis ermöglicht einen guten Einstieg in die Bearbeitung von Schuldgefühlen.

Schritt 1: Der Therapeut sammelt gemeinsam mit dem Patienten, wer oder was alles Einfluss darauf hatte, dass es zu dem traumatischen Ereignis gekommen ist. Hierbei können sowohl Personen als auch äußere Umstände (z. B. das schlechte Wetter oder der Zufall) mitberücksichtigt werden.

Schritt 2: Die Therapeutin bittet den Patienten, ein Kreisdiagramm, das sie an das Flipchart oder auf ein Blatt Papier gemalt hat, danach aufzuteilen, wieviel Schuld er den einzelnen Einflussfaktoren zuordnet. Um dem Patienten die Aufgabe zu erleichtern, kann sie das Diagramm mit einem Kuchen vergleichen. Die Therapeutin erklärt dem Patienten dabei, dass er insgesamt 100 % Schuld/Verantwortung zur Verfügung hat und er diese auf die im ersten Schritt gesammelten Personen bzw. Umstände aufteilen soll. Hierbei kann es vorkommen, dass der Patient im Verlauf noch einmal Änderungen vornehmen muss, bis er alles so berücksichtigt hat, dass es für ihn zum gegenwärtigen Zeitpunkt stimmig erscheint.

Schritt 3: Die Therapeutin fragt den Patienten, ob die Aufteilung so für ihn richtig ist. Wenn das der Fall ist und der Patient sich selbst einen übergroßen Schuldanteil gibt, erfragt die Therapeutin die konkreten Vorwürfe und versucht diese so weit wie möglich zu konkretisieren und dann aufzuschreiben.

Schritt 4: Die Therapeutin fragt den Patienten, unter welchem Schuldgedanken er am meisten leidet und beginnt diesen im Sokratischen Dialog zu hinterfragen. Schritt für Schritt werden dann auch die anderen Vorwürfe bearbeitet. Zu beachten ist dabei, dass die Vorwürfe möglichst der Reihe nach bearbeitet werden sollten, um zu verhindern, dass der Patient bei der Bearbeitung von einem Vorwurf zum nächsten springt.

Wichtig

Bei Traumatisierungen in der Kindheit ist immer von der Unschuld des Kindes auszugehen. Weitere Faktoren, die als Argumente gegen Schuldverwürfe berücksichtigt werden können, sind z. B. peritraumatische Dissoziation und Stressreaktionen.

Schritt 5: Im Verlauf der Behandlung kann der Schuldkreis vor dem Hintergrund des Besprochenen immer wieder angepasst werden. Bei sexuellen oder körperlichen Gewalterfahrungen in der Kindheit ist das Ziel, dass der Patient seinen Schuldanteil irgendwann völlig streicht und dem Täter entsprechend mehr Schuld zuspricht.

AB 73 Schuldkreis

P 1/2

Viele Patienten machen sich Vorwürfe für das, was Sie während des traumatischen Ereignisses getan oder nicht getan haben. Da die damit verbundenen Schuldgefühle häufig sehr belastend sind, kann es sinnvoll sein, sich in der Therapie genauer damit auseinanderzusetzen, wie es zu dem traumatischen Ereignis kam.

Mit welchem traumatischen Ereignis möchten Sie sich auseinandersetzen (bitte finden Sie eine Überschrift für dieses Ereignis)?

....

Bitte überlegen Sie, wer oder was alles einen Einfluss darauf hatte, dass es zu dem genannten Ereignis kam. Hierbei können Sie neben Personen auch äußere Umstände, z. B. den Zufall oder eine veraltete Technik bei einem Unfall, berücksichtigen.

....

....

....

Bitte tragen Sie nun im Kreis Stücke entsprechend der Verantwortung der jeweiligen Personen/Umstände ein. Wenn beispielsweise eine Person Ihrer Ansicht nach 50 % der Verantwortung dafür hatte, dass es zu diesem Ereignis gekommen ist, können sie den Kreis in der Mitte teilen, bei 25 % können Sie ein Viertel abtragen. Schreiben Sie dann sowohl den Namen der jeweiligen Person (bzw. den Umstand) sowie den entsprechenden Anteil der Verantwortung in das jeweilige Kreissegment.

Bitte bedenken Sie, dass Sie insgesamt 100 % zur Verfügung haben, die Sie auf Personen und Umstände, die einen Einfluss hatten, verteilen müssen. Benutzen Sie am besten zunächst einen Bleistift, damit Sie so lange Korrekturen vornehmen können, bis Sie alle Personen bzw. Umstände untergebracht haben und die Aufteilung Ihnen stimmig erscheint.

Haben Sie sich selbst auch einen Teil der Verantwortung/Schuld gegeben?

....

Falls ja, schreiben Sie bitte möglichst konkret auf, was Sie sich vorwerfen.

....

....

....

....

....

....

....

....

Bitte sprechen Sie mit Ihrer Therapeutin über die Dinge, die Sie sich vorwerfen. Sie wird Ihnen helfen, sich damit auseinanderzusetzen und zu überprüfen, inwieweit diese Vorwürfe gerechtfertigt sind. Hier können Sie hilfreiche Gedanken festhalten, die sich im Laufe dieser Auseinandersetzung ergeben haben:

....

....

....

....

....

....

....

....

Wenn Sie möchten, können Sie am Ende dieser Auseinandersetzung den Schuldkreis, den Sie gezeichnet haben, noch einmal verändern oder einen neuen erstellen.

AB 74 Plädoyer zur eigenen Verteidigung

P

Bitte nehmen Sie sich einen Moment Zeit und vergegenwärtigen Sie sich noch einmal alle Argumente, die Sie in der Therapie gefunden haben und die dagegensprechen, dass Sie schuld an dem traumatischen Ereignis sind. Stellen Sie sich dann vor, Sie wären Anwalt und sollten am Ende einer langen Gerichtsverhandlung ein Plädoyer halten, das alle Argumente für Ihre Unschuld zusammenfasst. Nutzen Sie die folgenden Zeilen und bei Bedarf ein zusätzliches Blatt, um Ihr Plädoyer aufzuschreiben. Vergessen Sie dabei nicht, auf alle Vorwürfe einzugehen, die für Sie relevant waren und nennen Sie bitte alle Argumente, die Sie gegen diese Vorwürfe gefunden haben.

Es ist normal, dass die Schuldgefühle zunächst noch weiter bestehen bleiben, obwohl Sie vom Verstand her wissen, dass Sie keine Schuld trifft. Bitte lesen Sie Ihr Plädoyer deshalb mindestens zwei Wochen lang täglich. Dies hilft Ihnen, Ihr emotionales Erleben der Realität anzupassen und alte Denkgewohnheiten zu unterbrechen.

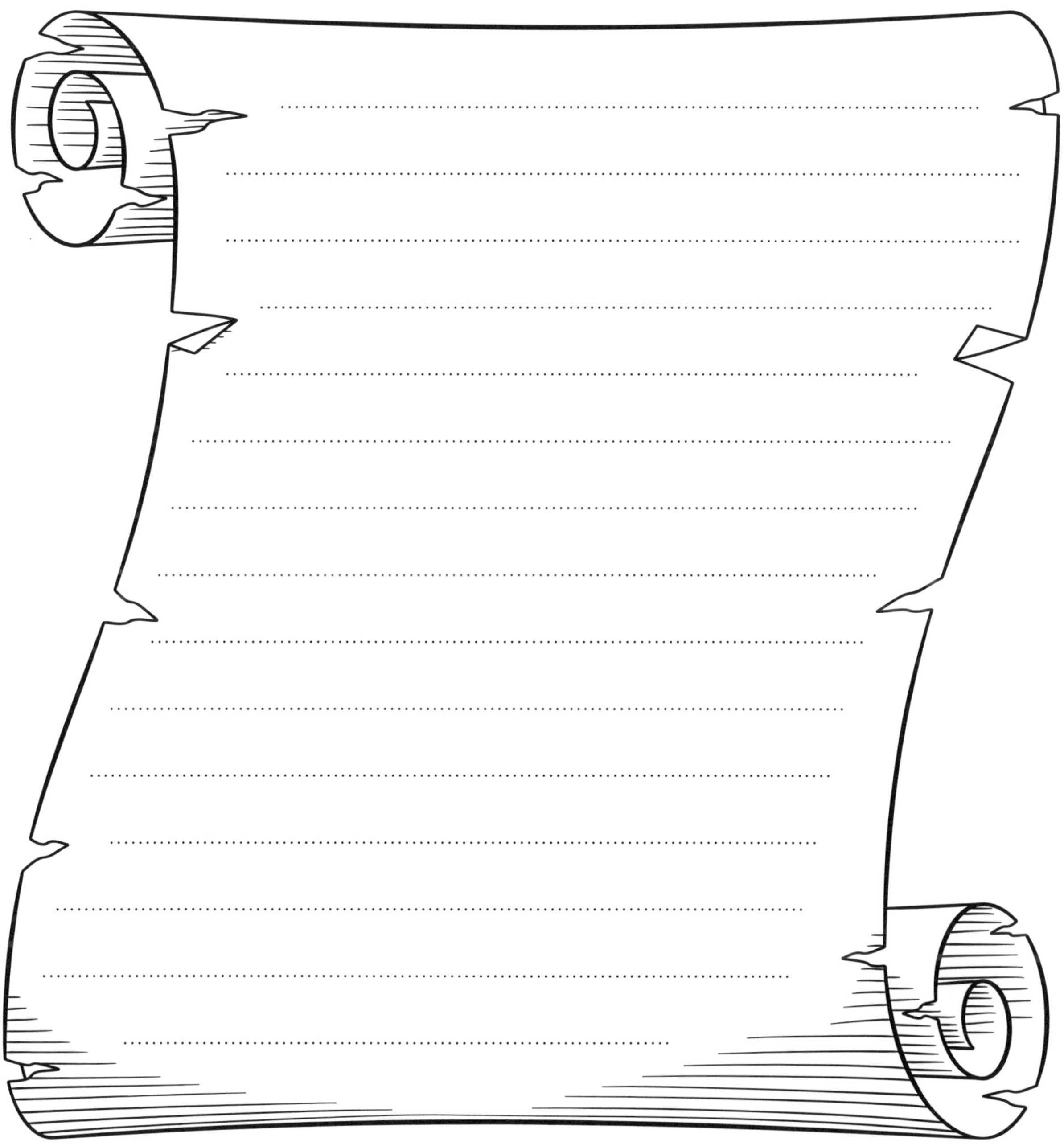

AB 75

Vor- und Nachteile des Festhaltens an der subjektiv empfundenen Schuld

P

Auf diesem Arbeitsblatt finden Sie ein 4-Felder-Schema, das Ihnen dabei helfen soll, die Vor- und Nachteile des Festhaltens an der Schuld für das traumatische Ereignis, das Sie erlebt haben, zu verstehen. Die damaligen Vor- und Nachteile sind relevant, wenn Sie ein traumatisches Ereignis in der Kindheit erlebt haben. Wenn Sie ein traumatisches Ereignis im Erwachsenenalter erlebt haben, können Sie diese beiden Kästchen frei lassen.

Damalige Vorteile	**Damalige Nachteile**
Heutige Vorteile	**Heutige Nachteile**

Vor- und Nachteile des Festhaltens an der Schuld: Beispiel

P

Hier finden Sie ein ausgefülltes Beispiel für ein 4-Felder-Schema, das Ihnen Anregungen für das Ausfüllen Ihres eigenen geben kann. Es ist das Schema einer Patientin, die in der Kindheit durch ihren Onkel sexuell missbraucht wurde.

Damalige Vorteile	**Damalige Nachteile**
Durch die Überzeugung, selbst schuld an dem Missbrauch zu sein, hatte ich eine Erklärung dafür, dass meine Familie mich schlecht behandelt hat. Ich konnte meine Mutter weiter lieben, obwohl sie von dem Missbrauch wusste und mich nicht geschützt hat.	Ich habe mich schon damals für das gehasst, was ich getan habe und mich deshalb häufig mit dem Rasiermesser geschnitten und geschlagen.
Heutige Vorteile	**Heutige Nachteile**
Ich habe ein Gefühl von Kontrolle und den Eindruck, mich zukünftig vor solchen schrecklichen Ereignissen schützen zu können, wenn ich nicht wieder dieselben Fehler begehe.	Ich denke sehr negativ über mich. Ich habe kein Selbstvertrauen und hasse mich. Ich halte andere Menschen für wertvoller als mich und traue mir nichts zu. Da ich mich selbst hasse, schütze ich mich nicht und begebe mich oft in Situationen, die für mich gefährlich sein könnten, z. B. wenn ich spät abends alleine durch den Park laufe.

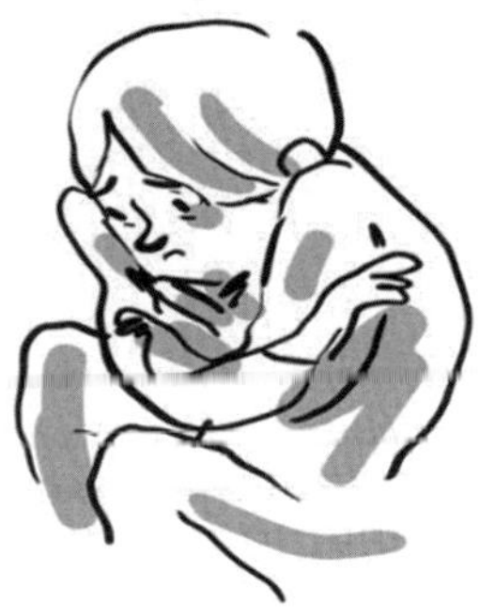

Schamgefühle im Zusammenhang mit dem Trauma sind oft eng mit Schuldgefühlen verbunden. So kommt es etwa vor, dass Patienten sich dafür schämen, dass sie mit dem Täter vermeintlich kooperiert haben, z. B. weil sie sich nach dessen Wünschen gerichtet haben oder seine Vorgabe, niemandem von dem Missbrauch zu erzählen, befolgt haben. Scham kann außerdem entstehen, wenn eine positive Beziehung zum Täter bestand, die z. B. mit dem Wunsch nach Zuwendung durch diesen zusammenhing. Eine große Rolle für die Entstehung von Schamgefühlen spielen aber auch Demütigungen und Abwertungen während des Traumas sowie eine starke Angst, von anderen für das, was man während des Traumas getan oder erlebt hat, abgelehnt zu werden.

Unterschieden wird in diesem Zusammenhang zwischen internalisierter Scham, die damit zusammenhängt, dass man sich selbst abwertet, und externalisierter Scham, bei der davon ausgegangen wird, dass andere einen ablehnen.

Scham hängt stark von sozialen Normen ab, sodass bei der Behandlung von Menschen aus anderen Kulturkreisen entsprechende Besonderheiten (z. B. spezifische Regeln) exploriert und beachtet werden sollten.

Typische Verhaltensweisen bei Schamgefühlen sind der Versuch, sich zu verstecken, indem man sich von anderen abwendet, und das Senden von Signalen der Unterlegenheit. Hierzu gehören das Erröten, das Vermeiden von Blickkontakt und das Senken des Blicks, das häufig mit einer charakteristischen Haltung des gesamten Körpers verbunden ist. Scham behindert als sekundäres Gefühl die Auseinandersetzung mit dem Trauma und sollte früh entdeckt und behandelt werden.

Beispiel

Frau G. wurde zwischen dem 9. und 12. Lebensjahr von ihrem Onkel sexuell missbraucht. Ihr Onkel habe während ihrer Kindheit viel mit ihr unternommen und oft Zeit mit ihr verbracht. Sie habe ihn sehr bewundert und versucht, ihm zu gefallen. In gewisser Weise habe sie sogar für ihn »geschwärmt«. Als er sie dann an einem Sonntagnachmittag, als sie allein zu Hause gewesen sind, gebeten habe, sich auszuziehen, habe sie sich nichts weiter dabei gedacht und mitgemacht. Auch bei dem sich anschließenden Geschlechtsverkehr habe sie sich nicht gewehrt. Es habe auch nicht sehr weh getan. Heute schäme sie sich sehr dafür, dass sie damals einfach mitgemacht habe. Besonders schlimm sei für sie gewesen, dass ihr Onkel ihr anschließend Geld gegeben habe, um sich eine Puppe zu kaufen, die sie sich schon lange gewünscht hatte und sie dieses Geld auch genommen habe. Sie fühle sich deshalb oft wie eine Prostituierte. Auf Nachfragen berichtet Frau G. weiterhin, dass ihre Scheide während des Missbrauchs feucht geworden sei und sie sexuelle Erregung empfunden habe. Hiervon zu berichten fällt ihr sichtlich schwer, sie kann ihre Therapeutin nicht anschauen und starrt auf den Boden. Anschließend sagt sie: »Das ist der Beweis, dass ich es auch gewollt habe.«

Techniken zur Reduktion von Schamgefühlen

- **Zugewandt bleiben.** Bei Patienten, die unter starker Scham leiden, ist es wichtig, dass diese sich in der therapeutischen Beziehung angenommen fühlen. Bleiben Sie deshalb zugewandt und reagieren Sie mitfühlend, wenn die Patienten von Details der Traumatisierung erzählen, die ihnen unangenehm sind und von denen es ihnen schwerfällt, zu berichten. Um der Scham entgegenzuwirken, ist es wichtig, das Verhalten des Patienten in der traumatischen Situation als nachvollziehbares Verhalten in einer Ausnahmesituation zu normalisieren. Berichten Sie gegebenenfalls von anderen Patienten, denen ähnliches widerfahren ist, um dem Gefühl der sozialen Isolation entgegenzuwirken. Häufig kann es sein, dass der Bericht von schambesetzten Details der Traumatisierung vermieden wird. Da dies der Verarbeitung der traumatischen Erfahrung im Weg steht, ist es wichtig, dass Sie nachfragen, wenn Sie den Eindruck haben, dass bestimmte Dinge (z. B. sexuelle Erregung wie im Fallbeispiel oder der Kontakt mit Sperma) nicht berichtet werden.
- **Veränderung dysfunktionaler Kognitionen.** Mit der Scham verbundene Kognitionen können im Sokratischen Dialog entkräftet werden. Hierbei können Sie sich an den Techniken zur Bearbeitung von Schuldgefühlen orientieren. Prinzipiell reduziert sich Scham häufig bereits durch die Bearbeitung der Schuldgefühle. Wichtig ist, dabei klar zu machen, dass der Täter derjenige ist, der sich für das, was er getan hat, schämen sollte und von anderen abgelehnt und ausgegrenzt werden sollte – nicht das Opfer. Manchmal bezieht sich die Scham auch darauf, dass der Patient den Eindruck hat, mit dem Täter kooperiert zu haben. Ein Beispiel hierfür ist ein Patient, der vom Täter gefragt wurde, ob dieser seinen Bruder auch schlagen soll und nicht widersprochen hat. In diesem Zusammenhang ist es wichtig zu erarbeiten, dass der Täter seine Handlungen vermutlich unabhängig von der Zustimmung oder Ablehnung des Patienten weitergeführt hätte. Hierbei können Sie beispielsweise folgende Fragen stellen: »Was vermuten Sie, wäre passiert, wenn Sie *Nein* gesagt hätten?« oder »Welche Hinweise gibt es dafür, dass der Täter Ihren Bruder geschont hätte, wenn Sie ihn darum gebeten hätten?«. In diesem Kontext kann auch besprochen werden, dass es eine typische Manipulationsstrategie von Tätern ist, Opfer aktiv in Tathandlungen einzubeziehen.
- **Psychoedukation.** Wissensvermittlung und Aufklärung kann schambezogenen Kognitionen entgegenwirken. Beim Thema sexuelle Erregung, wie im Fallbeispiel oben beschrieben, ist es z. B. wichtig, Wissen zu vermitteln und zu normalisieren. Wie im Fall von Frau G. beschrieben, wird sexuelle Erregung häufig als Einwilligung in eine sexuelle Handlung fehlinterpretiert. In diesem Fall ist es wichtig, den Patienten zu vermitteln, dass es sich bei sexueller Erregung um einen autonom gesteuerten Prozess handelt, der nicht willentlich beeinflussbar ist. Dieser Prozess schützt den Körper vor Verletzungen, wie sie etwa sonst beim gewaltsamen Eindringen während einer Vergewaltigung entstehen würden.
- **Veränderung der Körperhaltung.** Die Veränderung der Körperhaltung ist eine sehr wirkungsvolle Intervention zur Reduktion von Schamgefühlen. Bitten Sie den Patienten, sich aufzurichten und Sie, wenn möglich, anzusehen. Sollte das dem Patienten schwerfallen, können Sie ihn bitten, sich an eine Wand zu stellen und sich mit deren Hilfe aufzurichten, in dem er so viele Körperteile wie möglich mit der Wand in Berührung bringt. Sollte es dem Patienten kaum möglich sein, Sie anzusehen, können Sie die Therapiesitzung zunächst im Gehen durchführen. Wenn Sie dabei nebeneinander gehen, ermöglicht dies dem Patienten, eine aufrechte Körperhaltung ohne den zusätzlich schwerfallenden Blickkontakt. Bei Patienten, denen der Blickkontakt sehr schwer fällt, können Sie diesen außerdem trainieren, indem Sie sich einen Ball zuwerfen. Dabei muss der Patient zumindest einen Moment lang zu Ihnen schauen, um den Ball fangen zu können. Der Blickkontakt ermöglicht dabei auch die Korrektur der Annahme, dass Sie als Gegenüber ablehnend reagieren.

- **Umfragen erstellen.** Als Mittel zur Reduktion externalisierter Scham bieten sich Umfragen an. Diese ermöglichen es, die Befürchtung des Patienten von anderen für das, was er während des traumatischen Ereignisses getan oder nicht getan hat, abgelehnt zu werden, zu überprüfen. Hierbei ist es wichtig, dass Sie die Annahmen des Patienten genau explorieren und in die Umfrage integrieren. Mithilfe der Umfrage können dann Personen, die den Patienten nicht kennen, befragt und um eine Einschätzung gebeten werden. Hierbei sollte gemeinsam mit dem Patienten überlegt werden, welche Personen befragt werden könnten. Die Auswahl der Personengruppe hängt auch davon ab, ob die Befürchtungen des Patienten sich auf eine bestimmte Personengruppe beziehen. Sollte dies nicht der Fall sein, kann z. B. die Therapeutin anbieten, die Umfrage in einem Weiterbildungskurs, an dem sie teilnimmt, zu verteilen. Der Patient kann selbst Personen auf der Straße befragen oder einen Angehörigen bitten, die Umfrage zu verteilen. In jedem Fall sollte eine ausreichend große Anzahl von Personen befragt werden, um ein differenziertes Meinungsbild zu erhalten.

Beispiel

Herr W. hat mit dem Gabelstapler auf dem Gelände der Firma, für die er gearbeitet hat, eine Frau angefahren. Er hat die Frau nicht gesehen und hat sofort angehalten, als er einen Widerstand gespürt hat. Dennoch ist die Frau so unglücklich auf den Kopf gefallen, dass sie später im Krankenhaus gestorben ist. Herr W. erlitt einen Schock, als er aus dem Gabelstapler stieg und die Frau sah, die blutüberströmt auf dem Boden lag. Als er einen Aufprall spürte, war er davon ausgegangen, gegen einen der vielen Begrenzungspfosten auf dem Werksgelände gefahren zu sein. Die anschließende Untersuchung ergab, dass die Frau sich im toten Winkel befunden hatte, und er sie nicht sehen konnte. Herr W. wurde deshalb vor Gericht freigesprochen. Es wurde außerdem ein Verfahren gegen die Firma wegen unzureichender Sicherheitsmaßnahmen eingeleitet und die Gabelstapler wurden in der Folge mit zusätzlichen Rückwärtskameras ausgestattet. Der Unfall ist inzwischen 10 Jahre her. Herr W. macht sich weiterhin starke Vorwürfe für das, was passiert ist. Er fühlt sich wie ein Mörder und vermeidet Kontakte zu anderen, da er befürchtet, dass diese ihn ablehnen könnten, wenn sie erfahren, was er getan hat. Gemeinsam mit seiner Therapeutin erstellt er eine Umfrage, in der er den Hergang des Unfalls schildert und dann folgende Fragen stellt:

- Was denken Sie über Herrn W.?
- Denken Sie, dass er am Tod der Frau schuld ist?
- Halten Sie ihn für einen Mörder?
- Hätte er vor Gericht bestraft werden sollen?
- Würden Sie Herrn W. ablehnen, wenn Sie erfahren würden, was ihm passiert ist?
- Könnten Sie mit ihm befreundet sein?
- Darf Herr W. jemals wieder glücklich sein?

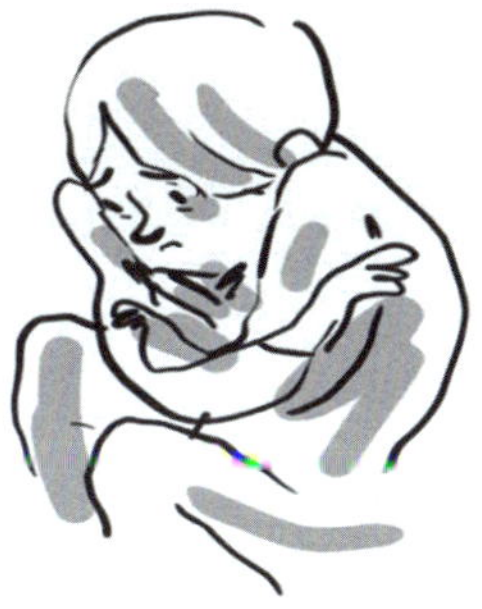

Viele Patienten schämen sich für das, was sie während des traumatischen Ereignisses erlebt bzw. getan haben. Bei der Scham handelt es sich um ein sekundäres Gefühl, das einer aktiven Auseinandersetzung mit dem traumatischen Ereignis häufig im Weg steht.

Wenn Sie sich in der Therapie mit Ihren Schuld- und Schamgefühlen auseinandergesetzt haben und zu dem Ergebnis gekommen sind, dass Sie diese reduzieren möchten, können Ihnen die folgenden Strategien dabei helfen. Sie können diese einsetzen, wenn Sie merken, dass Sie die Schamgefühle im Alltag behindern, weil Sie sich beispielsweise deshalb von anderen zurückziehen oder sich selbst abwerten.

Verändern Sie ihre Körperhaltung: Bei starken Schamgefühlen neigen wir dazu, eine typische Körperhaltung einzunehmen, bei der häufig der Blick gesenkt wird und Rücken und Kopf nach unten gerichtet sind. Verändern Sie diese Haltung, indem Sie sich aufrichten und groß werden. Bringen Sie dazu die Schulterblätter zusammen und machen Sie den Rücken gerade. Heben Sie den Kopf und schauen Sie nach vorne. Sollte Ihnen diese aufrechte Körperhaltung schwerfallen, können Sie sie trainieren, in dem Sie sich so nah wie möglich mit dem Rücken an eine Wand stellen und versuchen, möglichst viele Körperteile mit der Wand in Kontakt zu bringen. Auch wenn es Ihnen schwerfällt, versuchen Sie Blickkontakt zu anderen zu halten.

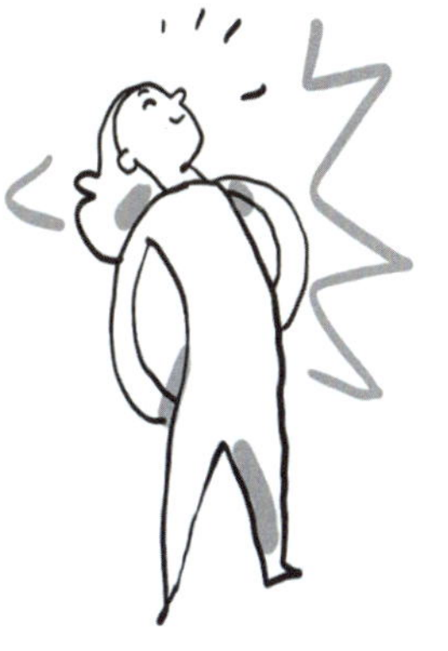

Den Gedanken eine neue Richtung geben

Machen Sie sich klar, wer sich eigentlich für das, was passiert ist, schämen sollte. (In der Regel ist das der Täter, der sich objektiv betrachtet falsch verhalten hat.) Bitte schreiben Sie auf, wer das in Ihrem Fall ist:

....

Warum sollte er oder sie sich schämen?

....

....

Was bedeutet das für Sie?

....

....

Denken Sie an Situationen, in denen Sie erfolgreich waren. Was sind Dinge, die Ihnen gut gelungen sind? Worauf können Sie vielleicht sogar ein bisschen stolz sein?

....

....

....

Rufen Sie sich in Erinnerung, was an Ihnen liebenswert ist. Was mögen Sie an sich selbst? Was schätzen andere an Ihnen? Wenn es Ihnen schwerfällt, auf diese Fragen eine Antwort zu finden, können Sie Menschen, die Ihnen nahestehen und Ihnen wohlgesonnen sind, um eine Einschätzung bitten.

....

....

....

Vielleicht gibt es etwas, das Ihnen hilft, sich an Dinge zu erinnern, die Ihnen gut gelungen sind, oder an Eigenschaften, die Sie an sich mögen. Hier finden Sie Platz, Fotos oder Bilder einzukleben oder etwas zu zeichnen.

Viele Patienten, die traumatische Ereignisse erlebt haben, befürchten von anderen für das, was sie erlebt oder während des traumatischen Ereignisses getan haben, abgelehnt zu werden.
Hierzu gehören Befürchtungen wie:

- Wenn andere wüssten, was ich erlebt habe, würden Sie nichts mehr mit mir zu tun haben wollen.
- Wenn andere wüssten, was ich getan habe, würden sie mich verachten.
- Wenn andere wüssten, was mir passiert ist, würden sie nicht mehr mit mir befreundet sein können.
- Andere halten mich wegen dem, was ich getan habe, für einen Mörder / für einen schlechten Menschen.

Kennen Sie solche Gedanken auch? Bitte schreiben Sie hier Ihre Befürchtungen so konkret wie möglich auf.

....

....

....

....

....

Solche Befürchtungen führen oft zu großen Einschränkungen im Alltag, da sie Sie bei der Gestaltung des Kontakts mit anderen Menschen beeinträchtigen. Aus diesem Grund kann es sinnvoll sein, diese Befürchtungen im Rahmen eines Realitätstests zu überprüfen.

Dabei geht es konkret darum, Personen, die Sie nicht kennen, im Rahmen einer Umfrage um eine Einschätzung zu bitten. Sie selbst können dabei völlig anonym bleiben. Es ist aber wichtig, dass Sie zumindest in groben Zügen schildern, was Sie erlebt haben und dann hierzu Fragen formulieren, damit Sie eine gute Rückmeldung zu den Themen, die Sie belasten, bekommen können.

Wenn Sie bereit sind, sich auf dieses Experiment einzulassen, beschreiben Sie bitte im Folgenden, was eine andere Person über das traumatische Ereignis wissen muss, um Ihre Fragen beantworten zu können.

....

....

....

....

....

....

Welche Fragen möchten Sie den Personen, die an der Umfrage teilnehmen, gerne stellen? Neben Ihren Befürchtungen können Sie auch Fragen zu Ihrer möglichen Schuld stellen, z. B.: »Denken Sie, dass die beschriebene Person die Schuld an dem sexuellen Missbrauch trifft?« oder »Sollte die Person für das Verursachen des Unfalls bestraft werden? Und falls ja, wie?«.

....

....

....

....

....

....

Bitte erstellen Sie nun gemeinsam mit Ihrer Therapeutin basierend auf Ihrer Situationsbeschreibung und den Fragen, die Sie stellen möchten, einen Fragebogen, den Sie dann für die Umfrage kopieren können.

Überlegen Sie anschließend gemeinsam, wie die Befragung durchgeführt werden könnte. Wenn Sie selbst anonym bleiben möchten, kann Ihnen vielleicht eine vertraute Person oder Ihre Therapeutin helfen, die Umfrage zu verteilen und entsprechende Rückmeldungen einzuholen.

Hier können Sie aufschreiben, wie die Befragung durchgeführt werden soll. Bitte überlegen Sie auch, wie viele Personen mindestens befragt werden sollten, damit Sie ein gutes Meinungsbild einholen können.

....

....

....

Bitte lesen Sie sich anschließend die Antworten, die Sie bekommen haben, aufmerksam durch. Was folgt für Sie aus den Antworten? Gibt es neue Erkenntnisse, die Sie gerne festhalten würden?

....

....

....

....

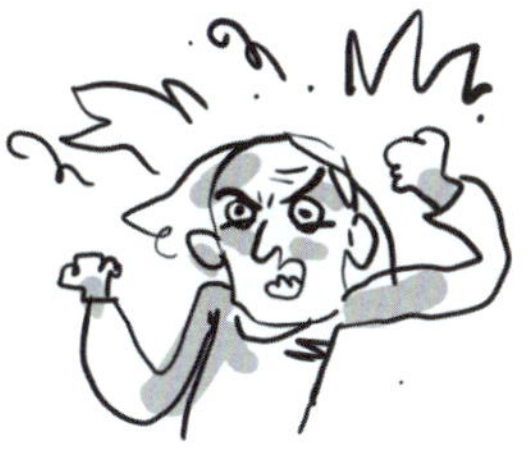

Prinzipiell sind Gefühle von Ärger und Wut dem Verursacher des Traumas gegenüber angemessene Gefühle. Gleiches gilt für das Empfinden von Ungerechtigkeit darüber, dass man das Trauma erleben musste.

Häufig treten solche Gefühle im Laufe der Therapie auf, nachdem die Schuldgefühle bearbeitet wurden und stellen einen wichtigen Schritt der weiteren Genesung dar. Im Verlauf eines funktionalen Verarbeitungsprozesses sind diese Gefühle in der Regel vorübergehend.

Einige Patienten mit PTBS kreisen jedoch stark um den Ärger auf den Täter, beschäftigen sich mit Rachefantasien oder hadern täglich mit der erlebten Ungerechtigkeit. Diese persistierenden Gefühle von Wut und Ärger stehen mit Schwierigkeiten in Zusammenhang, das Erlebte zu akzeptieren und mit dem Trauma abschließen zu können.

Darüber hinaus findet sich bei Patienten mit PTBS häufig eine leichte Reizbarkeit, die mit der reduzierten Stresstoleranz nach traumatischen Erfahrungen zusammenhängt und zu aggressivem Verhalten führen kann.

Wichtig

Starke andauernde Gefühle von Wut und Ärger sind ähnlich wie Schuldgefühle sekundäre Gefühle, die oft primäre Gefühle von Hilflosigkeit und Ohnmacht, die eigentlich mit dem Trauma verbunden sind, überlagern.

Beispiel

Herr S. wurde mit dem Fahrrad an einem nebligen Tag von einem LKW angefahren. Der Fahrer des LKWs hatte an einer Landstraße angehalten, um zu drehen, weil er sich verfahren hatte und Herrn S. beim Rückwärtsfahren gestreift. Herr S. hat seit dem Unfall häufig Schmerzen im Bein. Er hadert mit seinem Schicksal und fragt sich täglich, warum ihm das passiert ist. Der Fahrer des LKWs hat ihn im Krankenhaus besucht, um sich bei ihm zu entschuldigen. Herr S. hat ihn jedoch rausgeworfen. Er empfindet starke Wut dem Fahrer gegenüber. Oft denkt er, dass dieser ihn absichtlich angefahren hat und ihm schaden wollte. Er versteht nicht, warum dieser sich vor dem Drehen nicht vergewissert hat, dass die Straße wirklich frei ist. Durch das Protokoll der Polizei kennt er die Adresse des LKW-Fahrers, am liebsten würde er dorthin fahren, ihm auflauern und ihn zusammenschlagen, um sich zu rächen. Die behandelnden Ärzte haben ihm erzählt, dass der Fahrer einen Schock erlitten habe und sich große Vorwürfe mache. Herr S. hält das für Heuchelei.

Techniken zur Reduktion von Wut und Ärger

- **Techniken zur Ärgerkontrolle:** Bei Patienten, die Schwierigkeiten haben, Wut und Ärger in sozialen Interaktionen zu kontrollieren und aggressives Verhalten zeigen, indem sie etwa andere anschreien oder handgreiflich werden, ist es besonders wichtig, Techniken zur Kontrolle von Ärger zu vermitteln. Hierbei ist es hilfreich, mit dem Patienten zu erarbeiten, was Risikosituationen dafür sind, die Kontrolle zu verlieren und an welchen Frühwarnzeichen er merkt, dass der Ärger ansteigt und einen unkontrollierbaren Bereich erreicht (hierzu können Sie bspw. AB 41 »Mein Anspannungsthermometer« zur Hilfe nehmen). In einem nächsten Schritt können Sie gemeinsam erarbeiten, welche Strategien hilfreich sind, um zu verhindern, dass der Patient Dinge tut, die er später bereut (AB 79 »Strategien zur Kontrolle von Wut und Ärger«).

- **Kognitive Umstrukturierung:** Im Rahmen der kognitiven Umstrukturierung ist es wichtig, dem Patienten zunächst empathisch zu begegnen und Verständnis für seinen in der Regel prinzipiell angemessenen Ärger zu äußern. Erst hierdurch entsteht eine Atmosphäre, die es ermöglicht, starke Gefühle von Wut und Ärger zu verändern. Wichtigstes Ziel des sich anschließenden Sokratischen Dialogs ist die Erkenntnis, dass starker Ärger und Grübeln über Rachefantasien nicht dem Täter bzw. Verursacher des Traumas schaden, sondern dem Patienten selbst, da diese zu einer dauerhaften Anspannung führen und ein Abschließen mit dem Erlebten verhindern.

  Darüber hinaus können Sie gemeinsam überlegen, welche Folgen das Umsetzen von Rachepläne für den Patienten hätte und erarbeiten, dass solche Verhaltensweisen letztlich vor allem dem Patienten schaden würden, da er sich beispielsweise strafbar machen würde.

  Sollte die andere Person die Tat nicht absichtlich begangen haben, sondern es sich, wie im Beispiel von Herrn S., um einen Unfall handeln, kann die Wut außerdem durch den Aufbau von Verständnis für den Verursacher reduziert werden. Hierzu können folgende Strategien/Fragen eingesetzt werden (angelehnt an Ehlers, 1999):
  - Reflektieren Sie gemeinsam mit dem Patienten über mögliche Motive des Verursachers (z. B.: Was glauben Sie, warum hat die Person das gemacht? Was glauben Sie, warum hat sich der LKW-Fahrer vor dem Drehen nicht ausreichend versichert, dass die Straße frei ist?).
  - Versuchen Sie dabei im Sokratischen Dialog herauszuarbeiten, dass die Person einen Fehler gemacht hat und dass es menschlich ist, Fehler zu machen (z. B.: Ist es ihnen auch schon mal passiert, dass Sie unaufmerksam waren?).
  - Arbeiten Sie außerdem die Rolle des Zufalls heraus (z. B.: Was wäre gewesen, wenn der LKW-Fahrer auf dieser abgelegenen Landstraße eine Minute früher gedreht hätte, ohne genau zu schauen?).
  - Überlegen Sie gemeinsam, wie sich die andere Person vermutlich gefühlt hat bzw. aktuell fühlt. Ziel ist es, zu erkennen, dass es in gewisser Weise zwei Betroffene gibt (z. B.: Was vermuten Sie, wie hat sich der LKW-Fahrer gefühlt, als er bemerkt hat, dass er jemanden angefahren hat? Was wissen Sie darüber, wie es dem LKW-Fahrer heute geht?).

- **Brief an den Täter:** Eine Möglichkeit, dem Ärger Ausdruck zu verleihen und gleichzeitig mit diesem abzuschließen ist es, einen Brief an den Täter zu schreiben (Ehlers, 1999), der jedoch nicht abgeschickt wird. Darin sollte der Patient sowohl beschreiben, was der Täter ihm angetan hat, als auch seinen Ärger darüber zum Ausdruck bringen. Der Brief sollte mit dem Entschluss gekoppelt werden, noch einmal alle negativen Gefühle dem Täter gegenüber zum Ausdruck zu bringen und dann mit diesen Gefühlen abzuschließen. Hierdurch entscheidet sich der Patient, dem Täter keine Kontrolle mehr über sein Leben zu geben.

- **Vergebung:** Wenn der Verursacher des Traumas dem Patienten nicht absichtlich geschadet hat, sondern wie im obigen Fallbeispiel durch einen Fehler dazu beigetragen hat, dass der Patient zu Schaden kam, kann der Patient ermutigt werden, dem Verursacher aktiv zu vergeben, um dadurch von der passiven in eine aktive Rolle zu kommen (Knaevelsrud et al., 2012). Dies kann wie oben beschrieben im Sokratischen Dialog vorbereitet werden, in dem der Patient dabei unterstützt wird, sich in die Perspektive des Verursachers hineinzuversetzen. Ziel dabei ist es, dass der Patient versteht, wie es zu dem Fehler der anderen Person kommen konnte (z. B. durch Zeitdruck und einen stressigen Tag) und wie es dieser damit ging. Als Vorbereitung hierzu kann auch ein therapeutisch begleitetes Gespräch mit dem Verursacher stattfinden, um dessen Perspektive und die Umstände des Ereignisses besser nachvollziehen zu können. Wichtig ist es jedoch, keinen Druck auf den Patienten auszuüben, dem Verursacher zu verzeihen, sondern Ansätze in diese Richtung wahrzunehmen und zu fördern.

  Schwieriger ist die Situation, wenn es um einen Täter geht, der dem Betroffenen mit Absicht Gewalt zugefügt hat. Sollte dieser Verantwortung für seine Tat übernehmen und eine Wiedergutmachung anstreben, z. B. im Rahmen eines Täter-Opfer-Ausgleichs, bedarf es einer großen Sensibilität der Therapeutin, um den Patienten bei einem Entscheidungsprozess zu begleiten und nicht in eine Richtung zu beeinflussen. Zu beachten ist dabei, dass es vielen Patienten sehr schwer fällt, dem Täter zu vergeben und dies vor allem für Opfer von Gewalttaten häufig kein möglicher Weg ist.

Wichtig

Für den Gesundungsprozess des Patienten ist es nicht notwendig, dem Täter zu vergeben, sodass ein alternatives Ziel sein kann, dem Täter keine Bedeutung mehr beizumessen, was ebenfalls einen Ausstieg aus belastenden Wutschleifen ermöglicht.

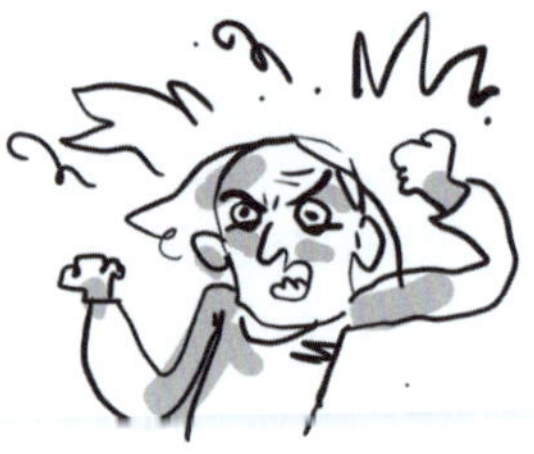

Wut und Ärger sind prinzipiell wichtige und hilfreiche Gefühle, die uns dabei helfen, uns zu wehren, wenn wir oder andere bedroht werden oder jemand uns daran hindert, Dinge zu tun, die uns wichtig sind, um unsere Ziele zu erreichen oder wenn unsere Grenzen verletzt werden.

Menschen, die ein traumatisches Ereignis erlebt haben, leiden aufgrund einer geringen Toleranz gegenüber Stress jedoch häufig unter überschießenden Wut- und Ärgerreaktionen.

Dieses Arbeitsblatt soll Ihnen dabei helfen, die Kontrolle wiederzuerlangen und dadurch zu vermeiden, in solchen Situationen Dinge zu tun, die Sie später bereuen, weil etwa wichtige Beziehungen geschädigt werden oder Ihr Verhalten negative Konsequenzen für Sie haben könnten.

Wie äußert sich aggressives Verhalten bei Ihnen (z. B. mit Gegenständen werfen, gegen die Wand schlagen, andere anschreien, handgreiflich werden)?

....

....

....

....

Was sind typische Situationen, in denen Sie aggressiv reagieren?

....

....

....

....

Woran merken Sie, dass der Ärger ansteigt und Sie langsam in einen Bereich kommen, in dem Sie die Kontrolle verlieren (z. B. typische körperliche Reaktionen, typische Gedanken)?

....

....

....

....

Um eine Eskalation zu verhindern, ist es wichtig, dass Sie handeln, sobald Sie entsprechende Warnsignale bei sich bemerken und bevor Sie die Kontrolle verlieren. Hierbei können folgende Strategien hilfreich sein:

- Gönnen Sie sich eine Auszeit, indem Sie die Situation verlassen und sich zurückziehen oder nach draußen gehen.
- Zählen Sie von 10 rückwärts, bevor Sie reagieren.
- Sprechen Sie innerlich beruhigend mit sich. Sagen Sie sich kurze, prägnante Sätze, die Sie unterstützen, z. B.: »Erstmal durchatmen. Ich gebe mir Zeit. Ich kann mich kontrollieren. / Ich habe die Kontrolle.«
- Machen Sie eine Atemübung, um die Anspannung zu reduzieren.
- Richten Sie bewusst Ihre Aufmerksamkeit auf neutrale Reize, z. B. legen Sie ein Sie ärgerndes Schreiben des Gerichts erst einmal zur Seite und lenken Sie Ihre Aufmerksamkeit bewusst auf etwas anderes, z. B. das Zwitschern der Vögel im Garten.
- Entspannen Sie Ihren Körper, indem Sie angespannte Muskeln bewusst entspannen, z. B. Arme und Beine ausschütteln und die Schultern lockerlassen.
- Kommen Sie in Bewegung, in dem Sie z. B. Treppen laufen, Kniebeugen machen oder joggen.
- Falls es sich um einen Konflikt mit einer Person handelt, die Ihnen nahesteht: Machen Sie sich bewusst, was Sie an der Person mögen, erinnern Sie sich an positive Dinge, die Sie zusammen erlebt haben.
- Betrachten Sie die Situation als Übungssituation, in der Sie lernen können, Ihre Wut und Ihren Ärger zu kontrollieren.

Vielleicht fallen Ihnen noch weitere Strategien ein, die für Sie hilfreich sein könnten. Bitte notieren Sie hier die Strategien, die Ihnen helfen könnten, und probieren Sie diese in der nächsten Situation aus, in der Sie entsprechende Warnsignale bei sich bemerken.

....

....

....

Wenn Sie interpersonelle Gewalt erlebt haben, ist Wut dem Täter gegenüber ein nachvollziehbares und angemessenes Gefühl. Allerdings kann es vorkommen, dass das Festhalten an dieser Wut und diesem Ärger zu einer Belastung für Sie selbst wird. Die Wut läuft dann ins Leere und verhindert, dass Sie mit dem Erlebten abschließen können.

Wie ist das bei Ihnen? Ist Ihre Wut auf den Täter hilfreich, um eine aktuelle Situation zu verändern, die Ihre Grenzen verletzt – oder läuft die Wut ins Leere?

....

....

Was sind die Vorteile des Festhaltens an der Wut?

....

....

Welche Nachteile sind damit verbunden?

....

....

Sollten Sie zu dem Ergebnis kommen, dass Ihr Ärger zwar berechtigt ist, Sie aber nicht weiterbringt, kann es hilfreich sein, einen Brief an den Täter zu schreiben. Diesen Brief sollen Sie nicht wirklich abschicken. Er bietet Ihnen vielmehr die Möglichkeit, Ihrem berechtigten Ärger noch einmal Ausdruck zu verleihen und dann damit abzuschließen.

Finden Sie eine geeignete Anrede für den Täter:

....

Beschreiben Sie nun in einem ausführlichen Brief, was der Täter Ihnen angetan hat, und bringen Sie Ihre Gefühle darüber zum Ausdruck. Geben Sie Ihrem Ärger Raum. Dieser Brief ist nur für Sie. Sie können alles beschreiben, was Sie denken und fühlen.

Wenn es Ihnen gelingt, nicht länger an diesen Gefühlen festzuhalten, ist das ein wichtiger Schritt, der dazu beiträgt, den Täter aus Ihrem Leben zu verbannen und ihm keine Kontrolle mehr über Ihr Leben zu geben.

Manchmal helfen dabei Rituale. Wenn Sie möchten, können Sie den Brief zerreißen, verbrennen oder an einem geeigneten Ort vergraben. Sie können den Brief aber auch an einem sicheren Ort verwahren, um ihn später noch einmal lesen zu können.

Ekel hat im Allgemeinen die Funktion, uns vor giftigen und gesundheitsschädlichen Substanzen zu warnen und dadurch vor Krankheiten zu schützen (Bohus & Wolf-Arehult, 2013). Neben verdorbenem Essen führen besonders auch Körperflüssigkeiten anderer Menschen wie Speichel, Urin und Sperma zu Ekelgefühlen, da durch sie Krankheiten übertragen werden können.

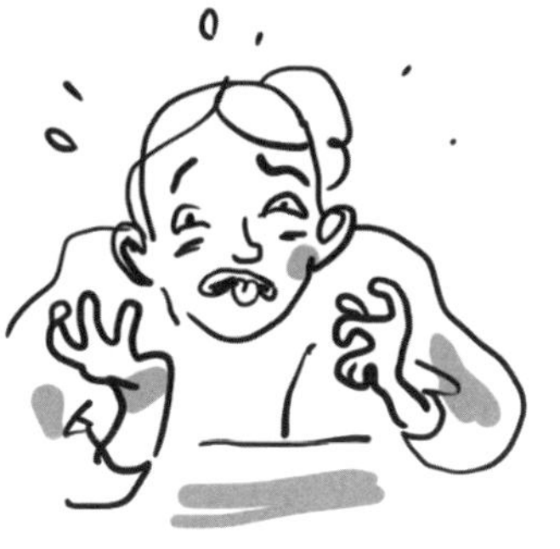

Insbesondere bei sexuellen Gewalterfahrungen ist Ekel deshalb ein primäres, unmittelbar mit dem traumatischen Ereignis verbundenes Gefühl. In der Expositionsbehandlung geht es aus diesem Grund darum, den Ekel zuzulassen und hierdurch eine Habituation zu erreichen. Zu beachten ist allerdings, dass traumabezogene Ekelgefühle oft stark persistieren und die Habituation deutlich langsamer verläuft als bei Angstgefühlen (Boos, 2014).

Bei vielen Patienten mit PTBS finden sich außerdem stark generalisierte Ekelgefühle, die im Alltag sehr belastend sind. Dabei können sowohl Ekelgefühle gegenüber Nahrungsmitteln (z. B. Milch, weil diese an Sperma erinnert), gegenüber anderen Menschen (z. B. dem Sperma des Partners) als auch gegenüber sich selbst und dem eigenen Körper auftreten. Letztere können dabei mit einem Gefühl der äußeren und inneren Verschmutzung verbunden sein, bei dem Betroffene beispielsweise den Eindruck haben können, dass noch Sperma oder Schweiß des Täters an ihrer Haut haftet (Hadouch & Steil, 2014).

Folgen dieser oft massiven Ekelgefühle können die Meidung bestimmter Lebensmittel, Erbrechen und häufiges exzessives Waschen sowie Reinigen des eigenen Körpers etwa mit Desinfektionsmittel sein. Darüber hinaus gibt es viele Patienten, die den Kontakt mit dem eigenen Körper sowie jegliche Art von Sexualität meiden.

Beispiel

Herr S. (heute 25 Jahre alt) wurde im Alter von 9 Jahren von älteren Jugendlichen auf dem Spielplatz sexuell missbraucht. Er wurde dabei von mehreren Tätern festgehalten und oral und anal vergewaltigt. Heute empfindet er seinen Körper als beschmutzt. Er duscht täglich mehrfach und reinigt sich mit einer harten Bürste im Intimbereich, sodass die Haut schon wund ist. Herr S. ist homosexuell und hat seit kurzem einen neuen Partner. Während sexueller Kontakte empfindet er häufig Ekel, der im Verlauf immer stärker wird, sodass er sich anschließend meist übergeben muss.

Techniken zum Umgang mit starkem Ekel

- **Psychoedukation.** Ein erster wichtiger Schritt ist es, den Patienten über die biologische Funktion des Ekels (Schutz des Körpers vor schädlichen und giftigen Substanzen sowie ansteckenden Krankheiten) zu informieren. Darüber hinaus ist es hilfreich, ihn darüber aufzuklären, dass Ekel nach traumatischen Erlebnissen häufig generalisiert, z. B. auf Lebensmittel, die in Farbe und Konsistenz dem Sperma ähneln, oder auch auf den gesamten Bereich der Sexualität. Der ursprünglich sinnvolle biologische Schutz kann so belastende Einschränkungen im Alltag zur Folge haben.
- **Diskrimination.** Das Diskriminationstraining (vgl. INFO 66 »Diskriminationstraining: Einführung«), bei dem es darum geht, sich in einer spezifischen Situation des Unterschieds zwischen damals (traumatische Situation) und heute bewusst zu machen, kann dabei helfen, der Generalisierung von Ekel entgegen zu wirken.

Herrn S. aus dem Fallbeispiel könnte das Diskriminationstraining helfen, den Ekel, den er im Rahmen von sexuellen Kontakten empfindet, zu reduzieren. Er könnte hierzu seine Aufmerksamkeit bewusst auf die Unterschiede zwischen seinem Partner und dem Haupttäter richten (z. B. andere Haarfarbe, Geruch des Rasierwassers des Partners). Darüber hinaus könnte z. B. das Lutschen eines Pfefferminzbonbons helfen, auf der Ebene des Geschmacks einen Unterschied zur traumatischen Situation herzustellen. Weiterhin könnte es hilfreich sein, sich immer wieder in Erinnerung zu rufen, dass er diesen Kontakt im Gegensatz zu der Vergewaltigung damals bewusst eingeht und sein Partner seine Grenzen respektiert und somit keine Gefahr für ihn darstellt.

- **Modifikation des Vermeidungsverhaltens.** Da Ekel meist mit starkem Vermeidungsverhalten einhergeht, ist ein wichtiger Schritt der Abbau dieses Vermeidungsverhaltens und die schrittweise Konfrontation mit den Ekel auslösenden Reizen (z. B. dem Duschgel, das an Sperma erinnert, dem Sperma als solchem oder dem Anblick männlicher Genitalien). Die Konfrontation kann, sofern möglich, gemeinsam in den Sitzungen, aber auch zu Hause (z. B. Konfrontation mit dem Sperma des Partners) durchgeführt werden. Auch in diesem Kontext kann das Diskriminationstraining eingesetzt werden. Bei Ekelgefühlen, die mit einem starken Brechreiz verbunden sind, können zu Beginn Antiemetika (Medikamente, die Übelkeit und Brechreiz unterdrücken) eingesetzt werden, um dem Patienten das Verweilen in der Situation zu ermöglichen. Je nach Schwere der aktuellen Einschränkungen im Alltag ist dabei zu entscheiden, ob Teile dieser Exposition in vivo bereits vor oder erst nach der Exposition in sensu durchgeführt werden.
- **Die Bewältigung sexueller Probleme verschieben.** Die Bewältigung sexueller Probleme sollte der Traumatherapie nachgeordnet werden. Zur Entlastung des Patienten kann während der Traumatherapie vereinbart werden, auf Geschlechtsverkehr zu verzichten, bzw. kann die Therapeutin ein entsprechendes Verbot aussprechen (Boos, 2014). Ziel hiervon ist es, den Patienten von Ängsten vor dem sexuellen Kontakt sowie Schulgefühlen zu befreien, die damit verbunden sind, die Erwartung des Partners nicht zu erfüllen. Der Verzicht auf den Geschlechtsverkehr wird optimaler Weise im Rahmen eines Paargesprächs vereinbart. Dabei ist es günstig, wenn der Patient motiviert werden kann, den Partner dabei zumindest in groben Zügen über die traumatische Erfahrung zu informieren, um dessen Verständnis und Unterstützung für diesen Schritt zu fördern.
- **Intervention Gefühl zur Reduktion des Gefühls des Beschmutztseins**. Cognitive Restructuring and Imagery Modifikation (CRIM; Steil et al., 2011, 2015) ist eine Intervention, die speziell entwickelt wurde, um das Gefühl des Beschmutztseins bei Opfern sexueller Gewalt zu reduzieren. Die Intervention besteht aus zwei Teilen. Zunächst wird eine Internetrecherche dazu angeleitet, wie oft sich Hautzellen erneuern. Da sich Hautzellen ca. alle vier bis sechs Wochen erneuern, kann dann berechnet werden, wie oft sich die Hautzellen seit dem letzten Kontakt mit dem Täter erneuert haben. Wenn der letzte Kontakt zu den Tätern, wie im Falle von Herrn S., vor 16 Jahren stattgefunden hat und man davon ausgeht, dass sich die Hautzellen ca. 10-mal im Jahr erneuern, hat sich seine Haut seit dem Übergriff 160-mal erneuert. Da sich gezeigt hat, dass das rationale Wissen allein oft nicht ausreicht, um das Gefühl des Beschmutztseins zu verändern, wird anschließend ein für den jeweiligen Patienten individuell stimmiges Vorstellungsbild der Hauterneuerung entwickelt. Beispiele sind die Vorstellung, sich zu häuten wie eine Schlange, oder aus einem Neoprenanzug herauszuschlüpfen. Dieses Vorstellungsbild wird dann in der Sitzung gemeinsam imaginiert und anschließend mithilfe des Hörens einer Tonaufnahme der Sitzung gefestigt.

INFO 50 Kontraindikation für die Expositionsbehandlung

Im Folgenden finden Sie eine Liste mit Kontraindikationen für eine Expositionsbehandlung. Bitte stellen Sie sicher, dass keiner der folgenden Punkte auf Ihren Patienten zutrifft, bevor Sie mit der Expositionsbehandlung beginnen.

- ☐ **Akute Alkohol- oder Drogenabhängigkeit.** In diesem Fall ist es wichtig, zunächst auf Abstinenz hinzuarbeiten.
- ☐ **Akute manische oder psychotische Phase.** In diesen Fällen ist eine enge Zusammenarbeit mit dem behandelnden Psychiater notwendig, der zeitnah eine medikamentöse Behandlung einleiten sollte.
- ☐ **Schwere Herzerkrankung.** Bei einer bestehenden Herzerkrankung sollte mit dem behandelnden Arzt, im Idealfall mit dem Kardiologen, Rücksprache gehalten werden, ob eine Expositionsbehandlung ohne gesundheitliches Risiko möglich ist.
- ☐ **Akute Lebensgefahr.** Bestand in den letzten vier Wochen aufgrund von akuter Suizidalität, lebensbedrohlichen Selbstverletzungen oder gefährlichem Hochrisikoverhalten eine Gefahr für das Leben des Patienten, ist zunächst eine weitere Stabilisierung notwendig.
- ☐ **Starkes Untergewicht**. Wenn der Body-Mass-Index (BMI) unter 17 liegt, sollte zunächst auf eine Gewichtszunahme hingearbeitet werden.
- ☐ **Schwangerschaft**. Während einer Schwangerschaft sollte eine Expositionsbehandlung nur im Ausnahmefall und nach Abwägen von Risiko und Nutzen und unter Einbezug der behandelnden Gynäkologin durchgeführt werden, da sich die hohe emotionale Belastung während der Exposition negativ auf den Schwangerschaftsverlauf auswirken könnte.
- ☐ **Instabile Lebenssituation.** Wenn die Lebenssituation des Patienten instabil ist oder es akute Krisen in seinem Umfeld gibt (z. B. der Verlust des Arbeitsplatzes droht, eine Scheidung ansteht oder die Mutter lebensbedrohlich erkrankt ist), wäre die zusätzliche Belastung durch eine Expositionsbehandlung zu groß. In diesen Fällen ist deshalb zunächst auf eine Stabilisierung der Umstände hinzuarbeiten. Hierbei kann eine Zusammenarbeit mit Sozialarbeitern bzw. entsprechenden Beratungsstellen hilfreich sein.
- ☐ **Akute Gefahr einer Reviktimisierung**. Wenn eine hohe Gefahr einer erneuten Viktimisierung besteht, sollte das Herstellen von Sicherheit vorrangig sein. Das kann beispielsweise der Fall sein, wenn eine Patientin noch mit dem Mann zusammenlebt, der sie misshandelt hat, oder sie sich an unsicheren Orten mit Männern trifft, die sie kaum kennt.

Wichtig

Bei einer schweren körperlichen Erkrankung wie einer Herzerkrankung oder Asthma sollte prinzipiell mit dem behandelnden Arzt besprochen werden, ob eine Expositionsbehandlung durchgeführt werden kann. Wenn medizinische Gründe (z. B. eine Schwangerschaft) gegen die Expositionsbehandlung sprechen, kann auf ein rein kognitives Behandlungsverfahren wie die Cognitive Processing Therapy (Resick et al., 2016) ausgewichen werden, deren Wirksamkeit ebenfalls sehr gut belegt ist (Asmundson et al., 2019).

AB 81 Vor- und Nachteile der Auseinandersetzung mit den Erinnerungen abwägen

P

Auf diesem Arbeitsblatt finden Sie zwei 4-Felder-Schemata, die Ihnen dabei helfen sollen, sich bewusst zu entscheiden, ob Sie die Erinnerungen an das traumatische Ereignis weiter vermeiden wollen oder sich in der Therapie mit diesen auseinandersetzen möchten.

Bitte überlegen Sie zuerst, welche Vor- und Nachteile mit dem weiteren Vermeiden der Erinnerungen verbunden sind, z. B. die kurzfristige Reduktion der Belastung (alter Weg). Anschließend überlegen Sie, welche Vor- und Nachteile es haben könnte, sich mit den Erinnerungen auseinanderzusetzen, z. B. die langfristige Reduktion der Belastung oder persönliche Ziele wie das Erlangen eines Berufsabschlusses verfolgen können (neuer Weg).

Vor- und Nachteile der Vermeidung der Erinnerungen

Kurzfristige Vorteile	**Kurzfristige Nachteile**
Langfristige Vorteile	**Langfristige Nachteile**

Vor- und Nachteile der Auseinandersetzung mit den Erinnerungen

Kurzfristige Vorteile	**Kurzfristige Nachteile**
Langfristige Vorteile	**Langfristige Nachteile**

INFO 51 Einen neuen Weg einschlagen

P

Wenn Sie sich dafür entscheiden, sich mit den Erinnerungen an das Trauma auseinanderzusetzen, heißt das, einen neuen Weg einzuschlagen, der zunächst noch unbekannt und holprig ist. Sie können sich das vorstellen wie einen neuen Weg, der mitten im Dschungel freigelegt wird. Der alte Weg ist im Gegensatz dazu wie eine asphaltierte Straße, die täglich befahren wird. Der neue Weg ist zunächst nur ein schmaler Trampelpfad, der entsteht, während Sie sich mühsam durch das Gestrüpp kämpfen. Sie müssen sich immer wieder bewusst entscheiden, diesen schwereren Weg zu wählen. Aber je häufiger Sie diesen Weg gehen, desto breiter und vertrauter wird er und desto leichter fällt es Ihnen.

Wenn Sie möchten, können Sie auf einem zusätzlichen Blatt grafisch darstellen, was diese beiden Wege (die Erinnerungen vermeiden vs. sich mit diesen auseinandersetzen) für Sie bedeuten. Sie können dabei kreativ werden und Dinge malen, schreiben oder Bilder aufkleben. Überlegen Sie, wie Ihr Leben aussah, solange Sie die Erinnerungen vermieden haben und was möglich sein wird, wenn Sie konsequent bei Ihrem neu eingeschlagenen Weg bleiben und es Ihnen dadurch langfristig bessergehen wird.

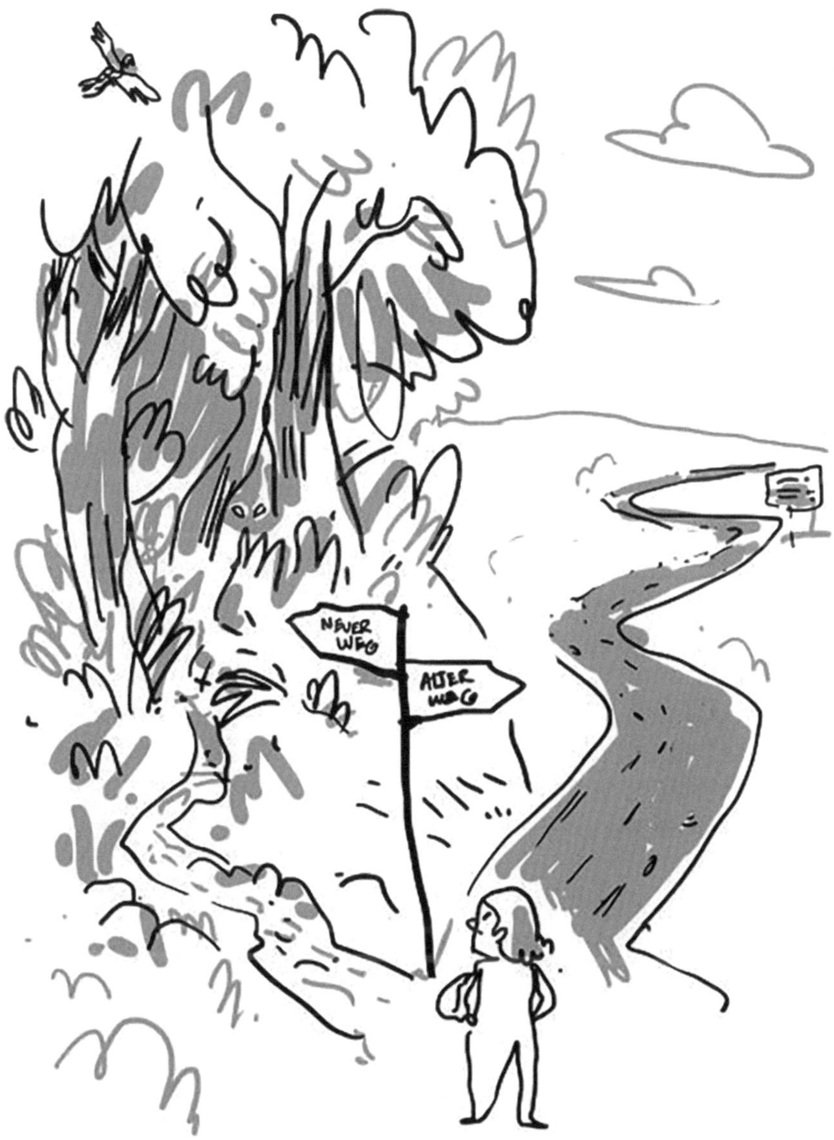

Patienten haben häufig große Angst vor dem Zulassen von traumabezogenen Erinnerungen im Rahmen der Therapie. Dies trifft besonders stark auf diejenigen zu, deren Trauma schon länger zurückliegt und die die Auseinandersetzung mit diesen Erinnerungen bisher vermieden haben.

Damit die Patienten sich gut auf die Behandlung einlassen können, ist es wichtig, die mit dem Zulassen der Erinnerungen verbundenen Befürchtungen zu explorieren und diese anschließend im Sokratischen Dialog bzw. durch Verhaltensexperimente zu modifizieren.

Typische Befürchtungen können sein:

- Ich werde die Kontrolle verlieren, wenn ich die Erinnerungen zulasse.
- Ich werde verrückt, wenn ich meine Gefühle zulasse.
- Ich werde durchdrehen.
- Ich werde die Gefühle nicht aushalten können.
- Ich werde nicht mehr aufhören zu weinen.
- Es wird wieder genauso schlimm wie damals.
- Erst wenn ich darüber spreche, wird es wahr.
- Ich werde mich wieder selbst verletzen müssen.
- Es wird so schlimm werden, dass ich es ohne Drogen nicht aushalten kann.

Katastrophisierende Befürchtungen

Der Umgang mit erwarteten Katastrophen besteht darin, diese zu konkretisieren und zu operationalisieren (Ehlers, 1999). Im Folgenden finden Sie exemplarische Fragen, die Sie im Sokratischen Dialog verwenden können.

Befürchtung: »Ich werde nicht mehr aufhören können zu weinen«
Mögliche Fragen für den Sokratischen Dialog:

- Wie lange genau würden Sie weinen?
- Würden Sie in einem Jahr noch weinen? In einem Monat? In einer Woche?
- In welcher Situation in Ihrem bisherigen Leben waren Sie am traurigsten?
- Wie lange haben Sie damals geweint?
- Kennen Sie jemanden, der ununterbrochen weint und damit nicht mehr aufhören kann?

Befürchtung: »Ich werde verrückt, wenn ich meine Gefühle zulasse.«
Mögliche Fragen für den Sokratischen Dialog:

- Was genau heißt das, verrückt zu werden?
- Woran merken Sie das?
- Wie lange würde das anhalten?
- Warum sind Sie damals nicht verrückt geworden?

Befürchtungen im Hinblick auf einen Rückfall in alte Problemverhaltensweisen

Ein etwas anderes Vorgehen ist indiziert, wenn es um die Befürchtung geht, in früheres, inzwischen (entweder im Rahmen der Stabilisierungsphase oder bereits vor der Therapie) überwundenes Problemverhalten zurückzufallen. Hierzu gehören der Konsum von Alkohol, Drogen oder andere selbstschädigende Verhaltensweisen. In diesem Fall empfiehlt sich folgendes Vorgehen:

- Anknüpfen an bereits Erreichtes, z. B.: »Wie haben Sie es geschafft, mit dem Drogenkonsum aufzuhören?«; »Was hat Ihnen dabei geholfen?«; »Was davon können Sie anwenden, wenn wir in der Therapie beginnen, uns mit den Erinnerungen auseinanderzusetzen?«
- Zusätzliche Strategien erarbeiten: Hier können Sie auf Strategien zur Regulation der Anspannung zurückgreifen.
- Förderung einer realistischen Einschätzung, Betonung der freien Wahlmöglichkeit und Ermutigung, z. B.: »Es ist realistisch, dass die Belastung zunimmt, wenn wir in der Therapie beginnen, uns mit Ihren Erinnerungen auseinanderzusetzen. Sie haben dabei die Wahl, ob Sie für den neuen Weg kämpfen möchten und bei starker Belastung Skills einsetzen oder an … (das Problemverhalten benennen) festhalten. Wenn Sie sich für den neuen Weg entscheiden, wird das sehr anstrengend, denn kein Skill wirkt so schnell und zuverlässig wie … (das Problemverhalten benennen). Trotzdem ist das der einzige Weg, um zu erreichen, dass es Ihnen langfristig besser geht, und ich bin mir sicher, dass Sie das schaffen können.«
- Unterstützung anbieten, z. B.: »Ich unterstütze Sie dabei. Bevor wir anfangen, uns mit den Erinnerungen auseinanderzusetzen, arbeiten wir noch einmal intensiv an Strategien, die Sie bei einer Zunahme der Belastung einsetzen können.«
- Wenn es Ihrer therapeutischen Arbeitsweise entspricht, können Sie an dieser Stelle auch anbieten, zwischen den Sitzungen für telefonische Kriseninterventionen zur Verfügung zu stehen.

Befürchtungen überprüfen

Vielen Betroffenen macht es Angst, wenn sie hören, dass es in der Therapie darum gehen wird, sich mit ihren Erinnerungen an das Trauma auseinanderzusetzen.

Wie geht es Ihnen damit? Was befürchten Sie, könnte passieren, wenn Sie Ihre Erinnerungen zulassen?

....

....

Mit welcher Befürchtung möchten Sie sich genauer auseinandersetzen?

....

Was spricht für das Zutreffen dieser Befürchtung?

(1) ....

(2) ....

(3) ....

Was spricht gegen das Zutreffen dieser Befürchtung?

(1) ....

(2) ....

(3) ....

Wie hoch würde eine andere Person, z. B. eine gute Freundin, die Wahrscheinlichkeit dafür einschätzen, dass Ihre Befürchtung eintritt?

....

Welche Schlüsse ziehen Sie daraus?

....

Gibt es etwas, das Sie tun könnten, um Ihre Befürchtung zu überprüfen?

....

....

Gibt es etwas, das Sie dazu beitragen können, dass Ihre Befürchtung nicht eintritt?

....

....

Im Folgenden finden sich Hinweise zur Vorbereitung der Expositionsphase. Dieser geht die Erarbeitung des Störungsmodells und die Ableitung des Behandlungsrationals voraus.

Auswahl des Traumas

Bevor mit der Exposition begonnen werden kann, ist es wichtig, das Trauma auszuwählen, das im Rahmen des imaginativen Nacherlebens oder des Rescriptings bearbeitet werden soll. Hierbei wird in der Regel das Ereignis, von dem momentan noch die stärkste Belastung ausgeht, das sogenannte Indexereignis, ausgewählt. Die Exposition sollte mit dem Indexereignis beginnen, da beim Patienten sonst der Eindruck entstehen könnte, eine Auseinandersetzung mit dem schlimmsten Ereignis nicht bewältigen zu können, was wiederum zu einer starken Erwartungsangst führen könnte.

Sollten bei einem Patienten mehrere Traumabereiche (Cluster), z. B. ein sexueller Missbrauch durch den Vater und körperliche Gewalt durch den Partner, vorliegen, ist zunächst zu entscheiden, von welchem dieser beiden Bereiche momentan noch die stärkste Belastung ausgeht. Anschließend wird innerhalb dieses Bereichs die aktuell belastendste Situation ausgewählt (z. B. eine orale Vergewaltigung durch den Vater). Die Exposition beginnt dann mit diesem Trauma. Wenn die Belastung hierdurch zurückgegangen ist, könnten im Verlauf der Therapie noch weitere Ereignisse (auch aus anderen Clustern) bearbeitet werden.

Wichtig

Das belastendste Ereignis ist nicht das Ereignis, das objektiv am »schlimmsten« erscheint, sondern es geht um die subjektive Belastung des Patienten. Hinweise hierauf ergeben sich aus der vom Therapeuten wahrgenommenen Belastung bei der Erarbeitung der Lebenslinie (vgl. AB 5 »Lebenslinie«) und aus der Häufigkeit des Vorkommens einzelner Ereignisse in der Intrusionsliste des Patienten (vgl. AB 21 »Intrusionsliste«).

Einführung einer Ratingskala

Vor der Exposition führt die Therapeutin eine Skala ein, die sich auf die Stärke der Belastung bezieht, die der Patient während der Exposition erlebt. Hierbei wird beispielsweise 0 als »keine Belastung« und 100 als die »maximal vorstellbare Belastung« definiert. Die Therapeutin bereitet den Patienten darauf vor, dass sie ihn während der Exposition immer wieder bitten wird, die Stärke seiner momentanen Belastung einzuschätzen. Hierdurch wird einerseits ein Gegenwartsbezug hergestellt und andererseits hilft die Skala der Therapeutin, den momentanen Zustand ihres Patienten einzuschätzen.

Vorbereitung auf eine vorübergehende Zunahme der Symptomatik

Neben der Vermittlung von Hoffnung in Bezug auf eine langfristige Reduktion der Symptomatik bereitet die Therapeutin den Patienten darauf vor, dass die Exposition sehr wahrscheinlich initial zu einer Zunahme der Belastung führen wird. Der Grund für diese zu erwartende Zunahme der Belastung liegt darin, dass der Patient sich in der Exposition mit bisher vermiedenen Erinnerungen konfrontieren und mit diesen zusammenhängende Gefühle erleben wird. Es ist wichtig, dass der Patient auf die Zunahme der Belastung vorbereitet wird, damit er entscheiden kann, ob er bereit ist, sich auf diese Behandlung einzulassen. Gleichzeitig sollte er abwägen, ob eine initiale Verschlechterung mit seiner momentanen Lebenssituation vereinbar ist. Weiterhin ermöglicht ihm das Wissen, dass eine Verschlechterung zu erwarten ist, sich entsprechend vorzubereiten und beugt einem Abbruch der Behandlung vor, zu dem es kommen könnte, wenn der Patient von der Verschlechterung überrascht würde.

Für eine stabile Lebenssituation sorgen

In Zusammenhang mit der zu erwartenden Zunahme der Belastung steht auch, dass die Therapeutin mit dem Patienten vorab bespricht, dass während der Expositionsphase keine schwerwiegenden Entscheidungen (z. B. die Kündigung des Jobs oder eine Trennung von der Partnerin) getroffen werden sollten. Hintergrund dieser Absprache ist, dass durch die zusätzliche Belastung, die mit der Anpassung an eine veränderte Lebenssituation verbunden ist, die Bewältigungsmöglichkeiten des Patienten während der Expositionsphase überschritten werden könnten.

Durchführung eines Paargesprächs

Fast immer ist es sinnvoll, vor Beginn der Expositionsphase ein Gespräch mit der Partnerin oder dem Partner des Patienten zu führen. Sollte keine Partnerschaft bestehen, kann das Gespräch alternativ mit einer nahen Bezugsperson geführt werden. Ein Ziel dieses Gesprächs ist es, den Partner über das Behandlungsrational (Auseinandersetzung mit den Erinnerungen) zu informieren. Besonders hilfreich ist es dabei, wenn der Patient seinem Angehörigen selbst erklärt, wie die Therapie funktioniert und warum er sich mit seinen belastenden Erinnerungen auseinandersetzen möchte. Weitere Ziele des Gesprächs sind, den Partner auf die initiale Verschlechterung vorzubereiten und Möglichkeiten der Unterstützung während der Expositionsphase auszuleuchten.

Wichtig

Wenn enge Bezugspersonen nicht wissen, dass es in der Expositionsphase zunächst zu einer Verschlechterung kommen kann, besteht die Gefahr, dass sie dem Patienten in dieser Phase zu einem Abbruch der Behandlung raten, da sie nicht verstehen können, warum es ihm durch die Therapie schlechter geht als zuvor.

Allgemeine Planung der Expositionsphase

Aufgrund der zu erwartenden initialen Verschlechterung der Symptomatik in der Expositionsphase ist es wichtig, diese genau zu planen. Hierzu gehört zu überlegen, wie der Patient parallele Belastungsfaktoren in dieser Zeit reduzieren kann. Dies kann im ambulanten Setting beispielsweise bedeuten, sich krankschreiben zu lassen oder Urlaub zu nehmen. Außerdem kann es wichtig sein, bei der Hausarbeit entlastet zu werden und zusätzliche Personen in die Kinderbetreuung einzubinden.

Konkrete Planung der Sitzungen

Um schnell eine Verringerung der Symptomatik erreichen zu können, empfiehlt es sich, die Expositionsphase möglichst intensiv zu gestalten. Hierzu bietet es sich an, mehrere Sitzungen pro Woche durchzuführen, die frühzeitig geplant werden sollten. Darüber hinaus sind in den ersten Sitzungen des imaginativen Nacherlebens Doppelstunden sinnvoll. Dies ermöglicht am Ende der Sitzung ausreichenden Puffer, um die Anspannung beispielsweise durch den Einsatz von Skills zu reduzieren.

Konkrete Planung der Therapie-Tage

Da damit zu rechnen ist, dass der Patient nach den Expositionssitzungen sehr belastet ist, ist es wichtig zu überlegen, was er im Anschluss tun kann, um die Belastung zu reduzieren. Hierbei kann ein langer Achtsamkeitsspaziergang helfen, aber es kann auch sinnvoll sein, sich nach der Therapiesitzung abholen zu lassen. Letzteres ermöglicht einerseits Unterstützung bzw. Ablenkung, hat aber auch den Vorteil, dass der Patient an diesem Tag nicht mehr selbst mit dem Auto fahren muss. Darüber hinaus ist es wichtig, den weiteren Tag zu planen und auch zu überlegen, ob es hilfreich sein könnte, woanders zu übernachten oder jemanden zu sich einzuladen, um über Nacht nicht alleine zu sein.

Planung von Belohnungen

Besonders wichtig ist es zu überlegen, wie der Patient sich selbst dafür belohnen könnte, dass er sich mit seinen belastenden Erinnerungen auseinandergesetzt hat. In diesem Zusammenhang kann auch ein kurzes Telefonat mit der Therapeutin am nächsten Tag vereinbart werden.

Wenn Sie mit ihrer Therapeutin dabei sind, die Expositionsphase vorzubereiten, kann es sinnvoll sein, dass Sie Ihren Partner oder eine andere Vertrauensperson in die Therapiesitzung einladen und über die anstehende Behandlungsphase informieren. Dies hat den Vorteil, dass diese Person weiß, dass eine anstrengende Behandlungsphase bevorsteht, und Sie unterstützen kann.
Die Beantwortung der folgenden Fragen hilft Ihnen dabei, diese gemeinsame Sitzung vorzubereiten.

Mein Partner / meine Vertrauensperson soll Folgendes über mein Trauma wissen ...
Bitte beachten Sie, dass es nicht notwendig und meist auch nicht sinnvoll ist, dass Ihr Partner bzw. Ihre Vertrauensperson alle Details des Traumas, das Sie erlebt haben, erfährt. Die Kenntnis von Details ist für Angehörige oft belastend. In der Therapie haben Sie jedoch die Möglichkeit, alles, was für Sie relevant ist, mit Ihrer Therapeutin zu besprechen.

....

....

....

Ich möchte mich mit meinen Erinnerungen auseinandersetzen, weil ....
Hier können Sie vorab aufschreiben, was Sie Ihrem Partner bzw. Ihrer Vertrauensperson über die anstehende Behandlung erklären möchten. Gehen Sie dabei darauf ein, wie die Behandlung abläuft und erklären Sie ihrem Partner bzw. Ihrer Vertrauensperson, warum Sie sich mit Ihren belastenden Erinnerungen auseinandersetzen möchten.

....

....

....

Ich möchte meinen Partner bzw. meine Vertrauensperson um folgende Art der Unterstützung bitten ...
Hier können Sie aufschreiben, um welche Art der Unterstützung Sie Ihren Partner bzw. Ihre Vertrauensperson für die Expositionsphase bitten möchten. Bitte versuchen Sie, hier möglichst konkrete Dinge zu benennen, damit Ihr Partner bzw. Ihre Vertrauensperson weiß, wie er/sie Ihnen helfen kann. Beispiele sind: gemeinsam spazieren gehen, zusammen einen Film schauen, bei der Hausarbeit entlastet werden, in den Arm genommen werden.

Bitte beachten Sie, dass Ihr Partner bzw. Ihre Vertrauensperson nicht die Rolle einer Co-Therapeutin übernehmen kann. Der geeignete Rahmen, um detailliert über das zu sprechen, was Sie erlebt haben, ist die Therapiesitzung.

....

....

....

Während der Expositionsphase ist zunächst mit einer Zunahme der Belastung zu rechnen, bevor es Ihnen besser geht. Hierauf sollten Sie sich vorbereiten, indem Sie in anderen Lebensbereichen für Entlastung sorgen.

Wenn Sie momentan berufstätig sind, überlegen Sie deshalb, ob Sie sich krankschreiben lassen oder Urlaub nehmen möchten. Bedenken Sie außerdem, wie Sie im Haushalt und, falls Sie Kinder haben, bei deren Betreuung unterstützt werden könnten.

Hierdurch kann ich während der Expositionsphase Entlastung schaffen.

....

....

....

....

....

....

....

Insbesondere direkt nach einer Expositionssitzung kann es sein, dass Sie sehr belastet sind. Überlegen Sie, was Sie im Anschluss tun können, um Ihre Belastung zu reduzieren. Sie können sich zum Beispiel von der Sitzung abholen lassen, spazieren gehen, einkaufen gehen, ein Café besuchen oder sich zu Hause etwas Gutes tun, indem Sie z. B. mit einem warmen Kakao einen Film schauen.

....

....

....

....

....

....

....

Bitte denken Sie auch über den weiteren Tagesverlauf nach. Was könnte Ihnen an schwierigen Tagen helfen? Möchten Sie sich verabreden oder jemanden einladen? Wenn Sie lieber für sich sein möchten, ist das auch völlig in Ordnung. Überlegen Sie bitte trotzdem, wie der weitere Tag aussehen könnte. Welche positiven Aktivitäten könnten Ihnen helfen?

So möchte ich den weiteren Tag verbringen:

....

....

....

....

....

....

Sollten Sie Ihren Partner bzw. eine Vertrauensperson um Unterstützung für die Expositionsphase gebeten haben, können Sie hier das Ergebnis des Gesprächs festhalten.

....

....

....

....

....

....

Wichtig

Bitte denken Sie daran, dass Sie schwerwiegende Entscheidungen, z. B. die Trennung von Ihrem Partner oder die Kündigung Ihres Jobs oder Ihrer Wohnung, erst nach dem Abschluss der Expositionsphase treffen sollten, um die Belastung nicht zusätzlich zu verstärken.

Bedingungen für den Start der Exposition

Auf dieser Seite finden Sie eine Reihe von Bedingungen, die erfüllt sein sollten, damit Sie mit der Expositionsbehandlung beginnen können. Sie können die Bedingungen, die bereits erfüllt sind, abhaken, damit Sie wissen, woran Sie noch arbeiten müssen, bevor Sie sich Ihren Erinnerungen im Rahmen der Therapie stellen können.

Sie sind nicht in akuter Gefahr, erneut Opfer einer Gewalttat zu werden, z. B. weil Sie noch in einer Beziehung sind, in der Sie Gewalt durch den Partner / die Partnerin erfahren.	
Sie waren in den letzten vier Wochen nicht akut suizidal, haben sich nicht lebensbedrohlich selbst verletzt und sind auch sonst kein lebensbedrohliches Risiko eingegangen (z. B. Balancieren auf Bahngleisen, über die Straße gehen, ohne zu schauen).	
Bei einer bestehenden Abhängigkeit sind Sie seit mindestens vier Wochen abstinent. Sie missbrauchen keine Drogen und keinen Alkohol zum Umgang mit traumabezogener Belastung.	
Es bestehen keine akuten Krisen, die Ihr Leben oder Ihr nahes Umfeld betreffen, z. B. drohender Jobverlust, anstehende Scheidung, schwere Erkrankung.	
Sie haben kein starkes Untergewicht. Ihr BMI ist über 17.	
Sie haben die Entscheidung getroffen, sich mit Ihren Erinnerungen auseinanderzusetzen und die Vermeidung aufzugeben.	
Sie haben sich mit Ihren Schuldgefühlen auseinandergesetzt und können sich vom Verstand her von Schuldgedanken distanzieren bzw. diese infrage stellen.	
Sie haben einen funktionierenden Notfallplan und Notfallkoffer. Ihr Notfallkoffer enthält Strategien, die Ihnen kurzfristig helfen und langfristig nicht schaden.	
Wenn Sie unter dissoziativen Symptomen leiden, wissen Sie, in welchen Situationen diese auftreten und können selbstständig gegensteuern.	
Sie haben verstanden, warum die Expositionsbehandlung sinnvoll ist und haben sich dafür entschieden.	
Sie haben Ihre Befürchtungen im Hinblick auf diese Behandlungsmethode gemeinsam mit Ihrer Therapeutin reduzieren können.	
Sie können mindestens zwei Wochen lang deutlich mehr Zeit für die Behandlung investieren als normalerweise.	
Sie haben sich auf diese anstrengende Behandlungsphase vorbereitet, indem Sie für Entlastung gesorgt haben. Außerdem haben Sie geplant, wie Sie die Tage nach den Therapiesitzungen verbringen möchten und überlegt, was an schwierigen Tagen helfen könnte.	
Sie wissen, dass Sie die Kontrolle über die Behandlung haben und jederzeit Stopp sagen können.	

Der Traumabericht kann sowohl als alleiniges Expositionselement eingesetzt als auch dem imaginativen Nacherleben vorgeschaltet werden. Im Folgenden werden die einzelnen Schritte der Arbeit mit dem Bericht beschrieben.

Vorbereitung

Bevor der Patient den Bericht schreibt, ist es wichtig, das Indexereignis genauer zu explorieren und gemeinsam festzulegen, wo der Bericht des Patienten beginnen und wo dieser enden soll. Als Regel gilt dabei, dass der Bericht da beginnen sollte, wo der Patient den Eindruck hatte, dass etwas nicht in Ordnung ist. Dieser Moment sollte mit dem Indexereignis in unmittelbarem Zusammenhang stehen. Konkret heißt das, dass beispielsweise nicht die Entwicklung an den Tagen vor dem Missbrauch ausführlich beschrieben werden sollte, sondern der Bericht des Patienten zu dem Zeitpunkt beginnen sollte, an dem er mit dem Täter alleine war – kurz bevor der Missbrauch begann. Der Bericht endet zu dem Zeitpunkt, an dem der Patient wieder in Sicherheit war, z. B. konkret, als der Täter die Wohnung wieder verlassen hat.

Schreiben des Berichts

Der Patient wird in der Regel gebeten, den Bericht zu Hause zu schreiben. Vorher ist es wichtig, gemeinsam zu planen, was ein guter Zeitpunkt zum Schreiben des Berichts ist. Der Patient sollte dabei ungestört sein und genügend Zeit haben, sich mit seinen Gefühlen auseinanderzusetzen. Darüber hinaus sollte ausreichend zeitlicher Puffer bestehen, bevor er wieder anderen wichtigen Tätigkeiten (z. B. der Betreuung von Kindern oder der Ausübung des Berufs) nachgehen muss, da von einer vorübergehenden Zunahme der Belastung im Zusammenhang mit dem Schreiben auszugehen ist. Sollte es dem Patienten sehr schwer fallen, den Bericht alleine zu Hause zu schreiben, kann dieser auch vor oder zu Beginn der Sitzung geschrieben werden. Hierfür kann dem Patienten beispielsweise vorher, sofern vorhanden, ein zusätzlicher Raum zur Verfügung gestellt werden.

Vorlesen des Berichts und Planung der Hausaufgabe

In der sich anschließenden Therapiesitzung wird der Patient gebeten, den Bericht laut vorzulesen. Wenn dies dem Patienten schwerfällt, kann das Vorlesen beim ersten Mal die Therapeutin übernehmen. Die Aufgabe der Therapeutin ist es außerdem, die Gedanken und Gefühle des Patienten zum Erlebten genauer zu explorieren und bei fehlenden Inhaltsbereichen (z. B. fehlen im Bericht Informationen darüber, wie die Vergewaltigung genau abgelaufen ist) nachzufragen. Die Stellen, an denen der Patient das Schreiben des Berichts zu Hause unterbrechen musste, geben Hinweise auf besonders belastende Momente, die genauer exploriert bzw. im weiteren Verlauf der Behandlung aufgegriffen werden sollten.

Sollten im Bericht noch Informationen gefehlt haben oder Aspekte in der Sitzung neu aufgekommen sein, erhält der Patient bis zur nächsten Sitzung die Aufgabe, den Bericht neu zu schreiben bzw. zu ergänzen. Darüber hinaus sollte er den Bericht als Hausaufgabe täglich lesen. Um die damit verbundene Belastung zu protokollieren, kann AB 84 »Expositionsprotokoll« genutzt werden.

Traumabericht

P

Bitte schreiben Sie einen Bericht über das traumatische Ereignis, das Sie erlebt haben. Beschreiben Sie dabei genau, was geschehen ist und wer beteiligt war.

- Beginnen Sie Ihren Bericht an dem Zeitpunkt, an dem Sie zum ersten Mal das Gefühl hatten, dass etwas nicht in Ordnung war, und beenden Sie Ihren Bericht zu dem Zeitpunkt, zu dem Sie wieder in Sicherheit waren.
- Bitte schreiben Sie den Bericht in der Gegenwartsform, so als würden Sie das Ereignis gerade noch einmal erleben. Gehen Sie dabei auf möglichst viele sensorische Details ein, indem Sie beschreiben, was Sie sehen, hören, riechen, schmecken oder spüren. Beschreiben Sie außerdem Ihre Gedanken und Gefühle während des Ereignisses.
- Suchen Sie sich zum Schreiben des Berichts einen Zeitpunkt aus, zu dem Sie ungestört sind und genügend Zeit haben. Bitte lassen Sie während des Schreibens Ihre Gefühle zu und unterdrücken Sie diese nicht.
- Wenn Sie während des Schreibens eine Pause machen müssen, markieren Sie die entsprechende Stelle in Ihrem Bericht und schreiben Sie weiter, sobald das wieder möglich ist.
- Bitte bringen Sie Ihren Bericht zur nächsten Therapiesitzung mit.

Beim imaginativen Nacherleben wird der Patient wiederholt gebeten, das Trauma vor seinem inneren Auge noch einmal ablaufen zu lassen und dabei Gedanken und Gefühle in der Reihenfolge der damaligen Ereignisse nachzuerleben (Foa et al., 2007). Das Nacherleben beginnt kurz vor dem Punkt, an dem der Patient gemerkt hat, dass etwas nicht in Ordnung war und endet in dem Moment, in dem er wieder in Sicherheit war.

Im Folgenden finden Sie eine Beschreibung der Rollen/Aufgaben der Therapeutin und des Patienten während des imaginativen Nacherlebens. Diese Darstellung orientiert sich an der Kognitiven Therapie nach Ehlers (1999).

Die Rolle der Therapeutin

- Die Therapeutin leitet den Patienten an, sich das Indexereignis vor seinem inneren Auge vorzustellen, als würde es gerade wieder passieren. Dabei soll der Patient die damaligen Ereignisse Schritt für Schritt beschreiben (vgl. untenstehende Instruktion).
- Die Therapeutin ist nonverbal zugewandt und macht unterstützende Bemerkungen, z. B.: »Das machen Sie sehr gut«, »Bleiben Sie bei diesem Gefühl« oder »Ich weiß, das ist schwer, aber Sie schaffen das«.
- Wenn nötig, führt sie den Patienten bei der Schilderung der Ereignisse in die Zeitform des Präsens zurück, indem sie beispielsweise den Satz, den der Patient gerade gesagt hat, im Präsens wiederholt, z. B.: »Er hält mich mit beiden Händen fest.«
- Sie holt den Patienten ins Nacherleben zurück, wenn dieser nichts mehr sagt oder die Augen öffnet, indem sie z. B. sagt: »Was passiert als nächstes?«, »Wie geht es weiter?«
- Sie stellt an relevanten Stellen Fragen zu den sensorischen Eindrücken, Gedanken und Gefühlen, z. B.: »Was denken Sie?«, »Wie fühlt sich das an?«, »Was hören Sie?«, »Was sagt der Täter?«
- Sie lässt die Belastung während des Nacherlebens wiederholt auf einer Skala von 0 bis 100 einschätzen.

Die Rolle des Patienten

- Der Patient sitzt bequem und schließt nach Möglichkeit die Augen. Sollte das Schließen der Augen nicht möglich sein, wird er gebeten, seinen Blick auf einem festen Punkt ruhen zu lassen.
- Er stellt sich das traumatische Ereignis in der Reihenfolge der damaligen Geschehnisse vor seinem inneren Auge vor. Das Ziel dabei ist es, seine Reaktionen und Eindrücke nachzuerleben. Es sollen dabei ähnliche Gefühle und Gedanken hervorgerufen werden wie während des Traumas.
- Er beschreibt seine Erlebnisse in der Ich-Form und der Zeitform des Präsens.
- Er beschreibt sensorische Eindrücke, Gedanken und Gefühle, ohne etwas auszulassen.
- Dabei soll er seine Gefühle zulassen und sie nicht unterdrücken.
- Der Patient hat die Kontrolle über das Tempo und kann um eine Pause bitten, wenn die Belastung zu stark wird.
- Der Kontakt zum Hier und Jetzt soll nicht verloren gehen.

Hinweise zur Durchführung des imaginativen Nacherlebens

Aktivierung der primären Gefühle. Ziel der Exposition im Rahmen des imaginativen Nacherlebens ist die Aktivierung der primären traumabezogenen Gefühle, z. B. Angst, Ekel oder Hilflosigkeit. Wenn diese aktiviert sind, können Strategien zur Beobachtung des Gefühls (INFO 58 »Instruktionen für das imaginative Nacherleben«) eingesetzt werden.

Wichtig

Sollten sekundäre Gefühle wie Schuld, Scham oder Wut die primären Gefühle überlagern, ist es wichtig, diese zu reduzieren und den Patienten dabei zu unterstützen, zu den damaligen Gefühlen zurückzukehren, damit die Behandlung wirken kann.

Das Nacherleben sollte nicht vorzeitig abgebrochen werden. Besonders beim ersten Durchgang ist es wichtig, das Indexereignis, also das aktuell belastendste Ereignis, bis zu dem Moment nachzuerleben, an dem der Patient wieder in Sicherheit war. Es dürfen dabei Pausen gemacht werden, in denen die Therapeutin den Patienten dabei unterstützt, seine Belastung so weit zu reduzieren, dass die Übung fortgesetzt werden kann (vgl. INFO 58 »Instruktionen für das imaginative Nacherleben«). Wichtig ist es, dafür so viel zeitlichen Puffer einzuplanen, dass die Übung in jedem Fall abgeschlossen werden kann. Andernfalls besteht die Gefahr, dass sich das Vermeidungsverhalten verstärkt und der Patient eine starke Erwartungsangst bezüglich der Fortsetzung der Übung entwickelt.

Rückgang der Belastung über mehrere Sitzungen hinweg. Anders als bei der Behandlung von Angststörungen ist eine Belastungsreduktion erst über mehrere Sitzungen hinweg zu erwarten und nicht bereits in der ersten Sitzung zu erzielen. Die Exposition wird somit im Hinblick auf das belastendste Ereignis mehrmals wiederholt, um eine Reduktion der Belastung zu erreichen. Hierbei kann es sein, dass neue Details des Ereignisses erinnert werden, die dem Patienten zu Beginn nicht mehr präsent waren.

Im weiteren Verlauf Hotspots in Zeitlupe durchgehen. Wenn der Patient es gut geschafft hat, das gesamte Ereignis von Anfang bis Ende nachzuerleben, können im weiteren Verlauf besonders belastende Momente (sogenannte Hotspots) in Zeitlupe durchgegangen werden. Hierbei kann die Therapeutin den Patienten darin unterstützen, möglichst lange im damaligen Gefühl zu bleiben, indem sie ihn bittet, die Komponenten des primären Gefühls (z. B. zur Angst gehörige Gedanken) zu beschreiben.

Erst nach dem Rückgang der Belastung das Ereignis wechseln. Erst wenn die Belastung durch das Index-Ereignis deutlich gesunken ist, sollte im Rahmen des imaginativen Nacherlebens zu einem anderen Ereignis gewechselt werden. Beispielsweise können bei einem Patienten, der unterschiedliche Formen von sexueller Gewalt erlebt hat, mehrere typische Situationen ausgewählt und nacheinander exponiert werden. Wichtig ist es dabei jedoch, dem Patienten zu vermitteln, dass nicht alle Situationen, die er erlebt hat, im Rahmen des imaginativen Nacherlebens adressiert werden müssen. Der Grund hierfür ist, dass von einer Generalisierung des Effekts auszugehen ist, wenn der Patient zur konsequenten Aufgabe des Vermeidungsverhaltens bereit ist. Dieser Generalisierungseffekt lässt sich zumeist an einem Rückgang der Intrusionen, die sich auf dasselbe Trauma-Cluster beziehen, beobachten.

Anleitung des imaginativen Nacherlebens

»Bitte setzen Sie sich bequem auf den Stuhl. Wenn es geht, schließen Sie bitte die Augen oder lassen Sie Ihren Blick alternativ auf einem festen Punkt ruhen. Stellen Sie sich nun das Ereignis vor Ihrem inneren Auge vor, so, als würde es jetzt gerade geschehen. Bitte beschreiben Sie in der Ich-Form und in der Gegenwartsform, was Sie erleben. Lassen Sie nichts aus, beschreiben Sie, was Sie sehen, fühlen, hören, riechen ...«

Die Beobachtung des Gefühls während des imaginativen Nacherlebens

Eine Möglichkeit, während der Exposition und bei starker Belastung zu einem Gefühl auf Distanz zu treten und gleichzeitig bei diesem Gefühl zu bleiben, ist es, seine Komponenten zu beobachten und zu beschreiben. Konkret können Sie hierzu folgende Fragen stellen:

- Welches Gefühl spüren Sie gerade?
- Wie stark ist das Gefühl auf einer Skala von 0 bis 100?
- Wo im Körper spüren Sie das?
- Welcher Gedanke gehört dazu?
- Was würden Sie am liebsten tun?
- Treten Sie innerlich einen Schritt zurück und beobachten Sie das Gefühl.
- Sie sind nicht das Gefühl, Sie haben ein Gefühl.
- Stellen Sie sich das Gefühl vor wie eine Welle, die kommt und wieder geht.

Tipps zum Umgang mit starker Belastung während der Exposition

Wenn der Patient während des imaginativen Nacherlebens eine im Vergleich zu seinen sonstigen Angaben sehr hohe Belastung angibt, können Sie folgendermaßen vorgehen:

(1) **Schritt 1:** Fragen Sie den Patienten, ob die Belastung für ihn noch aushaltbar ist. Falls ja, setzen Sie das imaginative Nacherleben fort.

(2) **Schritt 2:** Schlagen Sie Strategien zur Reduktion der Belastung vor, die es dem Patienten ermöglichen, bei den Erinnerungen zu bleiben, z. B. einen Igelball in die Hand zu nehmen oder mit geöffneten Augen weiter zu berichten.

(3) **Schritt 3:** Unterbrechen Sie das imaginative Nacherleben kurz (aber so lange wie nötig), um Strategien zur Belastungsreduktion einzusetzen. Sie können den Patienten beispielsweise bitten aufzustehen und sich im Raum umzusehen, die Arme auszuschütteln, ein Glas Wasser zu trinken, an einem Fläschchen mit Minzöl zu riechen oder sich kaltes Wasser über die Arme laufen zu lassen. Je nach Bedarf können Sie mehrere dieser Strategien hintereinander vorschlagen. Sie können dabei auf all die Strategien zurückgreifen, die sich in der Stabilisierungsphase als hilfreich für Ihren Patienten erwiesen haben. Seien sie dabei eher direktiv, da es Patienten bei starker Belastung häufig sehr schwer fällt, selbst Strategien vorzuschlagen oder auszuwählen. Kehren Sie, sobald die Belastung wieder auf ein tolerables Maß gesunken ist, zum imaginativen Nacherleben zurück.

Hinweis: Es sollte eine Audioaufnahme der Sitzung erstellt werden (z. B. mithilfe eines MP3-Players), damit der Patient das imaginative Nacherleben und die sich anschließende kognitive Nachbearbeitung zu Hause anhören kann.

Nachbesprechen der Exposition

- **Loben Sie den Patienten:** »Das haben Sie klasse gemacht!«, »Ich weiß, dass es sehr schwer war, sich diesen belastenden Erinnerungen zu stellen. Toll, dass Sie sich darauf einlassen konnten.«
- **Lassen Sie die Lebhaftigkeit der Vorstellungen und die höchste Belastung einschätzen:** Der Patient wird gebeten, auf einer Skala von 0 bis 100 einzuschätzen, wie lebhaft seine Erinnerungen waren und wie stark die maximale Belastung war. Diese Einschätzungen helfen Ihnen dabei nachzuvollziehen, wie intensiv die Erinnerungen an das Trauma aktiviert wurden.
- **Besprechen Sie den Prozess und den Inhalt des Nacherlebens genauer:** Erfragen Sie, wie der Patient das Nacherleben erlebt hat und ob neue Erinnerungen hinzugekommen sind. Explorieren Sie den belastendsten Moment (Hotspot) genauer. Die Kenntnis des Hotspots spielt insofern eine große Rolle, als dieser dann im weiteren Verlauf der Expositionsübungen genauer fokussiert werden kann. Gleichzeitig hilft das Sprechen über den belastendsten Moment dabei, Vermeidung zu reduzieren. Es ermöglicht außerdem die Bedeutung dieses Moments für den Patienten zu verstehen und damit in Verbindung stehende dysfunktionale Bewertungen zu verändern.
- **Bitten Sie den Patienten, die gemachten Erfahrungen mit seinen Erwartungen im Hinblick auf das Nacherleben zu vergleichen:** Hierzu können folgende Fragen gestellt werden: »War es so schlimm, wie Sie dachten? Ist das eingetreten, was Sie befürchtet haben?«
- **Beenden Sie die Sitzung nicht abrupt:** Bevor Sie die Sitzung beenden, sollte die Belastung des Patienten auf ein annehmbares Maß gesunken sein. Hierzu können Sie zum Abschluss beispielweise gemeinsam eine Atemübung durchführen. Erinnern Sie den Patienten außerdem an die Dinge, die er für nach der Sitzung geplant hat.

Planung der Hausaufgabe

Der Patient wird gebeten, die Audioaufnahme der Sitzung (das imaginative Nacherleben und die sich anschließende kognitive Nachbearbeitung) täglich zu Hause anzuhören. Dabei soll er das traumatische Ereignis wie in der Therapiesitzung nacherleben.

Notwendig ist dies für mindestens zwei bis drei Wochen, wobei jeweils die neueste Version der Aufnahme aus der letzten Therapiesitzung verwendet wird. Wenn danach keine Reduktion der Belastung einsetzt, ist der Einsatz kognitiver Strategien indiziert (INFO 61 »Die Belastung nimmt nicht ab. Was kann ich tun?«).

Das Hören der Aufnahme zu Hause sollte gemeinsam geplant werden. Hierbei sollten folgende Rahmenbedingungen erfüllt sein:

- Der Patient sollte alleine sein.
- Der Patient sollte während der Expositionsaufgabe keiner anderen Tätigkeit (z. B. Spülen, Aufräumen, Autofahren) nachgehen.
- Der Patient sollte dafür sorgen, dass er nicht gestört wird und keine Unterbrechungen zulassen (z. B. durch das Klingeln des Handys).
- Der Patient sollte anschließend ausreichend Zeit haben, seine Belastung wieder zu reduzieren, bevor er im Alltag wieder »funktionieren« muss. Optimalerweise sollte er anschließend eine angenehme Aktivität einplanen.

Auf einem Protokollblatt werden die Belastung während des Nacherlebens und damit verbundene Gedanken notiert (vgl. AB 84 »Expositionsprotokoll«). Sollte es nicht möglich sein, dass der Patient die Audioaufnahme des imaginativen Nacherlebens zu Hause anhört, z. B. weil es technische Schwierigkeiten gab, kann auf das Lesen des Traumaberichts ausgewichen werden oder der Patient kann das Ereignis selbstständig erneut imaginieren. Das Wichtigste dabei ist, dass der Patient die Vermeidung aufgibt und sich auch zwischen den Sitzungen mit seinen Erinnerungen auseinandersetzt.

INFO 58 Expositionsaufgabe: Anleitung

P

Damit die Therapie Ihnen helfen kann, die Belastung durch Ihre traumabezogenen Erinnerungen zu reduzieren, ist es wichtig, dass Sie die Vermeidung dieser Erinnerungen aufgeben und sich im Rahmen der Expositionsbehandlung mit diesen auseinandersetzen.

Hierbei reichen die Therapiesitzungen alleine nicht aus, sondern es ist notwendig, dass Sie sich auch zwischen den Sitzungen mit Ihren Erinnerungen konfrontieren. Dies kann auf verschiedene Arten geschehen:

Sie können
- einen Bericht über Ihr traumatisches Erlebnis schreiben,
- diesen Bericht lesen,
- das Ereignis selbständig imaginieren oder
- das Ereignis imaginieren, während sie die Audioaufzeichnung des imaginativen Nacherlebens in der letzten Therapiesitzung anhören.

Welche Art der Exposition Sie zwischen den Sitzungen durchführen sollen, wird Ihre Therapeutin individuell mit Ihnen besprechen.

Wichtig

Während der Übungen ist es wichtig, dass Sie Ihre Erinnerungen zulassen und damit zusammenhängende Gefühle und Gedanken nicht vermeiden, sonst kann die Behandlung nicht wirken.

Um sich gut auf die Übungen einlassen zu können, sollten Sie deshalb folgende Bedingungen schaffen:
- Sie sollten allein sein. Das ist wichtig, da andere Menschen Sie ablenken. Außerdem kann die Kenntnis von Details Ihres traumatischen Erlebnisses für Ihnen nahestehende Personen belastend sein.
- Sie sollten während der Expositionsaufgabe keiner anderen Tätigkeit (z. B. Spülen, Aufräumen, Autofahren) nachgehen, sondern sich ganz auf die Übung konzentrieren.
- Sie sollten die Übung möglichst nicht unterbrechen (es sei denn, Sie brauchen eine Pause, weil Sie stark belastet sind). Sorgen Sie deshalb dafür, dass sie nicht gestört werden. Hierzu gehört es auch, dass Sie Ihr Handy ausschalten oder leise stellen.
- Sie sollten nach der Übung ausreichend Zeit einplanen, um sich zu erholen und Ihre Belastung zu reduzieren, bevor Sie wieder alltäglichen Verpflichtungen nachgehen müssen.
- Planen Sie anschließend positive Aktivitäten ein, um sich für die anstrengende Behandlung zu belohnen. Das können auch kleine Dinge sein, wie gemütlich eine Tasse Tee zu trinken.

Bitte üben Sie möglichst jeden Tag und verwenden Sie das Expositionsprotokoll, um Ihre Übungen zu dokumentieren.

Tipp

Es kann sein, dass Sie von den Übungen sehr erschöpft sind und mehr Schlaf brauchen als sonst. Gönnen Sie sich deshalb viel Ruhe und Erholung. Wenn Sie merken, dass die Übungen Sie sehr viel Kraft kosten, pausieren Sie einen Tag und kümmern Sie sich gut um sich, um sich für die weitere Behandlung zu stärken.

Expositionsprotokoll

P

Bitte vor der Exposition ausfüllen		Bitte nach der Exposition ausfüllen					
Datum/ Uhrzeit	Momentane Belastung 0–100*	Momentane Belastung 0–100*	Stärkstes Gefühl	Wichtigster Gedanke / neue Erkenntnis	Höchste Belastung während der Exposition 0–100*	Lebendigkeit der Erinnerungen 0–100ˣ	Übung unterbrochen oder abgebrochen?

* 0 bedeutet gar keine Belastung, 100 ist die stärkste vorstellbare Belastung

ˣ 0 bedeutet gar nicht lebhaft, 100 ist die maximal lebhafteste Vorstellung

Eine besondere Herausforderung bei der Durchführung einer Expositionsbehandlung mit Patientinnen, die unter einer komplexen PTBS leiden, ist die Wahrung einer Balance zwischen der Aktivierung des Traumanetzwerks und der Aufrechterhaltung des Gegenwartsbezugs. Die Dialektisch-Behaviorale Therapie für PTBS (DBT-PTSD, Bohus et al., 2013, 2020), die speziell für diese Patientengruppe entwickelt wurde, schlägt eine Reihe von Strategien vor, die eingesetzt werden können, um diese Balance herzustellen bzw. zu halten.

Aktivierung des Traumanetzwerks

Wenn es dem Patienten schwerfällt, sich in die traumatische Situation hineinzuversetzen, können Sie folgende Strategien zur stärkeren Aktivierung des Traumanetzwerks einsetzen:

- Nehmen Sie sich zurück und leiten Sie die Übung mit einer gleichbleibenden Instruktion und Tonlage an.
- Bitten Sie den Patienten mit geschlossenen Augen zu berichten.
- Lassen Sie den Patienten den Ablauf des Ereignisses in der »Ich-Form« und im Präsens beschreiben.
- Fragen Sie nach sensorischen Komponenten des Traumanetzwerks (z. B. »Was hören Sie?«, »Was sehen Sie?«)
- Lassen Sie den Patienten Gedanken und Gefühle verbalisieren.
- Gehen Sie die Hotspots (die belastendsten Momente) in Zeitlupe durch.
- Aktivieren Sie die Erinnerungen, indem Sie sensorische Reize in die Sitzung mitbringen (bzw. den Patienten mitbringen lassen), die in der traumatischen Situation vorhanden waren (z. B. das Aftershave des Täters, den Geruch von Alkohol, wenn der Täter danach gerochen hat, das Geräusch der Sirene eines Rettungswagens bei einem Verkehrsunfall).
- Bitten Sie den Patienten, die Körperhaltung einzunehmen, die er in der traumatischen Situation hatte. Sie können den Patienten beispielsweise bitten, sich hinzulegen, wenn der Missbrauch im Liegen stattgefunden hat.
- Bitten Sie den Patienten, Sätze nachzusprechen, die traumabezogene primäre Gefühle verstärken (z. B. »Ich kann nichts tun«, »Ich bin ihm hilflos ausgeliefert«).

Wichtig

Bitte beachten Sie, dass der Gegenwartsbezug, wenn Sie diese Strategien einsetzen, nicht verloren gehen sollte, d. h., der Patient soll dabei nicht von seinen Erinnerungen überflutet werden, sondern sich jederzeit bewusst sein, dass er in der Gegenwart im Therapieraum in Sicherheit ist. Darüber hinaus sollte das therapeutische Vorgehen und dessen Zielrichtung (Aktivierung des Traumanetzwerks unter Aufrechterhaltung des Gegenwartsbezugs) dem Patienten vorab erklärt werden.

Stärkung des Gegenwartsbezugs

Wenn der Patient ähnlich eines Flashbacks von seinen Erinnerungen überwältigt wird und der Kontakt zur Gegenwart verloren geht, könnten Sie folgende Strategien zur Stärkung des Gegenwartsbezugs einsetzen:

- Bitten Sie den Patienten, die Stärke der Belastung (oder, sofern für Ihren Patienten relevant, das Ausmaß der Dissoziation) auf einer Skala von 0 bis 100 einzuschätzen.
- Verstärken Sie gezielt den Gegenwartsbezug, indem Sie insgesamt mehr sprechen. Loben Sie z. B. den Patienten oder wiederholen Sie Dinge, die dieser gesagt hat.
- Sie können auch die Hände des Patienten halten und den Kontakt zur Gegenwart stärken, indem Sie diese ab und zu drücken. Diese Intervention sollte jedoch in jedem Fall vorab mit dem Patienten besprochen werden und nur eingesetzt werden, wenn dem Patienten die körperliche Nähe nicht unangenehm ist.
- Bitten Sie den Patienten, die Augen zu öffnen und sich im Raum umzuschauen. Sie können ihn dabei auf Dinge hinweisen, die ihm Sicherheit vermitteln (z. B. »Außer uns ist niemand im Raum, die Tür ist geschlossen«, »Hier sind Sie in Sicherheit, hier kann Ihnen nichts passieren«).
- Bieten Sie gezielt sensorische Reize aus der Gegenwart an, die nicht mit dem Trauma verbunden sind, z. B. ein Coolpack, einen Igelball oder ein Duftöl.
- Bringen Sie den Patienten in Bewegung, indem Sie ihn z. B. bitten, die Körperhaltung zu verändern, mit den Füßen zu trampeln, die Arme auszuschütteln, sich mit den Händen abzuklopfen oder sich auf ein Kippbrett zu stellen.
- Unterstützen Sie den Patienten bei der Gefühlsbeobachtung (vgl. INFO 56 »Instruktionen für das imaginative Nacherleben«).
- Aktivieren Sie das gegenwärtige Wissen des Patienten durch Fragen wie: »Was wissen Sie heute?«, »Wie ist es ausgegangen?« oder »Was ist heute anders?«. Sie können auch selbst Dinge benennen, die Sie über den Ausgang des Ereignisses wissen, z. B.: »Denken Sie daran, dass er heute keine Macht mehr über Sie hat« oder »Sie haben den Unfall überlebt«.

Situation: Der Patient hat seinen Traumabericht nicht geschrieben.

Therapeutisches Vorgehen:

- Analysieren Sie in der Sitzung gemeinsam mit dem Patienten, was ihn daran gehindert hat, den Bericht zu schreiben. Sollten damit bestimmte Befürchtungen verbunden sein (z. B.: »Ich werde es nicht aushalten«), sollten Sie diese kognitiv bearbeiten.
- Wiederholen Sie entsprechend des Störungsmodells die Bedeutung von Vermeidung bei der Aufrechterhaltung der Störung.
- Vermeiden Sie nicht gemeinsam mit dem Patienten, sondern explorieren Sie das Ereignis in der Sitzung und geben Sie dem Patienten anschließend erneut die Aufgabe, den Bericht zu schreiben. Planen Sie genau, wann der Patient den Bericht schreiben soll. Sollte der Patient sich nicht zutrauen, den Bericht alleine zu Hause zu schreiben, können Sie ihm (sofern Ihnen genügend Räume zur Verfügung stehen) anbieten, zur nächsten Sitzung eine Stunde früher zu kommen und den Bericht direkt vor der nächsten Sitzung zu schreiben.

Situation: Der Patient möchte das imaginative Nacherleben in der dafür vorgesehenen Sitzung nicht beginnen oder dieses abbrechen, nachdem er bereits damit begonnen hat.

Therapeutisches Vorgehen:

- Bearbeiten Sie, wie oben beschrieben, die damit verbundenen Befürchtungen.
- Wiederholen Sie das Störungsmodell und besonders die Rolle von Vermeidung für die Aufrechterhaltung der Störung.
- Erinnern Sie den Patienten an seine Entscheidung für die Expositionsbehandlung und fragen Sie ihn nach den Gründen, aus denen er sich für diese Behandlung entschieden hat.
- Lassen Sie dem Patienten die freie Wahl: »Sie entscheiden, wie weit Sie gehen möchten« und machen Sie gleichzeitig die Nachteile eines Abbruchs der Exposition deutlich: »Die Therapie wird Ihnen dann nicht optimal helfen können.«
- Sprechen Sie dem Patienten Mut zu, z. B.: »Sie schaffen das, ich unterstütze Sie dabei.«

Situation: Der Patient möchte die Exposition in sensu nicht mit dem Indexereignis beginnen, sondern mit einem weniger belastenden Ereignis.

Therapeutisches Vorgehen:

- Erörtern Sie mit dem Patienten die Gründe, warum der Beginn mit dem Indexereignis sinnvoll ist. Vor- und Nachteile können gemeinsam abgewogen werden.
- Bearbeiten Sie gemeinsam die Befürchtungen des Patienten, die einem Beginn mit dem Indexereignis im Weg stehen.
- Problematisieren Sie die Entscheidung, nicht mit dem Indexereignis beginnen zu wollen, vor dem Hintergrund des Störungsmodells und benennen Sie diese als Vermeidungsverhalten.
- Wenn der Patient weiterhin nicht einverstanden ist, mit dem Indexereignis zu beginnen, können Sie alternativ aus der Ereignis- bzw. Intrusionsliste ein traumatisches Ereignis auswählen, das mindestens mit mittlerer Belastung verbunden ist.

- Seien Sie sich bewusst, dass es sich hierbei insofern um eine suboptimale Möglichkeit handelt, als diese wahrscheinlich dazu führt, dass eine Reduktion der belastendsten Symptome erst später eintreten kann und die Befürchtung des Patienten, die Auseinandersetzung mit dem belastendsten Ereignis nicht bewältigen zu können, weiterhin bestehen bleibt. Im besten Fall stärkt dieses Vorgehen jedoch das Vertrauen des Patienten in die Technik der Expositionsbehandlung.
- Treffen Sie mit dem Patienten die Übereinkunft, sich anschließend mit den stärker belastenden Erinnerungen bzw. dem Indexereignis in der Exposition auszusetzen.

Situation: Der Patient geht während der Exposition schnell über relevante Punkte, z. B. die eigentliche Vergewaltigung, hinweg oder es fehlen relevante Inhalte, die das Trauma betreffen.

Therapeutisches Vorgehen:

- Sollte dies den Traumabericht betreffen, fragen Sie in der Sitzung, nachdem der Patient den Bericht vorgelesen hat, genauer nach, was passiert ist, und explorieren Sie die fehlenden Punkte. Bitten Sie den Patienten, die fehlenden Inhalte zu Hause in seinem Bericht zu ergänzen.
- Während des imaginativen Nacherlebens können Sie den Patienten bitten, noch einmal zu dem Punkt zurückzukehren, über den er schnell hinweggegangen ist. Sofern dies von der Belastung her möglich ist, sollte der Patient dann im weiteren Verlauf der Behandlung diesen Hotspot besonders ausführlich und evtl. in Zeitlupe beschreiben.
- Sollten Ihnen Lücken in der Erzählung auffallen, fragen Sie gezielt nach, z. B.: »Hatte der Täter einen Samenerguss? Woran haben Sie das gemerkt?« oder »Was ist passiert, nachdem der Täter Ihnen das Messer an den Hals gehalten hat?«.

Situation: Der Patient erinnert sich an einzelne Sequenzen des traumatischen Ereignisses nicht mehr.

Therapeutisches Vorgehen:

- Stellen Sie zunächst sicher, dass es sich nicht um Vermeidungsverhalten handelt. Hierzu können Sie dem Patienten folgende Frage stellen: »Erinnern Sie sich wirklich nicht mehr oder ist es Ihnen unangenehm, darüber zu sprechen?«
- Sollte der Patient sich nicht erinnern können, normalisieren Sie solche Erinnerungslücken, z. B.: »Die Belastung während eines solchen Ereignisses ist so groß, dass aufgrund der starken Anspannung häufig nicht alle Details im Gedächtnis abgespeichert werden.« Andere Gründe für fehlende Erinnerungen können der Einfluss von Drogen, Medikamenten oder körperlichen Verletzungen sein.
- Während des imaginativen Nacherlebens bitten Sie den Patienten bis zu dieser Erinnerungslücke zu beschreiben, was passiert, und das Nacherleben anschließend an dem Punkt fortzusetzen, an dem er sich wieder an die Geschehnisse erinnern kann. Manchmal kann es vorkommen, dass der Patient während des imaginativen Nacherlebens neue Details erinnert; es kann aber auch sein, dass die Erinnerungslücken dauerhaft bestehen bleiben.
- Wenn der Patient stark damit hadert, dass er sich nicht erinnern kann, explorieren Sie genau, warum es ihm wichtig wäre, sich zu erinnern. Der Grund hierfür kann Ihnen Hinweise auf dysfunktionale Denkmuster geben, die kognitiv bearbeitet werden sollten, z. B.: »Nur, wenn ich mich an alles erinnere, kann es mir wieder besser gehen.«

Situation: Der Patient dissoziiert während des imaginativen Nacherlebens.

Therapeutisches Vorgehen:

- Fragen Sie immer wieder nach dem Ausmaß der Dissoziationsneigung und lassen Sie diese auf einer Skala von 0 bis 100 einschätzen.
- Sollte der Patient dabei einen kritischen Bereich erreichen, aber noch im Kontakt zur Gegenwart sein, setzen Sie das imaginative Nacherleben fort, während Sie gleichzeitig antidissoziative Strategien einsetzen. Sie können dem Patienten z. B. einen Igelball in die Hand geben oder die Exposition im Gehen oder auf einem Kippbrett fortsetzen.
- Bei sehr starker Dissoziation unterbrechen Sie die Exposition und unterstützen Sie den Patienten durch den Einsatz antidissoziativer Strategien (vgl. AB 45 »Antidissoziative Skills«) dabei, die Dissoziation zu unterbrechen und den Kontakt zur Gegenwart wieder vollständig herzustellen. Setzen Sie anschließend die Exposition fort und setzen Sie währenddessen antidissoziative Strategien ein.

Wenn der Patient während der Exposition dissoziiert, schadet ihm das zwar nicht, aber er kann auch keine neuen Lernerfahrungen machen und insofern kann die Behandlung auch nicht wirken.

Situation: Der Patient fällt während der Expositionsphase in alte Problemverhaltensweisen zurück. Hierzu gehören der Konsum von Alkohol oder Drogen und schwerwiegende Selbstverletzungen.

Therapeutisches Vorgehen:

- Unterbrechen Sie die Expositionsphase.
- Lassen Sie den Patienten eine Verhaltensanalyse anfertigen (vgl. AB 47 »Verhaltensanalyse – ein Verhalten unter die Lupe nehmen«) und erarbeiten Sie entsprechende Skills.
- Besprechen Sie mit dem Patienten, dass es sich um Vermeidungsverhalten handelt. Erarbeiten Sie ggf. erneut die Vor- und Nachteile des Problemverhaltens. Hierzu können Sie das Arbeitsblatt 48 »Vor- und Nachteile eines Verhaltens abwägen« nutzen.
- Kehren Sie zur Expositionsbehandlung zurück, sobald der Patient erneut eine klare Entscheidung gegen das Problemverhalten getroffen hat.

INFO 61 Die Belastung nimmt nicht ab. Was kann ich tun?

T

Wenn Sie bereits mehrere Expositionssitzungen durchgeführt haben und sich Ihr Patient auch zwischen den Sitzungen weiter exponiert, sollte die Belastung im Verlauf schrittweise abnehmen.

> **Tipp**
>
> Den Verlauf der Belastung können Sie auf dem Expositionsprotokoll verfolgen.

Sollte die Belastung nicht abnehmen, kann dies folgende Gründe haben:

- Der Patient hat einen wichtigen Aspekt (z. B., dass er vergewaltigt wurde oder dass er während des Missbrauchs gedemütigt wurde) aus Angst oder Scham noch nicht erzählt. Wenn Sie den Eindruck haben, dass der Patient etwas Relevantes noch nicht berichtet hat, fragen Sie nach (z. B.: »Gibt es etwas, das Sie mir noch nicht erzählt haben, weil es Ihnen unangenehm ist?«). Oft hilft es, von anderen Patienten zu erzählen, um Scham zu reduzieren (z. B.: »Viele Frauen berichten, dass sie während eines Missbrauchs sexuelle Erregung empfunden haben. Das bedeutet jedoch nicht, dass sie mit dem, was passiert ist, einverstanden waren oder das wollten. Ging Ihnen das auch so?«).
- Der Patient konsumiert vor der Sitzung Drogen, Alkohol oder Beruhigungsmittel, um die Belastung zu reduzieren. Dies verhindert, dass er eine neue Lernerfahrung machen kann. Therapeutisches Ziel ist es dann, auf eine Abstinenz hinzuwirken und den Patienten zu motivieren, insbesondere nicht im Kontext traumabezogener Belastung oder vor den Sitzungen zu konsumieren.
- Der Patient kreist entweder stark um Schuldgedanken oder um die Wut auf eine der beteiligten Personen. So kann es sein, dass der Patient extrem wütend auf seine Mutter ist, die den Missbrauch nicht verhindert hat, obwohl der Vater der Täter ist. In diesem Fall ist eine kognitive Bearbeitung notwendig. Das Ziel dieser kognitiven Bearbeitung ist es, die Schuld bzw. die andauernde Wut im Sokratischen Dialog zu verändern. Fragen Sie den Patienten, welches Gefühl er damals in der traumatischen Situation hatte (primäres Gefühl). Das ist das Gefühl, das während des imaginativen Nacherlebens aktiviert werden sollte. Sie können dies durch das Beobachten des Gefühls unterstützen.
- Der Patient verharmlost die Geschehnisse, indem er z. B. sagt: »Er hat ja während des Missbrauchs keine körperliche Gewalt angewendet«, »Anderen passieren viel schlimmere Dinge« oder »Er hat mich ja nur angefasst, nicht vergewaltigt«. In diesen Fällen ist das therapeutische Ziel, den Patienten dabei zu unterstützen, zu realisieren, dass er etwas Schlimmes erlebt hat. Hierbei kann es hilfreich sein, mit dem Patienten zu besprechen, dass das, was er erlebt hat, eine Straftat ist und in den Diagnosesystemen als Ereignis definiert ist, das geeignet ist, eine PTBS zu verursachen.
- Der Patient distanziert sich von den Erlebnissen, indem er dissoziiert (z. B. seine Gefühle nicht spürt) oder depersonalisiert (das Trauma so imaginiert, als hätte es nichts mit ihm zu tun). Nachdem der Patient eine Entscheidung gegen diese Art der Distanzierung getroffen hat, können antidissoziative Skills helfen, sich auf die Erinnerungen einzulassen.
- Äußere Gründe (z. B. eine Überprüfung eines Antrags nach dem Opferentschädigungsgesetz oder ein laufendes Rentenverfahren) hindern den Patienten daran, sich auf die Behandlung einzulassen. In diesem Fall ist es wichtig, die Veränderungsmotivation abzuklären und den sekundären Krankheitsgewinn zu berücksichtigen. Hierzu kann ein Pro-und-Contra-Schema angefertigt werden.
- Der Patient hadert mit den Geschehnissen, indem er beispielsweise um Gedanken kreist wie: »Warum ist mir das passiert?« oder »Das ist ungerecht!«. Therapeutisches Ziel in dieser Situation ist es, Akzeptanz für das Geschehene aufzubauen, da es in der Vergangenheit liegt und sich somit nicht mehr verändern lässt. Hierbei kann die Arbeit mit Akzeptanzsätzen helfen (z. B. »Es ist Teil meiner Vergangenheit und lässt sich nicht mehr verändern, es hilft mir nicht, weiter damit zu hadern« oder »Die Vergangenheit kann ich nicht mehr verändern, aber ich kann meine Zukunft gestalten«).

Die Konfrontation in vivo ist dem imaginativen Nacherleben in der Regel zeitlich nachgeordnet. Es handelt sich um eine Exposition mit Reizen, die an das Trauma erinnern, aber bisher vermieden wurden. Sie spielt besonders dann eine große Rolle, wenn die Lebensführung durch das Vermeidungsverhalten stark beeinträchtigt ist, und stellt eine effektive Methode da, die Akzeptanz des Traumas als Teil der Vergangenheit zu fördern (Ehlers, 1999).

Tipps zum Vorgehen

- Erarbeiten Sie mit dem Patienten eine Liste an Dingen, die dieser noch vermeidet (vgl. AB 88 »Meidungsliste«).
- Wägen Sie gemeinsam ab, ob es sich um eine übertriebene traumabezogene Angst handelt (z. B. prinzipiell nicht rauszugehen, wenn es dunkel ist) oder um Situationen, die aufgrund einer sinnvollen Gefahreneinschätzung vermieden werden (dies trifft z. B. auf das nächtliche Aufsuchen eines Stadtviertels mit einer hohen Kriminalitätsrate zu, das auch die Therapeutin nachts nicht alleine aufsuchen würde). Zu Letzterem gehört auch das Meiden des Kontakts zum Täter (besonders dann, wenn von diesem weiterhin Gefahr ausgeht) oder auch zur Herkunftsfamilie, wenn der Kontakt für den Patienten belastend ist. Streichen Sie diese Dinge von der Liste und führen die Exposition in vivo nur durch, wenn von der Situation keine Gefahr ausgeht, die über das üblicherweise in Kauf genommene Risiko (z. B. beim Autofahren einen Unfall zu haben) hinausgeht.
- Orientieren Sie sich bei der Planung der Übungen an der Meidungsliste.
- Lassen Sie sich nicht abschrecken, wenn das Aufsuchen der Situationen schwer zu organisieren ist, sondern finden Sie kreative Lösungen.
- Sie können den Patienten begleiten, wenn er besonders angstbesetzte Situationen zum ersten Mal aufsucht. Häufig ist das der Ort des Geschehens.
- Der Patient sollte so lange in der Situation bleiben, bis die Belastung deutlich abnimmt.
- Bitten Sie den Patienten, während der Exposition in vivo die Belastung immer wieder auf einer Skala von 0 bis 100 einzuschätzen.
- Unterstützen Sie den Patienten beim Diskriminieren zwischen damals und heute, indem Sie gemeinsam nach Unterschieden zwischen der jetzigen und der damaligen Situation suchen, z. B.: »Wie sah die Umgebung damals aus und wie sieht sie jetzt aus?«
- Helfen Sie Ihrem Patienten dabei, zu seinen Gefühlen auf Distanz zu gehen und diese zu beobachten. Sie können hierzu ähnlich wie bei der Exposition in sensu eine Beobachtung des Gefühls anleiten (vgl. INFO 56 »Instruktionen für das imaginative Nacherleben«).
- Sie können die Exposition in vivo nutzen, um dysfunktionale Erwartung des Patienten (z. B.: »Es wird wieder etwas Schlimmes passieren, wenn ich diese Situation aufsuche«) zu überprüfen.
- Loben Sie den Patienten, wenn er es geschafft hat, in der Situation zu bleiben, bis die Belastung merklich abgenommen hat.
- Tragen Sie dem Patienten auf, die Situation bis zur nächsten Sitzung wiederholt eigenständig aufzusuchen und so lange in der Situation zu bleiben, bis die Belastung abnimmt.

Beispiel

Expositionen in vivo

- Den Ort aufsuchen, an dem sich die Tat / der Unfall ereignet hat.
- Das Krankenhaus aufsuchen, in dem man später behandelt wurde.
- Mit Menschen sprechen, die dabei waren, z. B. dem Ersthelfer, der zum Unfallort kam oder der Cousine, die Zeugin des Missbrauchs war.
- Fotos oder Bilder ansehen. Das können z. B. Bilder sein, die vom Unfallort gemacht wurden. Ein anderes Beispiel ist das Anschauen von Fotos der Patientin und ihrer Geschwister in dem Alter, in dem sie missbraucht wurden. Es kann sich aber auch um Bilder von nackten Männern handeln, wenn die Patientin diese meidet. Auch wenn die Patientin nicht unmittelbar eine Partnerschaft anstrebt, kann es sinnvoll sein, sich solche Bilder anzusehen, damit durch entsprechende Trigger kein Wiedererleben mehr ausgelöst wird, wenn die Patientin unvermittelt auf diese trifft.
- Die Exposition kann auch in Bezug auf Geräusche oder Gerüche stattfinden, die mit dem Trauma verbunden sind, z. B. mit Alkohol, wenn der Täter nach Alkohol gerochen hat, oder mit seinem Aftershave. Geräusche, z. B. die Sirene eines Rettungswagens, können Sie im Internet suchen und der Patientin wiederholt als Tonspur präsentieren.

Meidungsliste

P

Bitte tragen Sie hier die Dinge, Orte oder Situationen ein, die Sie im Zusammenhang mit dem Trauma, das Sie erlebt haben, noch vermeiden. Das sind häufig Dinge, die direkt mit dem Trauma verbunden sind, z. B. der Tatort oder Unfallort, oder das Krankenhaus, in dem Sie anschließend behandelt wurden. Aber es kann sich auch um ganz kleine, zunächst unbedeutend erscheinende Dinge handeln, z. B. es zu vermeiden, sich im Spiegel anzuschauen oder sich einzucremen. Denken Sie bitte auch an Gerüche, Geräusche, Nahrungsmittel und bestimmte Personengruppen.

Bitte schätzen Sie auf einer Skala von 0 bis 100 ein, wie viel Angst für Sie damit verbunden wäre, sich diesen Situationen zu stellen.

Dinge, die ich noch meide	**Stärke der Angst 0–100**

Überlegen Sie nun bitte gemeinsam mit Ihrer Therapeutin, ob es sich jeweils um eine übertrieben starke Angst handelt, die sich durch das Trauma, das Sie erlebt haben, erklärt, oder ob Sie die Situation aufgrund einer sinnvollen Gefahreneinschätzung meiden.

Letzteres sind Situationen, die auch andere Menschen meiden, weil von ihnen objektiv betrachtet ein hohes Risiko ausgeht. Hierzu gehört es z. B., nachts alleine ein gefährliches Stadtviertel aufzusuchen, sich bei einem Date mit einem fremden Mann auf einem abgelegenen Parkplatz zu treffen oder bei unsicheren Wetterverhältnissen (z. B. Lawinengefahr) im Gebirge zu wandern. Wenn Sie unsicher sind, kann es hilfreich sein, andere Menschen, die kein Trauma erlebt haben, zu fragen, wie sie diese Situation einschätzen. Streichen Sie anschließend bitte die Situationen von der Liste, von denen »objektiv« ein starkes Risiko ausgeht.

Die anderen Situationen geben Ihnen Hinweise für die nun anstehende Exposition in vivo, bei der es darum geht, sich den Situationen zu stellen, die Sie im Alltag noch vermeiden. Planen Sie diese Übungen bitte gemeinsam mit Ihrer Therapeutin.

INFO 63 Hinweise zur Durchführung der Exposition in vivo **P**

Bitte planen Sie die Expositionsübungenbungen vorab mit Ihrer Therapeutin und setzen Sie sich keiner Situation aus, bei der Sie »objektiv« betrachtet ein sehr hohes Risiko eingehen und die aus diesem Grund auch Personen, die nicht traumatisiert sind, vermeiden.

- Planen Sie vorab genau, wann Sie eine Übung durchführen möchten und achten Sie darauf, dass ausreichend Zeit zur Verfügung steht.

- Wenn Sie während der Übung starke Angst empfinden, ist es vor dem Hintergrund der traumatischen Erfahrung, die Sie gemacht haben, normal, und sagt nichts über die wirkliche Gefährlichkeit der Situation aus.

- Beobachten Sie Ihre Gefühle, während Sie die Situation aufsuchen. Machen Sie sich bewusst, dass Sie nicht das Gefühl sind, sondern ein Gefühl haben. Manchmal hilft es, sich das Gefühl wie eine Welle vorzustellen, die kommt und wieder geht.

- Richten Sie Ihre Aufmerksamkeit auf Dinge, die heute anders sind als damals. Das hilft Ihrem Gehirn zu verstehen, dass es sich um eine andere Situation handelt als während des Traumas. Achten Sie auf das, was Sie sehen, hören und riechen. Was ist heute anders als damals? Sind andere Personen beteiligt als damals? Was ist an Ihnen anders?

- Bei sehr starker Anspannung kann Ihnen eine Atemübung (z. B. die Bauchatmung oder das Zählen der Atemzüge) helfen, die Situation zu bewältigen.

- Bleiben Sie in der Situation, bis die Angst merklich nachlässt.

- Suchen Sie dieselbe Situation mehrfach auf und bleiben Sie jeweils in der Situation, bis Ihnen diese keine Angst mehr macht. Hierdurch können Sie Ihre Erfolge festigen.

- Machen Sie zwischen den Übungen ausreichend Pausen, um wieder Kraft zu tanken, und belohnen Sie sich nach den Übungen für Ihren Mut.

Protokollierung der Exposition in vivo

P

Bitte vor der Exposition in vivo beantworten:

Welcher Situation möchten Sie sich stellen?

....

Wann möchten Sie die Übung durchführen?

....

Welche Befürchtung ist damit verbunden? Was macht Ihnen Angst?

....

Sprechen Sie sich Mut zu: Welcher Gedanke hilft Ihnen dabei, sich der Situation zu stellen?

....

Worauf können Sie in der Situation achten, um den Unterschied zwischen damals und heute besonders deutlich wahrzunehmen?

....

Was könnte Ihnen noch helfen, so lange in der Situation zu bleiben, bis die Belastung weniger wird?

....

Bitte nach der Exposition in vivo beantworten:

- Wie stark war die maximale Belastung? (0–100) ....
- Wie stark war die Belastung als Sie die Übung beendet haben? (0–100) ....
- Welche neuen Erkenntnisse haben Sie gewonnen?

....

....

- Welche Schlüsse ziehen Sie aus der Übung in Bezug auf Ihre Befürchtung?

....

....

Tipp

Seien Sie stolz darauf, dass Sie sich dieser schwierigen Situation gestellt haben, und tun Sie sich zur Belohnung etwas Gutes.

Das Diskriminationstraining bietet eine effektive Unterstützungsstrategie für den hilfreichen Umgang mit Auslösereizen, die objektiv nicht bedrohlich sind, jedoch weiter Belastungssymptome auslösen. Das Diskriminationstraining ist eine Variante der Exposition. Nach Ehlers (1999) ist nach Identifikation der Trigger eine ausführliche Besprechung der Ähnlichkeiten und Unterschiede zwischen dem Kontext, in welchem die Auslöser heute und während des Traumas auftreten, sinnvoll.

Ziele und Wirkung des Diskriminationstrainings
Diese Intervention kann sowohl als Teil der Stabilisierung als auch der traumafokussierten Behandlung im Sinne der Exposition in vivo eingesetzt werden. Das Kontrollerleben von Patientinnen wird gefördert, da sie sich Intrusionen und negativen Gefühlen weniger ausgeliefert fühlen. Sie können die Technik selbstständig im Alltag einsetzen, um sich bewusst an der Gegenwart zu orientieren und dem Aufkommen negativer Gefühle, z. B. Angst und Ekel, etwas entgegenzusetzen. Das Diskriminationstraining kann auch dafür genutzt werden, um mit Patienten das Aufsuchen für sie belastender und ängstigender Situationen vorzubereiten, z. B. einen Arztbesuch oder das Einkaufen. Zudem kann das Diskriminationstraining zur Verstärkung der positiven Effekte der Trauma-Exposition beitragen (Ehlers, 1999).

Anleitung Diskriminationstraining

Wichtig

Die Patienten werden angeleitet, bezüglich eines Auslösers eine bewusste Unterscheidung zwischen den heutigen Bedingungen und denen während des Traumas vorzunehmen. Diese Unterscheidung wird auf der Ebene der Situation, der Person und des Auslösers selbst vorgenommen (Priebe et al., 2013).

Zunächst wird ein Auslöser ausgewählt, welcher objektiv nicht bedrohlich ist. Im therapeutischen Gespräch werden die Unterschiede detailliert und mit Fokus auf die gegenwärtige Situation erarbeitet und schriftlich festgehalten. Eine vertiefende Betrachtung der traumatischen Situation ist nicht Bestandteil der Intervention, sondern die aktuelle Auseinandersetzung mit dem Auslösereiz. Beim Diskriminationstraining nach Ehlers würde man entweder zunächst die Ähnlichkeiten beschreiben und anschließend die Unterschiede oder man fokussiert direkt auf die Unterschiede. Anschließend kann im Rahmen einer therapeutenbegleiteten Exposition gegenüber dem Auslöser die Diskrimination eingeübt werden, auch ein Einüben im Rahmen einer Imaginationsübung mit Vorstellung des entsprechenden Auslösers ist möglich.

Begleitend können andere Techniken, z. B. Skills zur Reorientierung oder Anspannungs- und Gefühlsregulation, eingesetzt werden. Patienten können nachfolgend das Diskriminationstraining bezüglich dieses Auslösers in Eigenverantwortung in ihrem Alltag durchführen und üben, indem sie sich bei einer Konfrontation bewusst die Unterschiede vor Augen halten. Kärtchen, die die wichtigsten Unterschiede zusammenfassen, bieten eine Erinnerungshilfe. Manche Veränderungen bezüglich der eigenen Person (z. B. das Tragen eines Tattoos oder Ringes) eignen sich als Erinnerungsanker zur Vergegenwärtigung der Unterschiede, z. B. indem eine Berührung des Ringes die Diskrimination noch intensiviert. Hierbei ist es auch möglich, dass die Patienten sich speziell zu diesem Zweck eine Erinnerungshilfe (z. B. einen Ring oder ein Armband) zulegen, welche dabei helfen kann, sich bewusst zu werden, dass die traumatische Situation beendet ist. Zur Ergänzung können ferner Handlungsoptionen besprochen werden, um die Unterscheidung weiter zu erleichtern, indem in der heutigen Situation bewusst die Rahmenbedingungen verändert werden (z. B. sexuelle Berührungen ankündigen und beim Sex Licht anlassen).

Indikation
Es ist bei der Planung der Übungen abzuwägen, welche Auslöser sich für das Diskriminationstraining eignen und zu welchem Zeitpunkt dieses durchgeführt wird. Besonders indiziert ist das Diskriminationstraining bei Patienten, die aufgrund von z. B. angstauslösenden Triggern im Alltag stark eingeschränkt sind und nicht mehr Bus fahren können. Bei Patienten, bei denen Trigger neben Intrusionen hauptsächlich dysfunktionale Bewertungen auslösen, ist eine Verschränkung mit kognitiven Interventionen (z. B. zur Erarbeitung hilfreicher Gedanken) sinnvoll.

Beispiel

Einsatz Diskriminationstraining während der Stabilisierungsphase

Frau Z. berichtet, dass sie vor drei Monaten durch einen fremden Mann auf dem Weg in ihr Hotel im Urlaub angegriffen und »begrapscht« worden sei. Als er versucht habe, sie in ein Gebüsch zu ziehen, habe sie sich losreißen können und sei geflohen. Wenn sie nun beim Einkaufen im dörflichen Supermarkt einen Verkäufer sehe, der dem Täter ähnlich sehe und erst seit kurzem dort arbeite, überkämen sie sofort Bilder des Überfalls und sie gerate in Panik. Sie vermeide nun das Einkaufen im entsprechenden Geschäft, was jedoch großen Mehraufwand durch das Einkaufen in der nächstgrößeren Stadt bedeute. Gemeinsam werden die Unterschiede zwischen der damaligen traumatischen Situation und dem aktuellen Kontext erarbeitet. Frau Z. schildert zunächst, dass der Verkäufer so groß wie der Täter sei, auch blonde halblange Haare und eine tiefe Stimme habe. Bei den Unterschieden benennt sie bezüglich der Situation, dass es damals nachts gewesen sei und der Überfall auf der Straße stattgefunden habe. Heute sei sie Kundin und gehe tagsüber in das Geschäft, um einzukaufen. In Bezug auf ihre Person schildert sie, dass sie vor drei Monaten ihre Haare noch lang getragen habe. Heute trage sie diese schulterlang und habe sie braun gefärbt. Sie habe mit Judo angefangen. Auch habe sie sich einen Ring gekauft, den sie täglich trage.

Die Betrachtung und Berührung des Rings werden in der Folge als »Anker« zur Vergegenwärtigung der Unterschiede eingesetzt. Bezüglich des Auslösers arbeitete die Patientin heraus, dass der Verkäufer im Gegensatz zum Täter einen Ohrring trage, jünger sei und eine große Nase habe. Auch trage er Arbeitskleidung. Er sei freundlich zu den Kunden. In einer Imagination zu einer Begegnung mit dem Verkäufer wurde das Fokussieren auf die Unterschiede eingeübt.

Beispiel-Merkkarte der Patientin:

Auslöser: neuer Verkäufer
Unterschiede bezüglich der Situation: Es ist Frühling 2019. Ich bin heute in Marxen und gehe in den Supermarkt einkaufen. Ich bin eine Kundin des Supermarktes und möchte Lebensmittel kaufen. Es ist nachmittags.
Unterschiede bezüglich meiner Person: Ich habe heute halblange, braune Haare und trage einen neuen Ring. Ich wohne in Marxen und kenne mich hier gut aus. Ich trainiere Judo und kann mich wehren. Ich kann andere Kunden ansprechen, wenn ich Hilfe brauche.
Unterschiede bezüglich des Auslösers: Der Verkäufer im Supermarkt heute trägt einen Ohrring, ist jünger und hat eine große Nase. Er trägt Arbeitskleidung und sitzt an der Kasse. Er grüßt mich und die anderen Kunden freundlich, seine Stimme ist neutral.

INFO 65 Diskriminationstraining: Auswahl an Fragen

T

Hier finden Sie eine Übersicht über mögliche Fragen zur Unterscheidung zwischen heutiger Auslösesituation und den Auftretensbedingungen in der traumatischen Situation. Im Gespräch mit dem Patienten müssen die Fragen individuell angepasst werden, alle drei Ebenen sollten jedoch beachtet werden.

Ebene	Aspekte	Mögliche Fragen
Situation: Was ist an der Situation heute anders als damals?	▶ Datum/Tageszeit ▶ Ort und Umgebung (z. B. öffentlich) ▶ Art der Situation ▶ Beteiligte Personen ▶ Funktion/Rolle in der Situation (z. B. Partnerin, Patient, Chefin) ▶ Ziel/Anliegen (z. B. Arztbesuch, Einkauf)	▶ Welches Datum/welche Zeit ist heute? ▶ In welcher Situation befinden Sie sich heute? ▶ Welche Unterschiede bestehen zur damaligen Situation? ▶ Welche Personen sind beteiligt? ▶ In welcher Funktion sind Sie in dieser Situation tätig? ▶ In welcher Rolle befinden Sie sich? ▶ Welches Anliegen haben Sie heute in dieser Situation? ▶ Was ist an der heutigen Situation noch anders?
Person: Was ist an der eigenen Person heute anders als in der traumatischen Situation?	▶ Alter ▶ Aussehen (Körper, Haare, Kleidung, Schmuck, Tattoos) ▶ Lebenssituation (z. B. verheiratet) ▶ Handlungsoptionen (z. B. sich abgrenzen können) ▶ Kompetenzen (z. B. Kampfsport, soziale Unterstützung) ▶ Soziales Netz und Einbindung	▶ Wie alt sind Sie heute? ▶ Wie alt waren Sie damals? Wie viel Monate/Jahre sind Sie heute älter? ▶ Wie unterscheidet sich Ihr Äußeres von damals? ▶ Welche Handlungsmöglichkeiten haben Sie heute? ▶ Über welche Kompetenzen/Unterstützung verfügen Sie heute? ▶ In welcher Lebenssituation befinden Sie sich heute? Was ist an Ihrem Leben anders? ▶ Was ist noch anders?
Auslöser:	▶ Aussehen ▶ Aussehen Person ▶ Geruch ▶ Geschmack ▶ Geräusch ▶ Textur (Empfinden bei Berührung) ▶ Verhalten (z. B. freundlich vs. dominant) ▶ Funktion (eines Gegenstandes, etc., z. B. Fernsehkabel vs. Elektrokabel bei Folter) ▶ Beziehung zur Person (z. B. Umarmung durch Freundin vs. Festhalten durch Täter) ▶ Intention/Einstellung mir gegenüber (z. B. unterschiedlicher Kontext ähnlicher sensorischer Reize bei einvernehmlicher Sexualität vs. sexueller Gewalt)	▶ Wie unterscheidet sich das Aussehen? ▶ Wie unterscheiden sich Größe, Gewicht, Körperhaltung, Alter, Kleidung, Ausstrahlung? ▶ Welche Unterschiede bestehen im Geruch? ▶ Wie unterscheidet sich der Geschmack? ▶ Wie unterscheidet sich das Geräusch? ▶ Wie unterscheidet sich die Empfindung beim Berühren? ▶ Was unterscheidet das Verhalten der Person? Was ist Ihre Aufgabe/Rolle? ▶ Wie unterscheidet sich die Funktion eines Gegenstandes? ▶ Welche Unterschiede gibt es in der Rolle/Beziehung mir gegenüber/zu mir? ▶ Was ist noch anders?

Hilfreicher Umgang mit Auslösereizen – Unterschiede benennen

P

Diese Übung soll Sie dabei unterstützen, im Kontakt mit einem Auslösereiz, der Sie an Ihr traumatisches Ereignis erinnert, aktiv den Bezug zur Gegenwart aufrechtzuhalten und sich Ihren heutigen Möglichkeiten bewusst zu werden. Überlegen Sie, welche Unterschiede zwischen der heutigen Auslösesituation und der früheren traumatischen Situation bestehen und notieren Sie diese. Diese Technik erfordert Übung und wird deshalb nicht sofort in den für Sie schwierigsten Situationen helfen.

Auslösereiz:

....

Was ist an der heutigen Situation anders?

- Wo bin ich? Welches Datum/Jahr haben wir?
- Was tue ich in dieser Situation? Was ist meine Aufgabe?
- Was ist noch anders?

Was ist an meiner Person anders?

- Wie alt bin ich? Wie viel älter bin ich als bei der traumatischen Situation?
- Was ist an meinem Aussehen anders?
- Wie lebe ich heute? Was hat sich an meinem Leben geändert? (Freunde, Job, Partnerschaft …)
- Über welche Fähigkeiten und Möglichkeiten verfüge ich in der heutigen Situation?
- Über welche sozialen Kontakte und Unterstützung verfüge ich heute?
- Was ist noch anders?

Was unterscheidet den heutigen Auslöser von der früheren traumatischen Situation?

- Wenn es eine Person ist: Wie unterscheidet sich das Aussehen (z. B. Größe, Haarfarbe, Ausstrahlung etc.)?
- Wenn es ein Gegenstand ist: Wie unterscheidet sich das Aussehen, die Funktion?
- Wie unterscheidet sich der Geruch?
- Wie unterscheidet sich der Geschmack?
- Wie unterscheidet sich das Geräusch?
- Welchen Unterschied gibt es im Verhalten der Person? Welches Benehmen zeigt sie?
- Was ist noch anders?

AB 91 **Gegenüberstellung damals und heute** P

Bitte tragen Sie in der Tabelle alle Merkmale ein, die den heutigen Auslöser bzw. die heutige Situation von der damaligen traumatischen Situation unterscheiden. Beispielsweise hatten Sie damals braune, lange Haare und heute haben Sie kurze, blonde Haare. Oder Sie waren damals ein Kind und sind heute erwachsen.

	Damals	**Heute**
Unterschiede bezüglich der Situation?		
Unterschiede bezüglich meiner Person?		
Unterschiede bezüglich des Auslösers (z. B. Person, Gegenstand …)?		

Das zentrale Ziel des Imagery Rescripting (ImRs) ist, dass der Patient erkennen kann, dass seine Bedürfnisse und Emotionen in der Situation angemessen waren, die Umgebung jedoch inadäquat bzw. schädigend reagiert hat. Dabei können die Bedürfnisse eines Patienten sehr unterschiedlich und vielfältig sein, so z. B. sich selbst in der traumatischen Situation als kraftvoll zu erleben, währenddessen Hilfe durch andere zu erfahren oder auch im Rahmen einer Trauerzeremonie angemessen Abschied nehmen zu können (Arntz, 2015). Im Rahmen des ImRs werden korrigierende emotionale Erfahrungen und ein veränderter Umgang mit Emotionen und Bedürfnissen ermöglicht. Der Patient erhält hilfreiche Informationen, die zum Zeitpunkt der negativen Erfahrung noch nicht verfügbar waren. Beim ImRs geht es also nicht um die Veränderung der realen Erinnerung, sondern um die Vorstellung eines neuen, hilfreicheren Ausgangs der Situation.

Wichtig

Das primäre Ziel des ImRs besteht in einer Veränderung der mit der traumatischen Situation verknüpften impliziten Bedeutung bzw. der damit verbundenen dysfunktionalen Kognitionen und Emotionen (Arntz, 2012).

Vorbereitung. Das ImRs beginnt mit einer Erläuterung zum Vorgehen (AB 92 »Anleitung zur Psychoedukation: Wie verläuft eine Behandlung mit Imagery Rescripting?«) und der Aushändigung einer Patienteninformation (INFO 70 »Imagery Rescripting – Umgang mit traumatischen Erlebnissen«). Vor dem Beginn muss zudem sichergestellt sein, dass der Patient über hilfreiche Strategien zur Stabilisierung verfügt und ausreichend stabile Rahmenbedingungen hat.

Traumaliste. Im Falle einer mehrfachen oder komplexen Traumatisierung erfolgt zunächst eine Auflistung der traumatischen Erfahrungen. Dabei ist es nicht notwendig, bei sich wiederholenden Traumaerfahrungen (z. B. Misshandlung durch Elternteil) jedes einzelne traumatische Ereignis zu nennen. Die Liste muss keine besondere Hierarchie aufweisen und kann später noch ergänzt oder variiert werden. Sie können diese Liste gemeinsam in der Stunde erarbeiten. Wenn Ihr Patient ein bestimmtes Ereignis nicht bearbeiten möchte oder sich noch unsicher ist, teilen Sie ihm mit, dass er die Entscheidung darüber auch später treffen kann. Es ist sinnvoll, solche Ereignisse dennoch stichwortartig zu notieren. Wichtig ist, dass keine zentralen Traumata oder Traumathemen vermieden werden. Es hat sich zudem bewährt, weitere sehr belastende Lebensereignisse (z. B. emotionalen Missbrauch) mit in die Liste aufzunehmen. Nach Abschluss der Sammlung händigen Sie dem Patienten bitte eine Kopie der Liste aus, damit er Veränderungen und Ergänzungen vornehmen und sich auch die Reihenfolge der Bearbeitung fortlaufend mit überlegen kann.

Situationsauswahl. Im nächsten Schritt wird ein Ereignis aus der Traumaliste ausgewählt, mit dem die Bearbeitung beginnen soll. Im Rahmen des ImRs ist es nicht notwendig, mit einer spezifischen Situation zu beginnen. Stattdessen kann der Patient mithilfe der Therapeutin auswählen und so den Belastungsgrad mitbestimmen. So werden erste positive Erfahrungen mit der Methode ermöglicht und das Vertrauen des Patienten in seine Selbstwirksamkeit gestärkt. Bei der Situationsauswahl ist jedoch darauf zu achten, eventuelle Vermeidungstendenzen nicht mit aufrechtzuerhalten. Gegebenenfalls sollten Sie diese hinterfragen und noch einmal empathisch auf die Notwendigkeit hinweisen, sich gerade auch mit den schweren Traumaerfahrungen auseinanderzusetzen. Bei der nächsten Situationsauswahl kann es ggf. sinnvoll sein, die Bearbeitung mit demselben oder einem einem ähnlichlichen Thema aus der Liste fortzusetzen.

Intervention. Bei Beginn des ImRs muss nicht jedes Detail der traumatischen Erinnerung vollständig und intensiv nacherlebt werden. Die Intervention kann bereits vor dem eigentlichen Hotspot einsetzen, sobald eine ausreichende Aktivierung der traumabezogenen Emotionen und Kognitionen vorhanden ist. ImRs bietet zudem weitere Freiheitsgrade und kann flexibel an die individuellen Bedürfnisse und Fertigkeiten eines Patienten angepasst werden (Zens & Seebauer, 2019). So ist z. B. die Auswahl der »Hilfsperson«, welche während der Imagination unterstützend eingreift, variabel zu gestalten und orientiert sich an der Therapiephase und den aktuellen Fertigkeiten und Ressourcen des Patienten. Diese Hilfe kann etwa durch den Patienten selbst, die Therapeutin oder eine fiktive bzw. positiv besetzte Person erfolgen.

Insbesondere bei mehrfach oder komplex traumatisierten Patienten ist es oft der Fall, dass sie zunächst keine ausreichende Stabilität haben oder ihnen Fertigkeiten fehlen, um sich selbst als Helfer von Beginn an in der Vorstellung hilfreich beizustehen. Daher wird das ImRs in der Regel zunächst durch die Therapeutin durchgeführt. Allerdings ziehen manche Patienten externe (fiktive oder auch reale) Personen als Helferfiguren vor. Dies ist möglich, solange nicht grundlegend das Verhalten und die Eigenschaften einer realen Person verändert werden. Zum Beispiel muss die Helferfigur über ausreichend Stärke verfügen und der Patient darf in der Vergangenheit oder Gegenwart keine negativen Erfahrungen mit ihr gemacht haben. Wenn eine externe Helferfigur eingesetzt wird, so agiert diese gemäß den Wünschen und Bedürfnissen des Patienten. Der Patient kann also selbst entscheiden, was die Hilfsperson sagen oder tun kann. Sollte er dazu noch nicht in der Lage sein, so kann die Therapeutin die externe Helferfigur zunächst im Sinne des Patienten coachen. Im weiteren Verlauf und bei steigendem Funktionsniveau des Patienten kann und soll die Hilfe in der Imagination zunehmend durch den Patienten selbst in seiner aktuellen, erwachsenen Gestalt erfolgen. Dabei kann er sich auch Unterstützung durch zusätzliche imaginierte Helfer holen oder anfangs noch durch die Therapeutin unterstützt werden.

Phasen. Die Behandlung erfolgt in zwei Teilen und hat mehrere Phasen. Im ersten Teil der Behandlung wird das ImRs in der Regel durch die Therapeutin durchgeführt, ggf. kann auch eine externe Helferfigur eingesetzt werden (Phasen 1 und 2). Im Verlauf der Imaginationsarbeit geht die Verantwortung dabei immer mehr auf den Patienten über. Sobald der Patient über genügend Stärke und Fertigkeit verfügt, sich in der Vorstellung selbst als erwachsene Person beizustehen, geht die Behandlung in den zweiten Teil über und das ImRs hat drei Phasen. Zu diesem Zeitpunkt übernimmt der Patient in seiner erwachsenen bzw. älteren Gestalt das ImRs (Phasen 1 und 2). Insbesondere wenn das ImRs zur Behandlung von Patienten mit multipler oder komplexer Traumatisierung eingesetzt wird, soll der Patient im weiteren Verlauf sein eigenes Eingreifen auch noch einmal aus der Betroffenenperspektive miterleben können (Phase 3). Damit ist gewährleistet, dass alle wichtige Emotionen und Bedürfnisse ausreichend Beachtung finden und neue Einsichten und Erfahrungen in das Selbstbild integriert werden können.

Wichtig

Beim ImRs zur Traumaaufarbeitung ist es zentral, dass der Patient mit Fortschreiten der Behandlung selbst als Helfer eingreifen kann und sich so als selbstwirksam erlebt.

Bei der Durchführung des ImRs sollte prinzipiell beachtet werden:

(1) **Dauer:** Für die Durchführung von Imaginationsübungen sollte ausreichend Zeit vorhanden sein, sodass nach Abschluss noch ca. 10 bis 15 Minuten für die Nachbesprechung vorhanden sind. Die Durchführung einer Imagination dauert in der Regel mindestens 20 bis 30 Minuten. Für die ersten Durchführungen einer ImRs ist es sinnvoll, eine 90-minütige Therapiesitzung einzuplanen, um ausreichend Zeit und Flexibilität zur Verfügung zu haben.

(2) **Sitzungsanzahl und Frequenz:** Für die Bearbeitung insbesondere multipler und komplexer Traumatisierungen sollten ausreichend viele Sitzungen eingeplant werden. In der Regel kann eine wichtige Situation pro Sitzung bearbeitet werden. Sind viele schwere Traumata vorhanden, müssen auch Erholungszeiträume und Zeiten für die Nachbereitung einberechnet werden.

(3) **Körperhaltung:** Der Patient sollte zu Beginn der Übung eine entspannte, aufrechte Sitzhaltung einnehmen.

(4) **Therapiebeziehung:** Die Therapeutin sollte in der Übung Ruhe, Gelassenheit und Sicherheit ausstrahlen. Ein guter Rahmen für das ImRs wird durch ruhige Begleitung und Anleitung sowie die sicherheitsgebende therapeutische Beziehung geschaffen.

(5) **Anfangsphase der Bearbeitung:** Zur Gewöhnung an das imaginative Vorgehen und als sicherheitsgebendes Element für das ImRs kann es hilfreich sein, mit der Vorstellung eines sicheren Ortes oder anderen positiven Vorstellungsbildern zu beginnen.

(6) **Emotionale Balance:** Emotionale Aktivierung und Stabilität sollten ausbalanciert sein, um einerseits eine wirksame korrigierende Erfahrung zu initiieren und andererseits einer evtl. Überflutung durch unangenehme Gefühle entgegenzuwirken. Dies geschieht zunächst durch eine geeignete Auswahl der zu bearbeitenden Situation, also durch eine Orientierung am Belastungsgrad. Auch ist es hilfreich, flexibel auf ein Repertoire stabilisierender und antidissoziativer Strategien zurückgreifen zu können. Das emotionale Erleben wird durch das Schließen der Augen gefördert, alternativ kann ein Patient einen Punkt vor sich auf dem Boden fixieren. Zur Intensivierung der emotionalen Erfahrung ist es hilfreich, Situationen aus der Feldperspektive (»mit den eigenen Augen«) betrachten zu lassen. Der Patient sollte in der Imagination möglichst in der Gegenwartsform sprechen und, sofern kindliche Situationen imaginiert werden, mit Du (»Wo bist du gerade?«) angesprochen werden. Dabei wird gezielt nach den Emotionen und Bedürfnissen gefragt. Die Verwendung des Konjunktivs und die Einnahme der Außenperspektive können ggf. modulierend zur Distanzierung eingesetzt werden, z. B.: »Was fühlt der kleine [Name des Patienten]?«.

Teil I: Imagery Rescripting in zwei Phasen

Nach einer Psychoedukation zum Vorgehen beim Imagery Rescripting und der Erstellung einer Traumaliste werden nacheinander die Situationen ausgewählt, die bearbeitet werden sollen. Beim zweiphasigen Vorgehen wird das Imagery Rescripting in der Regel zunächst durch die Therapeutin durchgeführt. Alternativ kann das ImRs von einer externen Helferfigur, die dann vom Patienten instruiert werden sollte, durchgeführt werden. Im weiteren Verlauf des ImRs greift der erwachsene Patient zunehmend selbst als Helferfigur in der Situation ein.

Überblick zum ImRs in zwei Phasen

	Therapeutisches Vorgehen	**Info und Beispiele für Instruktionen und Fragen**
Phase 1	**Exploration der ausgewählten Erinnerung aus der Perspektive des Kindes bzw. des früheren Ichs** Dabei Fokus auf Emotionen und Bedürfnisse	Wie alt sind Sie / bist du in dem Bild? Bei einer Kindheitssituation: Dann sage ich jetzt »Du«. Wo bist du und was passiert gerade? Wer ist noch da? Was denkst du? Was kannst du sehen, hören, …? Wie fühlst du dich? Was brauchst du? *Bei einer Erwachsenensituation:* *Was passiert gerade? Wer ist noch anwesend? Was denken Sie? Was sehen Sie, hören Sie, …? Was fühlen Sie? Was brauchen Sie?*
Übergang Phase 1 in Phase 2	**Einstieg in Phase 2**	wenn Emotionen und Bedürfnisse gut spürbar sind, aber bevor der schlimmste Moment eingetreten ist
Phase 2	**Rescripting**	
2.1	**Einführung einer Helferfigur** Entsprechend der Stabilität und den Fertigkeiten des Patienten Einführung der Helferfigur vor dem Hotspot Nach Bedürfnissen und Wünschen fragen	Bei einer Kindheitssituation: Wer soll dir jetzt helfen? Soll ich dazu kommen? / Kannst du dir vorstellen, dass ich [Helferfigur] / der große [Name des Patienten] die Szene betritt? Ich /*Helferfigur*/ der große »Name des Patienten« bin/ist jetzt bei Dir, kleiner/junger *Name des Patienten*! Kannst Du mich/ *Helferfigur*« sehen? Gibt es etwas, was ich [die Helferfigur / der große »Name des Patienten«] tun oder sagen soll? *Bei einer Erwachsenensituation:* *Wer kann Ihnen jetzt helfen? Können Sie sich vorstellen, dass ich [Helferfigur / der ältere «Name des Patienten»] dazukomme/dazukommt …*

	Therapeutisches Vorgehen	Info und Beispiele für Instruktionen und Fragen
2.2	**Bearbeitung** Sicherheit schaffen, Täter stoppen/entmachten, Bedürfnisse erfüllen, Emotionen validieren, Schuld dem Täter zusprechen, Reattribuierung, Kind bzw. »früheres Ich« versorgen und trösten	Bei einer Kindheitssituation: Kannst du dir vorstellen, wie ich [Helferfigur / der große »Name des Patienten«] zu [Täter] sagt: »So dürfen Sie [Name des Patienten] nicht behandeln! Ich werde nicht zulassen, dass Sie [Name des Patienten] noch einmal verletzen oder ihm zu nahe kommen!« … *Bei einer Erwachsenensituation:* *Können Sie sich vorstellen, dass ich [Helferfigur / der ältere »Name des Patienten«] zu [Täter] sage/sagt …*
2.3	**Überprüfen der Intervention** Bei anhaltender Bedrohung (a) sofort noch einmal eingreifen und Täter entmachten Danach weitere Fragen (b) stellen Ggf. zurückspulen wiederholen von 2.2 und 2.3, bis der Ausgang der Situation in hilfreicher Weise verändert wurde	Bei einer Kindheitssituation: a) Was hörst du, was siehst du? Was passiert jetzt? Wie reagiert [Täter]? b) Was fühlst du? Was denkst du? Was brauchst du (noch)? *Bei einer Erwachsenensituation:* *c) Was sehen Sie, was hören Sie? Wie reagiert [Täter]?* *d) Was fühlen Sie? Was denken Sie? Was brauchen Sie (noch)?*
2.4	**Positiver Abschluss** Ende der Intervention, wenn Bedürfnisse erfüllt und das Kind bzw. das »frühere Ich« sicher sind	Bei einer Kindheitssituation: Gibt es noch etwas, was du brauchst, um dich sicher und geborgen zu fühlen? Fakultativ: Was möchtest du jetzt gerne mit mir [Helferfigur / dem großen [Name des Patienten] machen? *Bei einer Erwachsensituation:* *Gibt es noch etwas, was Sie brauchen? …* *Fakultativ: Was möchten Sie jetzt gerne mit mir [Helferfigur / (älteren) »Name des Patienten«] tun?*

Phase 1. In dieser Phase müssen nicht alle Details der Situation erfasst werden, es geht vielmehr darum, sich einen Überblick über das Geschehen zu verschaffen. Bei längeren, allgemeinen Beschreibungen besteht die Gefahr, dass die emotionale Aktivierung wieder verloren geht. Unterbrechen Sie den Patienten ggf. freundlich und fokussieren Sie auf die konkrete Situation in der Vorstellung und seine Emotionen und Bedürfnisse. Manchmal fällt es Patienten schwer, in der Gegenwartsform zu berichten. Versuchen Sie dann vorsichtig zu korrigieren, indem Sie im Präsens wiederholen, was der Patient gesagt hat. Die Frage nach den Bedürfnissen des kindlichen oder früheren Ichs schließt diese Phase ab. Grundsätzlich ist es wichtig, dass der Patient lernt, seine Bedürfnisse zu benennen, um seine diesbzgl. Wahrnehmung zu verbessern. Der Einstieg in Phase 2 erfolgt dann, wenn die zentralen Emotionen und Bedürfnisse gut spürbar sind, aber bevor die Situation zu belastend wird bzw. der Hotspot eingetreten ist.

Phase 2. In dieser Phase ist es wichtig, rechtzeitig einzuschreiten, d. h. bevor der schlimmste Moment erreicht wird. Dann sollte eine geeignete Helferfigur ausgewählt werden, sodass ein hilfreicher Ausgang der Szene gefunden werden kann. Manchmal beschreibt ein Patient die Szene so schnell oder sprunghaft, sodass er sich direkt im Hotspot befindet. Stoppen Sie dies sensibel, spulen Sie in der Vorstellung zurück und führen Sie die Helferfigur sofort am geeigneten Punkt ein.

Das Rescripting orientiert sich immer an den Grundbedürfnissen des Patienten. Das Erleben unangenehmer Emotionen wie Angst, Scham, Schuld, Einsamkeit oder Hilflosigkeit soll reduziert, das Erleben von angenehmen Emotionen und inneren Zuständen wie Geborgenheit, Sicherheit, Verbundenheit, Freude und Stolz soll gefördert werden. Während des gesamten Prozesses wird der Patient gefragt, wie er sich fühlt, was er noch braucht etc., ggf. wird zurückgespult und das Rescripting entsprechend den Bedürfnissen angepasst. Dabei hat die Sicherheit oberste Priorität, indem die »Täter«, d. h. alle Personen, die wissentlich, unwissentlich oder aus Unvermögen geschadet haben, unschädlich gemacht werden. Die Entmachtung des »Täters« und eine angemessene Zuweisung der Verantwortung unterstützen die Korrektur von dysfunktionalen Grundüberzeugungen, die zur Aufrechterhaltung belastender Gefühle beitragen. Das Thema Schuld sollte dabei aktiv benannt werden, auch wenn der Patient nicht direkt danach fragt, z. B. indem gesagt wird, dass der Täter Schuld hat, er sich schämen muss etc. Stehen Gefühle von Schuld und Scham im Vordergrund, so ist es wichtig, das Kind bzw. das »frühere Ich« zu entlasten und die Verantwortung den »Tätern« zuzuschreiben. Oft kommt es im Verlauf des Rescriptings auch zu Traurigkeit. Diese sollte nicht »weg-rescripted« werden, vielmehr geht es darum, den Patienten zu trösten und ihn in seinem Gefühl zu validieren. So kann er lernen, seine Trauer wahrzunehmen, diese auszudrücken, ihr Raum zu geben, und sich selbst Mitgefühl entgegenzubringen.

Das Ende des Rescriptings ist erreicht, wenn das Kind bzw. das »frühere Ich« sicher ist und alle zentralen Bedürfnisse erfüllt worden sind. Abschließend können entlastende positive Gefühle und Erfahrungen wie Schutz, Geborgenheit, Aufmerksamkeit oder auch Freude noch einmal bestätigt oder auch aktiv fokussiert werden. Dazu wünschen sich viele Patienten, in der Imagination zu spielen oder etwas Schönes zu tun. Wichtig ist, dass das Ende von Phase 2 positiv erlebt wird, das Kind bzw. das »frühere Ich« in Sicherheit ist und die Helferfigur als Stütze erlebt wird.

Nach Beendigung der Übung wird das Rescripting nachbesprochen. Wichtig ist, dabei nochmal zu betonen, dass das Kind / das »frühere Ich« die Tat nicht verdient hat, keine Schuld daran trägt etc. Das Kind bzw. das »frühere Ich« hat nichts falsch gemacht, es ist liebenswert und die damaligen Emotionen und Reaktionen sind verständlich und nachvollziehbar. Die Verantwortung wird dem Täter zugesprochen. Die alternative Interpretation der Ereignisse sollte besprochen und z. B. schriftlich als Selbstinstruktion oder als Audio-Aufnahme in Form einer Botschaft an das »frühere Ich« bzw. das Kind festgehalten werden, um die neuen Erfahrungen und Erkenntnisse aus dem ImRs zu festigen und langfristig das Selbstbild des Patienten in hilfreicher Weise zu ergänzen und zu korrigieren.

Teil II: Imagery Rescripting in drei Phasen

Wenn der Patient in der Therapie vorangekommen ist und ausreichende Fertigkeiten und Stabilität entwickelt hat, so kann er das Imagery Rescripting selbst durchführen. Ab diesem Zeitpunkt hat die Bearbeitung drei Phasen. Zentrale Ziele bleiben dabei der Schutz und die Unterstützung des Kindes bzw. des »früheren Ichs« sowie die Korrektur von fehlerhaften Schlussfolgerungen. Zu diesem Zeitpunkt der Therapie hält sich die Therapeutin weitestgehend zurück und greift nur noch dann korrigierend bzw. unterstützend ein, wenn der Patient noch nicht ausreichend für den Schutz und die Befriedigung der Bedürfnisse des Kindes bzw. »früheren Ichs« sorgt oder Vermeidungsziele wie z. B. »einfach abhauen« verfolgt werden.

Die Phasen 1 und 2 verlaufen analog zur vorab beschriebenen Darstellung, nur dass in Phase 2 der Patient selbst das Rescripting übernimmt. In Phase 3 wird schließlich überprüft, ob das Kind bzw. das »frühere Ich« ausreichend unterstützt und versorgt worden ist und inwieweit der Patient neue Erfahrung und Einsichten bereits in sein Selbstbild integrieren konnte.

Phase 3. Wenn der Patient in der Erwachsenenperspektive glaubt, dass die Veränderung gelungen ist und das Schutz und die Erfüllung der Bedürfnisse des Kindes bzw. des »früheren Ichs« gewährleistet sind, kann zu Phase 3 übergegangen werden. Die Szene wird zum Anfang von Phase 1 »zurückgespult« und kurz exploriert. Dann soll sich der Patient als Kind bzw. »früheres Ich« vorstellen, wie sein »erwachsenes bzw. älteres Ich« in der Situation eingreift und diese verändert.

Überblick zur dritten Phase des ImRs

	Therapeutisches Vorgehen	**Beispiele für Instruktionen und Fragen**
Übergang in Phase 3	Einstieg in Phase 3: wenn der Patient glaubt, dass Bedürfnisse des Kindes gut erfüllt sind.	
Phase 3	**Überprüfung der Intervention auf Vollständigkeit und Integration neuer Einsichten** ▶ Patient als Kind bzw. »früheres Ich« erlebt das Rescripting durch sein erwachsenes / »älteres Ich« ▶ kein Perspektivwechsel ▶ Erfassen evtl. weiterer Bedürfnisse ▶ Wiederholung der Fragen, bis es für das Kind bzw. das »frühere Ich« in Ordnung ist	Bitte begib dich nun noch einmal in die Perspektive des kleinen/jungen [Vorname des Patienten] … der große [Name des Patienten] ist jetzt bei dir! Wir spulen die Vorstellung jetzt noch einmal zum Anfang zurück … Kannst du den großen [Name des Patienten] sehen? a) Was siehst du, hörst du, fühlst du? Erzähl mir, was passiert. Was macht der große [Name des Patienten]? Wie reagiert [Täter]? b) Wie fühlst du dich jetzt? Gibt es etwas, was der große [Name des Patienten] noch tun oder sagen soll? Frag ihn das … Beobachte, wie der große [Name des Patienten] das sagt / tut …

Wichtig

Wird während des Rescriptings als Erwachsener nur wenig angemessener Ärger ausgedrückt oder spürbar, so ist dies ein wichtiges Thema, und die Therapeutin sollte den Patienten dahingehend coachen. Zudem sollte das Thema Ärger dann auch einmal in der Nachbereitung aufgegriffen werden, z. B. durch gezielte Psychoedukation oder mithilfe geeigneter Übungen.

Nach Abschluss der Übung werden noch einmal die im Rescripting aufgetauchten Emotionen und Bedürfnisse sowie die neuen Einsichten und Emotionen besprochen. Zentrale Aspekte werden nachbereitet und z. B. mithilfe von Memo-Sätzen festgehalten. Zur Intensivierung kann der Patient eine Audio-Aufnahme der Sitzung erhalten und diese zu Hause anhören. Die Nachbereitung kann auch kreativ gestaltet werden, z. B. durch das Anfertigen von Collagen und Bildern oder der Sammlung von Dingen, die für das neue, positive Selbst sprechen. Manche Patienten fertigen auch Modelle von Tätern oder Situationen an und zerstören diese anschließend oder »versenken sie in der Mülltonne«.

Beispiel

Filip B., 29 Jahre alt, kommt mit einer Depression und der Verdachtsdiagnose einer komplexen PTBS in Behandlung. Er leide u. a. unter häufigen Albträumen, wobei er schweißgebadet mit einem extremen Gefühl der Schwere auf seiner Brust bis hin zur Atemnot aufwache. Darüber hinaus erlebe er häufig Flashbacks, wenn er mit seinem Partner kuscheln oder intim werden möchte. Er ziehe sich dann zurück, was mittlerweile auch zu Problemen in der Partnerschaft führe. Filip berichtet, dass er als Kind auf einem Internat gewesen sei und dort physische Gewalt und sexuelle Übergriffe durch ältere Mitschüler erlebt habe. Er sei regelmäßig bedroht, verprügelt und gedemütigt worden, um ihn gefügig zu machen. Bis heute erlebe er große Scham, fühle sich wertlos und beschmutzt. Auch zu Hause habe er wenig Unterstützung gehabt, die Eltern seien vor allem mit ihrer Firma beschäftigt und sehr gestresst gewesen, er habe sich ihnen auch deshalb nicht anvertraut. Dafür mache er sich noch heute Vorwürfe.

Nach Erstellung der Traumaliste mit den wichsten Ereignissen und Themen wird eine Situation ausgewählt, in der er etwa 10 Jahre alt ist. Er befindet sich dabei in der Turnhalle des Internats und wird durch eine Gruppe Jugendlicher bedroht und schließlich geschlagen.

Phase 1: Exploration der ausgewählten Erinnerung aus der Perspektive des Kindes bzw. des früheren Ichs

T: Herr B., können Sie bitte einmal in die Situation in der Turnhalle hineingehen, als ob sie jetzt gerade passiert, an den Moment wo es beginnt … wo sie plötzlich alleine in der Turnhalle mit den älteren Jugendlichen sind. Ich werde Sie dann im Folgenden auch mit Du ansprechen, wie es bei einem Kind üblich ist.

P: (etwas zöglich) Ja, okay.

T: Erzähl mir, was passiert jetzt? Wie alt bist du jetzt? Was kannst du sehen, hören … evtl. kannst du auch etwas riechen?

P: Die Luft riecht so eklig nach Schweiß, ich höre sie dahinten lachen, sie sehen mich an und sprechen über mich.

T: Okay, wie fühlst du dich jetzt? Was denkst du?

P: (angespannt) Ich habe furchtbare Angst, gleich kommen sie zu mir rüber und werden mich wieder so schrecklich schlagen …

Phase 2: Rescripting (hier: durch die Therapeutin)

T: Ich komme jetzt zu dir in die Turnhalle. Ich bin jetzt bei bei dir! Kannst du mich sehen?

P: Ja …

T: Stell dir bitte vor: Ich gehe jetzt zu den Jungs und sage denen (laut, bestimmt): »Lasst sofort den Filip in Ruhe! Ihr solltet euch schämen! Ich habe euch beim Direktor und euren Eltern gemeldet! Das, was ihr tut, ist strafbar und ich werde nicht dulden, dass ihr Filip noch ein einziges Mal wehtut oder quält!« (leise, freundlich) Filip, was tun die Jungs jetzt? Und wie geht es dir dabei?

P: Ich weiß nicht, die sind so viele und stärker als Sie! Ich habe immer noch Angst.

T: (greift sofort weiter ein, da keine Sicherheit herrscht) (laut, bestimmt) »Ihr glaubt wirklich, ich kann euch nicht in Schach halten? Pah! Ich habe den schwarzen Gürtel und mache euch alle fertig, wenn ihr nicht spurt!« (leise, freundlich) Filip, was passiert jetzt? Wie geht es dir? Was brauchst du noch?

P: Etwas besser. Die sehen eingeschüchtert aus. Aber was ist, wenn Sie weg sind?

T: Ich habe den Direktor und die Polizei schon angerufen, schau mal, die kommen gerade herein. Die Polizei nimmt die Jugendlichen fest und bringt sie weg. Sie werden von der Schule verwiesen und bekommen eine Anzeige. Deren Eltern werden informiert. Dann kommen die Jugendlichen vor ein Jugendgericht und werden bestraft. Sie können dir nie wieder etwas antun, dafür sorge ich, Filip! Wie geht es dir jetzt? Was denkst du? Was brauchst du noch?

P: Etwas besser. Aber ich fühle mich so allein und ich schäme mich auch so.

T: Darf ich mich zu dir setzen?

P: (nickt)

T: Lieber Filip, es gibt absolut nichts, wofür du dich schämen müsstest. Die anderen Jugendlichen haben sich falsch verhalten. Du bist so tapfer und hast alles richtig gemacht. Du sollst nicht alleine sein! Wo möchtest du hin? Was brauchst du noch?

P: Können Sie mit meinen Eltern sprechen und sagen, dass ich da nicht mehr hin will? Und dass sie mehr zu Hause bei mir sind?

T: Gut, dass du das sagst. Du hast absolut Recht. Eltern müssen sich um ihre Kinder kümmen und für sie da sein. Wir gehen jetzt zusammen zu deinen Eltern und ich sage denen: »Frau und Herr B., dem Filip sind auf dem Internat ganz furchtbare Dinge passiert, und Sie sollen darauf achten, dass es ihm gut geht. Er möchte bei Ihnen sein und nicht dorthin zurück!«. Wie geht es dir damit, Filip? Wie fühlst du dich? Was denkst du?

P: Das fühlt sich gut an. So kann ich zu Hause bleiben, da fühle ich mich sicher. Jetzt, wo sie Bescheid wissen, werden sie mich auch nicht mehr dahin zurückschicken.

T: Brauchst du noch etwas?

P: Nein, das fühlt sich gut an.

T: Möchtest du vielleicht jetzt gerne etwas Schönes machen? Worauf hast du Lust?

P: Hm, ich würde gerne Fußball spielen mit meinen Freunden.

T: Das ist eine super Idee, das machen wir. Stell dir vor, du bist jetzt bei deinen Freunden auf dem Platz und spielst Fußball. Macht das Spaß? Welche Position hast du?

P: (lächelt) Das ist toll, ich bin da der Torwart, das kann ich auch richtig gut.

T: Klasse, dann genieß das noch eine Weile, das Spiel und den Spaß, den du damit hast … und dann komm langsam wieder zurück in den Raum … zählen Sie von 5 an rückwärts, räkeln Sie sich und und öffnen Sie Ihre Augen.

Phase 2: Rescripting (hier: durch den erwachsenen Patienten als Helferfigur)

T: Jetzt möchte ich Sie bitten, als Erwachsener in die Vorstellung hineinzugehen. Denken Sie daran, Sie haben all die Kraft, die Macht und die Hilfsmittel, die Sie brauchen! Können Sie den kleinen Filip sehen?

P: Ja.

T:. Okay, erzählen Sie mir, was Sie sehen, hören, riechen …? Wie verhält sich der kleine Filip, was machen die Jugendlichen? Was fühlen Sie dabei, was denken Sie?

P:. In der Turnhalle stinkt es nach Schweiß. Ich sehe den kleinen Filip, er ist ganz erstarrt, sieht ganz ängstlich aus. Er tut mir so leid. Die Jugendlichen drüben in der Halle starren ihn an, tuscheln und es sieht ganz so aus, also wollten sie gleich auf den kleinen Filip losgehen …

T: Was wollen Sie tun?

P: Ich will den kleinen Filip beschützen. Das ist nicht in Ordnung. Am liebsten möchte ich die alle zusammenschreien und sie beim Direktor melden, damit sie bestraft werden.

T:. Dann tun Sie das!

P: Okay, ich gehe da jetzt rüber, baue mich vor denen auf und schreie sie an:

»Ihr seid ein verdammtes Dreckspack, kleine Kinder so zu quälen! Das ist eine Straftat! Das lasse ich nicht mehr zu! Ich habe euch alle beim Direktor gemeldet und der hat schon eure Eltern informiert und die Polizei gerufen, die kommt gleich und holen euch alle ab!« Da sind sie schon …

T: Okay, super, was tun die Jugendlichen jetzt?

P: Die können gar nichts mehr tun, die werden gerade von der Polizei abgeführt.

T: Okay, super, schauen Sie den kleinen Filip an. Wie geht es dem jetzt? Braucht er noch etwas?

P: Der sieht erleichtert aus, auch nicht mehr so starr. Vielleicht sollte ich ihm noch sagen, dass er jetzt in Sicherheit ist und dass er alles richtig gemacht hat.

T: Das ist eine super Idee, tun Sie das.

P: (wendet sich dem kleinen Filip zu)

Ich möchte, dass du weißt, dass du in Ordnung bist und nichts falsch gemacht hast. Die Jugendlichen haben ein Verbrechen begangen, das darf niemand ungestraft tun. Die können dir jetzt nie wieder etwas antun.

T: Klasse, Sie machen das großartig. Wie geht es dem kleinen Filip jetzt? Braucht er noch etwas?

P: Ich glaube, der möchte jetzt zu seinen Eltern und vielleicht auch, dass ich denen auch nochmal sage, dass er nicht mehr ins Internat möchte und dass sie sich mehr Zeit für ihn nehmen sollen.

T: Okay, tun Sie das.

P: Okay, Filip, wir gehen jetzt zu dir nach Hause und sagen Papa und Mama Bescheid! (wendet sich an die Eltern) »Ihr müsst endlich besser auf den kleinen Filip achten, dem ist es im Internat ganz schlecht gegangen, der wurde dort misshandelt und gequält. Dort wird er nie wieder hingehen, habt ihr gehört! Und kümmert euch gefälligst besser um ihn, nehmt euch endlich mal Zeit!«

T: Okay, wie geht es dem kleinen Filip jetzt? Braucht er noch etwas?

P: Der sieht ganz erleichtert und zufrieden aus. Ich denke, es ist okay so.

Phase 3: Erleben des Rescriptings durch den erwachsenen Patienten als Helferfigur aus der Perspektive des Kindes

T: Jetzt spulen wir noch einmal zum Anfang der Situation zurück. Sei jetzt wieder der kleine Filip und stell dir die Situation in der Turnhalle noch einmal vor. Erzähl mir, was passiert jetzt? … Wie fühlst du dich jetzt? Was brauchst du? … Stell dir vor, dass der große Filip zu dir in die Turnhallle kommt. Kannst du ihn sehen?

P: (nickt)

T: Erzähle mir was du siehst, hörst …? Was passiert da? Was macht der große Filip und wie reagieren die Jugendlichen?

P: Der große Filip geht zu denen rüber und schreit die an. Er sagt denen, dass sie das nicht tun dürfen, und dass er den Direktor informiert hat, und auch die Eltern und die Polizei wissen Bescheid.

T: Wie ist das für dich, wie fühlst du dich dabei?

P: Ganz gut, aber die sind immer noch da.

T: Du siehst jetzt, wie die Polizei hereinkommt und auf Geheiß des großen Filips die Jugendlichen abführen. Wie geht es dir damit? Was passiert dann?

P: Jetzt ist es schon etwas besser.

T: Was tut der große Filip noch?

P: Der sagt mir gerade, dass ich okay bin und dass die mir nichts mehr tun können. … Und dann geht er mit mir zu meinen Eltern und sagt denen, dass sie mich nicht mehr ins Internat schicken dürfen und sich mehr Zeit für mich nehmen sollen.

T:. Wie ist das für dich? Wie fühlst du dich? Brauchst du noch etwas?

P: Ich fühle mich irgendwie immer noch schlecht, weil mir das passiert ist.

T: Sag dem großen Filip das.

P: Ich fühl mich noch schlecht, weil ich Mama und Papa gar nichts gesagt habe … irgendwie bin ich ja selbst schuld.

T: Was macht der große Filip jetzt?

P: Der kniet sich zu mir runter und sagt, dass ich nicht schuld bin und nichts falsch gemacht habe. Dass Mama und Papa es hätten merken müssen und können, ich bin ja auch immer schlechter in der Schule geworden. Und dass sie ja nie Zeit gehabt hätten. Er sagt, dass es nicht mein Fehler sei.

T: Wie geht es dir jetzt damit? Brauchst du noch etwas?

P: Besser. Aber ich bin auch traurig. Ich würde gerne noch etwas Schönes machen.

T: Frag das den großen Filip.

P: Gehst du mit mir Fußball spielen? Ich bin jetzt ein bisschen traurig und das wäre schön.

T: Was macht der große Filip jetzt?

P: Er drückt mich und streicht mir über das Haar, und sagt dass er das versteht und dass das auch wirklich traurig ist. Und dann nimmt er mich bei der Hand und geht mit mir zum Fußballplatz, da sind auch meine Freunde, mit denen spiele ich jetzt.

T: Brauchst du noch etwas?

P: Nein, jetzt ist es schön.

T: Okay, dann genieß das noch ein wenig … und dann komm ganz allmählich und in deinem Tempo zurück in den Therapieraum … Räkeln Sie sich und öffnen Sie die Augen.

Mögliche Probleme und Lösungsansätze bei der Durchführung von Imagery Rescripting

Grundsätzlich gilt: Bewahren Sie die Ruhe und lassen Sie sich Zeit. Sie können immer wieder zum Ausgangspunkt »zurückspulen« und den Verlauf gemäß der Wünsche und Bedürfnisse des Patienten optimieren. Und – es muss nicht alles beim ersten Imagery Rescripting (ImRs) »perfekt« sein.
Die folgenden schwierigen Situationen treten häufiger während eines ImRs auf:

Der Patient möchte die Augen nicht schließen.
Möglicherweise befürchtet der Patient, angestarrt oder beurteilt zu werden, oder dass etwas Unerwartetes geschieht. Sie können den Patienten dann bitten, alternativ einen Punkt auf dem Boden oder im Raum zu fokussieren. Zudem sollten Sie die Gründe besprechen und für kreative Lösungen offen sein, z. B. vorzuschlagen, sich weiter weg im Raum zu setzen. Der Patient behält so die Kontrolle und sein Vertrauen in die Situation kann allmählich gesteigert werden.

Der Patient kann keine Vorstellung entwickeln.
Zentral ist zunächst eine gute Erklärung zum Wesen von Imaginationen, um den Patienten von unnötigem Druck zu befreien. Imaginieren bedeutet nicht, dass immer klar und deutlich eine Situation visuell betrachtet werden kann. Es gibt weitere Zugänge mithilfe anderer Sinnesmodalitäten, z. B. der Eindruck eines bestimmten Körpergefühls oder der Bezug zu einer auditiven Erinnerung. Wichtig für das Gelingen dieser Technik ist nur, dass dabei die Gefühle und die Bedürfnisse deutlich werden. Es ist auch möglich, zunächst mit einer nicht traumatischen, wenig belastenden Situation aus der Kindheit ein »Probe-ImRs« durchzuführen, um den Patienten mit der Technik vertraut zu machen, oder im Rahmen von stabilisierenen Techniken oder einfachen Vorstellungsübungen (»Stellen Sie sich vor, Sie beißen in eine Zitrone«) erste Erfahrungen mit dem Einsatz von Imaginationen zu machen.

Manchmal spricht das Unvermögen, eine Vorstellung zu entwickeln, für eine innere Vermeidung. Dies sollte zunächst einmal als legitimer und lebensgeschichtlich sinnvoller Schutz validiert werden. Hier sollte die Therapeutin Sicherheit vermitteln und dem Patienten Kontrollmöglichkeiten an die Hand geben, z. B. durch die Auswahl einer weniger belastenden Situation. Es kann aber auch notwendig sein, zunächst die Vermeidung direkt zu hinterfragen und zu bearbeiten.

Der Patient dissoziiert.
Der wichtigste Sicherheitsfaktor während des ImRs ist die therapeutische Beziehung. Vermitteln Sie sowohl verbal als auch nonverbal (Tonlage, Mimik, Gestik, Körpersprache) Ruhe, Gelassenheit und Sicherheit und nutzen Sie bei Bedarf antidissoziative Strategien, z. B. das Drücken eines Igelballs. Um während der Bearbeitung Sicherheit zu vermitteln, können Sie dem Patienten auch das Ende eines Schals o. ä. in die Hand geben, während Sie das andere Ende fassen und so Kontakt halten. Zu Beginn bietet es sich an, mit Situationen mit mittelgradiger Belastung zu arbeiten. Beginnen Sie dann zügig mit dem Rescripting (Phase 2) und nutzen Sie die Möglichkeit, als Therapeutin schnell und hilfreich einzugreifen. Auch kann das Rescripting anfangs kurz gehalten werden. Kommt es dennoch zu Dissoziationen, so unterbrechen Sie diese behutsam, indem Sie den Patienten z. B. die Augen öffnen lassen und eine Erdungsübung anleiten, idealerweise setzen Sie das ImRs dann umgehend fort.

Der Patient ist mit dem Imagery Rescripting unzufrieden.
Manchmal sind Patienten mit dem Verlauf des Rescriptings unzufrieden. Lassen Sie sich nicht verunsichern. Überprüfen Sie gemeinsam die Veränderungsschritte und fragen Sie nach, womit genau der Patient unzufrieden ist und welche Wünsche er hat. Sind die Anregungen hilfreich und bieten Schutz

und Unterstützung, dann übernehmen Sie diese beim nächsten ImRs. Sind die Ideen und Wünsche des Patienten nicht hilfreich, da z. B. Misshandlung weiter stattfinden kann, lehnen Sie diese ab und begründen dies aus der Sicht der Bedürfnisse des Kindes bzw. des »früheren Ichs«.

Der Patient hält das Imagery Rescripting für unrealistisch.
Wichtig ist zunächst, Bedenken zu besprechen und noch einmal das Vorgehen und die Ziele zu erklären. Dabei kann darauf hingewiesen werden, dass die Effekte wissenschaftlich gut belegt sind und dass die mit den Erinnerungen verbundenen Gefühle veränderbar sind, um das Vertrauen in das Vorgehen zu verstärken. Häufig bestehen auf Seiten des Patienten jedoch auch große Ängste, von Gefühlen überwältigt zu werden. Die Fokussierung darauf, dass das ImRs nicht der Wahrheit enspricht, kann in dieser Hinsicht eine Vermeidungsstrategie sein. Dann ist es hilfreich, evtl. Ängste ggf. zunächst zu bearbeiten. Vor allem aber sollte der Patient ermutigt werden, es (weiter) auszuprobieren. Wichtig ist auch, dass Sie selbst von der Technik überzeugt sind und dadurch Sicherheit und Gelassenheit ausstrahlen.

Der Patient erlebt einen Loyalitätskonflikt oder entwickelt Schuldgefühle.
Manchmal kann es vorkommen, dass der Patient die Intervention gegen einen Täter nicht möchte. Das ist besonders dann der Fall, wenn es sich um enge Familienangehörige handelt, zu denen ein ambivalentes Verhältnis besteht. Hier ist wichtig zu betonen, dass sich die Intervention nur gegen die schädlichen Verhaltensweisen und nicht gegen die Personen als solche richtet. Darüber hinaus wird der Patient darin unterstützt, seine eigenen Werte und Normen zu etablieren.

Das Imagery Rescripting verläuft in ungünstiger Weise.
Kommt es während des Verlauf der Imagination zu einer potenziell schädlichen Situation, in der z. B. die Sicherheit des Patienten nicht gewährleistet ist oder seine zentralen emotionalen Bedürfnisse nicht erfüllt werden, reagieren Sie bitte sofort. Spulen Sie in der Vorstellung zurück und führen Sie das Imagery Rescripting mit hilfreichen Instruktionen, die den Bedürfnissen des Kindes bzw. »früheren Ichs« entsprechen, weiter fort. Führt der Patient das Rescripting selbst durch, so coachen Sie ihn in hilfreicher Weise. Sorgen Sie in jedem Fall dafür, dass der Patient seine volle Kraft dafür einsetzt, um die Macht des Täters zu brechen. Auch muss er dem Kind bzw. dem »jüngeren Ich« Aufmerksamkeit schenken. Betonen Sie, wie wichtig dessen Schutz und Bedürfnisse sind.

Der Patient möchte während des Imagery Rescripting Rache nehmen.
Manchmal äußern Patienten das Bedürfnis, an dem Täter Rache zu nehmen oder diesen sogar zu töten. Im Verlauf eines ImRs ist dies in der Regel möglich, dem Bedürfnis zu widersprechen wäre invalidierend. Wenn Racheimpulse in der Fantasie ausgelebt werden dürfen, anstatt sie zu unterdrücken, werden die Bedürfnisse befriedigt, Wutgefühle gegenüber dem Täter normalisiert und die Schuld klar dem Täter zugewiesen. Laborstudien (Seebauer et al., 2013) konnten keine Hinweise auf negative Effekte von Racheimpulsen während eines ImRs finden. Es gibt jedoch keine Daten dazu, wie sich das Ausleben von Racheimpulsen auswirken kann, wenn Patienten zu Impulskontrollverlusten neigen (Arntz, 2015). Es ist zu überprüfen, inwieweit diese durch Absprachen etc. kontrollierbar sind. Darüber hinaus sollte darauf geachtet werden, ob Patienten dabei über evtl. tatsächliche Rachepläne ruminieren. Eine erfolgreiche ImRs-Sitzung mit imaginierter Rache sollte eine Verringerung von Racheimpulsen und -fantasien zur Folge haben; sollte dies ausbleiben oder tritt sogar das Gegenteil ein, sollte dies als Warnsignal betrachtet werden.

Dieses Arbeitsblatt (nach Arntz, 2015) können Sie dazu nutzen, den Patienten vor Beginn der Behandlung mit Imagery Rescripting (ImRs) über die Vorgehensweise zu informieren und darauf vorzubereiten. Bitte ergänzen Sie zunächst individuelle Aspekte für Ihren Patienten (Symptomatik, problematische Muster; Entwicklungsziele). In der Sitzung lesen Sie dem Patienten den Text in Ruhe vor und beantworten anschließend aufkommende Fragen.

Durch das, was Sie erleben mussten, entwickelten sich bei Ihnen … (Bitte beschreiben Sie die wichtigsten Probleme und Beschwerden des Patienten.)

....

....

....

....

Wir können Ihre belastenden/traumatischen Erfahrungen nicht ändern und wir können die Erinnerungen nicht löschen. Aber wir können versuchen, die Bedeutung, die Sie aus den Erfahrungen mitgenommen haben, zu verändern.

Die Art, wie wir vorgehen, spielt dabei eine wichtige Rolle: Wir können versuchen, die Bedeutung durch Gespräche und mithilfe der Vernunft zu verändern. Aber wir wissen aus Studien, dass es oft noch viel wirksamer ist, auch unsere Vorstellungskraft zu benutzen. Die Forschung zeigt, dass unser Gehirn nahezu identisch auf real erlebte Ereignisse reagiert wie auf imaginierte. Das bedeutet, dass wir einen deutlich stärkeren Einfluss auf unsere traumatischen Erinnerungen erreichen können, wenn wir uns Dinge vorstellen, als wenn wir nur darüber sprechen …

Wir werden Ihnen dabei helfen, eine andere Perspektive auf die Ereignisse einzunehmen und dies auch intensiv zu erleben, sodass sich die Bedeutung des Traumas bzw. die Perspektive auf die belastende Erfahrung für Sie verändert. So können negative Gefühle wie Scham, Schuld, Ekel, Ärger oder auch Panik reduziert werden. Ihr Selbstwert und Ihre Fähigkeit zu vertrauen können wieder zunehmen. Und wenn Sie Angst vor Ihren Gefühlen haben, kann die Behandlung Ihnen helfen, dass diese Angst abnimmt und Sie einen besseren Umgang damit finden. Sollten Sie dazu neigen, Kontakt zu Personen zu suchen, die nicht gut für Sie sind, kann die Behandlung Ihnen helfen, sich mit Personen zu umgeben, die Sie besser behandeln.

Bei Ihnen wird es besonders wichtig sein, dass … (Entwicklungsziele des Patienten benennen)

....

....

....

....

Beim ImRs werden Sie gebeten, sich den Beginn einer traumatischen Situation vorzustellen. Wenn deutlich ist, was Schlimmes passieren wird, und das dazugehörige Gefühl spürbar ist, werde ich Sie bitten, sich vorzustellen, dass ich (ggf. die Helferfigur) in Ihrer vorgestellten Situation dazukomme und eingreife, um das traumatische Geschehen zu stoppen. Beim ImRs brauchen Sie nicht unbedingt alle Details zu erzählen, wenn Sie dies nicht möchten. Das ist nicht notwendig für den Erfolg der Behandlung. Es reicht, wenn wir gemeinsam einen Überblick über das Geschehen haben.

Ich werde Ihnen helfen, sich vorzustellen, dass sie dort sicher sind und dass alle Bedürfnisse, die Sie in dieser Situation damals hatten, erfüllt werden. In einer späteren Phase der Behandlung werde ich Ihnen helfen, sich vorzustellen, dass Sie diese Art von Hilfe für sich selbst leisten.

Das Rescripting gibt Ihnen die Möglichkeit, Gefühle, Bedürfnisse und Handlungen wahrzunehmen und auszudrücken, die Sie zum Zeitpunkt des Ereignisses unterdrücken mussten. Zum Beispiel kann man die Erfahrung gemacht haben, dass man sich nicht wehren konnte, da die Situation zu gefährlich war. Daher wird die Behandlung darauf abzielen, Ihnen beim Ausdruck von Gefühlen, Bedürfnissen und Handlungen in der Imagination zu helfen, z. B. sich dem Täter entgegen zu stellen / sich zu wehren … denn jetzt, in der Vorstellung, ist es sicher. Das Rescripting hilft Ihnen so zu erleben, dass diese Bedürfnisse erfüllt werden, und auch wenn es »nur« in der Imagination stattfindet, reagiert das Gehirn darauf wie auf eine heilsame Erfahrung. So können Sie für die Zukunft ein besseres Gefühl dafür bekommen, was Ihre Rechte sind und was gut für Sie ist …

Die Behandlung wird viele Gefühle aktivieren und neue Sichtweisen wecken. Zum Beispiel könnten Sie sich traurig oder auch wütend fühlen in Bezug auf das, was Ihnen passiert ist. Es kann zunächst schwer sein, mit diesen Gefühlen umzugehen. Ich werde Ihnen dabei helfen. Es ist in Ordnung und sogar hilfreich, Trauer oder Wut zu erleben. Solche Gefühle sind ein Zeichen dafür, dass eine Behandlung wirkt und Sie die traumatischen Erinnerungen verarbeiten.

Wir werden zunächst eine Liste mit den traumatischen und belastenden Ereignissen bzw. Situationen erstellen, die für Ihre aktuellen Probleme relevant sind und die wir bearbeiten wollen. Wir können dann gemeinsam entscheiden, was in welcher Reihenfolge bearbeitet werden soll. Wenn ich den Eindruck haben sollte, dass Sie vermeiden, eine traumatische Erinnerung zu bearbeiten, die mit Ihren aktuellen Symptomen verbunden ist, werde ich darüber mit Ihnen sprechen. Ich werde aber nicht versuchen, Sie zu irgendetwas zu überreden, was Sie nicht wollen. …

Für gewöhnlich bearbeiten wir immer eine Erinnerung pro Sitzung. Bei mehreren traumatischen Erinnerungen ist es oft nicht notwendig, alle Erinnerungen gleichermaßen intensiv zu bearbeiten. Viele Ereignisse haben ein ähnliches Thema, und wenn wir erstmal mit der Veränderung angefangen haben, werden Sie merken, dass sich auch die Bedeutung anderer Erinnerungen ändert. Wir werden also flexibel sein, mit welcher Erinnerung wir arbeiten. Es kommt vor allem darauf an, was für Sie aktuell am wichtigsten ist und am meisten Leidensdruck auslöst.

Ich möchte Ihnen jetzt gerne noch ein Informationsblatt (INFO 70 »Imagery Rescipting – Umgang mit traumatischen Erlebnissen«) mitgeben. Dort können Sie das Wichtigste, was ich Ihnen heute berichtet habe, noch einmal nachlesen. Haben Sie bis jetzt Fragen?

INFO 70 Imagery Rescripting: Umgang mit traumatischen Erlebnissen

P

Traumatische Erlebnisse können einen Menschen während seines ganzen Lebens belasten. Um die traumatischen Erinnerungen und die mit dem Trauma verbundenen negativen Emotionen und Gedanken verarbeiten können, brauchen Betroffene Unterstützung, Erklärung und Bestätigung, was aber oftmals nicht gegeben war.

Imagery Rescripting: eine therapeutische Technik zum Umgang mit traumatischen Erlebnissen
Wir können nicht ändern, was Ihnen passiert ist, aber wir können die Art verändern, in der Sie über sich selbst und das traumatische Ereignis denken. Das Imagery Rescripting ist eine therapeutische Technik, die es Menschen ermöglicht, ihre traumatischen Erfahrungen zu verarbeiten, indem die Bedeutung dieser Erlebnisse verändert wird.

Ablauf und Ziel der Imagination. Dazu werden Sie zunächst gebeten, sich ein traumatisches Ereignis von Beginn an vorzustellen. Sobald der schlimmste Moment einer Situation kurz bevorsteht und Sie dies auch emotional spüren können, intervenieren entweder Sie selbst oder aber Ihre Therapeutin, um zu verhindern, dass es passiert. Sie müssen also nicht unbedingt jedes Detail des Ereignisses erneut wiedererleben. Nachdem das traumatische Geschehen in der Imagination gestoppt ist, werden Sie weiter unterstützt und Ihre damaligen zentralen Bedürfnisse werden erfüllt. All dies hilft Ihnen letztlich, eine andere Sicht auf das zu bekommen, was passiert ist, dies auch zu erleben und so die Bedeutung des Ereignisses zu verändern.

Wichtig

Forschungsergebnisse belegen, dass das Gehirn in fast gleicher Weise auf imaginierte Ereignisse reagiert wie auf real erlebte. Das bedeutet, dass wir einen deutlich stärkeren Effekt erreichen können, wenn wir Dinge imaginieren, als wenn wir nur darüber sprechen. Der Prozess des Rescriptings gibt Ihnen die Möglichkeit, imaginativ zu verändern, was Sie erlebt haben, sozusagen das Drehbuch Ihres Trauma-Films umzuschreiben. Er erlaubt Ihnen, die Bedürfnisse zu äußern, die Sie zur Zeit des Ereignisses nicht äußern konnten, weil es damals nicht sicher oder möglich war.

Imagery Rescripting hilft Ihnen dabei, verschiedene neue Gefühle und Erkenntnisse zu wecken und gibt Ihnen die Möglichkeit für positive Veränderungen in Ihrem Leben.

INFO 71 Imagery Rescripting – Kurzanleitung

T

Teil I: Imagery Rescripting in zwei Phasen

(1) Imagination einer traumatischen oder belastenden Erinnerung

(2) Imagery Rescripting, sodass die Bedürfnisse des Kindes bzw. des »früheren Ichs« erfüllt werden, in der Regel durch die Therapeutin, ggf. auch durch eine externe Hilfsperson, im weiteren Verlauf zunehmend Einbeziehung des Patienten als Helferfigur

Vorgehen

(1) eine geeignete Erinnerung auswählen

(2) Szene kurz beschreiben lassen, Ich- und Gegenwartsform verwenden, Fokus auf Emotionen und Bedürfnisse, bei einer Kindheitssituation Patienten mit »Du« ansprechen

(3) den richtigen Einstieg für das Imagery Rescripting wählen, sobald ausreichende emotionale Aktivierung vorhanden ist (vor dem Hotspot)

(4) als Therapeutin (oder Hilfsperson) die Imagination betreten und die Situation in hilfreicher Weise verändern: Sicherheit schaffen, Täter stoppen, Bedürfnisse erfüllen, das Kind bzw. das »frühere Ich« trösten und unterstützen

(5) explizit deutlich machen, dass das Kind bzw. das »frühere Ich« keine Schuld hat, dass Täter die Verantwortung tragen und sich schämen müssen etc.

(6) Reaktion des Kindes bzw. »früheren Ichs« und den Erfolg der Intervention überprüfen. Bei Bedarf weitere Intervention oder zurückspulen und verändern, bis es aus Sicht des Kindes bzw. des »früheren Ichs« okay ist.

(7) ggf. weitere Hilfen in die Imagination einbringen, z. B. zusätzliche Helfer wie die Polizei oder das Jugendamt, Superkräfte, Schutzzauber

(8) zentrales Ziel: Kind bzw. »früheres Ich« in Sicherheit bringen und seine wichtigsten emotionalen Bedürfnisse erfüllen

(9) evtl. mit angenehmer Situation abschließen, z. B. Kakao trinken oder etwas spielen

Teil II: Imagery Rescripting in drei Phasen

Insbesondere bei Patienten mit mehrfacher oder komplexer Traumatisierung hat das das Imagery Rescripting drei Phasen. Sobald der Patient ausreichende Stabilität und Fertigkeiten erworben hat, um das ImRs in der zweiten Phase in hilfreicher Weise selbst als erwachsene/ältere Hilfsperson durchzuführen, hat die Bearbeitung drei Phasen.

(1) Imagination einer traumatischen Erinnerung

(2) Imagery Rescripting durch Patienten

(3) Erleben des Imagery Rescripting aus der Perspektive des Kindes bzw. früheren »Ichs«

Vorgehen

(1) Zunächst Bearbeitung analog zum zweiphasigen Vorgehen. Die Szene so lange verändern, bis der erwachsene/ältere Patient das Gefühl hat, dass es für das Kind bzw. das »frühere Ich« okay ist.

(2) Zurückspulen bis zum Beginn der Szene. Den Patienten bitten, sich die Szene sowie das Eingreifen des erwachsenen/älteren Patienten aus der Sicht des Kindes bzw. »früheren Ichs« vorzustellen.

(3) Reaktion des Kindes bzw. »früheren Ichs« und den Erfolg der Intervention überprüfen, weitere Bedürfnisse erfragen und erfüllen. Bei Bedarf zurückspulen und alternative Intervention vornehmen, bis es aus Sicht des Kindes bzw. des »früheren Ichs« okay ist.

Mein Imagery-Rescripting-Tagebuch

P

Bitte füllen Sie dieses Arbeitsblatt nach Ihrer Therapiestunde aus. Dabei können Sie noch einmal wichtige Aspekte betrachten, Ihre Erfahrungen notieren und diese z. B. in einer Mappe sammeln. Bitte bringen Sie das Arbeitsblatt zur nächsten Therapiestunde mit.

Das Arbeitsblatt soll Sie auch dabei unterstützen, hilfreiche und stärkende Erfahrungen aus der Bearbeitung zu verankern. Eventuell können Sie eine wichtige Erkenntnis in einem Memo-Satz formulieren, oder Sie haben eine Idee, mit der Sie die hilfreiche Erfahrung symbolisieren können (z. B. ein Schmuckstück, einen Kraftstein).

Welche belastende Erinnerung haben Sie in der letzten Sitzung bearbeitet (Stichworte)?

....

....

Welche Gefühle haben bei der Bearbeitung eine Rolle gespielt?
Angst ☐ Ärger ☐ Scham ☐ Schuld ☐ Ekel ☐ Trauer ☐

Wie ist es Ihnen mit der Bearbeitung ergangen?

....

....

Hat die Bearbeitung neue Erkenntnisse bei Ihnen angeregt?

....

....

....

Was nehmen Sie aus der letzten Bearbeitung mit? Was war für Sie hilfreich oder bestärkend? Was ist Ihnen besonders wichtig?

....

....

....

Wie können Sie dies für sich verankern (Memo-Satz, Symbol, Handlung …)?

....

....

....

Dieses Arbeitsblatt hilft Ihnen dabei, die wichtigsten Informationen während der Bearbeitung der traumatischen Erlebnisse mit Ihrem Patienten zu erheben und zu dokumentieren. Dazu können Sie dem Patienten die nachfolgenden Fragen stellen und mit ihm gemeinsam die weiteren Schritte der Bearbeitung planen. Abschließend schätzen Sie den Verlauf des aktuellen Imagery Rescripting ein.

Bitte notieren Sie vorab das zuletzt bearbeitete belastende Ereignis bzw. die traumatische Erinnerung in Stichworten:

....

....

....

Wie ist es Ihnen seit der letzten Bearbeitung ergangen (ggf. hier Symptome wie Intrusionen, Dissoziationsneigung, Vermeidung, Hyperarousal etc. erfragen)?

....

....

....

Wie fühlen Sie sich, wenn Sie an das traumatische Ereignis denken (relevante Emotionen grob auf einer Intensitätsskala von 0 bis 100 einschätzen lassen)?

☐ .... ☐ 0 ☐ 25 ☐ 50 ☐ 75 ☐ 100 Prozent

☐ .... ☐ 0 ☐ 25 ☐ 50 ☐ 75 ☐ 100 Prozent

☐ .... ☐ 0 ☐ 25 ☐ 50 ☐ 75 ☐ 100 Prozent

Hat das letzte Imagery Rescripting bei Ihnen bestimmte neue Erkenntnisse angeregt?

....

....

....

Haben sich Änderungen bzgl. Ihrer Liste der Traumathemen ergeben?

....

....

....

Welches Ereignis aus der Liste wollen wir heute bearbeiten (gemeinsam auswählen)?

....

....

....

Nach Durchführung des ImRs:
Wenn Sie an das Ereignis zurückdenken, wie belastet fühlen Sie sich jetzt?

☐	☐	☐	☐	☐
0	**25**	**50**	**75**	**100 Prozent**

Wie haben Sie das heutige Imagery Rescripting erlebt? Was war wichtig?

....

....

....

Therapeutenperspektive: Was erscheint mir bzgl. des heutigen ImRs besonders wichtig?

....

....

....

Worauf möchte ich beim nächsten Mal achten?

....

....

....

Albträume können für Patienten sehr quälend und ängstigend sein und stören den Schlaf. Sie gehen oft mit hoher physiologischer Erregung und intensiven Gefühlen einher. Patienten neigen in der Folge oft zu Vermeidungsverhalten, wie langem Aufbleiben oder Ablenkung, um den Schlaf hinauszuzögern oder die befürchteten Albträume zu verhindern.

Beispiel

Frau M. hat vor sechs Monaten einen schweren Raubüberfall an einem Bahnsteig erlebt. Der Täter schubste sie von hinten, sodass sie zu Boden fiel, und schlug mit einer Flasche auf sie ein. Dann entriss er ihr die Handtasche und floh. Frau M. leidet seitdem unter häufigen Albträumen, in welchen sie von einer Person mit Maske auf der Straße verfolgt wird. Sie versucht der Person zu entkommen und hat große Angst. Jedoch erlebt sie sich im Traum wie festgefroren. Der Täter erreicht sie und hebt den Arm zum Schlag. Dann bricht der Traum ab und sie wacht schwitzend und verängstigt auf. Abends vermeidet sie, ins Bett zu gehen und guckt lange Videos auf ihrem Tablet. Wenn sie dann doch einschläft, wacht sie meist nach zwei bis drei Stunden aufgrund des Albtraums wieder auf.

Albträume bei PTBS

Bei der PTBS beinhaltet der Albtraum zumeist ein intrusives Wiederleben der erlebten traumatischen Erfahrung. Auch Albträume, die inhaltlich an Aspekte der Traumaerfahrung anknüpfen, z. B. verletzt oder verfolgt werden, sind möglich. Das Erleben eines posttraumatischen Albtraums geht zumeist mit hoher physiologischer Erregung und negativen Gefühlen wie Angst einher. Patienten erleben sich im Traum oftmals als nicht handlungsfähig, was die während des Traumas erlebte Hilflosigkeit spiegelt. Die Traumbilder sind oft lebhaft und ohne Einbindung in einen Kontext, weshalb die Unterscheidung zwischen aktueller Realität und vergangenem Erleben schwerfallen kann.

Imagery Regearsal Therapy zur Veränderung von Albträumen

Langfristig hilfreich zur Reduktion der Häufigkeit der Alpträume, zur Stärkung der Selbstwirksamkeit der Patienten und zur Entlastung ist die Veränderung der Trauminhalte.

Die bekannteste Technik zur Veränderung von Albträumen stellt dabei die Imagery Rehearsal Therapy (Krakow & Zadra, 2006; Thünker & Pietrowsky, 2011) dar, in deren Mittelpunkt die wiederholte Imagination eines veränderten Traumhergangs steht. In mehreren Studien hat sich die IRT als wirksam zur Behandlung wiederkehrender, posttraumatischer sowie idiopathischer Albträume erwiesen (Casement & Swanson, 2012; Krakow & Zadra, 2006). In der IRT wird die Problematik der chronischen Albträume als erlernte Schlafstörung betrachtet, auf welche der Patient selbst Einfluss nehmen kann. Im ersten Behandlungsabschnitt liegt der Fokus auf psychoedukativen und kognitiven Techniken, im folgenden Abschnitt auf der Einübung und dem selbstständigen Einsatz imaginativer Strategien zur Veränderung der Albträume.

In der folgenden Beschreibung des Vorgehens wird der Fokus auf den zweiten Schritt der Behandlung, das imaginative Umschreiben des Albtrauminhalts und ihre Vorbereitung gelegt. Im Behandlungsablauf gehen dem Einsatz der IRT eine psychoedukative Phase zum Störungsmodell der PTBS und dem darauf aufbauenden Therapierational sowie eine traumakonfrontative Behandlung in der Regel voraus. Die Albtraumbehandlung kann aber auch schon zu einem früheren Zeitpunkt der Therapie eingesetzt werden, wenn die Belastung durch Albträume sehr groß ist. Eine akute psychotische Symptomatik, Substanzmissbrauch/-abhängigkeit und eine akute, schwere Achse-I Symptomatik stellen Kontraindikationen für die Albtraumbehandlung dar.

Ablauf Imagery Rehearsal Therapy (IRT)	
Psychoedukative Vorbereitung und Selbstbeobachtung	Informationen zu Albträumen, Entstehungsmodellen, Aufrechterhaltung und Epidemiologie, Informationen zu Schlafhygiene, Einübung eines Entspannungsverfahrens, Albtraumdokumentation mittels Selbstbeobachtungsprotokoll, Einüben von Reorientierungsstrategien (z. B. Skills, sicherer Ort)
Vorstellung Imagination	Einführung zu den Imaginationstechniken und Trainieren der Fertigkeit zur Imagination mit positiven Bildern (z. B. Traumreise)
Auswahl und Beschreibung des Albtraums	Auswahl eines Albtraums mit geringer bis mittlerer Belastung. Dieser Albtraum wird inhaltlich in Grundzügen mithilfe eines Protokolls und im therapeutischen Gespräch rekonstruiert.
Veränderung des Albtraums	Anleitung, den Albtraum so zu verändern, wie die Patienten es wünschen. Ziel ist, dass der Traum nicht mehr als bedrohlich erlebt wird und einen neutralen bis positiven Verlauf nimmt.
Imagination des veränderten Albtraums	Vorstellung des veränderten Trauminhalts im Rahmen einer angeleiteten Imaginationsübung, ggf. Modifikation des Trauminhalts. Die Therapeutin kann während der Übung den veränderten Inhalt beschreiben oder durch leitende Fragen den Patienten in der Imagination begleiten. Oft entwickeln sich bei diesem geleiteten Vorgehen weitere Ideen für die Veränderung des Trauminhalts. Dieses Vorgehen bietet sich insbesondere für die ersten Durchführungen der Übung an.
Übung und Verstetigung	Hausaufgabe, sich den veränderten Trauminhalt täglich im Rahmen einer Imaginationsübung vorzustellen. Dokumentation mittels Selbstbeobachtungsprotokoll.

Imagination üben und Umgang mit Schwierigkeiten

Zum Erlernen von Imagination können Sie auch Ihnen bekannte Übungen zur Vorstellung positiver mentaler Bilder, wie z. B. Baumübung nach Luise Reddemann oder Fantasiereisen, heranziehen. Die Übung sollte nicht zu lang sein, ein Zeitraum von 2 bis 10 Minuten ist ausreichend. Typische Schwierigkeiten der Patienten bei der Durchführung sind Probleme, eine Vorstellung zu generieren und das Aufkommen negativer Bilder. Schwierigkeiten zu imaginieren sollten von Therapeutenseite normalisiert und auf Übungseffekte verwiesen werden. Beim Einschieben negativer Bilder in die Vorstellung können sowohl achtsamkeitsbasierte Techniken als auch Techniken zur Gegenwartsorientierung hilfreich sein.

Vorgehen bei der Imgaery Rehearsal Therapy

Zu Beginn sollten Patienten einen Albtraum mittlerer bis geringer Intensität aus ihrem Selbstbeobachtungsprotokoll auswählen, welcher inhaltlich nicht der konkreten Traumaerfahrung entspricht. Ziel ist, dass die Patienten die Technik der IRT erfolgreich erlernen und sich bei der Anwendung sicher fühlen. Die IRT beinhaltet keine Exposition im engeren Sinne, der Albtraum wird einmalig vor Veränderung des Inhalts in Grundzügen beschrieben, anschließend erfolgt bei der Imaginationsübung die Vorstellung des veränderten Inhalts.

Der Beginn des Albtraums wird bei der Umschreibung übernommen, um den inhaltlichen Bezug zwischen altem und veränderten Trauminhalt herzustellen. Auch Details und Rahmenelemente (z. B. der Ort), die selbst keinen bedrohlichen Effekt haben, können beibehalten werden. Die Instruktion an den Patienten, den Traum nach seinen Wünschen zu verändern, lässt Raum für unterschiedliche Lösungswege und Gestaltungen. Der Albtraum kann beispielsweise transformiert werden, indem der Patient sich vorstellt, über andere Bewältigungsfertigkeiten zu verfügen (z. B. körperliche Stärke, Zauberkräfte, Hilfe von anderen). Wichtig ist, dass für den neuen Traum auch ein entsprechendes positives Ende gestaltet wird.

Der Therapeut unterstützt den Patienten bei der möglichst eigenständigen Entwicklung von Alternativen für den Trauminhalt sowie bei der konkreten Modifikation. Dieser Prozess kann in Schritte unterteilt werden, indem man zunächst mit dem Patienten bespricht, welche Aspekte des Traums entfernt werden müssen und anschließend, wie mögliche Alternativen aussehen können. Falls sich bei der Entwicklung eines neuen Trauminhalts Blockaden ergeben, kann man den Prozess durch Fragen (z. B. Was würden Sie einer anderen Person empfehlen zu tun?) oder Beispiele (z. B. Hilfe bekommen) anregen. Die Alternative, die für den Patienten subjektiv gut vorstellbar und sinnhaft erscheint, wird für die Modifikation ausgewählt.

Der neue Trauminhalt sollte möglichst detailliert ausgearbeitet werden. Dies trägt dazu bei, sich den Inhalt lebhafter vorstellen zu können und mögliche Lücken für das Aufkommen negativer Bilder zu schließen (Thünker & Pietrowsky, 2011). Falls bei der Imagination deutlich wird, dass die Veränderung nicht zufriedenstellend ist, kann diese weiter modifiziert und überarbeitet werden. Die erste Traumveränderung und Einübung in der Imagination sollte in den therapeutischen Sitzungen erfolgen, anschließend kann der Patient immer mehr Anteile selbstständig ausführen.

Es sollte jeweils nur an ein bis zwei Träumen pro Woche gearbeitet werden. Sehr wichtig ist, dass die Patienten den veränderten Trauminhalt täglich über mehrere Wochen im Rahmen einer Hausaufgabe imaginieren. Normalerweise müssen nicht alle Albträume, die berichtet werden, verändert werden, da es oft zu Generalisierungseffekten kommt.

Beispiel

Frau M. schrieb den Albtraum des Verfolgt-Werdens durch eine maskierte Person um: Ich gehe nach der Arbeit die Straße entlang, die zu unserem Haus führt. Ich habe auf einmal ein komisches Gefühl im Bauch und drehe mich um. Hinter mir sehe ich eine Person mit einer Maske. Ich drehe mich um und gehe etwas schneller, merke aber, dass sie immer noch hinter mir ist. Ich drehe mich um und brülle die Person an: »Was willst du?« Ich kann nun erkennen, dass es ein Mann ist. Er bleibt stehen. Ich sehe, dass er Sportklamotten trägt. Es ist kalt. Er zieht die Maske von seinem Gesicht und hebt langsam beide Arme. Er ruft mir etwas zu. Entschuldigung, ich wollte Sie nicht erschrecken. Es ist so kalt, da habe ich mir meine Skimaske aufgesetzt, um beim Joggen nicht so zu frieren. Ich bin verärgert und rufe, dass das eine blöde Idee war. Er hält Abstand und lächelt. Mein Herzschlag beruhigt sich. Ich nicke ihm zu. Er dreht sich um und läuft ohne die Maske in die entgegengesetzte Richtung weiter. Ich atme nochmal tief durch und setzte in Ruhe meinen Weg fort. Nach wenigen Minuten komme ich zu Hause an.

Viele Menschen haben Albträume. In Träumen, somit auch Albträumen, wird verarbeitet, was wir am Tage erlebt und wahrgenommen haben. Dazu gehören auch Gedanken, Gefühle und körperliche Erfahrungen. Manche Albträume wirken wie ein genaues Abbild einer Erfahrung, andere sind bizarr und unzusammenhängend.

Ihre traumabezogenen Albträume sind wie andere sich aufdrängende Erinnerungsbilder eine Folge der traumatischen Erfahrung und der fehlenden / noch nicht ausreichenden Verarbeitung. Nach dem Trauma können Albträume zunächst einen Versuch unserer Psyche darstellen, die traumatische Erfahrung zu verarbeiten. Jedoch beeinträchtigen sie den Schlaf, dieser wird immer wieder unterbrochen. Abends fällt es schwer, ins Bett zu gehen, weil man befürchtet, wieder die furchtbaren Träume zu haben und diese sind mit Angst und hoher Anspannung verbunden. Langfristig können Albträume zu einer belastenden Gewohnheit der Psyche werden – wie eine kaputte Schallplatte.

Um einen Überblick über den Inhalt und die Häufigkeit Ihrer Albträume zu bekommen, ist es hilfreich, ein Traumprotokoll zu führen.

Imagery Rehearsal Therapy (IRT)

Die Imagery Rehearsal Therapy (IRT) ist eine therapeutische Technik zur Behandlung von Albträumen. Die Häufigkeit und die Belastung durch Albträume verringern sich durch diese Behandlung und die Schlafqualität nimmt wieder zu. Die IRT nutzt Imaginationstechniken zur Veränderung der Albträume. Imaginationen sind mentale Bilder, die zumeist vor unserem inneren Auge ablaufen. Dazu gehören Vorstellungen, Erinnerungen oder Fantasien. Sie begleiten uns tagtäglich und helfen uns, Entscheidungen zu treffen, z. B. wenn wir uns vorstellen, wie ein neues Möbelstück in unserer Wohnung aussehen würde. Auch unterstützen sie uns bei der Vorbereitung neuer Situationen, etwa wenn wir uns vorstellen, wie eine Prüfung ablaufen könnte und wie wir diese gut bewältigen. Mentale Bilder erleben wir somit auch im wachen Zustand, sie sind aktiv beeinflussbar.

Zu Beginn werden Sie Ihre Imaginationsfertigkeiten anhand positiver Bilder, z. B. im Rahmen einer Fantasiereise, ausprobieren. Wichtig ist, dass Sie sich bei diesen Vorstellungsübungen wohlfühlen. Probieren Sie Ihre Vorstellungskraft aus und testen Sie, welche der fünf Sinne Ihnen die Vorstellung erleichtern.

Aus Ihrem Traumtagebuch können Sie später einen Albtraum mit mittlerer Belastung auswählen und den Inhalt mit Unterstützung Ihrer Therapeutin so verändern, wie Sie es wünschen. Sie schreiben sozusagen das Drehbuch des inneren Traum-Films um. Diesen veränderten Trauminhalt stellen Sie sich im Rahmen einer angeleiteten Imaginationsübung vor. Um den neuen Trauminhalt zu festigen, wiederholen Sie diese Vorstellungsübung bitte täglich über mehrere Wochen, am besten vor dem Schlafengehen und an einem ruhigen Ort.

Wenn Sie die Technik sicher anwenden können, können Sie pro Woche ein bis zwei Albträume auswählen, die sie dann jeweils verändern und die neue Version täglich imaginieren. Wenn irgendwelche Schwierigkeiten auftreten, halten Sie bitte Rücksprache mit Ihrer Therapeutin.

AB 95 Traumtagebuch zur Begleitung der Albtraumbehandlung

P

Um den Themen und der Häufigkeit der Albträume sowie deren Veränderung im Rahmen der Albtraumbehandlung auf die Spur zu kommen, können Sie ein Traum-Tagebuch führen. Legen Sie sich dazu dieses Protokoll und einen Stift am Bett bereit.
Es ist hilfreich, wenn Sie die Träume direkt nach dem Aufwachen in der Nacht aufschreiben, da die Erinnerung an die Träume schnell verblasst. Falls dies nicht möglich ist, notieren Sie sich den Traum direkt am nächsten Morgen vor dem Aufstehen. Vielleicht finden Sie eine »Überschrift« für den Traum, der das Thema des Traums widerspiegelt (z. B. Verfolgt-Werden, Fallen, …).
Wenn Sie mit der Alptraumbehandlung begonnen haben, prüfen Sie, ob Sie Veränderungen wahrnehmen.

Datum	**»Überschrift« des Traums**	**Traumerinnerung (Inhalt des Traums)**	**Reaktion auf den Traum (Gefühle, Gedanken, Körperempfindungen)**	**Höhe der Belastung (0–100)***	**Gibt es Veränderungen?**

* 0 = gar nicht belastend
100 = sehr stark belastend

AB 96 Fantasiereise Bach – Anleitung für eine Imaginationsübung zur Vorstellung eines positiven Bilds

P T

Bitte nehmen Sie eine für Sie bequeme und aufrechte Sitzhaltung ein ... ruckeln Sie sich nochmal zurecht ... legen Sie Ihre Hände auf der Lehne oder in Ihrem Schoß ab ... stellen Sie Ihre Füße fest auf den Boden ...

Sie können die Augen schließen, wenn Sie möchten ... oder Sie lassen die Augen offen, wenn Ihnen dies angenehmer ist. Suchen Sie sich dann einen Punkt im Raum, auf dem Sie Ihren Blick ruhen lassen können. Spüren Sie nochmal den Boden unter Ihren Füßen, spüren Sie, wo der Körper Kontakt zur Rückenlehne und Sitzfläche hat ... Atmen Sie in Ruhe ein paar Atemzüge bewusst ein und aus.

Stellen Sie sich Folgendes vor. Sie stehen auf einem Hügel und blicken über die weite, grüne Landschaft vor Ihnen. Sie sehen vor sich einen Bach, der sich durch die Wiesen schlängelt und in der Ferne die Ausläufer eines Waldes. Sie gehen den Hügel hinunter und stehen nun am Ufer des Baches. Eine Weide lässt ein Stück weiter ihre Äste ins Wasser hängen. Sie ziehen sich Ihre Schuhe aus und spüren unter Ihren Füßen das weiche Gras. Sie hören, wie das Wasser rauscht und über die Steine plätschert. Sie setzen sich ans Ufer auf einen großen, bequemen Baumstumpf und hören dem Vogelzwitschern zu. Neben Ihnen entdecken Sie einen Strauch mit Brombeeren. Sie pflücken eine Beere und probieren diese. Sie schmecken die Süße. Die Luft riecht frisch und klar. Die Sonnenstrahlen tanzen auf dem Wasser und Sie genießen die wohlige Sonnenwärme auf Ihrer Haut. Verweilen Sie noch einen Augenblick an diesem angenehmen Ort und nehmen Sie noch einmal bewusst wahr, was Sie an diesem Ort hören, sehen, riechen, schmecken und ertasten und spüren.

Kommen Sie nun in Ihrem Tempo ins Hier und Jetzt zurück ... atmen Sie tief ein und aus ... bewegen Sie Ihre Hände ... drücken Sie Ihre Füße leicht in den Boden ... und öffnen Sie die Augen ... schauen Sie sich um ... wenn Sie möchten, können Sie aufstehen und sich nochmal strecken und recken.

Fragen zur Reflexion

- Wenn Sie sich erneut die Szene am Bach in Erinnerung rufen: Was konnten Sie sich am besten vorstellen?
- Was haben Sie in der Vorstellung wahrgenommen? Was konnten Sie sehen, hören, riechen, schmecken, ertasten und spüren?
- Konnten Sie den Bach vor sich sehen?
- Haben Sie die Geräusche des Wassers wahrgenommen?
- Konnten Sie die Sonnenwärme auf Ihrem Gesicht spüren?
- Konnten Sie sich vorstellen, wie die Luft gerochen hat?
- Konnten Sie in Ihrer Vorstellung auf den Bach zugehen?
- Haben Sie in Ihrer Vorstellung noch weitere Dinge wahrgenommen?

Notizen:

....

....

....

Wählen Sie bitte einen Traum mittlerer Belastung aus Ihrem Traumtagebuch aus. Beschreiben Sie nun in Grundzügen den Inhalt des Traumes.

Schreiben Sie bitte in der Ich-Form und in der Gegenwart (z. B. Ich werde verfolgt …, Ich sehe …). Die folgenden Fragen können Ihnen helfen, den Traum aufzuschreiben. Notieren Sie alles, was Ihnen einfällt, auch wenn es auf den ersten Blick unwichtig, peinlich oder eigenartig erscheint. Nutzen Sie auch die verschiedenen Sinnesebenen und schreiben Sie auf, was Sie ggf. sehen, hören, schmecken, riechen, spüren und ertasten.

Haben Sie das Geschehen im Traum selbst erlebt oder handelt es sich um ein fiktives, unrealistisches Geschehen?

……

Sind Sie selbst als Person im Traum beteiligt oder beobachten Sie das Geschehen?

……

Wie beginnt der Traum? Was passiert im Traum? Welche Personen sind beteiligt? Welches Verhalten zeigen Sie in dem Traum? Wie endet der Traum?

……

……

……

……

……

Welche Gedanken haben Sie im Traum?

……

……

Welche Gefühle haben Sie im Traum?

……

……

Gibt es eine mögliche Überschrift für den Traum?

……

Einen Albtraum umschreiben: das Drehbuch verändern

Albträume sind innere Filme und existieren in Ihrer Vorstellung. Sie können das Drehbuch dieses inneren Films umschreiben und den Inhalt so verändern, wie Sie es möchten und hilfreich finden. Ihrer Fantasie sind dabei keine Grenzen gesetzt. Sie allein bestimmen, was in dem Traum passiert. Nutzen Sie Ihre verschiedenen Sinnesebenen und schreiben Sie auf, was Sie ggf. sehen, hören, schmecken, riechen, spüren und ertasten.

Beginnen Sie das neue Drehbuch mit dem Anfang des ursprünglichen Traums und verändern diesen dann so, dass der Traum für Sie nicht mehr bedrohlich oder belastend ist. Überlegen Sie ganz in Ruhe, wie Sie den Traum umgestalten wollen, sodass er eine neutrale bis positive Richtung bekommt. Wenn Sie eine Variante gefunden haben, mit der Sie sich wohlfühlen, schreiben Sie diese detailliert bis zum Ende des Traums auf. Schreiben Sie dabei bitte in der Ich-Form und verwenden Sie die Gegenwartsform.

Schildern Sie zunächst den Beginn des Traums …

....

....

....

… und nun beschreiben Sie, wie es in Ihrer veränderten Version des Traums weitergeht …

....

....

....

....

....

....

....

....

… bis Sie zu einem Ende Ihres Traums kommen, das für Sie nicht mehr belastend ist und mit dem Sie sich wohlfühlen.

....

....

....

AB 99 Anleitung zur Imaginationsübung für die Vorstellung des veränderten Traums

P T

Bitte nehmen Sie eine für Sie bequeme Sitzhaltung ein … ruckeln Sie sich nochmal zurecht … legen Sie Ihre Hände auf der Lehne oder in Ihrem Schoß ab … stellen Sie Ihre Füße fest auf den Boden … Sie können auch ein Körperteil bewusst anspannen, um sich Ihrer Kontrolle während der Übung sicher zu sein …

Sie können die Augen schließen, wenn Sie möchten … oder Sie lassen die Augen offen, wenn Ihnen dies angenehmer ist. Suchen Sie sich dann einen Punkt im Raum, auf dem Sie Ihren Blick ruhen lassen können … Spüren Sie, wo der Körper Kontakt zur Rückenlehne und Sitzfläche hat … Spüren Sie noch einmal den Boden unter Ihren Füßen.

Atmen Sie in Ruhe ein und aus, spüren Sie, wie Ihr Brustkorb sich anhebt und wieder senkt.

Stellen Sie sich nun den veränderten Trauminhalt vor Ihrem inneren Auge in allen Einzelheiten vor … in normalem Tempo, weder schnell noch in Zeitlupe …
Nehmen Sie sich die Zeit, die Sie brauchen und stellen Sie das sich veränderte Geschehen vollständig bis zum Ende des Traums vor.

Wenn Sie so weit sind, kommen Sie nun ins Hier und Jetzt zurück … atmen Sie tief durch, bewegen Sie Ihre Hände … drücken Sie Ihre Füße leicht in den Boden … und öffnen Sie die Augen … schauen Sie sich um … wenn Sie möchten, können Sie aufstehen und sich noch einmal strecken und recken.

Hinweis: Während der therapeutischen Sitzung ist es auch möglich, dass die Therapeutin Sie durch Fragen nach dem Ablauf des Inhalts oder die teilweise Beschreibung des neuen Traums durch die Imaginationsübung begleitet. Dies bietet sich insbesondere bei den ersten Übungsdurchführungen an.

Reflexion

Wie ist es Ihnen mit dem veränderten Trauminhalt ergangen? Wie haben Sie sich gefühlt? Sind Sie zufrieden mit der Veränderung?

....

....

Wenn Sie mit dem Ablauf noch nicht zufrieden sind oder der Traum weiterhin negative Gefühle auslöst, können Sie diesen weiter verändern. Notieren Sie hier bitte Ihre Ideen.

....

....

Falls Sie etwas verändern möchten: Schreiben Sie bitte die neue Variante des gesamten Ablaufs Ihres Traums noch einmal auf einem separaten Blatt für sich auf.

6 Integration und Rückfallprophylaxe

6.1 Einführung

Bei der traumatherapeutischen Behandlung stellen die Bereiche *Stabilisierung* und *traumafokussierte Arbeit* zumeist die Schwerpunkte dar. Nach gelungener Auseinandersetzung mit den traumatischen Erinnerungen und den assoziierten Symptomen wie dysfunktionalen Überzeugungen öffnet sich oftmals das Fenster zur therapeutischen Arbeit an weiteren Themen. Dazu können Aspekte der Trauerarbeit und Akzeptanz des Erlebten sowie der Neuorientierung und (Wieder-)Aufnahme von Aktivitäten, der Ressourcenstärkung oder Entwicklung einer neuen Lebensperspektive in Bezug auf Beruf und Ausbildung sowie der Beginn einer neuen Partnerschaft gehören. Auch Überlegungen bezüglich der Erstattung einer Strafanzeige oder des Kontakts zu (früher) schädigenden Personen (z. B. Kontaktabbruch) können hier Themen sein. Unter der Überschrift »Integration« können des Weiteren komorbide oder sekundäre Beschwerden und Funktionsbeeinträchtigungen (z. B. Depression, Schmerzstörungen, sexuelle Probleme, Selbstwertprobleme oder Schwierigkeiten in der Gestaltung sozialer Kontakte) Raum in der Behandlung bekommen. Auch die Rückfallprophylaxe und ein gelungener Abschluss mit gemeinsamem Rückblick auf die Behandlung (z. B. anhand der zu Beginn festgelegten Therapieziele) ist Teil dieser Behandlungsphase. Es sollte bei der Therapieplanung, wenn möglich, bewusst Zeit eingeplant werden, um ausgewählten, für die weitere Lebensgestaltung wichtigen Themen Raum geben zu können.

Posttraumatische Reifung

Einen möglichen Rahmen für die therapeutische Haltung gibt das Konzept der posttraumatischen Reifung (»posttraumatic growth«), welches positive psychologische Veränderungen, die von Betroffenen als Ergebnis oder Folge des Bewältigungsprozesses von extrem belastenden Lebensereignissen berichtet werden, umfasst (Maercker, 2019; Zöllner et al., 2006; Tedeschi et al., 2015). Zu den Teilbereichen dieses posttraumatischen Wachstums gehören z. B. eine erhöhte Wertschätzung des Lebens, ein intensiviertes spirituelles Bewusstsein, eine Intensivierung persönlicher Beziehungen oder das Entdecken neuer persönlicher Entwicklungspfade (z. B. beruflich).

In diesem Kapitel können mögliche Themenbereiche dieser Behandlungsphase, die insbesondere auf typische mit PTBS verknüpfte sekundäre Probleme fokussieren, nur angerissen werden, für eine Vertiefung wird auf die angegebene Literatur verwiesen

Weiterführende Literatur

Für das Thema *traumaassoziierte sexuelle Probleme* ist Büttner (2017), bei chronischen Schmerzen Liedl et al. (2013), zum Thema *Akzeptanz* Folette und Pistorello (2012) und zum Thema *Mitgefühl* Gilbert (2013) empfehlenswert.

Für Patientinnen bieten sich zum Thema sexuelle bzw. Partnerschaftsprobleme Büttner et al. (2020) und speziell für Frauen Nagosky (2015) an, sowie zum Aufbau von Mitgefühl für sich selbst Neff (2013). Bei Reddemann und Dehner-Rau (2020) sowie Dolan (2009) sind Aspekte der Neuorientierung und Ressourcenstärkung in ein Selbsthilfebuch bei traumatischen Erfahrungen integriert.

6.2 Arbeitsmaterial

INFO 74 Positive Stimmungsspirale

Dieses Informationsblatt enthält eine bildliche Darstellung zur Verdeutlichung der positiven Auswirkung des Aktivitätengrads auf das psychische Befinden.

AB 100 Fundgrube für angenehme Aktivitäten
Dieses Arbeitsblatt beinhaltet eine Liste positiver Aktivitäten mit Bewertungsskala.

AB 101 Mein soziales Netz
Dieses Arbeitsblatt bietet die Möglichkeit, den aktuellen Umfang des als unterstützend und positiv erlebten sozialen Netzes abzubilden. Weiterhin können hilfreiche Kontakte für Krisenzeiten gekennzeichnet werden. Es ermöglicht darüber hinaus, mit Patientinnen ins Gespräch zu kommen, an welchen Stellen und wie sie ihr soziales Netz verändern oder erweitern möchten.

AB 102 Etwas Positives für sich mit anderen gestalten
Diese Übung zur Stärkung der Verbindung mit anderen Personen und zur (Wieder-)Aufnahme angenehmer Aktivitäten nach Baranowsky und Gentry (2015) unterstützt Patientinnen darin, soziale Aktivitäten in verschiedenen Bereichen wie Sport oder Kreativität zu planen und auszuprobieren. Angenehme soziale Aktivitäten sind ein wichtiger Schutzfaktor gegen Stress, bieten Raum zur Stärkung der sozialen Kompetenzen und erlauben das Gefühl von Zugehörigkeit.

AB 103 Fantasiereise Strand und Meer
Bei dieser Übung zum Vorlesen handelt es sich um eine Fantasiereise mit dem Thema Strand und Meer. Sie hat das Ziel, angenehme Assoziationen und Empfindungen hervorzurufen, eine bewusste Entspannung zu ermöglichen und eine selbstfürsorgliche Nutzung mentaler Bilder anzuleiten. Zu dieser Übung ist eine Audiodatei im Online-Arbeitsmaterial verfügbar.

AB 104 Mein Energiehaushalt
Dieses Arbeitsblatt enthält die Anleitung zur Impacttechnik *Becherübung* nach Kowarowsky und von Puttkamer (2018), die sich zur Sichtbarmachung individueller alltäglicher Anforderungen einer Patientin eignet und die eigene Energieverteilung beleuchtet.

AB 105 Der wohlwollende Teil in Ihnen
Dieses Arbeitsblatt unterstützt Patientinnen dabei, einen imaginativen liebevollen Begleiter (orientiert an Gilbert, 2010, und Müller-Engelmann & Kümmerle, 2020) zu erarbeiten. Mit dessen Hilfe kann eine wohlwollende Haltung sich selbst gegenüber gestärkt werden. Der liebevolle Begleiter kann in schwierigen Situationen zur Hilfe genommen werden, um einen positiven Selbstbezug aufrechtzuerhalten. Darüber hinaus kann er dabei unterstützen, eine wohlwollende Haltung sich selbst gegenüber in Bezug auf die erlebten Traumata aufzubauen. Beachtet werden sollte, dass als liebevoller Begleiter kein Mensch gewählt werden sollte, den man persönlich kennt, da dann reale Konflikte den wohlwollenden Bezug zu sich selbst erschweren könnten. Ebenfalls nicht gewählt werden sollte eine religiöse Figur, da hierdurch Schuld-Assoziationen hervorgerufen werden könnten.

INFO 75 Absorptionstechnik – Beschreibung
Auf diesem Informationsblatt wird die Absorptionstechnik (Hofmann, 2014) in einer vereinfachten Variante ohne bilaterale Stimulation (nach Rost & Overkamp, 2018) vorgestellt. Die Technik ermöglicht die Aktivierung von persönlichen Ressourcen einer Patientin und die Verknüpfung mit einer aktuellen oder anstehenden belastenden Situation. Durch die emotionale Veränderung sollen eine Lösungsfindung und eine Verhaltensänderung unterstützt werden.

AB 106 Absorptionstechnik – Übungsanleitung
Dieses Arbeitsblatt enthält eine Anleitung zur Durchführung der Absorptionstechnik (Hofmann, 2014) in einer vereinfachten Variante (nach Rost & Overkamp, 2018) ohne bilaterale Stimulation. Damit kann die Technik auch außerhalb des EMDR eingesetzt werden.

AB 107 Ressourcenkiste
Dieses Arbeitsblatt eröffnet die Möglichkeit, wichtige Erkenntnisse, positive (soziale) Erfahrungen, (neue) Kompetenzen und Bewältigungsstrategien, die sich im Rahmen der Therapie oder begleitend dazu entwickelten, zusammenzustellen. Dazu gehören auch stärkende Affirmationen oder funktionale

Einstellungen sowie Strategien der Selbstfürsorge. Die Reflexion und Sammlung dieser Ressourcen kann Teil der Rückfallprophylaxe sein. Eine Alternative ist, die Ressourcenkiste im gesamten Behandlungsverlauf begleitend einzusetzen. Ferner kann zur praktischen Umsetzung eine Kiste oder Schatulle mit Symbolen, Merkzetteln, Bildern oder Skills gefüllt werden.

AB 108 Akzeptanz des Erlebten und Gestaltung der Zukunft
Dieses Arbeitsblatt leitet Patientinnen dabei an, zwischen Dingen, die sie verändern können und solchen, auf die sie keinen Einfluss haben, weil sie zum Beispiel in der Vergangenheit liegen, zu unterscheiden. Es stützt sich in Bezug auf den Umgang mit unveränderlichen Dingen auf den Unterschied zwischen dem damit verbundenen natürlichen Schmerz und dem Leid, das durch das Hadern mit der Vergangenheit entsteht (Bohus & Wolf-Arehult, 2013). Orientiert an der Dialektisch-Behavioralen Therapie werden Strategien zum Aufbau von Akzeptanz vermittelt.

INFO 76 Traumatisierung und Sexualität
Auf diesem Informationsblatt (nach Büttner, 2017) wird der Zusammenhang zwischen dem Vorliegen einer PTBS und sexuellen Störungen beschrieben. Therapeutinnen werden ermutigt, das Thema Sexualität in die Anamnese und Behandlung verstärkt mit einzubeziehen. Abschließend werden Hinweise auf weiterführende Literatur und Ratgeber für Patientinnen gegeben.

AB 109 Kontakt zu (früheren) Tätern und Täterinnen gestalten
Dieses Arbeitsblatt kann genutzt werden, um den Kontakt zu (früheren) Tätern und Täterinnen sowie anderen beteiligten Personen (z. B. nicht schützender Elternteil) zu betrachten und zu reflektieren, ob ein Kontakt aufrechterhalten und wie er gestaltet werden soll. Dabei sollte dieses Arbeitsblatt nur zur Anwendung kommen, wenn heute keine Gefahr mehr vom Täter ausgeht. Bei Gefährdung ist die Ergreifung von Maßnahmen zur Verbesserung der äußeren Sicherheit notwendig. Für Patientinnen ist zum Thema Kontaktgestaltung mit Tätern sexuellen Missbrauchs das umfassende Selbsthilfebuch von Bass und Davis (2009) zu empfehlen.

AB 110 Meine Rückfallprophylaxe zur PTBS
Trotz erfolgreicher traumafokussierter Behandlung und Symptomreduktion kann es zukünftig, z. B. in belastenden Lebensphasen und bei Kontakt mit Auslösereizen, zu einer kurz- oder mittelfristigen Wiederkehr der Symptome bzw. erhöhter Belastung kommen. Wichtig ist, dies sowie hilfreiche Bewältigungsstrategien mit Patientinnen zu besprechen. Dieses Arbeitsblatt kann im Rahmen der Rückfallprophylaxe am Ende der Behandlung eingesetzt werden.

AB 111 Rückblick auf meinen Therapieweg
Dieses Arbeitsblatt ermöglicht eine gemeinsame Rückschau auf die verschiedenen Phasen der Behandlung der PTBS. Mithilfe der Metapher einer Wanderung können das Erreichen von (Etappen-) Zielen und mögliche Herausforderungen und Schwierigkeiten und deren Bewältigung sowie wichtige Erkenntnisse reflektiert und zusammengetragen werden. Dieses Arbeitsblatt kann im Rahmen der Rückfallprophylaxe am Ende der Behandlung eingesetzt werden.

Die eigene Stimmung hängt eng mit unserem Aktivitätslevel zusammen. Es ist verständlich, dass es Menschen bei negativer Stimmung schwerfällt, sich zu Alltagsaufgaben und angenehmen Aktivitäten aufzuraffen. Jedoch kann sich durch Aktivitäten die Stimmung schrittweise verbessern.

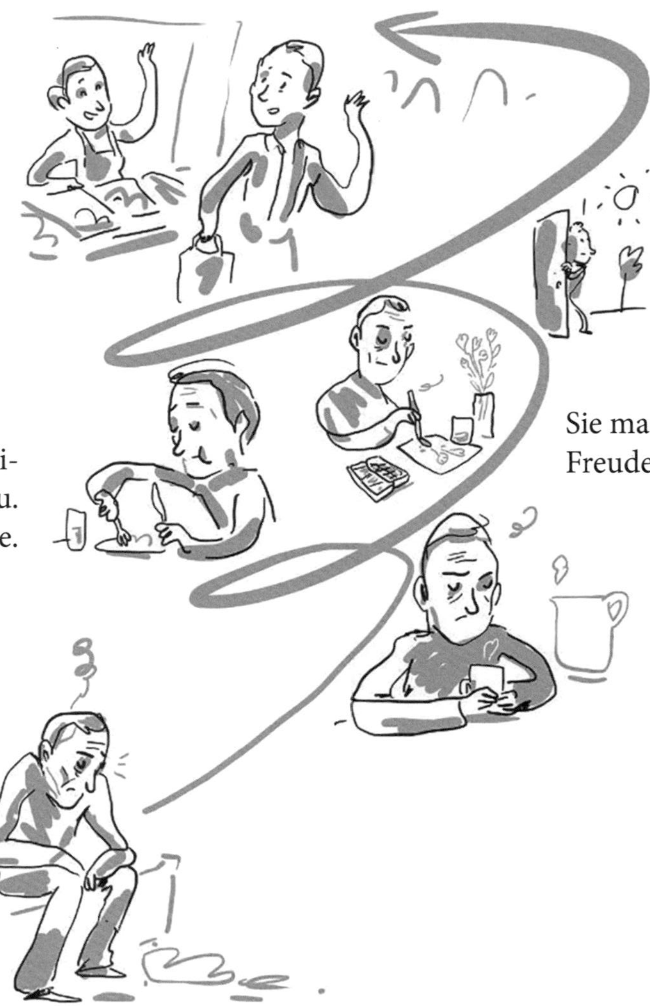
Ihre Stimmung hat sich verbessert. Sie planen weitere Unternehmungen und haben mehr Energie.
Beim Einkaufen unterhalten Sie sich mit der Verkäuferin.
Sie gehen raus und machen einen Spaziergang.
Sie machen etwas, das Ihnen Freude bereitet.
Sie raffen sich auf und bereiten sich eine Mahlzeit zu. Sie essen in Ruhe.
Sie nehmen sich Zeit zum Wachwerden, trinken erstmal einen Tee.
Sie stehen auf, haben schlecht geschlafen. Ihre Energie ist auf einem niedrigen Level. Alles fühlt sich schwer an.

Es gibt eine Fülle angenehmer Aktivitäten, wie z. B. einem Hobby nachzugehen, einen Ausflug ans Meer zu machen oder ein Instrument zu lernen. Wichtig ist jedoch, dass die jeweilige Aktivität zu Ihnen passt. Überprüfen Sie für sich, welche angenehmen Aktivitäten sie schon kennen und mögen, welche Sie (wieder) aufnehmen können bzw. welche Sie neu ausprobieren möchten. Hier finden Sie Ideen für Aktivitäten, die mit wenig Aufwand machbar sind.

Aktivitäten		**Passt für mich**
In der Natur	spazierengehen im Grünen	
	auf einer Parkbank sitzen und den Blick schweifen lassen	
	Geräuschen (z. B. Vogelzwitschern) lauschen	
	Blumen betrachten und an ihnen riechen	
	Barfuß laufen	
	Tiere/Vögel beobachten	
	in der Sonne sitzen	
Kreativ werden	malen und zeichnen	
	Musik machen (z. B. singen)	
	schreiben (z. B. Gedichte, Blog, Postkarte, Tagebuch)	
	basteln (z. B. ein Fensterbild)	
	fotografieren / Fotos bearbeiten	
	stricken und nähen	
Mit anderen gemeinsam	sich zu einem Kaffee/Tee verabreden	
	sich unterhalten/austauschen	
	Kuscheln / sich in den Arm nehmen	
	etwas unternehmen (z. B. Ausflug)	
	jemandem helfen	
	ein Spiel spielen (z. B. Karten, Schach)	
Entspannung	eine warme Dusche oder ein Bad nehmen	
	sich strecken und räkeln	
	eine Atemübung machen	
	Tagträumen / sich positive Bilder vorstellen	

Aktivitäten		**Passt für mich**
Sport und Bewegung	walken oder joggen	
	Gymnastik machen	
	Fahrrad fahren	
	tanzen	
Zu Hause	Computerspiele / soziale Medien	
	Essen zubereiten (z. B. Kekse backen)	
	etwas neu gestalten/dekorieren (z. B. Bilder aufhängen)	
	lesen (z. B. Romane, Zeitschriften, …)	
	die Füße hochlegen und eine Pause machen	
	sich pflegen (z. B. eincremen, Haare bürsten, Nägel lackieren, Parfum …)	
	puzzeln und rätseln (z. B. Sudoku)	
	Musik hören	
	Serien/Filme gucken	
	Gartenarbeit / sich um Pflanzen kümmern	
Kulturelle Aktivitäten	einen Film im Kino anschauen	
	ins Theater/Konzert gehen	
	Ausstellungen besuchen	
	Vorträge anhören	
	Märkte/Veranstaltungen besuchen	
Eigene Ideen:		

Das eigene soziale Netz – Freunde, Familie, Arbeitskollegen, professionelle Hilfspersonen etc. – kann ein wichtiger Halt sein. Die Möglichkeit, jemanden in der Krise anzurufen, gemeinsam Zeit mit angenehmen Aktivitäten zu verbringen oder praktische Hilfe im Alltag können eine wichtige Unterstützung für Sie darstellen. Es kann sein, dass sich Ihr Blick auf Ihr soziales Netz im Laufe der Behandlung verändert hat. Vielleicht betrachten Sie manche Beziehungen nun in anderer Weise, z. B. achten Sie mehr auf Gegenseitigkeit und Ihre eigenen Bedürfnisse. Oder Sie haben wieder mehr Interesse am Eingehen neuer Kontakte und es fällt Ihnen leichter, Beziehungen aufrechtzuerhalten.

Auf der folgenden Seite sehen Sie ein Kreisdiagramm, welches Sie nutzen können, um Ihre sozialen Kontakte hineinzuschreiben. Die fünf Felder des Kreisdiagramms beziehen sich auf die möglichen Lebensbereiche, in denen Sie Kontakte pflegen. Dazu gehören Freundschaften, Freizeitaktivitäten und Hobbys, Familie, Partnerschaft, Beruf und Ausbildung und professionelle Hilfsangebote. Ein Feld können Sie selbst benennen.

Das soziale Netz erfassen

Notieren Sie im Kreisdiagramm alle Kontakte, die Sie als unterstützend wahrnehmen. Je wichtiger die Person Ihnen ist, desto näher schreiben Sie diese an die Mitte des Kreises.

Wichtig

Es kommt nicht auf die Anzahl der Personen an oder auf die Häufigkeit der Treffen, sondern darauf, wie Sie die Beziehung zu diesen Menschen wahrnehmen. Die Qualität des Kontakts ist wichtig. Manche Menschen sehen Sie vielleicht sehr selten, etwa weil diese weit entfernt wohnen, trotzdem können Sie sich Ihnen nahe fühlen. Soziale Netze verändern sich über die Zeit. Ein Netz kann weiter geknüpft werden, sodass neue Menschen dazukommen können.

In Krisen ist es hilfreich, ein Sicherheitsnetz aus unterstützenden Kontakten zu haben. Markieren Sie die Menschen in Ihrem sozialen Netz farbig, die Sie anrufen oder anschreiben können, wenn Sie sich belastet fühlen und konkrete Unterstützung (z. B. ein offenes Ohr für Ihre Sorgen) brauchen. Zu diesen Personen gehören auch die professionellen Hilfsangebote, z. B. Ihr Therapeut oder Ihre Therapeutin und Ihre Hausarztpraxis.

Vielleicht bemerken Sie bei dem Ausfüllen des Arbeitsblatts auch, dass Sie Ihr soziales Netz ausbauen oder verändern möchten. Besprechen Sie mit Ihrer Therapeutin, welche Möglichkeiten es gäbe, neue Menschen kennenzulernen oder bestehende Kontakte zu vertiefen oder anders zu gestalten. Beispielsweise könnten Sie über ein gemeinsames Interesse oder Hobby (z. B. Sportgruppe, Handarbeitskurs, Leseclub, Bildungsangebote, ehrenamtliche Tätigkeit) in einem strukturierten Rahmen mit anderen Menschen Zeit verbringen und schrittweise Kontakte knüpfen.

Mein soziales Netz

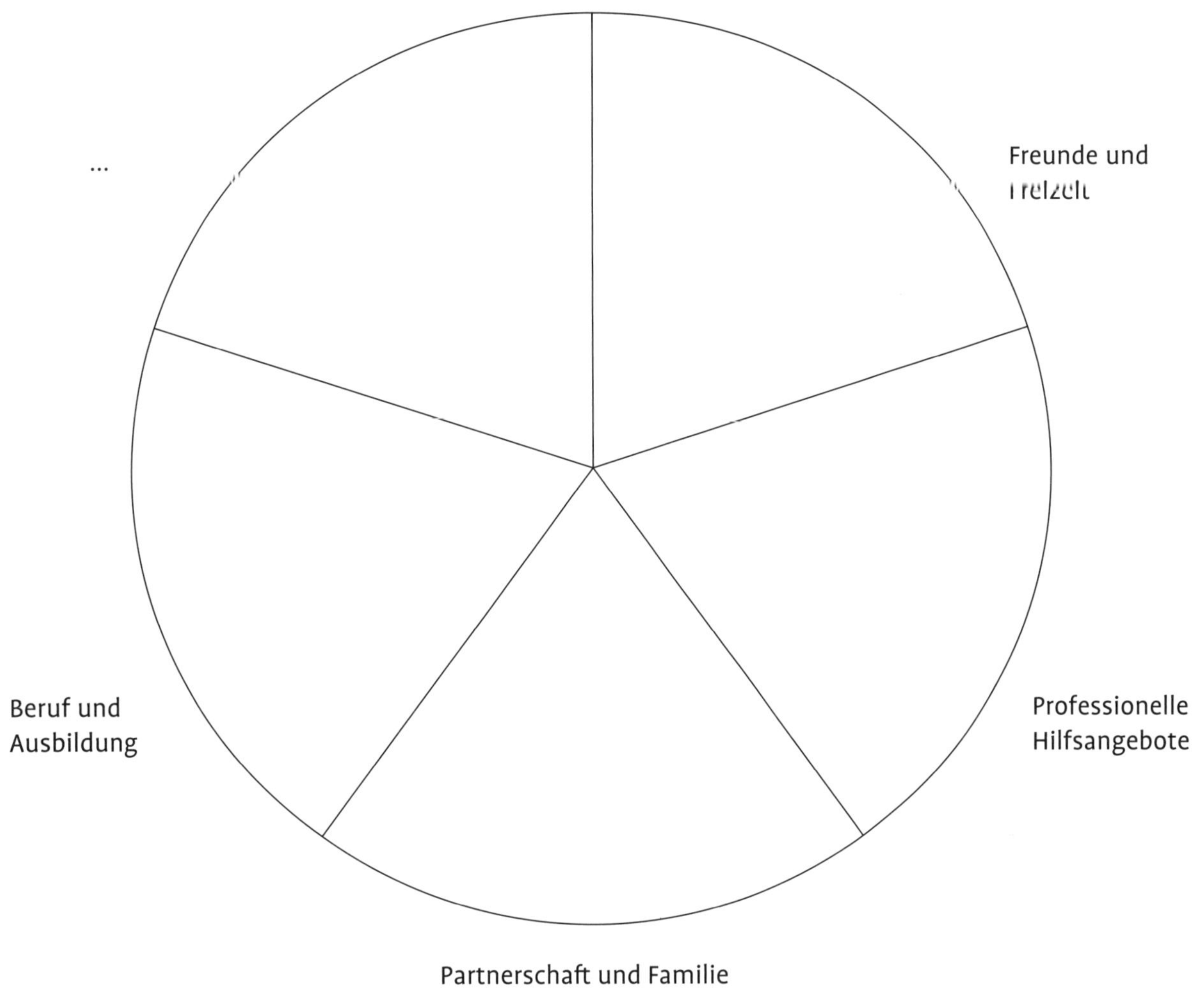

AB 102 Etwas Positives für sich mit anderen gestalten **P**

Angenehme Aktivitäten, die in einem sozialen Rahmen (z. B. in der Gruppe oder in einem Verein) stattfinden, können viel Freude machen und das Gefühl der Zugehörigkeit stärken. Sie bieten die Gelegenheit, andere Menschen kennenzulernen und neue Dinge, z. B. eine Sportart, zu lernen. Diese Übung kann Sie darin unterstützen, Ideen für Aktivitäten mit anderen zu bekommen und diese auszuprobieren oder wieder aufzunehmen.

Welche Aktivitäten aus den folgenden Bereichen könnten Sie interessieren? Lassen Sie sich inspirieren und überlegen Sie weitere Optionen und Aktivitäten für diese Bereiche. Die Aktivitäten sollten einen sozialen Bezug haben, z. B. in der Gruppe stattfinden.

Körperliche Aktivitäten:

Fussball, Yoga, schwimmen, wandern, spazierengehen, joggen, Fahrradfahren, Volleyball, kegeln, Bogenschießen, Thai Chi, …

Kreative Aktivitäten:

Mal-/Zeichenkurs, Kreatives Schreiben, Nähen, Stricken, Fotografieren, Kochkurs, …

Spirituelle Aktivitäten:

Meditation lernen, sich mit einer Religion beschäftigen, …

Intellektuelle Aktivitäten:

Buchclub, Volkshochschulkurs, Gasthörerkurs an der Universität, Programmieren lernen, eine neue Sprache lernen, …

Ehrenamtliche Aktivitäten:

in einem Verein mitarbeiten, der sich z. B. für Natur-und Tierschutz einsetzt, Gemeindearbeit (z. B. Feste mitorganisieren), …

Suchen Sie sich nun eine oder zwei Aktivitäten aus, welche Sie ausprobieren möchten. Informieren Sie sich, ob und wo diese Aktivitäten in Ihrer Umgebung angeboten werden (z. B. Volkshochschule, Sportverein, Gemeindezentrum, soziale Medien). Sie können sich auch für die Aktivität, z. B. Spazierengehen, mit Bekannten verabreden. Geben Sie der Aktivität eine Chance, einen guten Eindruck bekommt man oft erst nach einem mehrmaligen Austesten. Wenn Sie Freude daran haben, behalten Sie diese bei. Wenn die Aktivität Ihnen nicht gefällt, probieren Sie eine andere aus.

Nehmen Sie sich die Zeit, schrittweise Aktivitäten, die Ihnen Freude bereiten und die sie in Gesellschaft anderer machen können, aufzubauen. Versuchen Sie zwei bis drei Aktivitäten regelmäßig (mind. einmal pro Monat) nachzugehen.

Notieren Sie nun bitte diese Aktivitäten.

Aktivität: ....

Aktivität: ....

Sie können diese Übung jederzeit beenden, wenn Sie sich dabei unwohl fühlen oder sich negative Bilder in Ihre Vorstellung drängen. Sie haben zu jeder Zeit die Kontrolle über alles, was geschieht … versuchen Sie meiner Stimme zu folgen und sich die beschriebenen Orte und Empfindungen vorzustellen …

Bitte nehmen Sie eine für Sie bequeme Sitzhaltung ein … ruckeln Sie sich nochmal zurecht … legen Sie Ihre Hände auf der Lehne oder in Ihrem Schoß ab … stellen Sie Ihre Füße fest auf den Boden …

Sie können die Augen schließen, wenn Sie möchten … oder Sie lassen die Augen offen, wenn Ihnen dies angenehmer ist. Suchen Sie sich dann einen Punkt im Raum, auf dem Sie Ihren Blick ruhen lassen können …

… Spüren Sie nochmal den Boden unter Ihren Füßen … spüren Sie, wo Ihr Körper Kontakt zur Rückenlehne und Sitzfläche hat …

Atmen Sie ruhig ein und aus … spüren Sie, wie der Brustkorb und der Bauch sich beim Einatmen anheben und beim Ausatmen langsam wieder senken … atmen Sie in Ihrem Tempo ein und aus … spüren Sie, wie Sie langsam zur Ruhe kommen …

Ich möchte Sie auf eine Reise zum Strand einladen … Ich möchte Sie bitten, sich vorzustellen, dass Sie durch eine grasbewachsene Dünenlandschaft gehen … Sie schauen sich in Ruhe um … Was sehen Sie? Es weht ein leichter, angenehm warmer Wind … Vielleicht können Sie schon den salzigen Geruch des Meeres wahrnehmen? … Im Grün und sandigem Braun der Dünen entdecken Sie kleine Farbtupfer … Wildblumen blühen an den Hängen … Können Sie den Duft der Blüten riechen?

Sie gehen einen kleinen Weg entlang, der sich durch die Dünen zum Strand schlängelt … Sie können das Meer schon in der Ferne rauschen hören … die Sonne scheint und es ist angenehm warm … Spüren Sie die Wärme auf Ihrem Gesicht?

Sie können den Strand nun sehen … der gelbbraune Sand breitet sich wie ein großes Tuch vor Ihnen aus … dahinter liegt das Meer … Wie fühlt sich der Sand an? Können Sie ihn an Ihren Füßen spüren?

Sie haben den Strand ganz für sich und gehen langsam zum Wasser hinunter …

Die Wellen laufen auf den Strand zu … das Wasser glitzert und schäumt … Wenn Sie möchten, können Sie mit den Füßen ins Wasser gehen … Verweilen Sie Sie einen Moment … Sie können Ihren Blick bis zum Horizont schweifen lassen … atmen Sie tief ein und aus … riechen Sie nochmal …

Sie spüren, wie der leichte Wind Ihre Haare bewegt … es kribbelt angenehm …

Wenn Sie möchten, können Sie sich auf einem großen Badetuch an den Strand legen oder setzen … die Sonne ist angenehm warm und Sie spüren die Wärme auf Ihrem Körper … Sie spüren, wie sich Ihr Gesicht unter dem warmen Sonnenlicht entspannt … Ihre Schultern lockern sich … Genießen Sie diesen Moment … und verweilen Sie noch etwas an diesem schönen und einladenden Ort …

Vielleicht möchten Sie etwas von diesem Ort mitnehmen, vielleicht eine Muschel oder einen kleinen Stein … suchen Sie sich etwas aus, was Sie an diesen Ort erinnert … Können Sie den kleinen Gegenstand in Ihrer Hand spüren? Dies wird Ihnen dabei helfen, wieder an diesen Strand zurückzukehren, wenn Sie es möchten …

Schauen Sie sich nochmal um und nehmen Sie wahr, wie wohl Sie sich dort fühlen …

Nehmen Sie in Ruhe Abschied von Ihrem Strand ….

Kommen Sie nun in Ihrem Tempo ins Hier und Jetzt zurück … bewegen Sie Ihre Hände … drücken Sie Ihre Füße leicht in den Boden … und öffnen Sie die Augen … schauen Sie sich um … wenn Sie möchten, können Sie aufstehen und sich nochmal strecken und recken.

Die hier dargestellte Becherübung gehört zu den Impacttechniken. Sie macht direkt erfahrbar, wie wir unsere tägliche Kraft und Energie an verschiedene Lebensbereiche mit ihren Anforderungen aufteilen und wird häufig im Bereich der Stressbewältigung eingesetzt. Ziel der Übung ist zum einen eine Verdeutlichung der individuellen aktuellen und längerfristigen Anforderungen, die die Patientinnen an sich selbst stellen oder die vom sozialen Umfeld eingefordert werden. Zum anderen soll bei der Patientin einen Denkprozess angestoßen werden, wie sie ihre Energie aktuell einsetzen und ob es Veränderungspotenziale gibt.

Patientinnen mit Traumafolgestörungen haben oft Schwierigkeiten beim Umgang mit Stress und versuchen den Alltagsanforderungen mit viel Aufwand gerecht zu werden. Oftmals werden dabei eigene Grenzen zu wenig beachtet und bestehende Prioritäten bezüglich des Energieeinsatzes kaum hinterfragt. Diese Übung kann einen kleinen Anstoß geben, um die individuelle Situation genauer zu betrachten.

Die Becherübung: Vorgehen

Der erste Schritt ist, einen Ist-Zustand zu erheben, welcher verdeutlicht, für welche Anforderungen die Patientinnen aktuell ihre Energie einsetzen. Dazu wird eine größere Anzahl Pappbecher (mind. 20) sowie ein Stift benötigt. Die Patientinnen werden aufgefordert, die Becher mit den unterschiedlichen Anforderungen zu beschriften. Die Beschriftungen sollen möglichst alltagsnah und konkret sein, Oberthemen wie »Familie« werden aufgeteilt in Unterthemen wie z. B. »mein Partner« oder »mein Sohn«. Die beschrifteten Becher werden auf einer Unterlage aufgestellt.

Im nächsten Schritt geben Sie der Patientin ein Gefäß oder eine Flasche mit einer begrenzten Menge Wasser (z. B. ½ Liter). Das Wasser stellt die Energie dar, die der Patientin zur Verfügung steht. Nun fordern Sie diese auf, das Wasser auf die Becher zu verteilen, so dass jeder Becher entsprechend der Energie, die aktuell in diesen Bereich fließt, Wasser erhält. Dies stellt sich für die Patientinnen oft als Herausforderung dar, da das Wasser in vielen Fällen als nicht ausreichend für alle beschrifteten Becher wahrgenommen wird.

Nun stellen Sie die Becher gemeinsam in eine Rangfolge bezüglich der Füllmenge mit sichtbarer Beschriftung auf und dokumentieren dies, z. B. mit einem Foto.

Anschließend bitten Sie die Patientin, das Wasser neu zu verteilen, sodass es ihrem gewünschten Sollzustand bezüglich des Energieeinsatzes für die verschiedenen Bereiche entspricht. Hierbei können auch einzelne neue Becher hinzugenommen werden, wenn der Patientin während der Übung Bereiche eingefallen sind, die ihr persönlich wichtig sind und in die noch keine Energie fließt. Auch hiervon wird eine Dokumentation mittels Foto erstellt.

Besprechung der Übung

In der Zusammenschau der Übung wird besprochen, in welchen Aspekten sich Ist- und Sollzustand unterscheiden und welche Prioritäten deutlich werden. Auch mögliche Veränderungspotenziale und Begrenzungen durch feststehende Rahmenbedingungen können aufgegriffen werden. Die Becher können der Patientin im Anschluss als Erinnerung an die Übung mitgegeben werden.

Ziel der Übung ist das Anstoßen eines Reflexionsprozesses. Daraus können sich Entscheidungen zur aktiven Umgestaltung bestimmter Anforderungen entwickeln, z. B. die Delegation von Aufgaben und die Aufnahme eines Hobbys. Gerade Veränderungen, die die Gestaltung sozialer Beziehungen betreffen und von inneren Schemata (z. B. »Ich muss hilfsbereit sein«, »Ich muss perfekt sein«) beeinflusst sind, bedürfen weiterer Vorbereitung, z. B. Rollenspiele zur Äußerung eigener Bedürfnisse oder kognitive Umstrukturierung dysfunktionaler Denkmuster.

Der wohlwollende Teil in Ihnen

P

Wenn man traumatische Situationen erlebt hat, ist es oft schwierig, einen positiven Bezug zu sich selbst aufrechtzuhalten. Viele Menschen mit PTBS neigen dazu, sich selbst zu kritisieren oder abzuwerten, und es fällt ihnen deutlich schwerer, mit sich selbst wohlwollend umzugehen als mit anderen.

Jeder Mensch hat jedoch einen wohlwollenden, wertschätzenden und unterstützenden Teil in sich, auch wenn dieser geschwächt und schwer wahrnehmbar sein kann. Im Folgenden geht es darum, mit dieser Fähigkeit in Kontakt zu treten und sie zu stärken. Hierfür kann es zu Beginn hilfreich sein, sich diesen wertschätzenden und unterstützenden Anteil in Form eines liebevollen Begleiters bildlich vorzustellen. Dieser liebevolle Begleiter kann eine menschliche Gestalt haben (z. B. die einer gutmütigen älteren Dame) oder die eines anderen Lebewesens (z. B. die eines weißen gutmütigen Wolfs oder einer Fantasiegestalt), er kann aber auch ganz abstrakt sein (z. B. ein warmes Licht oder eine Farbe). Wichtig ist, dass er zu Ihnen gehört und die folgenden Eigenschaften aufweist:

- **Eine tiefe Verbundenheit mit Ihnen**
  Damit ist der bedingungslose Wunsch gemeint, Ihnen zu helfen und Sie glücklich zu machen. Dazu zählen auch Freundlichkeit und Fürsorglichkeit.
- **Eine nicht-bewertende Haltung**
  Ihr »liebevoller Begleiter« kritisiert Sie nicht und verurteilt Sie nicht. Er unterstützt Sie und nimmt Sie so an, wie Sie sind.
- **Weisheit**
  Ihr »liebevoller Begleiter« kennt Ihre persönliche Geschichte. Er kennt auch die Schwierigkeiten in Ihrem Leben und weiß, dass Sie versuchen, Ihr Leben so gut wie möglich zu bewältigen. Ihm ist außerdem bewusst, dass Sie viele belastende Erfahrungen gemacht haben.
- **Innere Stärke**
  Hiermit ist die Kraft gemeint, Leid auszuhalten, ohne sich davon überwältigen zu lassen.

Nehmen Sie sich einen Augenblick Zeit, über jede dieser Eigenschaften nachzudenken und notieren Sie Ihre Antworten auf einem separaten Blatt. Welche Bilder tauchen dabei in Ihnen auf?

- Wie stellen Sie sich den wohlwollenden, wertschätzenden und unterstützenden Teil in Ihnen vor?

Dieser liebevolle Begleiter kann Ihnen in schwierigen Situationen zur Seite stehen, in denen es Ihnen schwerfällt, wohlwollend mit sich selbst umzugehen. Versuchen Sie in solchen Situationen (z. B. Konflikt mit dem Partner, unberechtigte Kritik) mit Ihrem liebevollen Begleiter in Kontakt zu treten. Es kann sein, dass Ihnen das zu Beginn noch sehr schwer fällt. Es ist jedoch möglich, diesen wohlwollenden Anteil sich selbst gegenüber zu trainieren.

- Welche schwierige Situation haben Sie in der letzten Zeit erlebt?
- Was würde Ihr liebevoller Begleiter vor dem Hintergrund seiner wohlwollenden und nicht-bewertenden Haltung dazu sagen?
- Eine besonders schwierige Situation, die Sie erlebt haben, ist das Trauma.
- Was würde Ihr liebevoller Begleiter vor dem Hintergrund seiner tiefen Verbundenheit mit Ihnen und seines bedingungslosen Wunsches, Sie glücklich zu machen, dazu sagen?
- Was würde Ihr liebevoller Begleiter vor dem Hintergrund seiner nicht wertenden Haltung, die beinhaltet, dass er Sie nicht kritisiert oder verurteilt, dazu sagen, wie Sie sich während der traumatischen Erfahrung und danach verhalten haben?
- Was würde Ihr liebevoller Begleiter vor dem Hintergrund seiner Weisheit, die beinhaltet, dass er weiß, welche Hürden Sie in Ihrem Leben nehmen mussten dazu sagen, wie es Ihnen heute geht?
- Was würde Ihr liebevoller Begleiter vor dem Hintergrund seiner inneren Stärke und seiner Fähigkeit, Stress und Leid auszuhalten, zu Ihren Zukunftsplänen sagen?

INFO 75 Absorptionstechnik – Beschreibung

T

Mithilfe der Absorptionstechnik (Hofmann, 2014) können Patientinnen angeleitet werden, eine aktuelle oder zukünftig zu erwartende belastende Situation mit ihren Ressourcen zu bewältigen. Dabei werden Patientinnen ermuntert, persönliche positive Erfahrungen von Kompetenz und Selbstwirksamkeit in bereits gemeisterten, schwierigen Situationen in der Imagination nachzuerleben, um diese anschließend in der Auseinandersetzung mit einer aktuell belastenden Situation zu nutzen.

Die Absorptionstechnik wird innerhalb der Ressourcenarbeit mit EMDR mithilfe bilateraler (Eigen-)Stimulation eingesetzt. Die Technik kann jedoch auch vereinfacht ohne bilaterale Stimulation eingesetzt werden und nutzt dabei das ruhige und achtsame Atmen.

Ablauf

(1) Bei dieser Variante der Absorptionstechnik (nach Rost & Overkamp, 2018) beschreibt die Patientin zunächst eine aktuelle Belastungssituation, z. B. ein anstehendes Gespräch mit einer Vorgesetzten oder eine Konfliktsituation mit dem Partner. Danach schätzt sie den Belastungsgrad auf einer Skala von 0 (neutral) bis 10 (maximal vorstellbare Belastung) ein.

(2) Dann wird die Patientin gebeten, sich drei spezifische Eigenschaften oder Fähigkeiten zu überlegen, die in dieser Situation nützlich wären, z. B. Gelassenheit, Mut oder die Fähigkeit, Grenzen zu setzen. Diese werden in den Worten der Patientin notiert.

(3) Im nächsten Schritt werden vergangene Situationen erfragt, in denen diese Ressourcen vorhanden waren und die mit einem positiven Gefühl assoziiert sind. Dann wählt die Patientin zunächst aus, mit welcher Ressource sie beginnen möchte, stellt sich eine dazu passende Situation vor und beschreibt diese ausführlich unter Einbezug aller Sinnesqualitäten und mit Beschreibung ihres Handelns. Die hilfreiche Situation erhält eine »Überschrift« und ein damit verbundenes, positives Körpergefühl und dessen Lokalisation werden erfragt und notiert.

(4) Anschließend wird die Patientin angeleitet, ca. drei- bis fünfmal ruhig ein- und auszuatmen, sich dabei auf die Überschrift der hilfreichen Situation sowie das dazugehörige angenehme Körpergefühl zu konzentrieren. Sie wird gebeten, in der Vorstellung das angenehme Körpergefühl mit jedem Atemzug zu vertiefen. Sollte dies der Patientin schwerfallen, kann es hilfreich sein, dabei die Augen zu schließen. Dadurch wird das positive Gefühl und das angenehme Körpererleben aktualisiert und verstärkt, was sich meist gut am Ausdruck der Patientin ablesen lässt. Dieser Ablauf wird für alle drei hilfreichen Stärken bzw. Eigenschaften nacheinander durchgeführt.

(5) Anschließend bittet der Therapeut die Patientin, erneut ruhig ein- und auszuatmen, evtl. dabei wieder die Augen zu schließen, während er die drei Ressourcen, die drei Überschriften und die dazugehörigen Körperempfindungen langsam wiederholt. Dabei lädt er die Patientin ein, sich noch einmal ganz darauf einzulassen und diese gleichzeitig wahrzunehmen. Hilfreich ist, sich an der Mimik und Haltung der Patientin zu orientieren, die oftmals das positive Erleben sichtbar widerspiegeln.

(6) Aus diesem Stärke-Erleben heraus wird die Patientin nun gebeten, noch einmal in Kontakt mit der schwierigen Situation zu gehen, die aktuelle Belastung anhand der Skala von 0 bis 10 erneut einzuschätzen und zu prüfen, ob sie sich vorstellen kann, damit nun besser zurechtzukommen.

Wichtig

Erfahrungsgemäß fällt die Belastung nach dem Einsatz der Absorptionstechnik deutlich ab, und die Vorstellung der Bewältigung der belastenden Situation wird erleichtert. Sollte die Belastung einmal nicht abfallen, so ist es sinnvoll zu überprüfen, ob die ausgewählten Ressourcen wirklich hilfreich für die schwierige Situation sind oder evtl. eine andere Kombination nützlicher sein könnte.

Diese Technik (nach Rost & Overkamp, 2018) zielt darauf ab, die Gefühle zu einer belastenden Situation zu verändern, indem ressourcenhaltige Situationen abgerufen und damit in Verbindung gebracht werden. Bitte leiten Sie die Technik an und notieren Sie dabei die Antworten Ihrer Patientin.

Welche anstehende oder gegenwärtige belastende Situation möchten Sie gerne bearbeiten?

....

....

Wenn Sie sich diese Situation jetzt vorstellen, wie belastend erleben Sie diese gerade auf einer Skala von 0 (neutral) bis 10 (maximal vorstellbare Belastung)?

☐	☐	☐	☐	☐	☐	☐	☐	☐	☐
1	**2**	**3**	**4**	**5**	**6**	**7**	**8**	**9**	**10**

Welche Ressourcen bräuchten Sie, um mit dieser Belastung besser umgehen zu können? Bitte nennen Sie drei unterschiedliche spezifische Fähigkeiten oder Stärken:

(1) ....

(2) ....

(3) ....

Mit welcher dieser Fähigkeiten bzw. Stärken möchten Sie beginnen?

....

In welcher Situation haben Sie bemerkt, dass Sie von dieser Fähigkeit oder Stärke schon etwas haben? (→ *Lassen Sie sich bitte an dieser Stelle eine klare Situation benennen*)

....

....

Bitte beschreiben Sie das Bild, welches die Situation am besten erfasst (→ *Lassen Sie das Bild ausführlich und sinnesspezifisch beschreiben und achten Sie darauf, dass damit zumindest ein kleiner positiver Affekt verbunden ist.*)

....

....

....

Welchen Titel soll dieses Bild bekommen?

....

Wo im Körper können Sie die Stärke oder Fähigkeit und das gute Gefühl am deutlichsten spüren?

....

....

Bitte atmen Sie nun einige Male ruhig ein und aus ... wenn Sie mögen, können Sie dabei auch die Augen schließen ... und konzentrieren Sie sich nun auf das Bild und seinen Titel ... und mit jedem Atemzug lenken Sie in Ihrer Vorstellung Ihren Atem mehr und mehr in die Körperregion mit dem angenehmen Gefühl ... *(warten Sie einige Atemzüge ab)* Wie fühlt es sich jetzt an?

....

....

Nun gehen wir zu Ihrer nächsten Ressource über ... mit welcher wollen Sie fortfahren?

....

In welcher Situation haben Sie bemerkt, dass Sie von dieser Fähigkeit oder Stärke schon etwas haben? *(→ Lassen Sie sich bitte an dieser Stelle wieder eine klare Situation benennen.)*

....

....

Bitte beschreiben Sie das Bild, welches die Situation am besten erfasst (*→ Lassen Sie das Bild wieder ausführlich und sinnesspezifisch beschreiben und achten Sie darauf, dass damit zumindest ein kleiner positiver Affekt verbunden ist.*)

....

....

....

Welchen Titel soll dieses Bild bekommen?

....

Wo im Körper können Sie die Stärke oder Fähigkeit und das gute Gefühl am deutlichsten spüren?

....

....

Bitte atmen Sie nun einige Male ruhig ein und aus ... wenn Sie mögen, können Sie dabei auch die Augen schließen ... und konzentrieren Sie sich nun auf das Bild und seinen Titel ... und mit jedem Atemzug lenken Sie in Ihrer Vorstellung Ihren Atem mehr und mehr in die Körperregion mit dem angenehmen Gefühl ... *(warten Sie einige Atemzüge ab)* Wie fühlt es sich jetzt an?

....

....

Nun gehen wir zu Ihrer dritten Ressource über: ....

In welcher Situation haben Sie bemerkt, dass Sie von dieser Fähigkeit oder Stärke schon etwas haben? *(→ Lassen Sie sich bitte an dieser Stelle wieder eine klare Situation benennen.)*

....

....

Bitte beschreiben Sie das Bild, welches die Situation am besten erfasst (→ *Lassen Sie das Bild wieder ausführlich und sinnesspezifisch beschreiben und achten Sie darauf, dass damit zumindest ein kleiner positiver Affekt verbunden ist.*)

....

....

....

Welchen Titel soll dieses Bild bekommen?

....

Wo im Körper können Sie die Stärke oder Fähigkeit und das gute Gefühl am deutlichsten spüren?

....

....

Bitte atmen Sie nun einige Male ruhig ein und aus … wenn Sie mögen, können Sie dabei auch die Augen schließen … und konzentrieren Sie sich nun auf das Bild und seinen Titel … und mit jedem Atemzug lenken Sie in Ihrer Vorstellung Ihren Atem mehr und mehr in die Körperregion mit dem angenehmen Gefühl … *(warten Sie einige Atemzüge ab)* Wie fühlt es sich jetzt an?

……………………………………………………………………………………………………

……………………………………………………………………………………………………

Wenn Sie mögen, schließen Sie noch einmal die Augen und atmen Sie wieder ganz ruhig ein und aus … nehmen Sie bitte noch einmal Kontakt zu all Ihren Ressourcen auf, … *(→ Wiederholen Sie jetzt bitte langsam und deutlich die drei Eigenschaften bzw. Stärken, die dazugehörigen Titel und Körperregionen)* … nehmen Sie all dies ganz intensiv wahr … und aus dieser Position, diesem Erleben heraus betrachten Sie bitte jetzt noch einmal die belastende Situation …

Wie belastend erleben Sie diese jetzt auf einer Skala von 0 (neutral) bis 10 (maximal vorstellbare Belastung)?

☐	☐	☐	☐	☐	☐	☐	☐	☐	☐
1	**2**	**3**	**4**	**5**	**6**	**7**	**8**	**9**	**10**

Wie geht es Ihnen jetzt, wie denken Sie nun über die belastende Situation? Haben Sie vielleicht schon eine Idee, wie Sie der belastenden Situation begegnen können und diese für sich besser bewältigen können? *(→ Raum für Nachbesprechung, evtl. Hausaufgaben)*

……………………………………………………………………………………………………

……………………………………………………………………………………………………

……………………………………………………………………………………………………

……………………………………………………………………………………………………

……………………………………………………………………………………………………

……………………………………………………………………………………………………

Die Ressourcenkiste bietet Raum zur Sammlung wichtiger Erkenntnisse und stärkender Erfahrungen, die Sie im Rahmen der Therapie oder begleitend dazu in ihrem Lebensalltag erlangt oder gemacht haben. Hier können Sie z. B. (neue) Kompetenzen und hilfreiche Strategien, ermutigende Leitsätze oder positive Erfahrungen mit anderen (z. B. Wertschätzung) notieren.

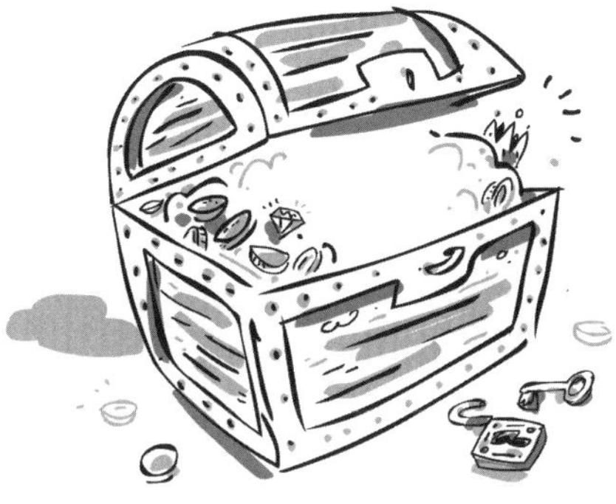

....

....

....

....

....

....

....

....

....

....

....

....

....

....

....

Tipp

Sie können sich auch eine Kiste/Schatulle herrichten und diese mit Gegenständen, die Ihre gemachten Erfahrungen symbolisieren (z. B. Blume; Postkarten), Merkzetteln und anderen stärkenden Dingen füllen.

Ein traumatisches Erlebnis ist häufig mit einer langen Leidensgeschichte verbunden, die mit vielfältigen Verlusterfahrungen einhergehen kann. Hierzu gehört z. B. die Chance auf eine schöne Kindheit oder den unbeschwerten Umgang mit Sexualität verloren zu haben. Auch der Verlust der körperlichen Unversehrtheit (z. B. bei bleibenden Schädigungen und Schmerzen nach einem Unfall) oder eines geliebten Menschen können hierzu gehören.

Es ist normal und wichtig, diese Dinge zu betrauern. Hierbei kann die Unterscheidung von »Schmerz« und »Leid« hilfreich sein. Schmerz ist ein Teil unseres Lebens und es ist normal, dass es uns weh tut und traurig macht, wenn wir schlimme Erfahrungen machen mussten, die wir uns nicht ausgesucht haben. Auch wenn uns Möglichkeiten im Leben verwehrt blieben, die wir uns gewünscht hätten, z. B. die Gründung einer Familie, ist es normal, dies zu bedauern. »Leid« entsteht im Gegensatz dazu durch das Hadern mit diesen Erfahrungen, die wir nicht mehr verändern können. Zu den unveränderlichen Erfahrungen gehört die gesamte Vergangenheit und damit auch das Trauma, das Sie erlebt haben. Sie können sich das vorstellen wie eine Wunde, die durch das Hadern immer wieder neu aufgerissen wird und dadurch nicht heilen kann. Das Hadern mit diesen unveränderlichen Tatsachen verlängert Ihren Leidensweg und führt häufig zu Gefühlen von Verzweiflung. Es verhindert, dass Sie mit diesen Erfahrungen abschließen können, und versperrt oft den Blick auf Gestaltungsmöglichkeiten in der Zukunft.

Was sind Dinge, mit denen Sie hadern?

....

....

....

....

....

....

....

Um langfristig mit dem Erlebten abschließen zu können, können folgende Schritte hilfreich sein:

- Erlauben Sie sich, zu trauern. Betrauern Sie, dass Sie diese schlimmen Erfahrungen machen mussten und auch die damit verbundenen Verluste. Nehmen Sie sich dazu Zeit und geben Sie Ihrer Traurigkeit Raum. Vielleicht kennen Sie auch Trauerrituale (z. B. Kerzen anzünden), die Sie hilfreich finden.
- Versuchen Sie Tatsachen, die Ihre Lebensgeschichte geprägt haben und die Sie nicht mehr verändern können, weil sie der Vergangenheit angehören, zu akzeptieren. Akzeptanz bedeutet in diesem Fall nicht, dass Sie die Dinge, die ihnen passiert sind, gutheißen, sondern bezieht sich vielmehr auf den Versuch, unveränderliche Dinge anzunehmen so wie sie sind, um dadurch Ihr Leid zu reduzieren und mit der Vergangenheit abschließen zu können.

Was sind Tatsachen, die Sie gerne lernen würden zu akzeptieren? Formulieren Sie hierzu Sätze, die Akzeptanz ausdrücken, z. B. »Ich hatte eine schreckliche Kindheit, das ist ein Teil meiner Lebensgeschichte und lässt sich nicht verändern«, »Ich werde nie wieder so gut laufen können wie vor dem Unfall, so ist es und so wird es bleiben« oder »Ich hätte mir eine eigene Familie gewünscht, aber jetzt, wo ich mich auf eine Partnerschaft einlassen konnte, bin ich zu alt, um noch Kinder zu bekommen, dagegen kann ich nichts tun«.

....

....

....

....

....

....

Sie können die Akzeptanz für diese Dinge stärken, indem Sie die Sätze immer wieder lesen. Dabei kann es hilfreich sein, die Sätze laut und bestimmt auszusprechen. Sie können die Sätze auch auf Tonband aufnehmen und wiederholt anhören. Darüber hinaus kann es die Akzeptanz stärken, wenn Sie mit anderen Menschen, z. B. Ihrem Therapeuten oder guten Freunden, über die Dinge sprechen, die Sie akzeptieren möchten.

Neben der Akzeptanz von Dingen, die sich nicht mehr verändern lassen, ist es von zentraler Bedeutung, diese von den Dingen zu unterscheiden, auf die Sie Einfluss nehmen können. Hierzu gehören die Gegenwart und die Zukunft. Lassen Sie sich von der Vergangenheit nicht lähmen, sondern ergreifen Sie die Möglichkeit, Ihre Zukunft zu gestalten.

Hier finden Sie Platz, die Dinge zu notieren, die Sie beeinflussen können und die Sie aktiv gestalten möchten.

....

....

....

....

....

....

Die menschliche Sexualität unterliegt einem komplexen Zusammenspiel verschiedener biologischer, psychologischer und sozialer Einflussfaktoren. Traumatisierungen können sich in vielerlei Hinsicht auf eine oder mehrere dieser Faktoren auswirken und so die positive Erlebensfähigkeit von Sexualität physisch wie psychisch deutlich beeinträchtigen (Büttner, 2017). Insbesondere bei Patientinnen nach sexuellem Missbrauch, aber auch bei Opfern anderer Formen von Traumatisierungen, resultieren daraus nicht selten auch sexuelle Dysfunktionen unterschiedlichster Art und Ausprägung (Bornfeld-Ettmann & Steil, 2017).

Neben der Einbuße eines wichtigen Bestandteils der eigenen Lebensqualität kommt es oft auch zu Selbstwert- und Partnerschaftsproblemen. Darüber hinaus kann die Entwicklung weiterer Störungen begünstigt werden, z. B. Depressionen, Essstörungen oder Substanzmissbrauch. Daraus ergibt sich die Notwendigkeit, das Thema Sexualität in der Therapie explizit aufzugreifen und in achtsamer und umsichtiger Weise in die Behandlung mit einzubeziehen.

Mögliche Problembereiche

- starke Abneigung gegenüber Sexualität oder Berührung
- Intrusionen bei sexuellem Kontakt
- negative Affekte (z. B. Ekel, Angst, Ohnmacht, Wut, Schuld, Scham)
- Erleben von Dissoziation während sexueller Aktivität
- Aushalten/Ertragen sexueller Kontakte
- Betäubung durch Alkohol, Drogen, Medikamente während sexueller Kontakte
- Reviktimisierung
- sexuelle Gewaltfantasien
- Körpersymptome
- emotionale Taubheit während sexueller Aktivität
- Vermeidungsverhalten, verringerte sexuelle Aktivität
- körperliche Missempfindungen, z. B. Schmerzen im Genital- oder Beckenbereich
- Körperbildstörungen
- sexuelles Risikoverhalten
- sexuelle Funktionsstörungen, z. B. Erektionsstörungen
- Hypersexualität
- problematische Beziehungsgestaltung
- Sexualdelinquenz
- Vertrauensprobleme

In der Gesprächssituation bedeutet die Thematisierung von Sexualität für beide Seiten meist eine Herausforderung. Auch für Therapeuten ist es oft mit Verunsicherung verbunden. Die folgenden Hinweise (Büttner, 2017) können Ihnen dabei helfen, das Thema in geeigneter Form anzusprechen:

- **Themenverantwortung:** Laden Sie Ihre Patientin behutsam dazu ein, über das Thema Sexualität zu berichten. Damit bieten Sie Ihrer Patientin die Möglichkeit, sich zu öffnen und das Thema Sexualität als normalen Bestandteil der Therapie zu betrachten.
- **Grenzen beachten:** Patientinnen sollten zudem ermutigt werden, die Gesprächssituation aktiv mitzugestalten und dabei auch ihre eigenen Grenzen zu beachten. Dies ist umso mehr von Bedeutung, da traumatisierte Patientinnen oftmals Grenzüberschreitungen in Beziehungen erlebt haben.

- **Modellwirkung:** Nutzen Sie eine angemessen deutliche Sprache, die sowohl für Ihre Patientin als auch für Sie selbst passend ist. Seien Sie dabei möglichst unbefangen und souverän. Achten Sie auch darauf, nicht zu distanziert oder zu forsch zu wirken.
- **Neutralität:** Auch wenn manche Inhalte Sie persönlich emotional stark berühren können, so ist es notwendig, Neutralität gegenüber den besprochenen Inhalten zu wahren.
- **Auf Belastungen vorbereiten**: Die Thematisierung sexueller Probleme ist oftmals sehr schambehaftet oder in anderer Weise belastend. Daher ist es wichtig, die Patientin darauf vorzubereiten und Möglichkeiten zur Selbstregulation an die Hand zu geben.

Behandlungsmöglichkeiten. Trotz der Vielzahl an sexuellen Störungen, die mit Traumatisierungen einhergehen können, gibt es noch keine empirisch abgesicherten Konzepte zur integrierten Behandlung.

Wichtig

Es ist sinnvoll, bei Vorliegen einer zur PTBS komorbiden sexuellen Störung diese fokussiert zu behandeln, wobei eine traumasensible Vorgehensweise notwendig ist.

Im Rahmen einer Behandlung kann die Beachtung der folgenden Bereiche hilfreich sein:
- Informationsvermittlung (psychosexuelle Edukation, Trigger-Identifikation, sexuelle Rechte)
- Diskriminationstraining bezüglich der Auslösereize, Reorientierung etc.
- Achtsamkeitsstrategien
- Entspannungsverfahren
- Grenzen setzen und Nähe-Distanz-Regulation, insbesondere gegenüber dem Partner
- positive Bezüge zur Sexualität herzustellen
- positive bzw. neutrale Betrachtung des Körpers und seiner Reaktionsweisen fördern
- den Partner einbeziehen, z. B. Psychoedukation zur Verbesserung des Verständnisses, Durchführung von Übungen in der Paarkonstellation
- physio- und körpertherapeutische Elemente einbeziehen, z. B. zur Linderung einer Schmerzsymptomatik oder zur Verbesserung der Körperwahrnehmung

Hilfreiche Literatur für Therapeuten

- Büttner, M. (2017). Sexualität und Trauma. Stuttgart: Schattauer.
- Klees, K. (2018). Traumasensible Paartherapie. Paderborn: Junfermann.

Hilfreiche Literatur für Patientinnen

- Büttner et al. (2020). Ist das normal? Sprechen wir über Sex, wie du ihn willst. Weinheim: Beltz.
- Nagosky, E. (2015). Komm wie du willst. Das neue Frauen-Sex-Buch. München: Knaur.

Etablierte Ansätze der Sexualtherapie können je nach Indikation in die Behandlung integriert werden. Ein paartherapeutisches Konzept steht z. B. mit der Sexualtherapie nach dem »Hamburger Modell« (Hauch, 2013) zur Verfügung.

Betroffene von Gewalt innerhalb sozialer Beziehungen, z. B. im Freundeskreis oder in der Familie, stehen oft vor der Frage, ob sie den Kontakt zu dem Täter und Personen, die diesen gedeckt oder mit ihm kooperiert haben (z. B. der Mutter, die ihnen nicht geglaubt hat) weiterführen möchten und falls ja, wie dieser gestaltet werden kann. Dabei können sehr unterschiedliche Aspekte eine Rolle spielen, z. B.

- das Auftreten und Verhalten der gewaltausübenden Person und der anderen beteiligten Personen (z. B. übernimmt Verantwortung versus ist respektlos, schweigt)
- die Rahmenbedingungen und Situation (z. B. offenes Sprechen über Gewalt, Unterstützung durch andere, Bagatellisieren der Gewalt, finanzielle Abhängigkeit, Häufigkeit und Art des Kontakts, z. B. nur bei Familienfeiern)
- Ihre persönliche Perspektive (z. B. Ihre Bedürfnisse und Wünsche, Ihre Rechte, Ihre Gesundheit und Ihr Wohlbefinden)

Hier liegt der Fokus auf Ihrer Sichtweise! Dabei ist es hilfreich, die Beziehung zum Täter bzw. zur Täterin und anderen beteiligten Personen aus verschiedenen Perspektiven zu betrachten. Die folgenden Fragen können Ihnen Denkanstöße zur Entscheidungsfindung bezüglich der Kontaktgestaltung geben.

Welche Beziehung bzw. welchen Kontakt möchten Sie betrachten?

....

Die Perspektive des Beobachters

- Wie ist aktuell meine Beziehung zu dieser Person gestaltet? Wir oft sehe und spreche ich diese? Zu welchen Anlässen oder in welchen Situationen?
- Wie verhält sich diese Person mir gegenüber? Werde ich respektvoll von ihr behandelt? Oder zeigt sich die Person mir gegenüber verletzend und beleidigend?
- Zeigt sich die Person mir nahestehenden Personen (Kinder, Partner …) gegenüber respektvoll oder verletzend bzw. beleidigend?
- Welche Gefühle und Gedanken habe ich, wenn wir uns treffen oder miteinander sprechen?
- Wie geht es mir nach den Kontakten? Wie ist meine Stimmung? Verstärken sich Beschwerden wie Ängste oder belastende Erinnerungen? Neige ich nach dem Kontakt dazu, mich z. B. durch Selbstzweifel oder vermehrten Alkoholkonsum zu schädigen bzw. brauche ich Zeit, um mich zu erholen?

Die Perspektive der Selbstfürsorge

Machen Sie sich bewusst, dass die Perspektive der Selbstfürsorge Ihre Bedürfnisse (z. B. Sicherheit, Zuwendung, Unabhängigkeit), Ihre Vorstellungen von einer respektvollen Beziehungsgestaltung und Ihr Recht auf Unversehrtheit und würdevolle Behandlung durch andere beinhaltet.

- Welche Art der Gestaltung des Kontakts würde mir guttun? Was würde ich mir wünschen?
- Was sind die Gründe warum ich weiterhin Kontakt halten möchte?
- Was spricht dagegen, den Kontakt fortzusetzen?
- Was würde ich gerne verändern?

Wenn Sie den Kontakt fortsetzten möchten:

- Welche schwierigen Situationen können in der Gestaltung des Kontakts auftreten?
- Wie können Sie sich darauf vorbereiten? Wie möchten Sie in der Situation damit umgehen?

Wenn Sie den Kontakt nicht fortsetzen wollen:

- Welche Schritte möchten Sie unternehmen, um den Kontakt zu beenden?
- Wie können Sie sich darauf vorbereiten? Was wäre dabei hilfreich?

AB 110 Meine Rückfallprophylaxe zur PTBS

P

Viele Menschen hoffen, dass sie nach der therapeutischen Auseinandersetzung mit der traumatischen Erfahrung und ihren Folgen komplett mit diesen abschließen können. Jedoch kann es nach Ende einer Behandlung, auch wenn diese erfolgreich zur Besserung Ihrer Beschwerden beigetragen hat, zu Situationen kommen, in denen sich Ihre Belastung zeitweise wieder erhöht. Das traumatische Ereignis ist Teil Ihrer Lebensgeschichte. Beispielsweise können sich am Jahrestag eines traumatischen Ereignisses Erinnerungen aufdrängen und Traurigkeit aufkommen. Wichtig ist es dann, dass Sie diese Erinnerungen nicht vermeiden, sondern sich ihnen zuwenden und dadurch die Erfahrung machen können, dass die Belastung mit der Zeit weniger wird. Denken Sie daran, dass Sie es schon einmal erfolgreich geschafft haben, sich mit Ihren Erinnerungen auseinanderzusetzen.

Dieses Arbeitsblatt kann Sie dabei unterstützen, sich auf mögliche zukünftige schwierige Situationen vorzubereiten.

Welche Situationen könnten zukünftig für mich herausfordernd oder belastend sein, z. B. weil sie mich an meine traumatische Erfahrung erinnern?

....

....

....

....

Welche Verhaltensweisen und Gedanken können in diesen Situationen für mich hilfreich und stärkend sein?

....

....

....

....

Welche weiteren Unterstützungsmöglichkeiten habe ich? Dazu können Menschen gehören, denen Sie sich anvertrauen können, oder professionelle Unterstützung.

....

....

....

....

Rückblick auf meinen Therapieweg

Eine Therapie kann man mit einer Wanderung vergleichen, die Sie gemeinsam mit Ihrem Therapeuten unternehmen. Zu Beginn einigen Sie sich auf bestimmte Etappen und Ziele und auf dem Weg durchwandern Sie verschiedene Landschaften und begegnen unterschiedlichen Herausforderungen. Dazu gehören beschwerliche Anstiege (z. B. bei der Verarbeitung der traumatischen Erfahrung) und stärkende Momente (z. B. erreichte Ziele). Hier haben Sie die Möglichkeit, auf Ihren Therapieweg zurückzuschauen.

Welche Ziele haben Sie zu Beginn Ihres Therapieweges vereinbart?

....

....

Haben Sie diese Ziele erreicht? Inwieweit sind Sie diesen nähergekommen?

....

....

Welche Etappen oder Schritte waren auf Ihrem Therapieweg besonders wichtig für Sie?

....

....

Welche Herausforderungen gab es auf Ihrem Therapieweg? Was hat Ihnen geholfen, diese zu bewältigen?

....

....

Welche Erkenntnisse und Erfahrungen waren stärkend oder hilfreich für Sie?

....

....

Gibt es weitere Ziele, die Sie sich in Ihrem Lebensalltag »erwandern« möchten?

....

....

7 Psychohygiene

7.1 Einführung

Zu den grundlegenden therapeutischen Kompetenzen gehört neben der ausreichenden Kenntnis einer Störung und deren Behandlung vor allem auch die Gestaltung einer wertschätzenden und sicheren therapeutischen Beziehung, bei der die Therapeutin dem Patienten verständnisvoll und empathisch begegnet. Eine optimale Haltung beinhaltet zudem (Handtke, 2012)

- Strukturierung,
- Transparenz,
- Klarheit und
- Respekt.

Bei der Behandlung von traumatisierten Patienten beinhaltet die Beziehungsgestaltung einige Besonderheiten. Diese Patienten haben belastende Erfahrungen erlebt, in denen sie mit Unberechenbarkeit, Willkür, Ohnmacht oder Gewalt konfrontiert waren. Vor allem bei Opfern zwischenmenschlicher Traumatisierung manifestieren sich die interpersonellen Folgen auch innerhalb der therapeutischen Beziehung. So erfordert es oftmals viel Geduld, das Vertrauen eines Patienten zu erwerben. Es müssen besondere Aspekte, z. B. das angemessene Eingehen auf Sicherheitsbedürfnisse, berücksichtigt werden (Maercker, 2019).

Darüber hinaus kann die Behandlung traumatisierter Patienten auch mit Belastungen für die Therapeutin einhergehen. So geht mit der Schilderung von Traumainhalten eine starke emotionale Beteiligung einher und die Konfrontation mit schrecklichen Erfahrungen erinnert an die eigene Verletzlichkeit (Coleman, 2018). Angesichts dessen wäre eine emotional und kognitiv vollkommen unbeteiligte therapeutische Haltung unnatürlich und auch nicht erstrebenswert.

Zugleich bedeutet die hilfreiche Gestaltung der therapeutischen Beziehung im Umgang mit traumatisierten Patienten, dass sich eine Therapeutin dem Patienten stabil, Sicherheit vermittelnd sowie angemessen empathisch zugewandt zeigen kann. Zudem bietet sie dem Patienten durch eine strukturierende und Kompetenz vermittelnde Haltung einen Rahmen zum Bericht und zur Bearbeitung seiner traumatischen Erfahrungen an. Reagiert eine Therapeutin hingegen schockiert, vermeidend oder sogar abwehrend, verstärkt sie die Gefühle von Hilflosigkeit oder Hoffnungslosigkeit des Patienten und er fühlt sich weiterhin allein und unverstanden. Ähnlich kann sich auch eine zu schnelle Überweisung an »Spezialistinnen« auswirken. Patienten könnten sich dann (erneut) als Belastung und »zu schwieriger Fall« erleben und die Befürchtung, sich nicht öffnen zu dürfen, wird bestätigt.

Wilson und Lindy (1994, zitiert n. Maercker, 2019) unterscheiden zwei extreme Reaktionsstile von Therapeutinnen, die sich gut mithilfe einer »Wippe« darstellen lassen:

Abbildung 7.1 Extreme therapeutische Reaktionsstile

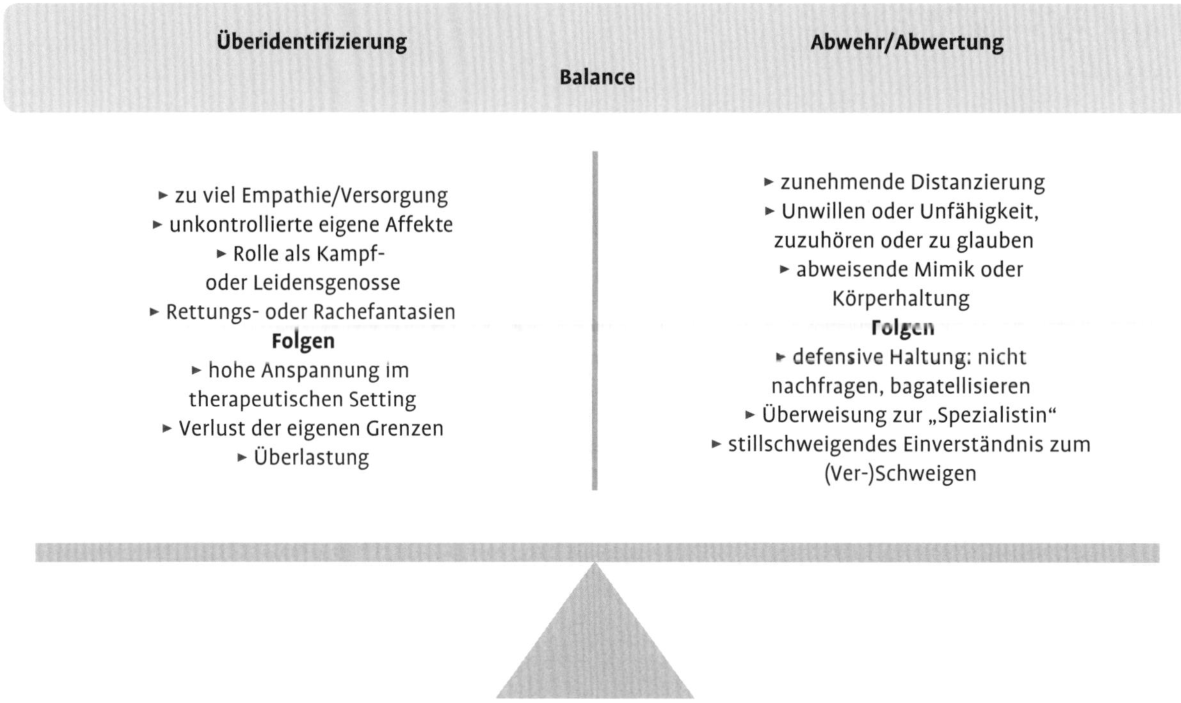

Auch erfahrene Therapeutinnen sehen sich somit immer wieder mit der Aufgabe konfrontiert, eine Balance zwischen professioneller Distanz und Empathie für den Patienten herzustellen und ihre eigene therapeutische Haltung, Rolle und Beziehungsgestaltung zu reflektieren.

Wichtig

Vor diesem Hintergrund ist es von großer Wichtigkeit, dass Sie genügend Selbstfürsorge betreiben, um Ihre therapeutische Aufgabe erfüllen zu können und sich selbst gegenüber verantwortlich zu handeln. Insofern kommt dem Bereich der Psychohygiene eine besondere Bedeutung bei der Behandlung traumatisierter Patienten zu.

In diesem Kapitel geht es um das bewusste Wahrnehmen berufsbedingter Herausforderungen und damit einhergehender Belastungen und deren Folgen sowie um die Wahrung der eigenen Grenzen (z. B. Lohmann, 2017). Zudem werden verschiedene Übungen (z. B. aus Potreck-Rose & Jacob, 2019; Handtke & Görges, 2012; Zito & Martin, 2021) und Strategien zur Vorbeugung und Bewältigung von möglichen Stressoren aufseiten der Therapeutin vorgestellt.

7.2 Arbeitsmaterial

INFO 77 Ursachen und Folgen berufsbezogener Belastungen bei der Traumaarbeit
Auf diesem Informationsblatt werden Ursachen und Folgen berufsbezogener Belastungen beschrieben (Maercker, 2019; Figley, 1995; Daniels, 2008). Die Konzepte des Burn-outs, der Mitgefühlsmüdigkeit und der sekundären Traumatisierung werden vorgestellt und Hinweise auf Fragebögen zur Messung gegeben.

AB 112 Checkliste berufsbedingter Belastungsanzeichen
Mithilfe dieses Arbeitsblatts können berufsbedingte Belastungsanzeichen graduell erfasst werden. Je öfter ein hoher oder auch mittelgradiger Wert angekreuzt wurde, desto erheblicher ist das Ausmaß der beruflichen Belastung zu betrachten.

AB 113 Meine Belastungsampel
Mithilfe dieses Arbeitsblatts kann ein persönlicher Gradmesser der eigenen Belastung entwickelt werden. Eine regelmäßige Überprüfung des eigenen Belastungsgrads wird ermöglicht.

INFO 78 Typische Fallstricke in der Traumaarbeit
Auf diesem Informationsblatt werden häufige Fallstricke in der Traumaarbeit beschrieben. Dabei werden typische ungünstige Reaktionsmuster von Therapeutinnen (z. B. Vermeidung oder emotionale Überflutung) dargestellt und Lösungsansätze aufgezeigt.

AB 114 Was hilft mir, gut durch den Tag zu kommen?
Dieses Arbeitsblatt kann dabei helfen, alltägliche Routinen und Arbeitsabläufe zu reflektieren und einen selbstfürsorglichen Weg zu gestalten. Dazu gehört z. B., den Start in den Tag gut zu planen oder seinen Arbeitsplatz angenehm zu gestalten.

INFO 79 Schutz-und-Kraft-Sammlung
Dieses Informationsblatt enthält eine Sammlung kleiner Übungen zum emotionalen Schutz, zum Auftanken neuer Energie und zur Entlastung.

AB 115 Selbstfürsorge – kleine Helfer für den Alltag
Dieses Arbeitsblatt enthält eine Auswahl von Strategien, die im Umgang mit berufsbezogenen Belastungen nützlich sein können. Dabei können Schwerpunkte gesetzt und eigene Ideen ergänzt werden.

AB 116 Den inneren Botschaften lauschen
Dieses Arbeitsblatt enthält eine Anleitung zum Führen eines Dialogs zwischen unterschiedlichen inneren Anteilen, deren Botschaften z. B. mithilfe eines Stuhldialogs verdeutlicht werden können. Schwierige Situationen können so reflektiert und Möglichkeiten zur Lösung herausgearbeitet werden.

AB 117 Dankbar sein
Neben dem Aufdecken von belastenden Faktoren ist ebenso wichtig zu sehen, wo durch die Arbeit Energie- und Kraftquellen erschlossen werden. Auf diesem Arbeitsblatt geht es darum, was bei der Arbeit mit traumatisierten Patienten Freude bereitet und wofür Dankbarkeit gezeigt werden kann.

INFO 77 Ursachen und Folgen berufsbezogener Belastungen bei der Traumaarbeit

T

Oftmals befinden sich Therapeutinnen in einer beruflichen Situation mit hohen Anforderungen an Flexibilität, Schnelligkeit und Effizienz bei gleichzeitig begrenzten Unterstützungsmöglichkeiten und Ressourcen. Der Umgang mit traumatisierten Patienten kann in diesem Kontext zu einer Herausforderung werden. Hinzu kommen individuelle Faktoren auf Seiten der Therapeutin, z. B.

- eigene Traumaerfahrungen,
- Krankheit oder
- familiäre Sorgen.

Bei einer Häufung von Belastungen und/oder zu starker emotionaler Beteiligung kann es im Umgang mit traumatisierten Patienten zur Entwicklung von Burn-out oder Mitgefühlsmüdigkeit kommen, die sich auch zu einer Depression ausweiten können. Manche Therapeutinnen entwickeln in ihrer Arbeit posttraumatische Stresssymptome, diese werden als *sekundäre Traumatisierung* beschrieben (Daniels, 2008). Kurzfragebögen zur Einordnung berufsbedingter Symptome finden sich z. B. bei Rohwetter (2019), Gräßer et al. (2017) oder auf der Website von Judith Daniels (https://sekundaertraumatisierung.de/).

Burn-out. Das Burn-out-Syndrom ist eine sich schleichend entwickelnde Reaktion auf chronische emotionale und zwischenmenschliche Stressoren am Arbeitsplatz und äußert sich in vielfältigen Symptomen. Es wird insbesondere dadurch gefördert, dass hohe Ansprüche an sich selbst sowie Abgrenzungs- und Selbstfürsorgedefizite auf anhaltende belastende Arbeitsumstände treffen. Burn-out äußert sich in emotionaler Erschöpfung, welche sich in Form erhöhter Müdigkeit, negativer Stimmung, Gereiztheit, Schlafstörungen, Entfremdung, körperlichen Stress-Symptomen sowie in Distanzierung und Zynismus gegenüber anderen, einem Verlust der Genussfähigkeit und einem reduzierten Wirksamkeitserleben zeigt. In der Folge sinken Arbeitsmotivation und Belastbarkeit.

Mitgefühlsmüdigkeit. Eine spezifische Form psychischer Erschöpfung wird als Mitgefühlsmüdigkeit (Figley, 1995) beschrieben. Diese bezieht sich auf die Reduktion oder das Erlöschen des Antriebs zu helfen, zu unterstützen und/oder Schmerz zu lindern. Betroffene Therapeutinnen können sich nicht mehr ausreichend in das Leid ihrer Patienten einfühlen oder gehen innerlich in eine Abwehrhaltung. Gefühle wie Ungeduld, Langeweile, Überforderung und Stress nehmen immer mehr zu.

Sekundärtraumatisierung. Eine Sekundärtraumatisierung (Daniels, 2008) kann ohne direkte sensorische Eindrücke und mit zeitlichem Abstand zum Ausgangstrauma bei Helfenden entstehen und ist somit als eine Übertragung posttraumatischer Stresssymptome zu verstehen. Sie kann beschrieben werden (Maercker, 2019) als Mischung von PTBS-ähnlichen/assoziierten Symptomen (z. B. Intrusionen, Albträume, Bedrohungsgefühle) und Burn-out (z. B. Niedergeschlagenheit, Schlafstörungen, somatische Beschwerden, Zynismus). Dies kann z. B. zu sozialem Rückzug und/oder einem erhöhter Alkohol-/Medikamentenkonsum führen.

Anfällig für die Entwicklung einer Sekundärtraumatisierung sind insbesondere Therapeutinnen mit einer (zu) ausgeprägten emotionalen Empathiefähigkeit. Betroffene zeigen zudem eine tendenziell dissoziative Verarbeitung. Diese zeigt sich in emotionaler Taubheit oder einer veränderten Zeitwahrnehmung während der Konfrontation mit Traumainhalten von Patienten. Dabei wird das eigene Verhalten als automatisiert erlebt, die äußere Umgebung erscheint irreal oder traumähnlich. Dadurch kommt es zur Abspeicherung emotionaler Inhalte ohne die notwendige Zuordnung von Raum-Zeit-Informationen und mit geringerer Differenzierung zwischen Selbst und Nicht-Selbst.

Fazit

Um Ihren Patienten hilfreich begegnen zu können, sollten Sie gut für sich selbst sorgen!

AB 112 Checkliste berufsbedingter Belastungsanzeichen T

Hier finden Sie eine Liste möglicher Belastungssymptome. Welche Anzeichen von berufsbedingtem Stress erleben Sie aktuell und in welchem Ausmaß?

	kaum	mittelgradig	hoch
Erschöpfung/Müdigkeit:	☐	☐	☐
Selbstwertdefizite:	☐	☐	☐
Abnahme der Arbeitsleistung:	☐	☐	☐
Abnahme von Interesse	☐	☐	☐
Reizbarkeit:	☐	☐	☐
Abnahme Frustrationstoleranz:	☐	☐	☐
sozialer Rückzug:	☐	☐	☐
Unsicherheit:	☐	☐	☐
unangemessener Ärger/Wut:	☐	☐	☐
Abnahme von Flexibilität:	☐	☐	☐
Hilf-/Hoffnungslosigkeit:	☐	☐	☐
Pessimismus:	☐	☐	☐
Zynismus:	☐	☐	☐
Intrusionen/Albträume :	☐	☐	☐
Niedergeschlagenheit:	☐	☐	☐
Schlafstörungen:	☐	☐	☐
Abnahme von Empathie:	☐	☐	☐
Bedrohungsgefühle:	☐	☐	☐
Anspannung:	☐	☐	☐
exzessive Ablenkung:	☐	☐	☐
Schreckhaftigkeit:	☐	☐	☐
körperliche Symptome, z. B. Magen-Darm, Kopfschmerz:	☐	☐	☐
Konsumsteigerung von Alkohol, Medikamenten:	☐	☐	☐
Konzentrationsprobleme:	☐	☐	☐
Verbitterung:	☐	☐	☐
fehlende Zeit für Hobbys oder soziale Kontakte:	☐	☐	☐
Werteverlust:	☐	☐	☐

Eigene Ergänzungen:

....

....

Je häufiger Sie hoch oder auch nur mittelgradig angekreuzt haben, desto belastender erleben Sie Ihre therapeutische Arbeit. Achten Sie gut auf sich und nutzen Sie Möglichkeiten zur Selbstfürsorge!

AB 113	Meine Belastungsampel	T

Bitte nehmen Sie sich zunächst einige Minuten Zeit. Schließen Sie die Augen, entspannen Sie sich und lassen Sie Ihren Arbeitsalltag an sich vorbeiziehen. Richten Sie Ihren Fokus dabei auch auf die Belastung und Anspannung, die Ihre Arbeit mit sich bringen kann. Wie ist es Ihnen mit Ihrem Arbeitsalltag in den letzten Wochen ergangen? Woran merken Sie, wenn Sie gut zurechtkommen und sich wohl fühlen? Welche Anzeichen für Belastung kennen Sie? Ab welchem Ausmaß wird es für Sie kritisch?

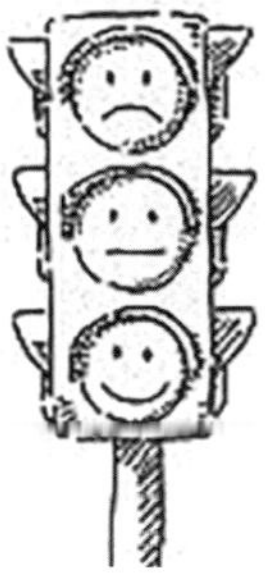

getty images / FrankRamspott

☹ → Wann schaltet meine Belastungsampel auf Rot? Woran merken Sie persönlich, dass Ihnen alles zu viel ist? Welche Anzeichen gibt es dafür?

....

....

....

😐 → Wann schaltet meine Belastungsampel auf Gelb? Was sind erste Anzeichen dafür, dass Sie belastet sind? Wo spüren Sie Ihre Grenzen?

....

....

....

☺ → Wann schaltet meine Belastungsampel auf Grün? Woran merken Sie, dass es Ihnen bei Ihrer Arbeit gut geht und dass Sie gerade gut für sich sorgen?

....

....

....

Worauf möchten Sie in der nächsten Zeit besonders achten?

....

....

....

Die Arbeit mit traumatisierten Patienten kann herausfordernd sein. Zudem werden manchmal eigene Themen und Beziehungsmuster aktiviert, die die therapeutische Arbeit beeinflussen können.

Vermeidung

Viele Therapeutinnen kennen die Situation, dass sie wichtige traumarelevante Themen in einer Sitzung nicht angesprochen haben. Manchmal entsteht auch der Wunsch, einen Patienten schnell weiter zu verweisen, z. B. an eine Trauma-Spezialambulanz oder Klinik. Dies kann jedoch beim Patienten möglicherweise den Eindruck verstärken, er sei eine zu große Belastung oder ein zu schwerer Fall. Zudem ist es oft nur schwer möglich, zügig einen geeigneten Platz zu finden. Obwohl eine Weiterverweisung in einigen Fällen sinnvoll oder sogar notwendig ist, sollten Sie kurz innehalten und Ihre Beweggründe hinterfragen. So könnte eine mögliche Ursache auch die Angst sein, selbst nicht über ausreichende Fähigkeiten zu verfügen. Machen Sie eine realistische Bestandsaufnahme Ihrer eigenen Qualifikation: Welche Ausbildung haben Sie, welche Möglichkeiten zur Nutzung weiterer Qualifikationsangebote (Supervision, Intervision, Fortbildung) können Sie vielleicht auch während der Behandlung nutzen?

Befürchtung, den Patienten zu retraumatisieren. Eine weitere Ursache für eine mögliche Vermeidung kann die Befürchtung sein, den Patienten zu »retraumatisieren«. Dann neigt man vielleicht dazu, nicht detailliert nachzufragen oder Themen ganz auszusparen. Oder man arbeitet lieber nur stabilisierend, obwohl eine traumafokussierte Arbeit sinnvoll wäre. Diese Neigung kann mitverursacht sein durch die oftmals ambivalente Haltung von Patienten, die einerseits Angst oder Hemmungen haben, von negativen Erfahrungen zu berichten, andererseits aber das Bedürfnis verspüren, darüber zu sprechen und ihre Beschwerden/Symptome zu verringern. Machen Sie sich bewusst: Auch wenn der Weg schmerzhaft ist, Sie helfen dem Patienten am meisten, wenn Sie ihn ermutigen.

Beachten Sie aber unbedingt auch Ihre Grenzen:

- Was können Sie nicht leisten? Was können Sie in Ihrem Arbeitssetting nicht umsetzen?
- Welche Themen gehen Ihnen vielleicht aufgrund Ihrer persönlichen Lebenssituation zu nahe?
- Wie belastbar sind Sie aktuell, sind Sie vielleicht gerade selbst »am Limit«?

Dann gestehen Sie sich selbst auch zu, einen Auftrag nicht anzunehmen. Sollten Sie dauerhaft über Ihre eigenen Grenzen gehen, dann könnten Sie innerlich in eine Abwehrhaltung geraten oder sogar selbst Symptome entwickeln.

Überidentifikation

Bei einer Überidentifikation ist das Ausmaß des therapeutischen Engagements zu hoch. Möglicherweise hat die Therapeutin den Anspruch, den Patienten zu »retten«, evtl. entwickelt sie sogar eigene Rachefantasien. Gründe dafür können eigene negative Erfahrungen sein, die getriggert werden, oder auch das Empfinden von starker Ungerechtigkeit. Weitere Ursachen könnten eine übermäßige Verantwortungsübernahme oder der Wunsch, »eine besonders gute Therapeutin zu sein«, sein, was schnell zu Schuld- oder Versagensgefühlen führen kann. Zwar ist die Hilfsbereitschaft hier sehr groß, doch die professionelle Rolle leidet. In der Folge ergibt sich eine zu starke emotionale Beteiligung, Grenzen in der therapeutischen Zusammenarbeit werden oft zu spät gesetzt. Auch können die Erwartungen an den Patienten steigen. Gleichzeitig kann dies im Patienten das Gefühl verstärken, hilflos oder abhängig zu sein, und eine Verantwortungsabgabe an die Therapeutin fördern. Der in der therapeutischen Arbeit wichtige, empathisch bezeugende Blick geht verloren. In der Konsequenz fühlen sich Therapeutinnen irgendwann überlastet, ausgelaugt oder ineffizient. Manchmal droht sogar eine »Gegenreaktion«, z. B. in Form übermäßiger Abgrenzung oder dem Ausüben von Druck. Sollten Sie solche Tendenzen bei sich wahrnehmen, versuchen Sie Ihre Haltung und Ihr Engagement zu reflektieren: Ist dieses Verhalten zum jetzigen Zeitpunkt wirklich hilfreich für den Patienten? Um was geht es Ihnen dabei? Überprüfen Sie die Kosten-Nutzen-Effekte für beide Seiten, z. B. mithilfe von Pro- und Contra-Listen.

Emotionale Überflutung während der Therapiestunde

Auch hochprofessionelle Therapeutinnen können in ihrer therapeutischen Arbeit in eine Situation geraten, in denen sie selbst emotional sehr betroffen sind. Möglicherweise wurden Assoziationen mit eigenen verletzlichen Seiten geweckt, oder aber man wird durch das überwältigende Leid des Patienten erfasst. Eine eigene emotionale Überflutungsreaktion im Therapiesetting zu erleben und diese zu meistern, kann schwierig sein. Hier gilt es, sich zunächst einmal selbst zu helfen, um schnell wieder handlungsfähig zu werden. Wichtig ist, sich der eigenen Gefühle bewusst zu werden, sie zu akzeptieren und dann in Ruhe wieder loszulassen. Dabei hilft es, kurz innezuhalten und einige Atemzüge bewusst ein- und auszuatmen. Hilfreich ist auch, sich kurz auf den eigenen Körper zu konzentrieren, indem man den Boden unter den Füßen oder die Sitz- und Rückenfläche eines Stuhls bewusst wahrnimmt. Auch kann eine kurze Bewegung hilfreich sein, dazu können Sie z. B. Ihre Haltung verändern oder einen Stift fest in die Hand nehmen. Orientieren Sie sich in der Gegenwart, beschreiben Sie z. B. innerlich mit einem kurzen Satz drei sichtbare Dinge in Ihrer Umgebung. Eine weitere Möglichkeit ist, sich auf persönliche Ressourcen zu besinnen. Dazu könnten Sie z. B. kurz Ihren inneren sicheren Ort aufsuchen. Im Gegensatz dazu kann der Versuch, diese Gefühle zu unterdrücken bzw. darüber hinwegzugehen, schnell in eine Stress-Spirale führen.

Manchmal kann es vorkommen, dass die eigene emotionale Reaktion in der Therapiestunde dennoch offensichtlich wird. Denken Sie bitte daran: Betroffenheit zu erleben und zu zeigen ist eine natürliche und angemessene Reaktion auf schreckliche Erfahrungen. Dies am Modell mitzuerleben, kann für Ihren Patienten sehr bedeutsam sein und ihm helfen, seine eigene Wahrnehmung oder Bewertung zu korrigieren. Überspielen Sie Ihre Reaktion nicht, sondern kommentieren Sie sie kurz, indem Sie Ihrem Patienten mitteilen, dass Sie sein Erlebnis schlimm finden und dass Sie betroffen darüber sind, dass ihm so etwas passiert ist. Danach lenken Sie das Gespräch zurück auf das traumatische Geschehen, damit Ihr Patient nicht das Gefühl bekommt, er müsste sich kümmern oder Sie schonen.

Anhaltende emotionale Betroffenheit

Manchmal werden Therapeutinnen von bestimmten Themen auch noch länger »verfolgt«. Oft setzt man sich dann noch zusätzlich selbst unter Druck, indem man sich z. B. fehlende Professionalität oder mangelnde Belastbarkeit vorwirft. Bitte stoppen Sie Selbstvorwürfe und machen Sie sich bewusst, dass auch Sie nur ein ganz normaler Mensch sind. Sie müssen nicht konstant perfekt »funktionieren«. Nutzen Sie Möglichkeiten zur Selbstfürsorge. Nehmen Sie sich ausreichend Zeit für Pausen. Vielleicht öffnen Sie vor dem nächsten Sitzungstermin das Fenster, machen selbst eine kleine Atemübung, dehnen und strecken sich. Nutzen Sie, wenn möglich, ein Gespräch unter Kolleginnen zur ersten Entlastung und Bestärkung. Möglicherweise wurde ein wunder Punkt in Ihnen berührt, vielleicht ging es im Kontakt mit Ihrem Patienten um den Tod von nahen Angehörigen oder Freunden, Gewalt, Verlust, Krankheit, Sucht, Suizidalität, Stalking etc. Werden Sie sich Ihrer eigenen wunden Punkte bewusst. Machen Sie dazu z. B. eine Liste, welche Themen Sie besonders belasten oder triggern können.

Wichtig

Seien Sie achtsam mit sich selbst und sorgen Sie gut für sich, um dann auch anderen gut helfen zu können. Nutzen Sie Angebote zur Inter- oder Supervision und Selbsterfahrung. Stärken Sie Ihr Verständnis und Ihre Kompetenz durch Fortbildungen. Sie dürfen auch für sich selbst therapeutische Hilfe in Anspruch nehmen.

Was hilft Ihnen dabei, in Ihrem beruflichen Alltag im Gleichgewicht zu bleiben? Wie können Sie sich am besten vorbereiten? Und wie können Sie am Ende des Tages gut damit abschließen?

Der Start in den Tag

Schon vor dem ersten Patientenkontakt können Sie dafür sorgen, dass Sie selbst einen guten Start in den Tag haben. Beginnen Sie ihn mit ausreichend Ruhe, lassen Sie sich z. B. Zeit beim Frühstück und sorgen Sie für einen deutlichen Unterschied zwischen der beruflichen und der privaten »Rolle«.

Was hilft Ihnen dabei, gut in den Tag zu starten?

....

....

....

Wie können Sie den anstehenden Wechsel in die Arbeitswelt markieren, nutzen Sie z. B. eine bestimmte Arbeitskleidung oder eine spezielle Tasche?

....

....

....

Der Arbeitsweg

Nutzen Sie Ihren Arbeitsweg zur Vorbeitung auf Ihre Arbeit. Möglicherweise gibt es einen Ort an Ihrem Weg, z. B. eine Kreuzung oder ein Gebäude, an dem Sie private Aspekte »hinterlegen« möchten und einen weiteren Ort, an dem Sie erste Gedanken an die Arbeit zulassen wollen? Vielleicht möchten Sie den Weg aber auch einfach nur als entspannte Auszeit zwischen den Anforderungen zu Hause und Ihrer Arbeit genießen.

Wie möchten Sie Ihren Weg gestalten, wo möchten Sie ggf. etwas ablegen oder beginnen?

....

....

....

Die Arbeitsumgebung

Nutzen Sie Gestaltungsmöglichkeiten, um sich an Ihrem Arbeitplatz wohlfühlen zu können. Haben Sie alle Materialien, die Sie brauchen? Haben Sie etwas zu essen und genug zu trinken? Ist die Atmosphäre angenehm? Sitzen Sie angenehm? Haben Sie ausreichend Licht? Möchten Sie vielleicht noch ein Bild oder eine Pflanze ins Zimmer stellen? Gibt es ein persönliches Symbol für Dinge, die Ihnen Kraft verleihen?

Wie soll Ihr Arbeitsplatz aussehen? Möchten Sie vielleicht etwas verändern oder hinzufügen?

....

....

....

Die Arbeit gestalten

Achten Sie auf Ihr Energie- und Belastungslevel. Achten Sie auf Struktur, auch in Ihren Abläufen? Nehmen Sie sich zwischen den Sitzungen genügend Zeit für eine Pause, trinken Sie etwas, lüften Sie regelmäßig?

Achten Sie auch während der Stunden mit Ihren Patienten auf Ihr eigenes Wohlbefinden, z. B. auf eine angenehme Körperhaltung und Ihre Atmung. Es kann zudem hilfreich sein, sich bewusst mit einer Schutzhülle zu umgeben, und sich Berichte nicht bildhaft mit vorzustellen. Nutzen Sie auch die Ihnen bekannten Strategien zur Achtsamkeit, Entspannung, Gefühlsregulation, Reorientierung etc.

Was ist während der Gespräche mit Ihren Patienten hilfreich für Sie?

....

....

....

Worauf wollen Sie während der Pausen achten?

....

....

....

Die Arbeit beenden

Nehmen Sie sich am Ende des Tages bewusst einen Moment Zeit, um mit der Arbeit abzuschließen. Vielleicht haben Sie ein kleines Ritual, um das Ende einzuleiten? Vielleicht könnten Sie Unerledigtes sowohl sichtbar in eine Ablage als auch innerlich in eine »imaginierte Schublade« legen?

Was können Sie tun, um den Arbeitstag gut zu beenden?

....

....

....

Den Rückweg gestalten

Auf dem Weg zurück können Sie evtl. vorhandene Belastungen bewusst loslassen, indem Sie diese nach und nach von sich »abschütteln«. Vielleicht gibt es ja auch einen Ort, wo Sie diese innerlich auf die »Müllhalde« werfen können? Hilfreich kann auch sein, in Bewegung zu kommen und sich an der frischen Luft aufzuhalten.

Wie können Sie sich Ihren Rückweg von der Arbeit gut gestalten?

....

....

....

Zu Hause ankommen

Nutzen Sie Ihre Ankunft zu Hause bewusst, um den Übergang von der Arbeitswelt in den persönlichen Raum angenehm zu gestalten. Vielleicht möchten Sie etwas Aktives wie Sport machen oder Sie möchten sich etwas Gutes kochen? Vielleicht möchten Sie auch Yoga oder eine Entspannungsübung machen? Manchmal reicht es vielleicht auch, sich erst einmal umziehen.

Womit möchten Sie Ihre Ankunft zu Hause gestalten?

....

....

....

INFO 79 Schutz-und-Kraft-Sammlung

Auch in der professionellen Rolle als Therapeutin können Strategien zum emotionalen Schutz, zum Auftanken neuer Energie und zur Entlastung hilfreich sein. Hier ist eine kleine Sammlung an Übungen, die Sie dafür einsetzen können.

Aura aus Licht

Stellen Sie sich vor, wie eine Aura aus hellem Licht Sie ganz umgibt. Dieses Licht hüllt Sie ein und beschützt Sie vor allen äußeren Einflüssen, wann immer Sie es brauchen. Wie fühlt sich Ihre Aura an, welche Farbe hat sie? Statten Sie sie mit allem aus, was sie noch angenehmer und sicherer macht. Sie können Ihre Aura jederzeit aufrufen.

Entschleunigung

Auch wenn Sie wenig Zeit haben, können Sie nebenbei etwas Stress abbauen.

Kleine Auszeit: Gönnen Sie sich mehrfach am Tag einige Atemzüge lang eine Pause, um innerlich zu mehr Ruhe zu kommen.

Kleine Meditation: Schließen Sie kurz die Augen und beobachten Sie ca. zwei Minuten lang Ihren Atem. Kehren Sie dann ruhiger in den Raum zurück.

Kleine Entspannung: Setzen Sie sich aufrecht hin und richten Sie Ihre Wahrnehmung auf Ihren Körper. Atmen Sie ruhig ein und aus und lockern Sie Ihre Muskeln.

Voller Kraft

Welches Wesen symbolisiert Kraft und Energie für Sie? Das kann eine Person, ein Fabelwesen oder ein Tier sein.

Stellen Sie sich das Kraftwesen nun möglichst genau vor, nehmen Sie Kontakt zu ihm auf, vielleicht möchten Sie es berühren?

Wie sieht es aus, wie fühlt es sich an, vielleicht sendet es Ihnen eine Botschaft?

Sie können nun spüren, wie das Wesen Ihnen etwas von sich schenkt. Nehmen Sie all die positiven Eigenschaften, die Kraft und Energie in sich auf.

Das Kraftwesen ist immer bei Ihnen, Sie sind nun gut gewappnet!

Gute Gedanken

Es könnte gerade wichtig sein …

- … loszulassen, um kommende Gelegenheiten gut ergreifen zu können.
- … eigene Standards zu überprüfen, um erreichbare Ziele zu haben und so auch Zufriedenheit erleben können.
- … immer nur eine Sache auf einmal machen, um sich nicht zu verzetteln.
- … sich seine Fähigkeiten und bisherigen Erfolge bewusst zu machen, um sich bestärkt zu fühlen.

AB 115 Selbstfürsorge – kleine Helfer für den Alltag

T

Hier finden Sie einige Strategien, die Ihnen dabei helfen können, selbstfürsorglich und achtsam mit sich umzugehen, neue Kraftquellen zu erschließen und Energie zu tanken. Welche passen für Sie und welche fallen Ihnen darüber hinaus noch ein?

- eigene Ansprüche hinterfragen
- bewusst Pausen planen
- an die frische Luft gehen oder kurz durchlüften
- Achtsamkeitsstrategien nutzen
- aus dem Fenster schauen
- in der Natur sein
- bewusst atmen
- eine angenehme und aufrechte Körperhaltung einnehmen
- etwas bewusst genießen
- Entspannungsverfahren nutzen
- ein Positiv-Tagebuch führen
- meditieren
- neugierig sein
- Zeit mit dem Partner verbringen
- Grenzen wahren
- sich wieder erden
- lachen
- Zeit mit Tieren verbringen
- sich gesund ernähren
- in schwierigen Situationen einen wohlwollenden Blick auf sich werfen
- Freundschaften pflegen
- Zeitrahmen einhalten
- Anzahl an Patientenkontakten begrenzen
- Vernetzung mit anderen Therapeuten und Institutionen
- regelmäßig Urlaub machen
- Humor
- mit Kolleginnen austauschen
- Supervision/Intervision nutzen
- Sport treiben / sich bewegen
- Imaginationsübungen nutzen
- Hobbys pflegen
- positive Symbole für sich finden
- etwas in Ruhe genießen
- Fortbildungen nutzen
- eigene Stärken bewusst machen
- ausreichend schlafen
- sich Fehler verzeihen
- Selberfahrung nutzen
- Prioritäten setzen
- kreativ werden (z. B. etwas basteln, zeichnen)
- Sonne tanken

Fallen Ihnen noch weitere Strategien ein?

....

....

....

Wie oder wann können Sie die Strategien am besten für sich nutzen?

....

....

....

AB 116 Den inneren Botschaften lauschen

T

In Situationen, die man als schwierig erlebt, kann man oft verschiedene Anteile oder Stimmen in sich selbst wahrnehmen, die unterschiedlichste Botschaften senden. Ein Anteil könnte dabei z. B. kritisch oder fordernd sein, ein anderer Anteil könnte sich überfordert oder ärgerlich fühlen. Ein weiterer Anteil repräsentiert die Seite, die den Überblick behalten und das Problem lösen möchte. Dies zusammen führt oft zu in einem regelrechten »Stimmengewirr«. Um sich selbst mehr Klarheit zu verschaffen, kann es hilfreich sein, die inneren Anteile zunächst zu isolieren und dann miteinander ins Gespräch zu bringen.

Nehmen Sie sich einen Moment Zeit und fokussieren Sie sich auf die Situation mit dem Patienten oder Kollegen, die Sie als schwierig erleben. Was geht Ihnen dabei durch den Kopf, welche Gefühle spielen dabei eine Rolle, welche inneren Botschaften nehmen Sie wahr?

Versuchen Sie nun, diese inneren Anteile voneinander abzugrenzen. Dabei kann es hilfreich sein, dies symbolisch zu verdeutlichen und einige Stühle zu nutzen, die jeweils für einen Anteil stehen, und von denen aus die Botschaft ausgesprochen wird. Nehmen Sie nun nacheinander die Position und Perspektive der Anteile ein.

Wie könnten Sie diese bezeichnen und welches sind die zentralen Botschaften? Wenn Sie mögen, können Sie diese auch stichwortartig festhalten und auf dem jeweiligen Stuhl sichtbar plazieren.

- Mein erster Anteil heißt … ....

  Seine zentrale Botschaft lautet: ....

- Mein zweiter Anteil heißt … ....

  Seine zentrale Botschaft lautet: ....

- Mein dritter Anteil heißt … ....

  Seine zentrale Botschaft lautet: ....

- Weitere Anteile heißen … ....

  Deren zentrale Botschaften lauten: ....

Lassen Sie die verschiedenen Botschaften noch einmal auf sich wirken. Möchte ein Anteil vielleicht noch etwas ergänzen, vielleicht als Reaktion auf die Botschaft eines anderen Anteils? Ergänzen Sie diese Botschaften.

Welcher Anteil sollte vielleicht noch etwas mehr Kraft haben? Womit können Sie dies erreichen?

....

....

Welche Schlussfolgerung ziehen Sie in Bezug auf die Ausgangssituation?

....

....

AB 117 Dankbar sein

T

Es ist wichtig, darauf zu achten, wann uns unsere berufliche Belastung zu groß wird, denn das Gelingen einer Therapie hängt vor allem auch von unserer Fähigkeit ab, eine stabile therapeutische Beziehung anbieten zu können. Dabei ist es ebenso wichtig zu sehen, wo unsere Arbeit uns Freude macht, erfüllte Momente mit sich bringt und Energie- und Kraftquellen erschließt.

Auf diesem Arbeitsblatt geht es darum, was Ihnen bei Ihrer Arbeit mit traumatisierten Patienten Freude bereitet und wofür Sie dankbar sein wollen. Bitte nehmen Sie sich in der nächste Woche jeweils zum Abschluss jedes Arbeitstages eine Viertelstunde Zeit dafür, Ihre schönen Momente bzgl. Ihrer Arbeit festzuhalten.

Montag: ....

....

Dienstag: ....

....

Mittwoch: ....

....

Donnerstag: ....

....

Freitag: ....

....

Samstag/Sonntag: ....

....

Welche Ereignisse sind Ihnen in dieser Woche besonders wichtig gewesen?

....

....

Was nehmen Sie aus dieser Selbstbeobachtung mit?

....

....

Literatur

American Psychiatric Association (2014). Diagnostisches und statistisches Manual psychischer Störungen DSM-5®: Göttingen: Hogrefe.

Arntz, A. (2012). Imagery rescripting as a therapeutic technique. Review of clinical trials, basic studies, and research agenda. Journal of Experimental Psychopathology, 3 (2), 189–208.

Arntz, A. (2015). Imagery Rescripting for Posttraumatic Stress Disorder. In N. Thoma & D. McKay (Eds.), Working with emotion in Cognitive Behavioral Therapy. New York: Guilford Press.

Arntz, A. & Weertmann, A. (1999). Treatment of childhood memories: Theory and practice. Behavior Research and Therapy, 37, 715–740.

Arntz, A. & van Genderen, H. (2010). Schematherapie bei Borderline-Persönlichkeitsstörung. Weinheim: Beltz.

Arntz, A., Tiesma, M. & Kindt, M. (2007). Treatment of PTSD: A comparison of imaginal exposure with and without imagery rescripting. Journal of Behavior Therapy and Experimental Psychiatry, 38, 345–370.

Asmundson, G. J. G., Thorisdottir, A. S., Roden-Foreman, J. W., Baird, S. O., Witcraft, S. M., Stein, A. T. et al. (2019). A meta-analytic review of cognitive processing therapy for adults with posttraumatic stress disorder. Cognitive Behaviour Therapy, 48(1), 1–14.

Badour, C. L., Resnick, H. S. & Kilpatrick, D. G. (2017). Associations between specific negative emotions and DSM-5. PTSD among a national sample of interpersonal trauma survivors. Journal of interpersonal violence, 32 (11), 1620–1641.

Baranowsky, A. B. & Gentry, J. E. (2015). Trauma practice – Tools for stabilization and recovery (3rd ed.). Boston: Hogrefe.

Bass, E. & Davis, L. (2009). Trotz allem – Wege zur Selbstheilung für Frauen, die sexuelle Gewalt erfahren haben (15. Aufl.). Berlin: Orlanda Frauenverlag.

Beck, A. T. (1999). Kognitive Therapie der Depression. Weinheim: Beltz.

Becker, C. B., Zayfert, C. & Anderson, E. (2004). A survey of psychologists' attitudes towards and utilization of exposure therapy for PTSD. Behaviour research and therapy, 42(3), 277–292.

Beesdo-Baum, K., Zaudig, M. & Wittchen, H.-U. (Eds.). (2019). Strukturiertes Klinisches Interview für DSM-5®-Störungen – Klinische Version. Deutsche Bearbeitung des Structured Clinical Interview for DSM-5® Disorders – Clinician Version von Michael B. First, Janet B. W. Williams, Rhonda S. Karg, Robert L. Spitzer. Göttingen: Hogrefe.

Bengel, J. & Becker-Nehring, K. (2013). Psychologische Frühinterventionen. In A. Maercker (Hrsg.), Posttraumatische Belastungsstörung (S. 175–204). Heidelberg: Springer.

Bernstein, D. P. & Fink, L. (1998). Childhood Trauma Questionaire: A retrospective Self-report. San Antonio, TX: The Psychological Corporation.

Bernstein-Carlson, E. & Putnam, F. W. (1993). An update on the Dissociative Experiences Scale. Dissociation: Progress in the Dissociative Disorders, 6(1), 16–27.

Bisson, J. & Andrew, M. (2007). Psychological treatment of post-traumatic stress disorder (PTSD). Cochrane database of systematic reviews (3).

Bohus, M. & Wolf-Arehult, M. (2013). Interaktives Skillstraining für Borderline-Patienten: Das Therapeutenmanual (2. Aufl.). Stuttgart: Schattauer.

Bohus, M., Dyer, A. S., Priebe, K., Krüger, A. & Steil, R. (2011). Dialektisch behaviorale Therapie für Posttraumatische Belastungsstörung nach sexualisierter Gewalt in der Kindheit und Jugend (DBT-PTSD). PPmP-Psychotherapie, Psychosomatik, Medizinische Psychologie, 61 (3/4), 140–147.

Bohus, M., Dyer, A. S., Priebe, K., Krüger, A., Kleindienst, N., Schmahl, C. et al. (2013). Dialectical Behaviour Therapy for Posttraumatic Stress Disorder after childhood sexual abuse in patients with and without Borderline Personality Disorder: A randomised controlled trial. Psychotherapy and Psychosomatics, 82, 221–233.

Bohus, M., Schmahl, C., Fydrich, T., Steil, R., Müller-Engelmann, M., Herzog, J. et al. (2019). A research programme to evaluate DBT-PTSD, a modular treatment approach for Complex PTSD after childhood abuse. Borderline personality disorder and emotion dysregulation, 6(1), 7.

Bohus, M., Kleindienst, N., Hahn, C., Müller-Engelmann, M., Ludäscher, P., Steil, R. et al. (2020). Dialectical Behavior Therapy for Posttraumatic Stress Disorder (DBT-PTSD) compared with Cognitive Processing Therapy (CPT) in complex presentations of PTSD in women survivors of childhood abuse. A randomized clinical trial. JAMA psychiatry.

Boos, A. (2014). Kognitive Verhaltenstherapie nach chronischer Traumatisierung – Ein Therapiemanual (2. Aufl.). Göttingen: Hogrefe.

Bornfeld-Ettmann, P. & Steil, R. (2017). Sexuelle Dysfunktionen bei Frauen mit Posttraumatischer Belastungsstörung – ein Übersichtsartikel. Verhaltenstherapie, 27, 130–139.

Boterhoven, K., Lee, C., Fassbinder, E., Es, M., Menninga, M., Rijkeboer, M. Kousemaker, M. & Arntz, A. (2020). Imagery rescripting and eye movement desensitisation and reprocessing as treatment for adults with post-traumatic stress disorder from childhood trauma: Randomized clinical trial. The British Journal of Psychiatry,1–5.

Bundesministerium für Familie (Hrsg.). (2019). Mehr Schutz bei häuslicher Gewalt. Informationen zum Gewaltschutzgesetz. (5. Ausg.). Berlin: http://www.bmfsfj.de/.

Büttner, M. (2017). Sexualität und Trauma: Grundlagen und Therapie traumaassoziierter sexueller Störungen. Stuttgart: Schattauer.

Büttner, M. (2020). Handbuch Häusliche Gewalt. Stuttgart: Kohlhammer.

Büttner, M., Schadwinkel, A. & Stockrahm, S. (2020). Ist das normal? Sprechen wir über Sex, wie du ihn willst. Weinheim: Beltz.

Casement, M. D. & Swanson, L. M. (2012). A meta-analysis of imagery rehearsal for post-trauma nightmares. Effects on nightmare frequency, sleep quality, and posttraumatic stress. Clinical psychology review, 32(6), 566–574.

Cloitre, M., Cohen, L. R. & Koenen, C. K. (2014). Sexueller Missbrauch und Misshandlung in der Kindheit. Ein Therapieprogramm zur Behandlung komplexer Traumafolgen. Göttingen: Hogrefe.

Cloitre, M., Shevlin, M., Brewin, C., Bisson, J., Roberts, N. P. et al. (2018). The International Trauma Questionnaire: development of a self-report measure of ICD-11 PTSD and complex PTSD. Acta Psychiatrica Scandinavica, 138(6), 536–546.)

Coleman, A. M., Chouliara, Z. & Currie, K. (2018). Working in the field of complex psychological trauma: A framework for personal and professional growth, training, and supervision. Journal of Interpersonal Violence.

Croos-Müller, C. (2017). Alles gut. Das kleine Überlebensbuch. Soforthilfe bei Belastung, Trauma & Co. München: Kösel.

Cwik, J. C. & Woud, M. (2020). German version of the Clinician-Administered PTSD Scale for DSM-5 (CAPS-5). Interview available from the Mental Health Research and Treatment Center Bochum at http://www.kli.psy.ruhr-uni-bochum.de or the National Center for PTSD at www.ptsd.va.gov.

Daniels, J. (2008). Sekundäre Traumatisierung. Psychotherapeut, 53, 100–107.

Davis, M. & Clark, D. M. (1998). Predictors of analogue post-traumatic intrusive cognitions. Behavioural and Cognitive Psychotherapy, 26, 303–314.

Davis, M., Robbins Eshelman, E. & McKay, M. (2019). The Relaxation & Stress Reduction Workbook (7th ed.). Oakland: New Harbinger.

DGSM (2018). Patientenratgeber der Deutschen Gesellschaft für Schlafforschung und Schlafmedizin: Ein- und Durchschlafstörungen. www.dgsm.de.

Dilling, H. & Freyberger, H. J. (2012). Taschenführer zur ICD-10-Klassifikation psychischer Störungen nach dem Pocket Guide von J. E. Cooper. Bern: Huber.

Dobberstein, J., Lühr, K. & Tietze, C. (2017). Stalking am Arbeitsplatz – ein Leitfaden für den betrieblichen Kontext. Hamburg: Opferhilfe Hamburg e. V.

Dolan, Y. (2009). Schritt für Schritt zur Freude zurück: Das Leben nach traumatischen Ereignissen meistern. Heidelberg: Carl Auer.

Dunkley, C. & Stanton, M. (2015). Achtsamkeitstechniken vermitteln. Ein praktischer Leitfaden. Paderborn: Junfermann.

Dunmore, E., Clark, D. M. & Ehlers, A. (2001). A prospective investigation of the role of cognitive factors in persistent posttraumatic stress disorder (PTSD) after physical or sexual assault. Behaviour research and therapy, 39(9), 1063–1084.

Dyer, A., Priebe, K., Steil, R., Krüger, A. & Bohus, M. (2009). Dialektisch-Behaviorale Therapie zur Behandlung der Posttraumatischen Belastungsstörung mit schweren Störungen der Emotionsregulation. Verhaltenstherapie & psychosoziale Praxis, 41, 283–307.

Ehlers, A. (1999). Postraumatische Belastungsstörung (8. Aufl.). Göttingen: Hogrefe.

Ehlers, A. & Clark, D. M. (1999). A cognitive model of posttraumatic stress disorder. Behaviour research and therapy, 38(4), 319–345.

Ehring, T., Welboren, R., Morina, N., Wicherts, J. M., Freitag, J. & Emmelkamp, P. M. G. (2014). Meta-analysis of psychological treatments for posttraumatic stress disorder in adult survivors of childhood abuse. Clinical psychology review, 34(8), 645–657.

Faßbinder, E. (2015). Imagery Rescripting. Verhaltenstherapie & Verhaltensmedizin, 36(2), 138–151.

Felitti, V. J., Anda, R. F., Nordenberg, D. et al. (1998). Relationship of childhood abuse and household dysfunction to many of the leading causes of death in adults. The Adverse Childhood Experiences (ACE) Study. American Journal of Preventive Medicine, 14, 245–258.

Figley, C. R. (1995). Compassion fatigue. Coping with secondary traumatic stress disorder in those who treat the traumatized. New York: Routledge.

Fischer, G. & Riedesser, P. (2009). Lehrbuch der Psychotraumatologie (4. Aufl.). München: Ernst Reinhardt.

Foa, E. B., Ehlers, A., Clark, D. M., Tolin, D. F. & Orsillo, S. M. (1999). The Posttraumatic Cognitions Inventory (PTCI): Development and validation. Psychological Assessment, 11(3), 303–314.

Foa, E., Hembree, E. & Rothbaum, B. O. (2007). Prolonged exposure therapy for PTSD. Emotional processing of traumatic experiences therapist guide. Oxford: Oxford University Press.

Follette, V. M. & Pistorello, J. (2012). Zürück ins Leben finden. Mit ACT Postraumatische Belastungsstörungen und traumabedingte Probleme bewältigen. Paderborn: Junfermann.

Gallas, C., Klein, U. & Dreßing, H. (2010). Beratung und Therapie von Stalking-Opfern. Bern: Huber.

Gerger, H., Munder, T. & Barth, J. (2014). Specific and nonspecific psychological interventions for PTSD symptoms. A meta-analysis with problem complexity as a moderator. Journal of Clinical Psychology, 70(7), 601–615.

Gilbert, P. (2010). Compassion focused therapy. The CBT distinctive features series. New York: Routledge.

Gilbert, P. (2013). Compassion focused therapy. Paderborn: Junfermann.

Gloor, M. & Meier, H. (2013). Gewalt in der Partnerschaft und Alkohol. Häufigkeit einer Dualproblematik, Muster und Beratungssettings. Studie im Auftrag des Bundesamtes für Gesundheit. http://www.socialinsight.ch: http://www.socialinsight.ch/images/Studie_Partner gewalt_Alkohol.pdf [25.10.2020]

Gräßer, M., Iskenius, E.-L. & Hovermann, E. (2017). Therapie-Tools Psychotherapie für Menschen mit Migrations- und Fluchterfahrung. Weinheim: Beltz.

Gross, J. J. (2002). Emotion regulation. Affective, cognitive, and social consequences. Psychophysiology, 39(3), 281–291.

Hackmann, A., Bennett-Levy, J. & Holmes, E. A. (2012). Imaginationstechniken in der Kognitiven Therapie. Weinheim: Beltz.

Hadouch, K. & Steil, R. (2014). Das Gefühl des Beschmutzt-Seins nach sexualisierter Gewalt im Kindes-und Jugendalter. PiD – Psychotherapie im Dialog, 15(1), 36–39.

Handtke, L. & Görges, H.-J. (2012). Handbuch Traumakompetenz. Paderborn: Junfermann.

Hauch, M. (2013). Paartherapie bei sexuellen Störungen. Das Hamburger Modell: Konzept und Technik (3. Aufl.). Stuttgart: Thieme.

Hedlund, S. (2011). Mit Stift und Stuhl. Heidelberg: Springer.

Henderson, J. (2019). Embodying Well-Being oder Wie man sich trotz allem wohlfühlen kann (7. Aufl.). Bielefeld: AJZ Druck & Verlag.

Hoffmann, A. (Hrsg.). (2014). EMDR. Praxishandbuch zur Behandlung traumatisierter Menschen. (5. Aufl.). Stuttgart: Thieme.

Hofmann, A. (2014). Absorptionstechnik. In: Rost, C. (Hrsg.). Ressourcenarbeit mit EMDR. Paderborn: Junfermann.

Holmes, E. A., Arntz, A. & Schmucker, M. R. (2007). Imagery rescripting in cognitive behaviour therapy: Images, treatment techniques and outcomes. Journal of behavior therapy and experimental psychiatry, 38, 297–305.

Hooper, L. M., Stockton, P., Krupnik, J. L. & Green, L. B. (2011). Development, use, and psychometric properties of the Trauma History Questionnaire. Journal of Loss and Trauma, 16(3), 258–283.

Huppertz, M. (2015). Achtsamkeitsübungen. Experimente mit einem anderen Lebensgefühl. (2. Aufl.). Paderborn: Junfermann.

Huppertz, M. & Schatanek, V. (2015). Achtsamkeit in der Natur. 84 naturbezogene Achtsamkeitsübungen und theoretische Grundlagen. Paderborn: Junfermann.

Janoff-Bulman, R. (1992). Shattered assumptions. New York: Free Press.

Johnson, M. P. (1995). Patriarchal terrorism and common couple violence: Two forms of violence against women. Journal of marriage and the family, 57(2), 283–294.

Johnson, M. P. (2008). A typology of domestic violence: Intimate terrorism, violent resistence, and situational couple violence. Northeastern University Press.

Kabat-Zinn, J. (2015). Im Alltag Ruhe finden. Meditationen für ein gelasseneres Leben. Berlin: Knaur.

Kavemann, B. & Helfferich, C. (2004). Abschlussbericht zum 30.10.2004: Forschungsprojekt Wissenschaftliche Untersuchung zur Situation von Frauen und zum Beratungsangebot nach einem Platzverweis bei häuslicher Gewalt »Platzverweis – Beratung und Hilfen«. Freiburg: Sozialwissenschaftliches FrauenForschungsInstitut. http://www.soffi-f.de

Kavemann, B. & Kreyssig, U. (2013). Handbuch Kinder und häusliche Gewalt (3. Aufl.). Heidelberg: Springer.

Keeley, J. W., Reed, G. M., Roberts, M. C., Evans, S. C., Robles, R., Matsumotof, C. et al. (2016). Disorders specifically associated with stress:A case-controlled field study for ICD-11 mental andbehavioural disorders. International Journal of Clinical and Health Psychology, 16, 109–127.

Kindt, M., Buck, N., Arntz, A. & Vervliet, B. (2009). Beyond extinction: Erasing human fear responses and preventing the return of fear. Nature Neuroscience, 12, 256–258.

Klees, K. (2018). Traumasensible Paartherapie. Paderborn: Junfermann.

Kline, A. C., Cooper, A. A., Rytwinksi, N. K. & Feeny, N. C. (2018). Long-term efficacy of psychotherapy for posttraumatic stress disorder. A meta-analysis of randomized controlled trials. Clinical psychology review, 59, 30–40.

Knaevelsrud, C., Liedl, A. & Stammel, N. (2012). Posttraumatische Belastungsstörungen – Herausforderungen in der Therapie der PTBS. Weinheim: Beltz.

Kowarowsky, G. & von Puttkamer, C. (2018). Impact-Techniken. 75 Therapiekarten. Weinheim: Beltz.

Krakow, B. & Zadra, A. (2006). Clinical management of chronic nightmares. Imagery rehearsal therapy. Behavioral sleep medicine, 4(1), 45–70.

Krüger, A., Kleindienst, N., Priebe, K., Dyer, A. S., Steil, R., Schmahl, C. et al. (2014). Non-suicidal self-injury during an exposure-based treatment in patients with posttraumatic stress disorder and borderline features. Behaviour research and therapy, 61, 136–141.

Kubany, E. S. & Ralston, T. C. (1998). Cognitive therapy for trauma-related guilt. Cognitive-behavioral therapies for trauma, 124–161.

Kubany, E. S. & Watson, S. B. (2002). Cognitive trauma therapy for formerly battered women with PTSD. Conceptual bases and treatment outlines. Cognitive and Behavioral Practice, 9(2), 111–127.

Kubany, E. S., McCaig, M. A. & Loconsay, J. R. (2015). Das Trauma häuslicher Gewalt überwinden: Ein Selbsthilfebuch für Frauen. Göttingen: Hogrefe.

Lammers, C.-H. (2015). Emotionsfokussierte Methoden. Techniken der Verhaltenstherapie. Weinheim: Beltz.

Liedl, A., Schäfer, U. & Knaevelsrud, C. (2013). Psychoedukation bei Postraumatischen Belastungsstörungen. Material für Einzel- und Gruppensetting (2. Aufl.). Stuttgart: Schattauer.

Liedl, A., Böttche, M., Abdallah-Steinkopff, B. & Knaevelsrud, C. (2017). Psychotherapie mit Flüchtlingen: Neue Herausforderungen, spezifische Bedürfnisse: Das Praxisbuch für Psychotherapeuten und Ärzte. Stuttgart: Schattauer.

Lindenmeyer, J. & Mühlig, S. (2019). Therapie-Tools Alkohol- und Tabakabhängigkeit. Weinheim: Beltz.

Linehan, M. (1996). Dialektisch-behaviorale Therapie der Boderlinepersönlichkeitsstörung. München: CIP-Medien.

Linehan, M. (2008). Dialektisch-Behaviorale Therapie (DBT) der Borderline-Persönlichkeitsstörung (2. Aufl.). München: CIP-Medien.

Lohmann, B. (2017). Selbstunterstützung für Psychotherapeuten. Göttingen: Hogrefe.

Maercker, A. (2002). Deutsche Übersetzung des Trauma History Questionaire. Unveröffentlichtes Manuskript. Universität Zürich.

Maercker, A. (2019). Traumafolgestörungen (5. Aufl.). Heidelberg: Springer.

Maercker, A. & Schützwohl, M. (1998). Erfassung von psychischen Belastungsfolgen: Die Impact of event scale – revidierte Version (IES-R). Diagnostica, 44, 130–141.

McCann, I. L., Sakheim, D. K. & Abrahamson, D. J. (1988). Trauma and victimization. A model of psychological adaptation. The Counseling Psychologist, 16(4), 531–594.

Menne, B. & Frommberger, U. (2018). Postraumatische Belastungsstörung. In J. Schellong, F. Epple & K. Weidner (Hrsg.), Praxisbuch Psychotraumatologie (S. 62–79). Stuttgart: Thieme.

Metzner, C. (2018). Sekundäre Viktimisierung bei sexualisierter Gewalt. Strukturdynamiken und Präventionsansätze. Frankfurt am Main: Goethe-Universität.

Müller-Engelmann, M. & Dittmann, C. (2017). Posttraumatische Belastungsstörung. Beltz Video-Learning. Weinheim: Beltz.

Müller-Engelmann, M. & Kümmerle, S. (2020). Therapiemanual auf die Studie »Kann das Praktizieren von Metta Meditationen Schuld- und Schamgefühle nach traumatischen Lebensereignissen reduzieren?«

Nagosky, E. (2015). Komm, wie du willst. München: Knaur.

National Institute for Clinical Excellence (2005). Posttraumatic Stress Disorder (PTSD). The Management of PTSD in Adults and Children in Primary and Secondary Care. London. http://www.nice.org.uk/guidance/CG26

Najavits, L. M. (2018). Trauma, Sucht und die Such nach Sicherheit. Neue Strategien der Selbsthilfe bei Belastungsstörungen und begleitendem Substanzmissbrauch. Lichtenau: G. P.Probst.

Najavits, L. M. (2019). Posttraumatische Belastungsstörung und Substanzmissbrauch. Das Therapieprogramm »Sicherheit finden« (2. Aufl.). Göttingen: Hogrefe.

Neff, K. (2013). Selbstmitgefühl: Wie wir uns mit unseren Schwächen versöhnen und uns selbst der beste Freund werden. München: Kailash.

Neuner, F. (2008). Stabilisierung vor Konfrontation in der Traumatherapie – Grundregel oder Mythos? Verhaltenstherapie, 18, 109–118.

Niemeyer, H., Füser, F. & Knaevelsrud, C. (2019). Imagery Rescripting und Modification bei der Posttraumatischen Belastungsstörung. Verhaltenstherapie & Verhaltensmedizin, 40(1), 71–82.

Ortiz-Müller, W. (Hrsg.). (2017). Stalking – ein Praxishandbuch. Opferhilfe, Täterintervention, Strafverfolgung. Stuttgart: Kohlhammer.

Peichl, J. (2011). Destruktive Paarbeziehungen: Wie entsteht die Spirale der Gewalt? In K.-H. Brisch (Hrsg.), Bindungen – Paare, Sexualität und Kinder. Stuttgart: Klett Cotta.

Pence, E. & Paymar, M. (1993). Education groups for men who batter – The Duluth Model. New York: Springer.

Pence, E., McDonnell, C. & Paymar, M. (1982). The Power and Control wheel. The Duluth Model. Domestic Abuse Intervention Programs. Duluth, Minnesota, USA. www.theduluthmodel.org

Perkonigg, A., Kessler, R. C., Storz, S. & Wittchen, H.-U. (2001). Traumatic events and post-traumatic stress disorder in the community: Prevalence,risk factors and comorbidity. Acta Psychatrica Scandinavica, 101(1), 46–59.

Potreck-Rose, F. & Jacob, G. (2019). Selbstvertrauen, Selbstzuwendung, Selbstakzeptanz: Psychotherapeutische Interventionen zum Aufbau von Selbstwertgefühl (9. Aufl.). Stuttgart: Klett-Cotta.

Priebe, K. & Dyer, A. (Hrsg.). (2014). Metaphern, Geschichten und Symbole in der Traumatherapie. Göttingen: Hogrefe.

Priebe, K., Müller-Engelmann, M. & Steil, R. (2011). Verhaltenstherapeutische Ansätze bei dissoziativen Anfällen. PiD – Psychotherapie im Dialog, 12(4), 311–316.

Priebe, K., Schmahl, C. & Stiglmayr, C. (2013). Dissoziation. Theorie und Praxis. Heidelberg: Springer.

Pugh, L.R., Taylor, P. & Berry, K. (2015). The role of guilt in the development of post-traumatic stress disorder: A systematic review. Journal of Affective Disorders, 182, 138–150.

Reddemann, L. (2001). Imagination als heilsame Kraft – Zur Behandlung von Traumafolgen mit ressourcenorientierten Verfahren. Stuttgart: Klett-Cotta.

Resick, P. A., Monson, C. M. & Chard, K. M. (2016). Cognitive processing therapy for PTSD. A comprehensive manual. New York City: Guilford.

Rohwetter, A. (2019). Wege aus der Mitgefühlsmüdigkeit. Weinheim: Beltz.

Rost, C. & Overkamp, B. (2018). Selbsthilfe bei posttraumatischen Symptomen: Übungen für Körper, Geist und Seele. Paderborn: Junfermann.

Sack, M., Sachsse, U. & Schellong, J. (Hrsg.). (2013). Komplexe Traumafolgestörungen. Diagnostik und Behandlung von Folgen schwerer Gewalt und Vernachlässigung. Stuttgart: Schattauer.

Schäfer, I., Wingenfeld, K. & Spitzer, C. (2009). ACE-D; Deutsche Version des »Adverse Childhood Experiences Questionnaire (ACE)«. Universität Hamburg.

Schäfer, I., Gast, U., Hofmann, A., Knaevelrud, C., Lampe, A., Liebermann, P. et al. (2019). S3-Leitlinie Posttraumatische Belastungsstörung. Heidelberg: Springer.

Schauer, M. & Ruf-Leuschner, M. (2014). Lifeline in der Narrativen Expositionstherapie. Psychotherapeut, 59, 226–238.

Schauer, M., Elbert, T. & Neuner, F. (2017). Narrative Expositionstherapie (NET) für Menschen nach Gewalt und Fluchterfahrungen. Ein Einblick in das Verfahren. Psychotherapeut, 62, 306–313.

Schröttle, M. & Müller, U. (2004). Lebenssituation, Sicherheit und Gesundheit von Frauen in Deutschland. Eine repräsentative Untersuchung zu Gewalt gegen Frauen in Deutschland. BMFSFJ. https://www.bmfsfj.de/blob/84328/0c83aab6e685eeddc01712109bcb02b0/langfassung-studie-frauen-teil-eins-data.pdf [01.11.2020]

Schröttle, M. & Hernefeld, C. (2013). Lebenssituation und Belastungen von Frauen mit Beeinträchtigungen und Behinderungen in Deutschland. Ergebnisse der quantitativen Befragung. Endbericht. Bielefeld, Frankfurt, Köln, München: BMFSFJ. https://www.bmfsfj.de/blob/94206/1d3b0c4c545bfb04e28c1378141db65a/lebenssituation-und-belastungen-von-frauen-mit-behinderungen-langfassung-ergebnisse-der-quantitativen-befragung-data.pdf [01.11.2020]

Seebauer, L., Froß, S., Dubaschny, L., Schönberger, M. & Jacob, G. (2013). Is it dangerous to fantasize revenge in imagery exercises? An experimental study. Journal of Behavior Therapy and Experimental Psychiatry, 45(1), 20–25.

Sendera, A. & Sendera, M. (2016). Skills-Training bei Borderline- und Posttraumatischer Belastungsstörung. Heidelberg : Springer.

Shapiro, F. (2017). Eye movement desensitization and reprocessing (EMDR) therapy. Basic principles, protocols, and procedures. New York City: Guilford.

Shipherd, J. C. & Beck, J. G. (2005). The role of thought suppression in posttraumatic stress disorder. Behavior Therapy, 36(3), 277–287.

Spiegelhalder, K., Backhaus, J. & Riemann, D. (2011). Schlafstörungen (2. Aufl.). Göttingen: Hogrefe.

Spitzberg, B. H. & Cupach, W. R. (2014). The dark side of relationship pursuit: From attraction to obsession and stalking (2nd ed.). New York: Routledge.

Spitzer, C., Stieglitz, R.-D. & Freyberger, H. J. (2005). Fragebogen zu dissoziativen Symptomen: Ein Selbstbeurteilungsverfahren zur syndromalen Diagnostik dissoziativer Phänomene – Deutsche Adaptation der Dissociative Experiences Scale (DES). Göttingen : Hogrefe.

Stark, E. (2007). Coercive control: How Men Entrap Women in Personal Life. Oxford: Oxford University Press.

Steil, R., Jung, K. & Stangier, U. (2011). Efficacy of a two-session program of cognitive restructuring and imagery modification to reduce the feeling of being contaminated in adult survivors of childhood sexual abuse. A pilot study. Journal of Behavior Therapy and Experimental Psychiatry, 42(3), 325–329.

Steil, R., Benner, A., Müller-Engelmann, M. & Hadouch, K. (2015a). Cognitive restructuring and imagery modification. Psychotherapeut, 60(4), 310–314.

Steil, R., Dittmann, C., Matulis, S., Müller-Engelmann, M. & Priebe, K. (2015b). Dialektisch-behaviorale Therapie der PTBS bei Patientinnen mit schwerer Störung der Emotionsregulation. PSYCH up2date, 9(1), 33–48.

Steil, R., Dittmann, C., Müller-Engelmann, M., Dyer, A., Maasch, A.-M. & Priebe, K. (2018). Dialectical behaviour therapy for posttraumatic stress disorder related to childhood sexual abuse: A pilot study in an outpatient treatment setting. European Journal of Psychotraumatology, 9(1), 1423832.

Tedeschi, R. G., Calhoun, L. G. & Groleau, J. M. (2015). Clinical Applications of Posttraumatic Growth. In S. Joseph (Ed.), Positive Psychology in Practice: Promoting Human Flourishing in Work, Health, Education, and Everyday Life (2nd ed., pp. 503–518). New Jersey: Wiley.

Thünker, J. & Pietrowsky, R. (2011). Alpträume. Ein Therapiemanual. Göttingen: Hogrefe.

Tran, U. S. & Gregor, B. (2016). The relative efficacy of bona fide psychotherapies for post-traumatic stress disorder. A meta-analytical evaluation of randomized controlled trials. BMC psychiatry, 16(1), 266.

Trevillion, K., Oram, S., Feder, G. & Howard, L. M. (2012). Experiences of domestic violence and mental disorders: A systematic review and meta-analysis. Plos One. https://doi.org/10.1371/journal.pone.0051740: https://doi.org/10.1371/journal.pone.0051740

van Dam, D., Vedel, E., Ehring, T. & Emmelkamp, P. M. (2013). Psychological treatments for concurrent posttraumatic stress disorder and substance use disorder: A systematic review. BMC Psychiatry, 13, 172.

Walker, L. E. (1979). The Battered Woman. New York: Harper & Row.

Watts, B. V., Schnurr, P. P., Mayo, L., Young-Xu, Y., Weeks, W. B. & Friedman, M. J. (2013). Meta-analysis of the efficacy of treatments for posttraumatic stress disorder. Journal of Clinical Psychiatry, 74(6), e541–e550.

Weathers, F. W., Kaloupek, D., Marx, B. P. & Keane, T. (2013a). The Life Events Checklist for DSM-5 (LEC-5). https://www.ptsd.va.gov/: Instrument available from the National Center for PTSD at www.ptsd.va.gov [27.11.2020]

Weathers, F., Blake, D., Schnurr, P., Kaloupek, D., Marx, B. & Keane, T. (2013b). The Clinician-Administered PTSD Scale for DSM-5 (CAPS-5). Interview available from the National Center of PTSD www.ptsd.va.gov. https://www.ptsd.va.gov/professional/assessment/adult-int/caps.asp [05.02.2020]

Weathers, F., Litz, B., Keane, T., Palmieri, P., Marx, B. & & Schnurr, P. (2013c). The PTSD Checklist for DSM-5 (PCL-5). URL: http://www.ptsd.va.gov/professional/assessment/adult-sr/ptsd-checklist.asp [09.12.2020]

Weiss, D. S. & Marmar, C. R. (1997). The Impact of Event Scale—Revised. In J. Wilson & T. Keane (Eds.), Assessing psychological trauma and PTSD (pp. 399–411). New York City: Guilford.

WHO (2013). Global and regional estimates of violence against women: Prevalence and health effects of intimate partner violence and nonpartner sexual violence. Genf. http://apps.who.int/iris/bitstream/10665/85239/1/9789241564625_eng.pdf

WHO (2013). Responding to intimate partner violence and sexual violence against women: WHO clinical and policy guidelines.

WHO (2015). Internationale Klassifikation psychischer Störungen. ICD 10, Kap V. Bern: Huber.

WHO (2020). ICD-11 Coding Tool Mortality and Morbidity Statistics (MMS). https://icd.who.int/ct11/icd11_mms/en/release

Williams, M. B. & Poijula, S. (2012). Das PTBS-Arbeitsbuch – Wirksame Techniken zur Überwindung von Symptomen traumatischer Belastung. Lichtenau: G. P. Probst.

Wilson, J. P. & Lindy, J. D. (1994). Countertransference in the treatment of PTSD. New York: Guilford.

Wingenfeld, K., Spitzer, C., Mensebach, C., Grabe, H. J., Hill, A., Gast, U. et al. (2010). Die deutsche Version des Childhood Trauma Questionnaire (CTQ): Erste Befunde zu den psychometrischen Kennwerten. Psychotherapie, Psychosomatik, Medizinische Psychologie, 60(11), 442–450.

Young, J., Klosko, J & Weishaar, M. (2005). Schematherapie – ein praxisorientiertes Handbuch. Paderborn: Junfermann.

Zens, C. & Jacob, G. (2014). Schwierige Situationen in der Schematherapie. Weinheim: Beltz.

Zens, C. & Seebauer, L. (2019). Imagination in der Schematherapie. Verhaltenstherapie & Verhaltensmedizin, 40(1), 41–58.

Zito, D. & Martin, E. (2021). Selbstfürsorge und Schutz vor eigenen Belastungen für soziale Berufe. Weinheim: Beltz Juventa.

Zöllner, T., Calhoun, L. G. & Tedeschi, R. G. (2006). Trauma und persönliches Wachstum. In A. Maercker & R. Rosner (Hrsg.), Psychotherapie der posttraumatischen Belastungsstörungen. Krankheitsmodelle und Therapiepraxis – störungsspezifisch und schulenübergreifend. (S. 36–45). Stuttgart: Thieme.